U0294758

康复治疗师临床工作指南

——儿童疾患物理治疗技术

主　编　徐开寿　肖　农

副主编　黄　真　范艳萍　林秋兰

主　审　李晓捷　麦坚凝

顾　问　陈福建　陈艳妮　杜　青　郝会芳　胡继红　魏国荣
　　　　吴卫红　杨亚丽　朱登纳　朱　庆　赵　澎

人民卫生出版社

图书在版编目（CIP）数据

康复治疗师临床工作指南：儿童疾患物理治疗技术 /
徐开寿，肖农主编 . —北京：人民卫生出版社，2018
ISBN 978-7-117-27447-0

Ⅰ.①康⋯　Ⅱ.①徐⋯②肖⋯　Ⅲ.①小儿疾病 – 康
复 – 物理疗法　Ⅳ.①R720.9

中国版本图书馆 CIP 数据核字（2018）第 297934 号

| 人卫智网 | www.ipmph.com | 医学教育、学术、考试、健康，购书智慧智能综合服务平台 |
| 人卫官网 | www.pmph.com | 人卫官方资讯发布平台 |

康复治疗师临床工作指南——儿童疾患物理治疗技术

主　　编：徐开寿　肖　农
出版发行：人民卫生出版社（中继线 010-59780011）
地　　址：北京市朝阳区潘家园南里 19 号
邮　　编：100021
E - mail：pmph @ pmph.com
购书热线：010-59787592　010-59787584　010-65264830
印　　刷：三河市宏达印刷有限公司（胜利）
经　　销：新华书店
开　　本：787×1092　1/16　印张：29
字　　数：724 千字
版　　次：2019 年 4 月第 1 版　2021 年 8 月第 1 版第 3 次印刷
标准书号：ISBN 978-7-117-27447-0
定　　价：158.00 元

打击盗版举报电话：**010-59787491**　**E-mail：WQ @ pmph.com**
（凡属印装质量问题请与本社市场营销中心联系退换）

编者（以姓氏笔画为序）

王　栩（河北省儿童医院）

田　晶（沈阳市儿童医院）

朱晓芸（复旦大学附属儿科医院）

刘　芸（昆明市儿童医院）

李海峰（浙江大学医学院附属儿童医院）

杨光显（华中科技大学同济医学院附属武汉儿童医院）

肖　农（重庆医科大学附属儿童医院）

何　璐（广州市妇女儿童医疗中心）

张　峰（赣州市妇幼保健院）

张　琦（中国康复研究中心）

陈　楠（上海交通大学医学院附属新华医院）

范艳萍（佳木斯大学附属第三医院）

林秋兰（中南大学湘雅二医院）

金红芳（青海省妇女儿童医院）

顾　琴（苏州大学附属儿童医院）

徐开寿（广州市妇女儿童医疗中心）

席宇诚（北京大学第一医院）

黄　艳（山东大学齐鲁儿童医院）

黄　真（北京大学第一医院）

颜　华（湖南省儿童医院）

秘书

邱慧莹（广州市妇女儿童医疗中心）

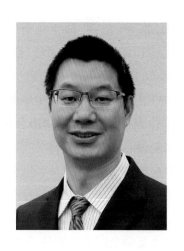

徐开寿,医学博士、主任治疗师、教授、研究生导师,广州市妇女儿童医疗中心康复科主任,广东省杰出青年医学人才,广州市医学重点人才,加拿大不列颠哥伦比亚大学(UBC)附属儿童医院访问学者。

从事儿童康复的临床、教学和科研工作19年,对小儿神经与骨科疾病的康复具有较深造诣,擅长脑瘫、斜颈、步态异常、高危儿、臂丛神经损伤、婴儿头颅畸形、脊柱裂、骨与关节畸形术后等的康复干预。

主持国家自然科学基金和省市级科技项目8项;获国家专利5项,软件著作权2项;以第一完成人获省市科技奖2项;发表论文60余篇,SCI收录7篇;担任《儿科物理治疗学》主编;建立中国内地首家"座椅银行"。

现任中华医学会儿科学分会康复学组副组长,中国康复医学会物理治疗专业委员会副主任委员兼儿科学组主任委员、儿童康复专业委员会常委、物理治疗师资质认证考核委员会委员,广东省残疾人康复协会小儿脑瘫康复专业委员会主任委员、广东省医学会社区康复学分会主任委员、物理医学与康复分会常委兼儿童康复学组组长、儿科学分会青年委员会副主任委员,广东省康复医学会常务理事等职务;兼任 *Am J Phys Med Rehabil*、*IEEE J Biomed Health Inform*、*Disabil Rehabil*、《中国康复医学杂志》《中国康复》《中华儿科杂志》等审稿专家。

主编简介

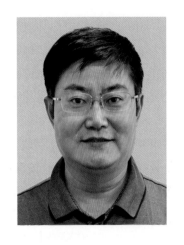

肖农，主任医师、教授、博士生导师，重庆医科大学附属儿童医院康复中心主任，德国 Munich Marx-Planck-Institute 神经生物研究所访问学者。

现任中国康复学会常务理事，中华医学会儿科分会康复医学组组长，中国抗癫痫协会理事，中国康复医学会康复评定专业委员会副主任委员，中国残疾人康复协会理事，中国儿童神经康复专业委员会副主任委员，中国康复医学烧伤治疗与康复学分会常务委员，重庆市康复学会理事长，重庆市医学会物理医学与康复学会副主任委员，重庆市康复协会儿童康复专业委员会主任委员。

兼任《中华物理医学与康复杂志》编委，《儿科药学杂志》常务编委，《中国组织工程研究与临床康复》，*Neural Regeneration Research*、*Psychiatry Research*、*Journal of Paediatrics and Child Health* 审稿专家。

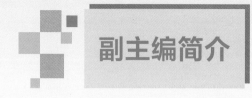

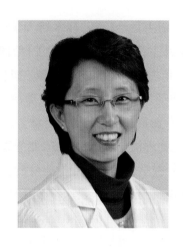

黄真，主任医师、博士生导师，北京大学第一医院康复医学科教学主任。

中国康复医学会理事，兼儿童康复专业委员会副主任委员，以及教育专业委员会常务委员；中国医师协会康复医师分会委员，兼儿童康复专业委员会副主任委员；中国残疾人康复协会小儿脑瘫康复专业委员会常务委员；中华医学会儿科学分会康复学组委员；北京康复医学会常务理事，兼儿童康复专业委员会主任委员，以及教育专业委员会副主任委员；中国女医师协会康复医学专业委员会副主任委员；《中国康复医学杂志》《中华物理医学与康复杂志》编委会委员。曾主持世界卫生组织康复协作中心国际合作课题和国家自然科学基金课题。获国家版权局著作权1项，全国妇幼健康科学技术成果一等奖1项。发表论文50余篇，翻译原著和著书34部，任主译7部、副主译1部，主编1部、副主编7部。主编的《临床康复医学》获北京市精品教材奖。

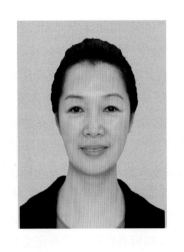

范艳萍,副主任治疗师,佳木斯大学康复医学院物理治疗科主任。1988年参加工作,2003年赴日本北九州市立综合疗育中心研修。擅长发育迟缓、脑瘫等神经疾病康复评定与物理治疗。承担康复治疗学专业本科生《康复评定学》《物理治疗学》、研究生《物理治疗进展》授课及指导工作。

中国康复医学会康复治疗专业委员会常委、物理治疗专业委员会常委、康复医学教育专业委员会教育学组委员,中国物理治疗师资质认证考核委员会委员,中国残疾人康复协会小儿脑瘫康复专业委员会委员,《中国康复》审稿专家等。获得2017年中国康复医学会优秀康复治疗师称号。副主编、参编教材及专著8部。主持省级、大学科研课题4项,获省厅二等奖1项、三等奖1项、市级二等奖2项,获实用新型专利1项,发表论文20余篇。

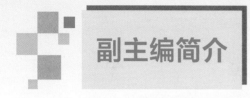

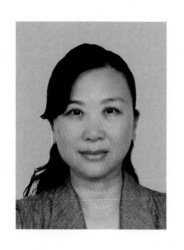

　　林秋兰,副主任治疗师、副教授,中南大学湘雅二医院康复医学科治疗师长,儿童康复治疗师长。先后从事物理因子治疗、成人神经康复、儿童康复工作,以及研究生、本科生的临床实习带教工作。

　　目前是中国物理治疗师资质认证考核委员会委员,中国康复医学会康复治疗专业委员会委员,中国康复医学会儿童康复专业委员会及中国残疾人康复协会小儿脑瘫康复专业委员会康复治疗学组委员,中国康复医学会康复教育专业委员会委员,湖南省康复医学会康复治疗专业委员会副主任委员。

　　在国家级核心期刊发表本专业第一作者论文 15 篇,参与科研课题 1 项,获省部级科研成果 1 项,发表科普文章 10 余篇,参编著作 2 部,在省内首先创办了小儿脑瘫康复家长指导学校。

出版说明

2016 年 10 月发布的《"健康中国 2030"规划纲要》将"强化早诊断、早治疗、早康复"作为实现全面健康的路径,在康复相关领域提出了"加强康复医疗机构建设、健全治疗—康复—长期护理服务链"等一系列举措。

康复医疗水平的提升离不开高素质的康复团队,其中,康复治疗师在整个康复环节起着十分关键的作用,而我国康复治疗的专业化教育起步晚,从业人员普遍年轻、缺少经验,水平参差不齐。为了规范、提升康复治疗师的临床工作水平,进而助推康复医疗学科发展,人民卫生出版社与中国康复医学会康复治疗专业委员会及康复专科医院联盟的主要专家一起,在全面调研、深入论证的基础上,组织国内顶尖的康复治疗师、康复医师编写了这套康复治疗师临床工作指南。

该套丛书包括 16 个分册,在编写委员会的统一部署下,由相关领域的 300 多位国内权威康复治疗师与康复医师执笔完成,为了进一步保障内容的权威性,在编写过程中还特邀了一大批业界资深专家担任主审及顾问。

该套丛书强调理论与实践相结合,注重吸纳最新的康复实用技术,突出实践操作以解决临床实际问题。具体编写过程中以临床工作为核心,对操作要点、临床常见问题、治疗注意事项进行重点讲述,特别是对治疗中容易发生的错误进行了详细的阐述,同时通过案例分析,给出相应科学的、安全的治疗方案,以促进康复治疗师对康复治疗技术有更好的认识和临床运用的能力。

本套丛书有助于满足康复治疗师、康复医师的需求,对康复相关从业人员也有重要的指导意义。

康复治疗师临床工作指南编委会

主任委员

燕铁斌　席家宁

委　员（以姓氏笔画为序）

万　勤	万桂芳	卫冬洁	王于领	公维军	朱　毅	朱利月	刘巧云
刘晓丹	刘惠林	闫彦宁	米立新	江钟立	肖　农	沈　滢	张庆苏
张志强	陈文华	武继祥	赵正全	胡昔权	姜志梅	贾　杰	候　梅
徐　文	徐开寿	高晓平	席艳玲	黄　杰	黄昭鸣	黄俊民	梁　崎

编委会秘书

吴　伟　郄淑燕

特邀审稿专家及顾问（以姓氏笔画为序）

丁绍青	丁荣晶	于　萍	万　萍	马　明	马丙祥	王　刚	王　彤
王　琳	王　磊	王人卫	王乐民	王宁华	王丽萍	王伯忠	王国祥
王惠芳	卞卫国	亢世勇	方　新	叶红华	丘卫红	冯　珍	冯晓东
朱　庆	朱登纳	任爱华	华桂茹	刘　浩	刘　慧	闫　燕	闫彦宁
关雄熹	许光旭	孙启良	孙喜斌	麦坚凝	严　静	杜　青	杜晓新
李　奎	李奎成	李胜利	李晓捷	杨亚丽	励建安	吴　毅	吴卫红
何成奇	何兆邦	沈玉芹	宋为群	宋宗帅	张　通	张　婧	张　锐
张长杰	张玉梅	张晓玉	陆　晓	陈　翔	陈丽霞	陈卓铭	陈艳妮
陈福建	林　坚	林国徽	欧阳财金	岳寿伟	周　涛	周士枋	周贤丽
周惠嫦	郑宏良	单春雷	赵　澍	赵振彪	郝会芳	胡大一	胡继红
姜志梅	敖丽娟	贾　杰	贾子善	顾　新	徐　静	徐洁洁	高　颖
郭　兰	郭凤宜	郭红生	郭险峰	唐久来	黄昭鸣	黄晓琳	黄锦文
常冬梅	梁　兵	梁兆麟	韩在柱	韩丽艳	韩德民	喻传兵	喻洪流
谢　青	谢欲晓	窦祖林	褚立希	蔡永裕	燕铁斌	魏　全	魏国荣

康复治疗师临床工作指南目录

1	运动治疗技术	主　编	黄　杰　公维军
		副主编	南海鸥　杨　霖　张志杰　常有军
2	手法治疗技术	主　编	王于领　高晓平
		副主编	万　里　叶祥明　马全胜
3	物理因子治疗技术	主　编	沈　滢　张志强
		副主编	刘朝晖　谭同才　张伟明
4	贴扎治疗技术	主　编	黄俊民　陈文华
		副主编	高　强　王　刚　卞　荣
5	矫形器与假肢治疗技术	主　编	赵正全　武继祥
		副主编	何建华　刘夕东
6	作业治疗技术	主　编	闫彦宁　贾　杰
		副主编	陈作兵　李奎成　尹　昱
7	神经疾患康复治疗技术	主　编	刘惠林　胡昔权
		副主编	朱玉连　姜永梅　陈慧娟
8	肌骨疾患康复治疗技术	主　编	朱　毅　米立新
		副主编	马　超　胡文清
9	心肺疾患康复治疗技术	主　编	朱利月　梁　崎
		副主编	王　俊　王　翔
10	构音障碍康复治疗技术	主　编	席艳玲　黄昭鸣
		副主编	尹　恒　万　萍
11	嗓音障碍康复治疗技术	主　编	万　勤　徐　文
12	吞咽障碍康复治疗技术	主　编	万桂芳　张庆苏
		副主编	张　健　杨海芳　周惠嫦
13	儿童疾患物理治疗技术	主　编	徐开寿　肖　农
		副主编	黄　真　范艳萍　林秋兰
14	儿童语言康复治疗技术	主　编	刘巧云　候　梅
		副主编	王丽燕　马冬梅
15	儿童发育障碍作业治疗技术	主　编	刘晓丹　姜志梅
		副主编	曹建国　许梦雅
16	失语症康复治疗技术	主　编	卫冬洁　江钟立
		副主编	董继革　常静玲

前 言

　　儿童是祖国的未来，是中华民族的希望，儿童强则中国强。国内儿童康复近30年虽然发展迅速，但随着康复疾病谱的改变，儿童康复人员专业知识及临床经验仍急需进一步提高。尽管目前有一定数量的儿童康复专业著作，但在儿童疾患物理治疗技术方面的专业性指导书籍却非常有限，难以满足广大儿童康复人员的学习需求。因此，借人民卫生出版社组织编写《康复治疗师临床工作指南》丛书之际，经再三思考，以及本着传播和普及儿童疾患物理治疗技术及方法，提高康复专业人员治疗儿童疾患水平的理念，我们编写了《儿童疾患物理治疗技术》一书。

　　本书共分二十八章，主要从临床操作和循证实践方面对儿童疾患物理治疗技术的相关知识进行了系统介绍，具体包括了高危儿、脑性瘫痪、先天性肌性斜颈、新生儿臂丛神经损伤、脊髓损伤、唐氏综合征、脊柱裂、创伤性脑损伤、肌营养不良、腓骨肌萎缩症、脊肌萎缩症、儿童运动软组织损伤、肘关节骨折、先天性马蹄内翻足、青少年特发性脊柱侧凸、发育性髋关节发育不良、先天性多发性关节挛缩症、成骨不全症、斜形头、特发性尖足步态、幼年特发性关节炎、血友病、儿童肿瘤、儿童烧伤、儿童心脏疾病、儿童肺部疾病和儿童意识障碍27种儿童疾患，并从该疾患的定义、流行病学、病因、临床表现、诊断、预后、康复评定、物理治疗、小结、案例解析等方面进行阐述，其中康复评定和物理治疗部分为重点内容。

　　本书内容新颖实用，临床可操作性强，所介绍的技术与方法基于循证实践；结构编排从疾患概述，到康复评定和物理治疗，再结合案例进行临床分析，层层推进，逻辑性强，图文并茂，易于理解；编委都是长期从事儿童康复临床一线工作的医生和治疗师，其中医生和治疗师的比例为9∶11，是国内为数不多的医生与治疗师紧密结合撰写的儿童康复专著；应用面广，适用于各级医院和各类康复机构中从事儿童康复的专业人员，以及高等医学院校中相关专业的教师和学生。

感谢人民卫生出版社、广州市妇女儿童医疗中心对本书编写的大力支持！感谢参与本书编写的全体工作人员！

限于作者水平，书中难免有不当之处，恳请读者见谅并给予批评指正。

编者

2019 年 1 月

目 录

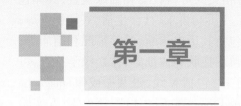

第一章

概　论

第一节　概　述

一、概念

物理治疗（physical therapy）是康复医学中的一个重要组成部分。物理治疗师（physical therapist）是对个人或群体提供预防、治疗疾患和损伤的康复治疗专业人员，并最大限度地帮助患者改善、维持和恢复其最大运动和功能。儿童物理治疗是为由于发育、损伤、疼痛、疾病或环境等因素而造成的运动和功能障碍的儿童所提供的一种服务，其治疗对象主要为高危新生儿、儿童和青少年，儿童常见的功能障碍与成人有所不同。儿童从新生儿期、婴儿期、幼儿期、学龄前期、学龄期和青少年期到成人，会经历身体结构、运动功能、心理及其他系统的发育与成熟，他们的功能障碍常常在获得某种运动经验前发生。因此，儿童物理治疗应与儿童的年龄及运动功能水平相适应，并选择有利于其运动发育的治疗技术。本书主要针对常见儿童疾患来阐述具体的物理治疗技术，如脑性瘫痪、高危新生儿、肌性斜颈、新生儿臂丛神经麻痹、唐氏综合征、脊柱裂和进行性肌营养不良等，以期为相关专业人士在临床实践中提供针对性参考。

二、临床思维与推理

儿童物理治疗的临床思维与推理（clinical reasoning）是指运用医学、自然科学、人文社会科学和行为科学的知识，以患儿为中心，通过充分的沟通和交流，进行病史采集、体格检查、康复评定和必要的辅助检查，得到第一手资料，结合其他可利用的最佳证据和信息，以及了解患儿的家庭和人文背景，根据患儿的功能障碍等多方面信息进行批判性的分析、综合、类比、判断，形成物理诊断，拟定康复目标和制订针对性物理治疗方案，并予以执行与修正的思维过程和活动。在物理治疗实践中，针对具体的疾病和患儿，依据已学到的专业理论知识及相关知识，运用正确的临床思维与推理方法进行科学的分析，这样不仅能有效地为临床实践服务,而且还能提高自己的理性认识,积累丰富的经验。

（一）资料收集与检查

在实施物理治疗之前,物理治疗师应对患儿进行相关的资料收集和临床检查,具体包含:①基本资料,如患儿的姓名、性别、年龄、临床诊断、主诉与诉求、社会生活、兴趣爱好等;②病史,是患儿从过去到现在健康状态的变化过程,包括其历史诊断、治疗情况和结局等;③临床表现,是患儿因疾病导致而出现的异常表现,包括症状和体征等;④影像学检查,可更直观地体现身体结构的异常,常作为辅助诊断的手段,包括 X 线、磁共振成像（magnetic resonance imaging,MRI）、电子计算机断层扫描（computed tomography,CT）和超声等;⑤实验室检查,是通过物理、化学和生物学等实验室方法对患儿的血液、体液、分泌物或排泄物等进行的检查,可获得病原学、病理形态学或器官功能状态等相关资料;⑥其他辅助检查,如肌电图、脑电图、心电图、诱发电位、肺功能和各种内镜检查等。

（二）康复评定与分析

康复评定（rehabilitation assessment）是全面地对患儿的功能状况及水平进行定性和（或）定量描述,具体包括发育水平、人体形态、神经系统反射、心肺功能、肌张力、肌力、关节活动度、协调与平衡、步态分析、疼痛、认知功能、言语功能、日常生活活动能力、生活质量和环境等。

经过针对性的检查和评定后,物理治疗师应对其功能障碍进行分析,找出其活动受限的主要原因,如某患儿步态异常,那么导致其步态异常的原因可能是某些肌群肌力低下、肌张力高、跟腱挛缩或平衡障碍等。因此,检查和评定非常重要,找出主要问题才能进行针对性的物理治疗,从而更好地解决患儿的运动和功能障碍。

（三）物理诊断与预后

物理诊断是检查与评定的结果,不局限于常见的疾病诊断,也可以是对功能障碍的描述,主要是肌肉骨骼、心血管、神经、呼吸等系统的疾病、综合征或相关功能障碍。

预后,是指预测疾病的可能病程和结局,抑或根据患儿目前的功能障碍水平去预测其通过干预能达到的最佳水平以及所需要的相应时间。可靠的预后信息有助于拟定治疗目标和制订治疗方案,还有利于患儿及其家属对物理治疗形成合理的目标与期待。临床经验的重要性不可否认,但要做到科学合理的判断预后,必须对某种功能障碍进行长期的纵向观察、横向对比以及大量数据分析,因此物理治疗师应该经常查阅国际或全国性的权威研究报道,及时更新专业知识。

（四）目标拟定与物理治疗计划

康复目标是指根据患儿年龄、功能障碍情况、评定结果与分析、预后以及患儿与其家属的期望,在一段时间内应达到的功能性目标。对于病程较短的功能障碍,可以设定不同时期康复目标,如急性期和恢复期等;对于病程长或永久性的功能障碍,可以根据患儿不同年龄阶段来设定短期、中期和长期等康复目标。

物理治疗计划是指针对患儿的主要功能障碍所制订的循证物理治疗项目。治疗计划应与治疗目标结合,以体现治疗的阶段性和渐进性,同时也应符合患儿及其家属的要求和家庭环境条件。

（五）干预的具体运用

在实施物理治疗的过程中,需遵守一定的治疗原则以保证治疗的安全性及有效性,具体为:①掌握每项治疗技术的适应证及禁忌证;②不影响患儿的生长发育;③循序渐进,治疗项目具有难度递增的特点;④不产生因治疗而造成的损伤;⑤规范操作,进行循证物理治疗。此外,干预措施并非一成不变,治疗者应根据患儿功能水平的变化进行针对性调整。若治疗师能根据患儿的喜好制订治疗方案且与患儿有良好的互动,会让患儿更好地配合治疗,并提高治疗的效果。物理治疗师在对患儿进行干预时,也应不断反思,提高治疗的有效性。

（六）康复结局分析

康复结局分析是指经过阶段性的治疗后,物理治疗师应对患儿进行再次评定及对评定结果进行分析,根据分析结果对患儿目前的治疗进行调整。康复结局分析包括是否需要继续治疗、选择住院治疗或门诊治疗、是否应维持原本的治疗方案、是否需要转诊至其他科室等。对康复结局的分析应包括功能障碍的改善情况、患儿的活动与参与能力,以及患儿或其家属对治疗的满意度等。

第二节 常用物理治疗技术

物理治疗包括手法治疗、运动治疗和物理因子治疗。本节主要介绍一些常用儿童物理治疗技术。

一、手法治疗

手法治疗(manual therapy)是指治疗师使用双手治疗疾病,包括按摩(massage)、推拿(manipulation)和关节松动术(joint mobilization)等。

二、运动治疗

运动治疗(movement therapy)在恢复、重建功能中起着极其重要的作用,逐渐成为物理治疗的主体,具体包括维持关节活动度训练、关节松动技术、肌肉牵伸运动、改善肌力与肌耐力训练、平衡与协调训练、步行训练、牵引技术、神经发育疗法、增强心肺功能等。

（一）被动运动

被动运动(passive movement)是指通过来自自身、他人或器械的外力作用完成关节活动,肌肉未发生收缩。被动运动有利于保持肌肉的生理长度和张力、维护关节正常形态和功能、维持关节的正常活动范围。徒手被动运动是指患儿自身或在治疗者的帮助下进行关节活动。持续被动运动(continuous passive motion)是指利用机械或电动活动装置,使肢体能进行持续性、无疼痛范围内的被动活动。持续被动运动有助于促进伤口愈合和关节软骨的修复和再生,加快关节液的分泌和吸收,促进关节周围软组织的血液循环和损伤软组织的修复,从而缓解疼痛、改善关节活动度、防止粘连和关节僵硬、消除手术和制动带来的并发症。

（二）关节松动技术

关节松动技术是指治疗者在患儿关节活动范围内完成的一种手法操作技术,临床上用来治疗关节因力学因素导致的功能障碍,如关节疼痛、关节活动受限或僵硬等。

（三）肌力训练

肌力训练(strength training)是根据抗阻和超量恢复原则,通过肌肉的主动收缩来改善或增强肌肉的力量。根据患儿不同的肌力水平可分为以下三种训练方式:①辅助运动(assistive movement):当肌力为 1 或 2 级时,治疗者徒手或借助工具帮助患儿进行主动运动,随着患儿肌力的改善,治疗者给予的帮助应逐渐减少。悬吊助力运动是通过绳索、挂钩、滑轮等装置,将运动肢体悬吊起来,减轻肢体自身的重量,以帮助患儿进行主动运动。②主动运动(active movement):当肌力达到3级时,治疗者将患儿需训练的肢体或肌群置于抗重力体位,使之主动运动。③抗阻运动(resistive movement):当肌力达到3级以上时,应进行主动抗阻运动,可分为徒手抗阻运动、重物抗阻运动、水中抗阻运动以及利用弹簧、弹力带、摩擦力等产生的阻力进行抗阻运动。

(四) 牵伸运动

牵伸运动(stretching movement)是指为恢复关节周围软组织的伸展性和降低肌张力,改善关节活动范围,运用外力拉长痉挛、挛缩或短缩的软组织,做轻微超过软组织阻力和关节活动范围内的活动。牵伸方法主要有:①手法牵伸:治疗者对发生紧张、挛缩或短缩的组织或活动受限的关节,通过手力牵拉,并通过控制牵拉方向、速度和持续时间,来增加异常组织的长度和关节活动度。②机械装置被动牵伸:通过重量牵引、滑轮系统或系列夹板产生的小强度外部力量,较长时间作用于缩短组织的一种牵拉方法。③自我牵伸:由患儿通过利用自身重量作为牵拉力量自己完成的一种牵伸方法。④主动抑制:是指在牵伸肌肉前,让患儿有意识地放松该肌肉,使肌肉收缩机制受到人为的抑制,此时进行牵伸的阻力最小,该方法适用于认知水平较好的患儿。

(五) 限制 - 诱导运动疗法

限制 - 诱导运动疗法(constraint-induced movement therapy,CIMT)针对存在单侧上肢功能障碍的患儿,通过限制性手套限制其健侧手或上肢的活动,诱导患侧手或上肢进行各项活动,从而促进患侧手和上肢的功能恢复。大量研究证实CIMT对偏瘫患儿有良好的临床疗效。CIMT的作用机制包括神经损伤后习得性不用(learned non-use)现象的逆转以及使用 - 依赖性皮质重组(use-dependent cortical reorganization)。CIMT要点是:①应用夹板或手套限制健侧上肢,从而阻止患儿使用健侧上肢的欲望和限制进行功能活动的机会;②应用行为塑造(shaping)技术诱导患儿集中重复地使用患肢,每天6小时;③将在医院训练中获得的进步,转化为日常生活活动能力;④治疗持续2~3周以上,总的干预时间一般为60~126小时。

(六) 神经发育疗法

神经发育疗法(neurodevelopmental treatment,NDT)是一类改善脑损伤后运动控制障碍的治疗技术。具有代表性的常用NDT包括Bobath疗法、Brunnstrom疗法、本体感觉神经肌肉促进技术(proprioceptive neuromuscular facilitation,PNF)、Rood疗法和Vojta疗法等,具体如下:① Bobath疗法基于运动发育的未成熟性(即发育中的幼儿脑组织受损致运动功能发育落后,临床表现出运动发育落后于正常同龄儿童)和运动发育的异常性(即脑损伤后,由于上位中枢对下位中枢控制接触,释放出各种异常姿势和运动模式)的理论基础而形成的一项治疗技术,常用的有控制关键点、促通手技、刺激本体感受器和体表感受器手技等。②Rood技术通过适当的感觉刺激以保持正常的肌张力和诱发所需要的肌肉反应。该技术认为感觉性运动控制是建立在发育的基础之上,逐渐地由低级向高级感觉性运动控制发展,利用动作完成需有目的性,诱导出皮质下中枢的动作模式,而反复的感觉运动反应是动作掌握的必备条件。其常用技术有触觉刺激、温度刺激、轻叩、牵伸、挤压以及特殊感觉刺激等。③Vojta疗法主要是利用诱发带的压迫刺激,诱导产生反射性移动运动,通过这种移动运动反复规则地出现,促进正常的反射通路,抑制异常反射通路,达到治疗目的。其常用技术有反射性腹爬、反射性翻身等。④PNF，其理论基础包括刺激的后期放电，导致持续静态收缩使肌肉力量增加；时间总和造成的神经肌肉的兴奋；空间总和导致神经肌肉的兴奋；时间和空间的总和引起较强的肌收缩；利用交互神经支配(神经交互抑制)原理，产生主动肌收缩时拮抗肌的自然放松；通过扩散原理引起较弱运动肌群收缩；通过连续性诱导导致拮抗肌收缩。

(七) 引导式教育

引导式教育(conductive education，CE)是指让具有功能障碍的儿童通过特殊的、有意识的综合性学习来获得正常儿童的生活经验，并且鼓励儿童自己解决问题和发展独立的个性，希望儿童能有参与性、主动性、自主决定的能力等。CE 是以集体上课的方式进行日常生活活动的训练，如穿衣、如厕、洗漱、就餐等。

三、物理因子治疗

物理因子治疗(modality therapy)是应用天然或人工物理因子的物理能，通过神经、体液、内分泌等生理调节机制作用于人体，以达到预防和治疗疾病目的的方法。

(一) 电疗

应用电流治疗疾病的方法称为电疗法(electrotherapy)，临床上常用的方法主要为以下几种：①低频电疗法：频率在 1~1000Hz，包括经皮电神经刺激、神经肌肉电刺激和功能性电刺激等，其治疗作用主要为兴奋神经肌肉、促进局部血液循环和镇痛等；②中频电疗法：频率在 1~100kHz，包括等幅正弦中频电疗法(又称音频电疗法)、正弦调制中频电疗法、脉冲调制中频电疗法、干扰电疗法、音乐电疗法、波动电疗法等，其治疗作用主要为镇痛、软化瘢痕、松解粘连、改善局部血液循环和消炎等；③高频电疗法：频率在 100kHz~300GHz，包括短波疗法、超短波疗法、分米波疗法、厘米波疗法、毫米波疗法，其治疗作用主要是利用其温热效应和非热效应进行镇痛、消炎和改善局部血液循环等。

(二) 经颅磁刺激治疗

经颅磁刺激(transcranial magnetic stimulation，TMS)是指由快速电流脉冲通过刺激线圈瞬间产生的磁场在脑组织里诱导产生平行于线圈的电流，进而对相应区域发挥影响作用，具有无创、无痛、非侵入性的特点。临床上常有以下 3 种刺激方式：①单脉冲 TMS：主要用于研究皮质脊髓束的神经生理学特性，一般用于常规的电生理检查；②成对脉冲 TMS：是指在极短的时间间隔对同一部位连续给予 2 个不同强度的刺激，多用于研究皮质间或双侧大脑半球间的易化和抑制作用；③重复 TMS(repetitive TMS，rTMS)：是指在同一个刺激部位发送相同强度的系列磁脉冲刺激大脑，在神经不应期也进行刺激，使之产生积累效应，能兴奋更多水平方向的神经元，调节皮质兴奋性，实现皮质功能区域性重建。一般低频 rTMS(小于或等于 1Hz)可降低运动皮质兴奋性，高频 rTMS(大于 1Hz)则可以提高运动皮质兴奋性。rTMS常用于中枢神经系统疾病和儿童精神疾病，如有研究表明 rTMS 可以缓解儿童脑卒中和脑瘫患儿的肢体痉挛，以及改善多动症患儿的注意力等。

(三) 体外冲击波治疗

体外冲击波治疗(extracorporeal shock wave treatment，ESWT)是指设备将产生的脉冲声波转换成精确的冲击波，通过治疗探头的定位和移动，对相应部位产生治疗效果，冲击波作用于人体后，通过力 - 化学信号转导产生生物学效应，促进生长激素释放、引起微血管新生及组织再生与修复等作用。ESWT 可用于脑炎、脑膜炎、脑瘫、脊髓损伤后遗症等疾病造成的肌肉痉挛和挛缩，骨折固定后关节挛缩、骨科疾病的慢性炎症，以及各种肌肉、结缔组织性的疼痛。

(四) 生物反馈疗法

反馈是指大脑中枢根据来自神经末梢感受器的传入冲动,调整身体运动器官的活动与动作,而生物反馈疗法(biofeedback therapy)主要通过生物反馈训练建立新的行为模式,将正常的无意识的生理活动置于意识控制之下,从而有意识地控制生理活动,以达到调节自身躯干功能的作用。

(五) 水疗

水疗(hydrotherapy)是指利用水的温度、浮力、压力或其成分等,作用于人体而达到相应治疗效果的方法。水中运动治疗是指在水中进行各种运动训练的方法,水的浮力可以减轻自身体重从而为患儿提供助力,水的阻力可以作为肌力训练的阻力,而水的波动可以干扰患儿的平衡达到平衡训练的目的。

(六) 光疗

光疗(phototherapy)是指利用人工光源或日光辐射治疗疾病的方法。临床上常用的有红外线疗法、可见光疗法、紫外线疗法和激光疗法等。不同波长的光的治疗作用是不一样的,如红外线主要用于缓解痉挛、疼痛,蓝紫光主要用于治疗新生儿高胆红素血症,紫外线主要是杀菌、消炎、促进维生素 D 产生、促进组织再生,而激光主要是消炎镇痛,常用于面部、五官的炎症,还有激光手术和激光治疗肿瘤。

(七) 超声波疗法

超声波疗法(ultrasound therapy)是指利用超声波(一种频率在 20kHz 以上、不能引起正常人听觉反应的机械振动波)作用于人体达到治疗疾病的目的。临床上常用于软组织损伤,如软组织扭挫伤、血肿机化;骨关节疾病,如四肢关节炎、骨折;神经系统疾病,如脑外伤后遗症、脑性瘫痪等。

四、其他新兴治疗技术

(一) 肌内效贴治疗

肌内效贴(kinesio taping)治疗是指利用特殊的弹性胶布作用于体表,通过其弹性大小、方向、持久度、稳定性以及延展性来影响筋膜、肌肉及其他软组织,以达到缓解疼痛、增进淋巴回流、促进运动功能恢复等作用。具有操作简单、作用时间持久、非侵入性的特点,较容易被儿童接受。但治疗者应注意肌内效贴的材质应为低过敏性的,并且在裁剪肌内效贴时注意修剪尖锐的部分,防止产生其他伤害。

(二) 虚拟现实技术

虚拟现实(virtual reality)技术是指通过模拟现实生活的场景,通过视、听、嗅等感官体验,让患儿身临其境,从而使功能训练更加接近真实情景,并且其增加了训练的趣味性,更能使患儿集中精神。临床上可以通过虚拟现实技术进行平衡协调、步行、手功能、轮椅使用、认知功能等训练。

(三) 康复机器人

目前临床上常用的康复机器人(rehabilitative robot)主要是用于功能训练,并且能提供精准的运动参数(运动时间、频率、关节活动度等)、科学的运动模式,其重复性强,具有一定的趣味性,还可通过视觉、听觉和(或)触觉反馈引导患儿进行自我调整。上肢康复机器人运用计算机技术实时模拟人体上肢运动规律,治疗者有针对性地选择模拟现实生活中的活动场景来训练患儿的上肢功能。下肢康复机器人可以进行下肢关节被动活动、下肢减重训练、下肢抗阻训练、步行训练等。

第三节 循证物理治疗

循证物理治疗(evidence-based physical therapy)是指在物理治疗决策中将临床证据、个人经验与患儿的实际状况和意愿相结合,并且临床证据主要来自大样本的随机对照临床试验(randomized controlled trial,RCT)、系统性评价(systematic review)或荟萃分析(meta-analysis)。儿童物理治疗的临床实践可借鉴国外学者设计的循证决策模型,如图 1-1 所示。该模型首先强调了患儿和其家庭的能力与需求,包括可获得的医疗资源与途径;其次,应批判地看待研究证据,选择真正有效的治疗技术和方法;再次,治疗决策应与患儿及其家属的需求及倾向相结合来判断他们是否愿意接受所制订的治疗方案;最后,治疗者的专业知识则应贯穿在整个循证物理治疗决策当中。

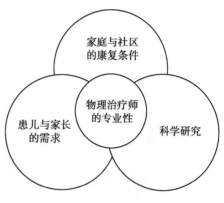

图 1-1 循证决策模型

一、尊重患儿与其家属的需求

在接受物理治疗的过程中,物理治疗师的每一个决定均应告知患儿及其家属,并考虑患儿及其家属的意见和建议,进而对治疗进行合理的调整和修改,还可以对患儿或家属进行问卷调查了解其对治疗的满意度。

二、家庭与社区康复条件

康复的过程通常需要花费大量时间、人力和金钱,因此家庭与社区的康复条件决定了患儿能否持续接受康复治疗。物理治疗人员有责任为患儿选择最适当的治疗方案从而节省不必要的花费,并且能为患儿及其家属提供社区康复服务或者相关信息。

三、科学研究证据

物理治疗师应对临床实践上所使用的评定方法、疾病的预后、治疗技术的有效性和效率、治疗技术的具体实践、物理治疗的结局等方面进行科学研究调查、寻找证据支持,具体可遵循以下主要步骤。

(一)提出临床问题

物理治疗师应能对自身临床工作中遇到的问题进行概括,并提出假设,然后检索文献和寻找数据,之后进行分析和假设的验证,最后对分析和验证结果进行解释,从而解决临床问题。

(二)数据库选择与文献检索技巧

研究除了需要具有严谨的科学性,还需要创新性。因此,需要了解自身研究是否有创新,当前的研究进展如何等。这些问题可通过文献检索进行回答。下面将介绍一些常用的中外文献数据库以及检索技巧。

常见中文数据库有中国知网期刊全文数据库(www.cnki.net)、维普数据库(www.cqvip.com)、万方中国学术会议论文全文库(www.wanfangdata.com.cn)、中文社会科学引文索引数据库、中国科学文献服务系统、中国优秀博硕士学位论文全文数据库、中国人民大学复印报刊资料网络版、各大高校博硕士论文全文数据库等。中国知网期刊全文数据库目前是世界上最大的连续动态更新的中国期刊全文数据库,收录国内9056多种综合期刊与专业特色期刊,内容覆盖自然科学、工程技术、农业、哲学、医学、人文社会科学等各个领域,全文文献总量达3000多万篇。维普数据库收录国内公开出版的12 000余种期刊刊载的2300余万篇文献,内容涵盖自然科学、工程技术、农业科学、医药卫生、经济管理、教育科学和图书情报等学科领域的核心期刊与专业特色期刊的全文。万方数据库收录我国自然科学大部分期刊以及社会科学的部分期刊6000多种,内容包括哲学政法、社会科学、经济财政、科教文艺、基础科学、医药卫生、农业科学、工业技术8个学科领域,文献量1288多万篇。具体可参考表1-1。

表 1-1   三大中文数据库的对比

	中国知网期刊全文数据库	维普数据库	万方中国学术会议论文全文库
检索时间范围	1994年至今,部分回溯至创刊号	1989年至今,部分回溯至1955年	1981年至今
购买内容	自然科学、社会科学。综合性较强	侧重自然科学和工程技术	侧重社会科学类。核心期刊比率较高,收录文献的质量较高
分析功能	提供参考文献、印证文献、相似文献等功能	提供相似文献	提供参考文献、相似文献分析
检索限定范围	可进行范围限制。可按SCI来源刊、EI来源刊、核心期刊等进行限定	可进行范围限制。核心期刊、重要期刊、SCI、EI、CA、CSCD等限定	不可进行范围限制

常见外文数据库主要有 Elsevier Science、EBSCO、Wiley InterScience、Springer Link、ProQuest。 Elsevier Science 是一家设在荷兰的历史悠久的跨国科学出版社,该公司出版的期刊是世界公认的高品质学术期刊,且大多数为核心期刊,其数据库(www.sciencedirect.com)是中国用量最高的外文数据库,收录期刊 2000 余种,900 万篇全文,内容覆盖数学、物理、化学、天文学、医学、生命科学、商业及经济管理、计算机科学等 24 个学科。Wiley InterScience 是世界第一大独立出版社,其数据库(onlinelibrary.wiley.com)内容涵盖 14 个学科,收录期刊 1341 种,其中在线期刊(online journal)1263 种,印刷期刊(print only)78 种。PubMed(www.ncbi.nim.nih.gov/pubmed/)是由美国国立医学图书馆、国际 MEDLARS 成员(中国为第 16 个成员国)以及合作的专业组织共同研发,是目前国际上公认的检索生物医学文献最具权威、利用率最高、影响最广的数据库,也是我国国家卫生健康委员会认定的科技查新必须检索的国外医学数据库,其收录的期刊最早追溯至 1865 年,共收录了 70 余个国家 36 000 余种期刊,1900 多万篇文献。

在进行文献检索时,不同数据库的检索结果不同,期刊种类和收录文献多的数据库检索结果多而泛,查全率(指检索出的相关文献量占系统中所有相关文献总量的百分比)较高,但需要花较多的时间筛选;期刊种类和收录文献种类相对较集中的数据库检索的结果可能查准率(指检索出的相关文献量占所有检出文献总量的百分比)较高。

当检索出的相关文献量较多时,检索者可以通过缩小检索范围来获得最需要的相关文献。具体方法有:①将检索词限定在篇名或叙词字段中;②增加概念,加入 AND(并含)算符;③增加限定条件,如时间期限、其他辅助字段;④用 NOT(不含)算符排除无关概念;⑤将 AND 改为更加精准狭隘的位置算符。所检索文献较少时可扩大检索范围,具体方法有:①检索时增加同义词、相关词;②加入 OR(或含)算符;③减少 AND 或 NOT 的使用次数;④将狭隘的位置算符改成宽泛的位置关系或 AND;⑤在文摘或全文字段中检索。缩小检索范围会提高查准率,但降低查全率,而扩大检索范围则会提高查全率,而降低查准率,检索者需要采用多种方式检索,以获得全面而准确的相关文献。

(三) 对所获资料进行评定

1. 了解研究类型 科学研究类型可根据研究设计、研究问题、研究者的需求或获取渠道进行分类,下面主要根据不同的研究设计简单介绍几种儿童物理治疗的常用研究方法:①随机对照试验(RCT):将研究对象随机分组,对不同组采取不同的干预,以进行效果对比,是一种实验性的设计,可对某项治疗技术进行疗效的检验。②系统性评价或荟萃分析:一种对具有特定条件的、同课题的诸多研究结果进行综合的统计方法,可对同一课题的多项研究结果进行系统性评价和总结,还可提出新的研究问题或指明研究方向。③队列研究(cohort study):是将某一特定人群按是否暴露于某可疑因素或暴露程度分为不同的亚组,追踪观察两组或多组成员结局(如疾病)发生的情况,比较各组之间结局发生率的差异,从而判定这些因素与该结局之间有无因果关联及关联程度的一种观察性研究方法。④病例对照研究(case-control study):是以现在确诊的患有某特定疾病的患儿作为病例,以不患有该病但具有可比性的个体作为对照,通过询问、实验室检查或复查病史,搜集既往各种可能的危险因素的暴露史,测量并比较病例组与对照组中各因素的暴露比例,经统计学检验,若两组差别有意义,则可认为因素与疾病之间存在着统计学上的关联。

2. 确定证据水平与推荐等级 确定所获资料的证据水平,并进行推荐,在临床与科研工作中非常重要,应尽可能使用证据等级高的证据来源,从而达到事半功倍之效,否则患儿没有接受到最好的治疗,把时间浪费在性价比低或无效的治疗,其家庭可能对治疗失去信心,转而寻找可能有害的偏方或秘方。牛津大学循证医学中心(Oxford Centre for Evidence-based Medicine)在 2009 年对研究文献类型推出了证据水平的 5 级标准,具体如表 1-2 所示。

表 1-2 证据水平

证据等级	对应的研究
1a	随机对照的系统评价 *(systematic review of RCTs)
1b	置信区间较窄的随机对照试验 i(randomized controlled trial with narrow confidence interval, RCT)
1c	全或无病案研究 §(all-or-none)
2a	队列研究的系统评价 *(systematic review of cohort studies)
2b	队列研究或较差随机对研究(cohort study or poor RCT)
2c	结局研究;生态学研究(outcomes research; ecological studies)

续表

证据等级	对应的研究
3a	病例对照研究的系统评价 *(systematic review of case-control studies)
3b	病例对照研究(systematic review of case-control studies)
4	单个病例系列研究 §§ (case series §§)
5	未经明确讨论或基于生理学、实验室研究或"第一原则"的专家意见(expert opinion without critical appraisal, or based on physiology, bench research or "first principles")

用户可以通过添加"–"符号来表示该研究因为置信区间较宽的研究结果或较大的异质性而不能提供准确的结论。这样的研究证据是不准确的,因此只能属于 D 级推荐。*:一致性代表该系统评价不具有令人担忧的变化,其不受个人研究方向及其结果的等级影响。i:参照上面的注释,寻求对于如何理解、分级和使用具有较宽置信区间的试验或其他研究的建议。§:曾经在获得处方药前没有患儿存活,而现在有部分存活。曾经在没有获得处方药前有部分患儿死亡,但现在没有一个患儿死亡。§§:低质量的队列研究是指该研究没有明确定义对照组,和(或)无法在暴露和非暴露个体中用相同且客观的方法测量风险和结果(最好是盲测),和(或)不能区分或恰当地控制已知干扰因素,和(或)没有对患儿进行长期且完整的追踪。低质量的病例对照研究是指该研究不能明确定义对照组,和(或)无法在暴露和非暴露个体中用相同且客观的方法测量风险和结果(最好是盲测),和(或)不能区分或恰当地控制已知干扰因素

1 级证据力强、设计严谨、偏差少,4、5 级的证据力弱、设计薄弱、偏差多。并非所有临床问题都可找到最高等级文献,但应尽可能使用等级高的证据来源。根据不同的研究证据水平,其推荐等级详见表 1-3。

表 1-3   推荐等级

推荐等级	
A 级证据	证据水平 1 级的研究。具有一致性的、在不同群体中得到验证的随机对照临床研究、队列研究、全或无结论式研究、临床决策规则
B 级证据	证据水平 2 或 3 级的研究,或证据水平 1 级的推断。具有一致性的回顾性队列研究、前瞻性队列研究、生态性研究、结果研究、病例对照研究,或是 A 级证据的外推得出的结论
C 级证据	证据水平 4 级,或证据水平 2、3 级的推断。病例序列研究或 B 证据外推得出的结论
D 级证据	证据水平 5 级,或任何证据水平中不一致、不确定的研究。没有关键性评价的专家意见,或是基于基础医学研究得出的证据

四、物理治疗师的专业要求

(一)树立 ICF 理念

《国际功能、残疾和健康分类》(International Classification of Functioning, Disability and Health, ICF)由世界卫生组织于 2001 年提出,用于了解和研究健康、健康相关状态、结局及其影响因素,并希望通过 ICF 使患儿、医疗人员以及相关工作人员达成对疾病的共识,以达到更好的沟通。2007 年,世界卫生组织(WHO)颁布了儿童与青少年版本(ICF-CY),模式与 ICF 一致,但在内容上强调了儿童与青少年的成长发育及其主要生活环境(家庭和学校)。

ICF 通过功能、活动和参与三个维度去阐述人类的健康,并且强调环境和个人因素对健康的影响(图 1-2)。异常的健康状态可能会出现功能障碍、活动受限和(或)参与受限,而三者又可能相互影响。

物理治疗师应该基于 ICF 理念处理疾病和功能障碍,从而更科学全面地解决患儿的问

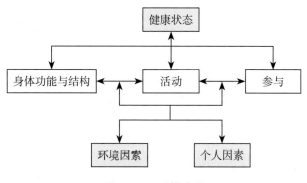

图 1-2　ICF 模式图

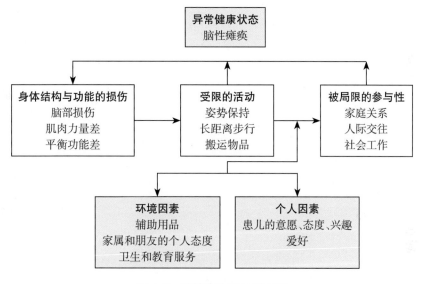

图 1-3　脑性瘫痪 ICF 模式图

题。物理治疗不仅着重功能的训练，还应体现在患儿的活动与参与当中。以脑性瘫痪为例的 ICF 模式图（图 1-3），提示治疗者应全面了解和处理脑性瘫痪儿童的问题，当物理治疗无法解决或属其范畴之外时，治疗者能够及时转诊。

（二）康复临床指南的应用

康复临床指南是康复领域中的专业人士按照循证医学的方法经过科学研究、系统回顾以及达成专家共识后对某种疾病的定义、病因、流行病学、临床表现等进行描述，并且提供对疾病的检查、评定以及治疗的权威建议，能科学地指导康复临床工作，并且每隔一段时间会得到更新。物理治疗师需掌握所从事领域相关疾病的康复临床指南，同时也要及时了解指南更新的内容，从而更加科学地处理临床问题。物理治疗师可以通过参加学术会议、学习班、检索数据库或纸质期刊等方式获得国内外的康复临床指南。

（三）掌握基本理论知识与康复技术

儿童物理治疗师需熟悉掌握相关专业内容，如运动生理学、功能解剖学、运动学、生物力学、人体发育学、儿科物理治疗学、神经科学等，以及在临床实践中掌握和了解相应的临床技能，如康复评定与分析、手法治疗、运动治疗、物理因子治疗等，并且能将康复技术运用至康复科以及其他各个科室,如深入到新生儿重症监护室(NICU)、儿童重症监护室(PICU)、心胸外科重症监护室(CICU)、骨科、神经内科、神经外科、血液科和免疫科等开展儿科物理治疗。

（四）保持持续的学习

物理治疗师可通过参加国内外学术会议、康复相关技术学习班、期刊订阅、网络媒体等渠道持续学习康复相关知识与技术和自我增值。

（五）其他

丰富的临床经验能加快解决问题的进度,但更重要的是物理治疗师不能失去对问题的思考,应在日常工作中形成合理科学的临床思维模式,以保证临床实践安全有效地进行。此外,多学科协作非常重要,有利于提高工作效率和拓宽知识领域。

（徐开寿　范艳萍　邱慧莹）

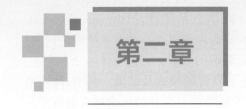

第二章

高 危 儿

第一节　概　述

高危儿（high risk infants）通常指在胎儿期、分娩时、新生儿期具有各种可能导致脑损伤或脑发育异常高危因素的婴儿，他们可能在婴儿期表现出发育落后或运动姿势异常，但还不足以诊断，如脑性瘫痪（cerebral palsy，CP）；也可能临床表现正常，尽管有脑损伤的病史和影像学依据。这种不确定性使高危儿成为需要早期关注的特殊群体，他们发生功能障碍后遗症或发育迟缓的风险较没有高危因素的婴儿明显增高，例如小于 31 孕周的早产儿中 CP 的患病率为 10.6%，高出足月儿 50 倍。常见的高危因素包括：早产或低出生体重、双胎或多胎妊娠、人工助孕、孕早期先兆流产、宫内感染、孕期接触有害物质、遗传因素、母亲妊娠期伴发合并症、胎儿生长受限、胎儿窘迫、分娩过程异常、出生时窒息、新生儿期各种可能导致脑损伤的疾病等。其中早产伴发脑室周围及脑室内出血，或多灶性脑室旁白质软化（periventricular leukemialacia，PVL）是遗留 CP 中痉挛型双瘫的主要原因。如果脑损伤表现为弥漫性脑白质损伤，因其波及范围广泛，常后遗 CP 伴明显的认知障碍。足月儿脑损伤常见于：新生儿缺氧缺血性脑病（hypoxic-ischemia encephalopathy，HIE）、胆红素性脑病、脑梗死、颅内出血、炎症性脑损伤、低血糖性脑损伤、代谢性脑病、先天性脑发育异常等。目前认为产前高危因素是导致围生期脑损伤后遗症的主要原因。

脑损伤病理的非进展性和发育的高度可塑性是高危儿这一特殊群体的特征，它为早期干预提供了施展空间。大量研究已证实处于发育中的婴幼儿具有很强的可塑性（plasticity）或适应性（adaptability），而这种可变性高度依赖于后天的经验，即被称之为"使用依赖性可塑（use-dependent plasticity）"，且这种后天的可塑性表现在躯体结构和功能两个层面，它们相互促进，逐渐固化。因此，如何"使用"将对高危婴幼儿的发育起至关重要的影响。

针对高危儿进行早期合理的监测和管理，一旦发现异常表现及时给予个体化的、科学的康复治疗，对于减少或减轻脑损伤后遗症具有事半功倍的作用。鉴于婴幼儿发育的可塑性,有效的康复治疗技术应建立在对发育理论和相关循证医学的理解基础之上,引导高危儿向正常发育的方向发展。否则,脑损伤导致的活动减少(废用)和错误使用(误用)可能引发难以逆转的躯体结构和功能的不良适应性改变,最终遗留残疾。

近30年来儿童发育的系统理论(systems theory)或动态系统理论(dynamical systems theory)逐渐取代20世纪40年代提出的神经发育理论,成为主流观点。动态系统理论认为:发育处在一个大系统中,这个大系统包含所有对发育有影响的因素。它们大体可分为个体、环境、任务三大类。这些因素交互动态作用,共同决定了发育的模式及结果。其中,神经系统的自然成熟过程固然对发育起着重要的作用,但后天的经验对发育的影响越来越备受关注。随着对运动控制理论和相关研究的认识,人们也越来越理解运动技能的获得是在目标驱动下形成的,这种有意而为的探索过程具有坚持不懈的特性,并通过结果反馈不断调整目标性行为,直至目标的实现。此过程也被认为是发展最佳控制策略的内在学习过程,即运动学习理念。总之,发育是在一个多因素相互作用的大系统中发展的,而引领这种发展的驱动力便是目标性活动(targeted activity),它推动着婴幼儿在不同环境和特异性任务的探索中不断挑战极限,实现发育中一个接一个的里程碑。目标性活动是具有意义的主动运动,是获得技能的内在动力。它符合运动控制原理,是运动和认知的整合。它可以促进前馈的建立,并不断优化技能,即促使技能更加有效(实现目标)和高效(以节能方式)。因此,根据高危儿个体状况,设计符合其认知水平和已有能力的目标性活动,诱导并适度辅助其主动完成,是围生期脑损伤后促进发育的核心康复治疗原则。

第二节　康　复　评　定

高危儿康复评定的质量关系到早期判断有无异常的准确性,既要避免漏诊,又要防止将正常高危儿误判为异常,从而加重家长的焦虑和恐慌,进而导致过度的干预性治疗。对于发育临界儿或有异常表现的高危儿的评定,直接关乎干预方案制订的合理性和可行性,以及干预后效果的有效性和高效性。因此,规范化评定至关重要,它包括:病史采集、体格检查、辅助检查、量表评测及其他生物力学方面的检查。

一、病史采集

询问家长围生期情况和阅读相关的病历资料,是获取患儿有无高危因素、是否存在脑损害以及了解其损害程度等信息的第一步。如果患儿已出院,应询问抚养者针对月龄的发育状况,因为抚养者最了解患儿最佳状态时的能力。当怀疑患儿有异常表现时,应询问相关的抚养方式,分析造成异常表现可能的原因,如:是否与高危因素或脑损伤有关,还是可能与不当的抚养方式有关,这需要结合体格检查进一步判别。因此,病史采集、聆听抚养者描述、观察抚养者本人状态以判断其描述和抚养方式与患儿表现的关系,有助于临床思路的展开、对体格检查的指导以及对病情的判断,也是对ICF框架中身体结构和功能、环境与个人因素等全面了解的重要途径。

二、体格检查

根据病史的采集、对患儿和抚养人当前状况的了解,有目的的体格检查是临床分析和判断的重要环节。康复医学的核心是解决功能问题,因此,体格检查应侧重于观察患儿的自主性活动能力和质量,以此为切入点,结合操作性体征检查,评估病理性损伤(如阳性体征、异常影像学表现)对功能障碍影响的程度,并分析出影响功能因素间的主次关系,由此合理判断发育状况,指导制订个体化的康复治疗方案,这也是康复医学临床评估中体格检查的真正职能。婴儿的体格检查易受当时情绪状态的影响,尤其是被动性检查,如肌张力的检查,可能因早产儿或低出生体重儿易全身紧张度偏高,或因过度或不合理的早期干预所导致的婴儿恐惧、躲避,误判为肌张力异常,从而干扰检查结果的判定。因此,诱导婴儿在自然状态下进行自主性活动,观察其动作模式、交流和认知方面的表现是体格检查中最重要的部分。因为自身内在产生的活动特征比刺激引发的反应更能体现功能的整合能力,是判断发育或功能的主要依据。

三、辅助检查

在病史采集和体格检查基础上,参考相关的辅助检查,如:头颅 B 超和磁共振检查;脑电图、脑干听觉诱发电位、肌电图检查;常规化验、染色体、遗传代谢、基因等方面的检查,有助于对病情定性定位的判定、对病史和体格检查分析思路的验证、对结局的初步预测。虽然辅助检查客观地揭示了器官系统层面的病理性问题,但不能替代相关信息的采集和体格检查。因为,针对功能或发育的康复医学评估应更加关注疾病的载体,即对人的全面评价,这样才能为以提高生存质量为目标的个体化康复治疗方案提供依据。婴幼儿的发育具有很强的可塑性,众多因素可以影响发育结局,因此,在与家长沟通时,对病理性损害的预后告知应谨慎,避免加重家长过度的焦虑,进而影响患儿的成长环境。

四、常用发育评定工具

针对高危儿的康复评定,除了上述不可缺少的病史采集、体格检查和辅助检查,还可以根据高危儿的月龄、临床表现、评定目的等选择不同的发育评定工具或量表,更精准、客观地反映发育水平和特征。学习发育评定工具有助于提高体格检查能力和制订康复治疗方案的能力,但并不意味着康复评定和治疗必须包含或依照评估工具。另外,工具的正确选择至关重要,只有充分了解各种评定工具的特点并明确评定的目的,才能选择敏感的工具。

(一) 全身运动评估

全身运动评估(general movements,GMs)是由奥地利神经发育学家 Prechtl 在 20 世纪 90年代初提出,它是一种通过观察胎儿至矫正月龄 20 周婴儿的自发运动来预测其神经发育结局的评估方法,已在国内外得到广泛应用。其基本方法是将清醒的婴儿放置于仰卧位,由具备资质的评估人员直接观察婴儿,或由他人经指导拍摄一段适龄婴儿的运动录像,再由评估人员对录像进行评估,从而得出结论。评估中婴儿不能玩玩具或吸吮奶嘴,家长可以在附近观察,但不能与婴儿互动。GMs 作为一种无创的、观察性的早期神经发育检查工具,其安全性和有效性已得到公认。尤其对高危儿是否可能发展为 CP 具有很高的预测价值,研究显示其敏感度和特异度可达到 90% 以上。因此,专家建议:高危儿应在纠正月龄 4 个月龄内接受两次 GMs 评估(第一次在纠正 1 个月龄内,第二次在纠正 3 个月龄左右),以了解有无后期严重神经发育异常的可能性。如果出现连贯一致的痉挛 - 同步性 GMs 和不安运动缺乏则预测痉挛型 CP 的可能性大,应及时接受规范的早期康复治疗。

(二) Hammersmith 婴幼儿神经系统检查

1981 年,英国神经学家 Dubowitz L 和 Dubowitz V 创建了一种针对早产儿或足月新生儿的神经检查方法,经过学者们对该量表的不断修正,1999 年正式出版发表了目前使用的 Hammersmith 婴幼儿神经系统检查(Hammersmith infant neurological examination,HINE)。HINE 是对 2~24 个月龄的婴幼儿进行神经学检查的方法,共包含三个部分,共计 37 个评估项目。第一部分包含 26 个评估项目,内容包括脑神经、姿势、运动、肌张力和反射;第二部分包含 8 个评估项目,内容针对运动功能的发育;第三部分包含 3 个评估项目,检查行为状态。各项得分相加获得总分。十余项研究证明 HINE 可用于预测脑性瘫痪。在 3 个月龄时,HINE 得分 < 57 分可预测脑性瘫痪,其敏感度为 96%,特异度为 87%。通过对高危儿进行动态的随访,可帮助判断脑性瘫痪的类型及严重程度。

（三）婴儿运动表现测试

婴儿运动表现测试(test of infant motor performance,TIMP)第 1 版是由美国治疗师 Girolami 于 1983 年创建。随着研究的深入,应用的反馈,目前已修订至第 5 版,共包括 42 个评估项目。TIMP 是一种新生儿姿势与运动行为评估工具,适用于从 34 周胎龄的早产儿至纠正胎龄 17 周的小婴儿。测试的项目包括姿势、抗重力性动作、适应处理、自我调整、视觉反应、听觉反应、与人交流、头和躯干的控制,其中包含 13 个观察项目和 29 个引出项目。结果由 42 个项目的原始分相加得出,再按照年龄得分标准判断婴儿所处的水平。评估过程通常需要 20~40 分钟。TIMP 评测结果可以提示婴儿早期发育是否存在滞后或障碍,还可以用来指导康复治疗及评价疗效。目前,TIMP 已被引入国内并开始应用研究。

（四）Alberta 婴儿运动量表

Alberta 婴儿运动量表(Alberta infant motor scale,AIMS)由加拿大 Alberta 大学 Martha Piper 和 Johanna Darrah 于 1994 年创制,并于 2009 年由北京大学医学出版社出版中文译著《发育中婴儿的运动评估——Alberta 婴儿运动量表》。该量表在国际和国内均已得到广泛应用,研究显示其具有高的信度和效度。AIMS 是一种通过观察自然状态下的运动方式来评估 0~18 个月龄婴儿运动发育的工具,避免了人为操作带来的误差。内容包括在仰卧、俯卧、坐位、站位四种体位下,观察负重部位、姿势、抗重力运动的特征,按描述标准计分,再用原始总分查表得出百分位。AIMS 与里程碑式的运动发育量表相比,更注重对婴儿运动质量的评估,可以较早地识别运动发育不成熟或运动模式异常的婴儿,且简单易行,适用于高危儿早期监测。该量表观察婴儿自然状态下运动方式的特点,与发育生物力学有关,因此,有助于康复医师和治疗师学习婴儿运动体格检查中的观察方法,对运动中缺失或异常成分的发现有助于指导早期干预方法,因为婴幼儿早期干预核心是促进运动方式的不断成熟或优化。此外,AIMS 还可以作为疗效评定量表,评价干预效果,且敏感度较高。但是,如果患儿的运动模式难以正常,如典型的 CP,该量表就无法作为疗效量表,因其分值提高有限。

（五）Gesell 发育量表

Gesell 发育量表(Gesell developmental scales)是评估 0~6 岁儿童全面发育水平的测量工具,可作为评判发育程度的诊断性量表,也是评定儿童智力残疾水平的标准化工具之一。该量表由美国耶鲁大学儿科医生、心理学家阿诺德·格塞尔于 1925 年首次编制。20 世纪 70 年代,其 1974 年版本被翻译成中文,并于 1992 年完成了国内的标准化修订,成为目前国内应用的 Gesell 发育量表中文版。该量表内容包括 5 个能区,即适应性行为、大运动行为、精细动作行为、语言行为、个人 - 社交行为。各能区发育商的计算公式为:发育商(DQ)= 发育年龄 / 实际年龄 × 100。评判标准为:DQ>85,为正常;76≤DQ≤85,为边缘;55≤DQ≤75,为轻度缺陷;40≤DQ≤54,为中度缺陷;25≤DQ≤39,为重度缺陷;DQ<25,为极重度缺陷。评

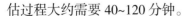

估过程大约需要 40~120 分钟。

(六) Griffiths 精神发育量表

Griffiths 精神发育量表(Griffiths scales of mental development)由英国心理学家 Ruth Griffith 于 1954 年编制。最初的量表只适用于 0~2 岁婴幼儿,为了对 CP、先天愚型等患儿进行有效评估,作者于 1970 年将量表扩展至 0~7 岁。2006 年作者又对量表进行了第三次修订,年龄扩展到 0~8 岁。该量表包括 6 个分测验,即运动、个人与社会、听力与语言、手眼协调、操作和推理。其中推理部分应用于 3 岁以后儿童。该量表适用年龄范围广,内容详细,信度和效度较高。英国婴幼儿及儿童发育研究会于 2009 年至 2013 年在北京、上海、天津、郑州、西安、昆明、香港 7 个城市进行了中国常模的研究修订,2016 年完成并开始在中国全国相关领域推广应用,成为适用于评估 0~8 岁中国儿童全面发育水平的工具。

(七) Peabody 运动发育量表

Peabody 运动发育量表(Peabody developmental motor scales,PDMS)由美国 Rhonda Folio 和 Rebecca Fewell 等发育评估与干预专家于 1974 年编制,2000 年针对美国 1975 年颁布的《残疾儿童教育法》中的"个体化家庭服务计划"和"个体化教育计划",出版了第 2 版 Peabody 运动发育量表(PDMS-2)。2006 年其中文版由北京大学医学出版社出版发行。PDMS 已在国内外得到广泛应用,并证明其具有良好的信度及效度,建议可作为效标用于评价其他评估方法的效度。PDMS 可用于 0~6 岁儿童运动发育的评价与干预训练。它包含粗大运动和精细运动评测两大部分,各部分包含 2~3 个亚单元,虽然是一种运动发育量表,但有些项目与认知有关。它的评测结果不仅可以直观地显示与同龄儿发育的差距,还可以提示运动发育落后是均匀分布还是某方面(亚单元)显著落后,从而影响其他方面,这对干预方案的制订具有重要的指导意义。第 2 版最大优势在于它拥有一套与评测结果相匹配的训练方案。此方案融入了先进的儿童发育理念和运动学习理念,不仅具有很高的专业水准,而且因其紧密结合实际生活,所以易学易用,对康复治疗具有较高的指导价值。PDMS 是里程碑式发育评测量表,对于高危儿的早期监测敏感度有限,但其训练方案可以在早期干预中借鉴。当采用 PDMS 作为疗效评测工具时,如果患儿的自然发育加上康复训练效果的进步速度仍不如同龄儿发育速度时,如评估典型 CP 儿童的疗效,会出现患儿与同龄儿发育差距越来越大,其发育商越来越低,此时,PDMS 这种以同龄儿发育里程碑为参照的量表就无法作为疗效评判工具。

五、其他评定方法

其他量化评定如运动学、力学、表面肌电图、摄像等检测方法,可以更加客观和精准地反映高危儿运动特征,为发育落后或障碍提供具体的生物力学及电生理依据,指导更为针对性的康复治疗。

第三节 物理治疗

一、高危儿管理

高危儿群体具有很大的不确定性,一方面,潜在的发育障碍在早期的临床表现中并不典型,容易误诊和漏诊;另一方面,发育的可塑性使得早期干预意义重大,但干预泛化或过度又会加重家庭心理和经济上的负担,甚至对高危儿造成不良后果。因此,针对高危儿的规范管理至关重要。"中国脑性瘫痪康复指南(2015)"第二章"高危儿评定与干预"中的专家共识指出:对所有高危儿应进行长期、全面、规范的随访管理,建议在 6 个月龄以内每月随访一次,6 个月龄~1 岁期间每 3 个月随访一次,1~3 岁期间每半年随访一次,根据实际需要可增加随访频度。随访内容包括生长发育评测、各项神经学检查、早期发育评估工具监测等。共识建议新生儿科、儿童保健科、小儿神经科、康复医学科等科室应以团队式工作组的形式对高危儿进行协同管理。管理中根据评定对高危儿进行分层,临床表现正常者只需定期随访;发育临界儿应在康复专业人员指导下以家庭训练为主,并每月复查;临床表现异常患儿需采取康复医疗机构治疗与家庭康复相结合的模式进行干预,并定期评估,及时调整方案,有效促进发育,避免不良适应。

高危儿管理中专业人员与家长的沟通是影响效果的关键因素。沟通中主要包含以下内容:①告知发育是否异常应取决于临床表现,而非病史和影像学诊断;②解释每种检查结果的意义,并告知检查结果异常不等于疾病诊断,临床诊断需要综合分析,有时需要多次动态监测;③早期干预或康复治疗针对的是功能发育或障碍,不一定非要等到明确诊断之后,否则可能会延误最佳康复治疗时机;④发育期婴幼儿具有很强的可塑性,功能提高的潜力很大;⑤引导并适度辅助孩子进行目标性的主动活动是最好的康复训练;⑥做独立和快乐的人远比治疗病损更重要;⑦作为家长,理性面对、科学参与、营造良好氛围,才能使患儿最大程度获益。

二、高危儿早期干预原则

基于动态系统发育理论和发育的使用依赖性可塑,促进高危儿发育的早期干预或康复治疗应以目标性活动为主导,必要时辅以相关的辅助治疗。其原则包括:①应用具体目标引导功能性活动,而非单纯的主动运动。②不断强化,以形成身体使用依赖性结构改变,从而使技能控制策略得以持续留存。③设计能吸引注意力或引发兴趣的活动。④设计的活动难度应能挑战能力的边缘,以提高进步的速度。⑤促进社会交流性,如小组性训练,可将认知、言语、运动有机地结合在实际场景中。⑥恰当的辅助,即在保证具有挑战性的前提下,治疗人员或家长可以提供一定的帮助,也可以通过选择合适的家具、墙面、肌内效贴、支具、辅助具等进行辅助。⑦具有反馈或奖赏机制,在设计目标性活动的难度时,需考虑提供努力尝试和不断自我调整的机会,离目标达成的远近或成功与失败的体验(即反馈)有助于控制策略的内在学习,一旦达标,就是一次结果性的奖赏。治疗人员或家长同时还可以给予外源性奖赏,如抱抱、亲亲、鼓掌等,以强化孩子的记忆和兴趣性。因此,反馈和奖赏的方式一定是孩子能够理解的方式。⑧融入日常生活,指导家长是康复治疗中不可忽视的重要部分,家长的积极配合不仅有助于为孩子营造科学而快乐的训练环境,使目标性活动回归到真实的生活情境之中,还有助于增加训练量,提高疗效。教给家长的目标性活动一定是经专业人员个体化设计并尝试过的,它既具有科学性,又易于非专业人员实施。有时需要家长演示给治疗人员看,以确保家庭训练的质量。另外,需要及时复查,调整难易度,及时发现实施中的问题。

三、促进高危儿早期发育的常用方法

(一) 新生儿重症监护病房或新生儿病房的物理治疗

1. 环境　此阶段患儿处于疾病或脑损伤不稳定状态,不适宜的环境及干预措施,可影响疾病的发生、发展及各器官的发育成熟,特别是神经系统。所以,良好的病房环境和适宜的早期干预十分重要。主要包括:①避免强光刺激,可采用遮光布覆盖暖箱,使患儿可以像在宫内环境一样得到安全感。②避免高分贝或突然强烈的声音刺激,引发患儿应激反应,如心率和呼吸加快、氧饱和度下降等。在对新生儿特别是早产儿进行干预时,治疗师的声音要柔和、缓慢、愉悦、低声贝。③确保足够睡眠,减少不必要的人为干预。康复干预和护理操作最好一次进行,避免反复刺激,且最好在患儿清醒后进行,时间不宜过长,如果难以保证干预质量或患儿有明显疲倦时应停止康复治疗。④出院前治疗师给予家长指导,如:居家环境、睡眠和喂养等注意事项,日常护理方法,定期随访时间等。对于易激惹的新生儿在白天睡眠时,可以播放一些舒缓音乐或保持一定的背景噪声,不必营造一个全暗或没有声音的环境,防止任何一点小的刺激引发惊吓和不适。

2. 体位

(1)"鸟巢"式体位:可采用婴儿毯卷成的"U"形卷,将婴儿仰卧其中(图 2-1);或卷成"J"形卷,将婴儿支撑于侧卧位,使其肩内收且略前屈、躯干微屈、下肢屈曲内收。此体位可使新生儿尽可能保持接近在宫内的姿势,从而降低紧张度。

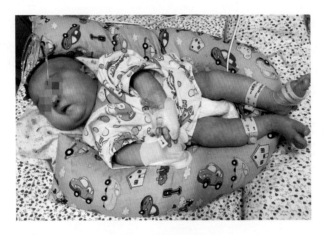

图 2-1　"鸟巢"式体位

(2)袋鼠式体位(kangaroo care):有条件的 NICU 病房,可让父母进入,将新生儿放于父母胸前,通过父母触觉刺激、轻声呼唤以及母亲的心跳声音、气味使新生儿获得安全感,促进认知感觉和新陈代谢的调节,增进亲子关系。

(3)肌张力增高患儿的体位:脑损伤导致肌张力增高的患儿常表现为躯干后伸、肩部后缩、上肢屈曲、下肢伸展内收,可伴有姿势不对称,主动活动减少。所以,体位摆放的要点是:头部尽可能位于中立位,躯干避免后伸,肩胛前伸,上肢向中线位靠拢,骨盆略后倾,下肢屈曲位,四肢对称。可用小枕头、毛巾卷等辅助支撑。侧卧位或有看护下的俯卧位更利于放松。对于易惊吓、激惹的婴儿,可用布包裹肢体使其获得安全感。

(4)肌张力低下患儿的体位:肌张力低下的患儿在仰卧位时常呈现颈部松软、上肢伸展并位于身体两侧、下肢外展外旋呈蛙式位,主动活动减少。所以,在仰卧位时应注意:双侧上臂及肩部用小毛巾垫高,使双手向中线位靠拢,双髋外下方垫高使髋关节内收内旋。因侧卧位便于双手中线位活动,且双下肢呈内收内旋位,故建议多采用侧卧位。

3. 吸吮和吞咽　吸吮及吞咽干预时要本着安全、放松及符合功能机制的原则。对于吸吮、吞咽功能较弱特别是插管时间较长的小儿,治疗师可以将小儿抱起或上半身垫高呈30°左右,四肢对称放松,用戴无菌手套的手指轻柔按摩口腔内壁及舌体以诱发舌的活动,帮助下颌抬起以增加口腔的压力,以协助吞咽功能。出院时治疗师要指导家长哺乳姿势,使小儿在吸吮及吞咽时处于放松体位,可用清洁手指或安抚奶嘴轻叩小儿口周后放入口内诱发吸吮,待小儿确有吸吮功能后再加入奶训练吞咽,并控制好奶量和流速,以及与呼吸的协调,以确保小儿安全进食。

(二)交流

在高危儿早期干预过程中,与其交流、互动应贯穿始终。对于小婴儿,在训练头控活动中,治疗师可以温柔地看着他的眼睛,与其点头微笑,轻声呼唤他的名字,引起他的注意,以确保在互动过程中达到与其交流的目的(图2-2)。

治疗师还应指导家长在日常生活护理中,如哺乳、沐浴、换尿布等时候,愉快地与小儿交流,告诉他即将进行的活动以促进他对活动的理解,如喂奶前呼唤他的名字,告诉他即将喂奶,让他看奶瓶,再辅助、诱导他双手抱住并送入嘴中。对于认知比较落后的小儿,在吸奶过程中可以拔出奶瓶,利用他的迫切欲望训练关注奶瓶并告诉他正在喂奶,将视觉、言语、活动整合在一起训练。

随着小儿月龄的增加,在与他游戏性训练过程中以及在家庭日常生活中应始终保持交流、互动。如小儿站立位下训练重心移动时,可以让他握一小瓶给远处的娃娃喝水,同时他自己也喝水,并反复说"喝"或"水",选择简单易懂的字词,在与实际活动相结合的情景中训练听理解。设计的活动要能引发小儿的兴趣,一旦他成功完成应及时给予他所理解的奖励。

(三)头部控制

1. 竖头 婴儿在1个月龄左右可以练习竖头。治疗师可以将小儿面对面坐在床上,双手轻托小儿双肩辅助竖头,四指向上于头部后方以防止突然后坠(图2-3),通过轻声呼唤、微笑等方式吸引其注意,诱导头中立位控制及调整。

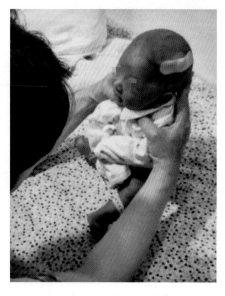
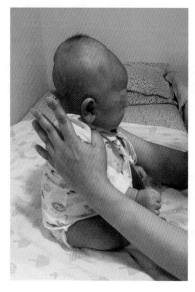

图2-2 治疗师与小儿的交流　　　图2-3 训练小儿竖头时防止小儿头的后坠

随着竖头能力的提高,通过追视或追声,诱导转头并逐渐增加幅度,使头部运动与上下肢位置发生分离活动。治疗师的手可以根据小儿头的稳定性由双肩移至腋下、躯干和骨盆。

当小儿伴有不随意运动或肌张力低下时,治疗师需要适度扶住头部,并尽可能确保身体其他部位对称、放松。既要提供一定的帮助,又要给予小儿自我控制的机会。可采用抱枕坐位的方式,稳定躯干和四肢。在指导家长抱孩子姿势时,要告知如何支持小儿躯干,同时给小儿头部自己竖稳的机会(图2-4)。

2. 抬头 俯卧位抬头动作可以促使小儿探索了解周围环境,也促进躯干伸肌的发育。当小儿肩的支撑能力比较弱时,可以在小儿的腋下垫一个毛巾卷或细长垫以帮助肩的支撑力(图2-5),然后在小儿前方用带声响玩具吸引他抬头来注视。

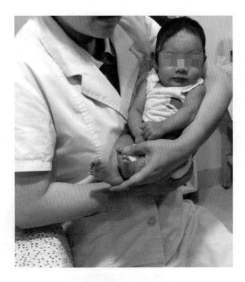 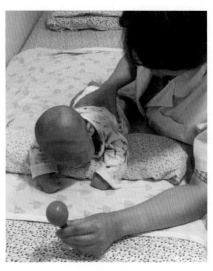

图2-4 抱小儿时将其上肢拢在中线位,下肢放松,头部有竖稳的机会　　图2-5 训练俯卧位抬头时可将小儿腋下垫高

对于一些抬头十分困难的小儿,治疗师可以帮助他头部抬起并用玩具吸引他的头在抬起位置稳住,然后治疗师慢慢松开手,鼓励他头部尽可能维持在抬高位。随着小儿肩部支撑控制能力的增强,治疗师可以鼓励他肘支撑,辅助肘关节位于肩关节的下方或略前方,同时用玩具吸引他抬头并将玩具慢慢左右移动,使小儿的头部慢慢追随玩具转头。

俯卧位抬头的抗重力运动是许多躯干力弱的小儿比较抗拒的,治疗师可以指导好家长,让小儿在家里比较愉快时进行,可以用玩具吸引抬头,家人也可以在他前方呼唤他,家里的电视可以放置在他头部的前方位置。总之,多鼓励小儿肘支撑下抬起头和胸部的活动。

(四)上肢功能的促进

1. 肩关节的控制和活动 在小儿用手操控玩具或抓起食物时,肩部主要起到控制和稳定上肢活动的作用,由于躯干的核心稳定力量及胸廓的活动与肩关节的活动密切关联,所以在促进上肢功能的训练中,无论是在坐位、跪位或站立位,都要在一个良好的躯干伸展直立的对线体位下进行。

小月龄儿可以选择在仰卧位或俯卧位下训练肩的控制和活动。首先用玩具或物品吸引他的注意,再轻敲他的手并引导手跟随物体到他的视野内,鼓励他到中线位主动抓握,促进感觉、视觉和运动的整合。如果小儿难以完成,治疗师可以适度辅助他的肩部及上臂。当他通过努力够到玩具后,要给他玩耍或入口的机会以资奖励。喂奶时应鼓励或辅助小儿双手扶奶瓶或妈妈乳房,不限制小儿吃手,尤其双手相握入口或抱着玩具入口。

俯卧位下肘支撑或手支撑是肩部稳定性控制的良好训练方式,早期稳定的肘支撑可以帮助头及胸部的抬起、翻身以及上肢前伸够物。后期稳定的肘支撑或手支撑是腹爬及四点爬的基础。训练时应注意将其肘关节位于肩关节下方或前方支撑,用玩具吸引其抬头、抬胸。随着肩部控制能力的增加,可进一步将玩具放置在一侧手前方引导其前伸够取,治疗师适当辅助负重侧的肘关节或肩关节。

大月龄儿的训练可以在坐位、跪位或站立位下进行。在进行上肢的活动时,头、躯干和骨盆控制得越稳定,上肢的活动越省力和流畅。而肩关节的控制越稳定,肘、腕及手的协同操作就越容易。所以,尽可能在头、躯干及骨盆对线良好的体位下,将玩具围绕小儿身体各方向递给他,训练肩周肌群的多点等长收缩。上肢抬起的高度和角度要让小儿既能完成又有挑战性,并将获得的能力融入生活中,不断强化。当他通过努力得到玩具后要及时奖励。各方向够取物品的训练也可用以促进坐、站平衡的控制。

2. 上肢的伸展和手的操控　上肢伸展及手的操控在婴儿早期即可进行。小儿在放松舒适体位下,用玩具吸引其注意,再轻敲小儿手背的拇指处,诱导伸拇、伸指、前臂旋后、腕关节背伸桡偏,当小儿手指伸开后将玩具放入手中抓握。逐渐引导小儿手跟随玩具、手眼配合、双手配合等。

随着小儿月龄的增加,头部、躯干、骨盆以及肩部的稳定,可以在任何体位下训练他流畅、准确、协调地伸展上肢,向各方向够取物品,双手配合操控玩具、拿食物吃、用勺及用笔等(图2-6)。

选择适当高度的凳子,小儿双足平放在地面,必要时可穿戴足踝矫形鞋。胸前桌子的高度位于小儿的腋下或略低,以便他的躯干伸直。上肢可轻松放置在桌面上进行屈伸活动,如将手中的小车开到前方的小房子边。对于偏瘫的小儿,治疗师可给予患侧上肢适度辅助和引导,健侧手可戴上夹板或并指手套以限制其活动。如果偏瘫侧为右侧且明显影响功能时,应在双手分工性操作中,将右手作为辅助手进行功能训练,而

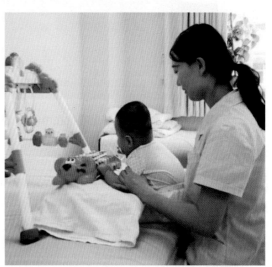

图 2-6　小儿在稳定的坐位下进行双手操控玩具

左手应作为灵巧手训练进食、书写等。训练中所设计的活动既要具有挑战性,又要避免过度用力引发失衡及出现异常代偿模式。治疗师应在小儿侧方及时给予保护并协助其调整姿势。

（五）翻身活动

1. 翻身活动的促进　翻身活动是最早的全身性大幅度协调运动,需要头、躯干和四肢的肌群在中枢神经支配下,完成时间和空间的募集和协调。

初期的翻身模式可表现为肩带与骨盆带之间无旋转性的滚动模式,随着上下肢分离运

动的成熟,出现以上肢或下肢带动的肩带与骨盆带之间发生侧屈和旋转的协调翻身模式。翻身活动的完成是指小儿由仰卧位完全翻成俯卧位的过程。训练时可将小儿放置于侧卧位,身下的上肢前屈约90°,使肩部作为躯干翻转的支点,身体上方的下肢屈髋屈膝,在小儿头的斜侧上方用玩具吸引注意,诱导他够取时以肩带带动躯干从侧卧位翻向俯卧位。也可以适度辅助骨盆或下肢,诱导头和躯干侧屈、旋转以带动翻身(图2-7)。随着能力的提高,将起始位从侧卧位逐渐过渡至仰卧位,完成翻身活动。

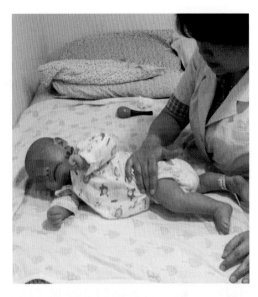

图2-7 翻身训练时,可将手放在小儿骨盆上方,向前或向脚的方向轻压,以诱导头和躯干侧屈、旋转

2. 影响翻身活动的因素和对策 由于翻身活动是一个复杂的全身活动,诸多因素都会影响翻身的成功。以下是可能影响翻身的因素及对策:

(1) 未建立翻身的认知:鼓励小儿经常俯卧位抬头与家长互动,协助体验从侧卧翻到俯卧,并及时给予奖励。

(2) 头部分离运动未建立:可在俯卧位及坐位下,辅助上下肢不活动的情况下,用追视玩具加强头部的转动。

(3) 头部抗重力能力低下:可以加强俯卧位抬头、扶坐位竖头、半坐位头前屈、侧卧位诱导头侧屈等活动。

(4) 上肢近端力量不足:可以在仰卧位或坐位下加强上肢够取玩具时的控制能力,以及俯卧位肘支撑能力。

(5) 腹肌力量不足:多鼓励小儿在仰卧位时手触膝或手抱脚,必要时辅助骨盆抬起。也可以将小儿从半坐位慢慢躺下以诱导腹肌收缩。

(6) 下肢分离运动不充分:小儿于侧卧位,下方腿伸直,治疗师将上方腿拉至后伸位后松开,引发屈髋屈膝。还可以鼓励小儿双手抱一只脚。

(7) 躯干侧屈力量不足:小儿于侧卧位,通过骨盆牵拉躯干,诱导侧屈。

(六) 坐位平衡

在训练小儿坐位时,可将他双下肢自然盘曲坐在床上,在双腿上放置一枕头以辅助躯干抗重力控制(图2-6),身后不远处放置另一枕头或被子以防他突然后仰。如果骨盆呈后倾位,可纠正至坐骨结节负重的对线位上。在枕头上放置玩具引导小儿双手中线位控制。可利用感兴趣物品或婴儿玩具架鼓励小儿抬起上肢够物,以此诱导伸直躯干。可从不同方向递给他玩具,方向和远近以挑战其平衡控制能力为准。随着坐位平衡能力的提高,逐渐减轻枕头的重量和高度,直至去掉枕头,训练独坐平衡。

对于下肢肌张力偏高的小儿,坐小椅更有利于获得坐位平衡,也可使其双下肢尽早负重。选择适当高度的椅凳,屈髋、屈膝及踝背屈90°,双下肢分开与肩同宽。可在胸前放置一张小桌,双上肢放在桌子上玩玩具。远近、方向不同处的玩具可引导小儿在够取过程中学习主动调整重心。随着坐位平衡能力的提高,逐渐撤掉桌子,引导躯干抗重力控制,不断挑战平衡极限,直至具备独坐平衡能力。

（七）爬行活动

1. 腹爬　在学习腹爬前,可先引导小儿俯卧位下向侧方够取玩具,以诱导躯干轴向转动,训练左右交替转移重心。如果因为躯干及下肢肌群肌张力增高而难以完成时,应在活动前给予适量牵伸。训练腹爬时,将玩具或食物放在小儿一臂长的前方吸引其注意。当他伸出一侧上肢(以右侧为例)够取时,身体重心将转移至左侧,治疗师可以协助屈曲右侧下肢,并帮助他右踝接触支撑面(图2-8)。如果右下肢伸展有一定力量,小儿会主动蹬支撑面去够物品。一旦右下肢蹬直,身体重心会转移到右侧,治疗师可以用同样方法引导左侧下肢屈曲、蹬动,以达到交替腹爬的目的。训练中尽可能给予小儿足够时间,诱导主动蹬直下肢。必要时可以通过辅助站起训练下肢伸肌肌力。

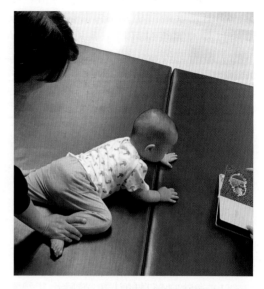

图2-8　训练腹爬时,可辅助小儿足踝接触支撑面

2. 手膝爬行　在训练手膝爬行前先完成手膝支撑和与坐位之间的转换活动,以此训练小儿的上肢支撑和骨盆控制能力。可在小儿俯卧位下,前方放一小台子,上面放置他喜欢的物品,诱导其手支撑抬高腹部,提升重心,试图够取物品。如果力量不足,治疗师可以给予适度帮助。也可以让小儿趴在家长一条腿上练习手膝支撑。随着能力的提高,可在他的手边放置玩具,引导够取时重心转移。逐渐将玩具放在他一侧斜后方,并吸引他在够取过程中转换成坐位。反向引导够物可训练从坐到手膝支撑的转换。治疗师可以适当辅助上肢负重及骨盆控制。

训练手膝爬行时,可以用一长毛巾或布带绕在小儿的腹下向上适度提起,并诱导向前移动(图2-9)。

在爬行过程中,要给予小儿足够时间让他尽可能主动屈髋屈膝和手膝交替负重。力弱的小儿爬行时双膝外展较宽,可配合训练床边或桌边跪。对于下肢痉挛的小儿,可诱导他爬上一个小薄垫子,引发下肢一侧抬起,出现交替运动。必要时治疗师给予适度协助。需要指出的是就生物力学机制而言,爬行不是站立和行走的必备能力,因此,对于发育落后或异常的小儿,爬行训练可以与站立、行走同步进行,甚至跳过,以免延迟站立和行走能力的发展。

（八）站立平衡

1. 扶站　先将小儿扶在高度适宜的小桌或床边站立,双上肢放置在桌上玩感兴趣物品。

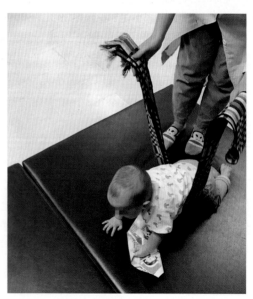

图2-9　用长毛巾绕在小儿腹下并向上提起,帮助小儿手膝爬行

最好不用双手拉栏杆站立的方式,以免过度借助上肢力量。肌力低下的小儿双足距离较宽,踝关节外翻,治疗师要给予下肢对线的纠正。如果小儿下肢完全不负重,可以用夹板或肌内效贴辅助,并逐渐增加站立时间,避免延迟下肢抗重力肌群间协同收缩能力及本体感觉的发展。如果小儿偏瘫,站立时一侧下肢不负重,治疗师应站在小儿的患侧引导重心向患侧转移。如果因小腿二头肌肌张力高导致足跟离地时,扶站前应先进行牵伸,必要时配戴足踝矫形支具。

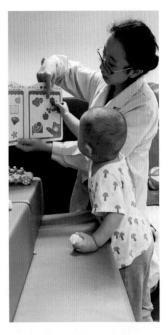

随着站立能力的提高,可将感兴趣物品放在桌子较远位置以及小儿体侧、斜后方、上方、下方等,引导小儿移动重心(图2-10),控制平衡,发展身体节段间协调能力。

在训练向下够物时,可逐渐降低物品高度,以挑战股四头肌的离心收缩肌力。每次应让小儿通过努力够到物品,给予正性的结果反馈。当出现失稳时治疗师或家长可按压小儿支撑手,而非扶抱躯干,以提供自我学习肌群间配合的机会,由此促进发展运动控制的最佳策略。

图 2-10　引导小儿扶站时向侧方移动重心

对于痉挛或肌力低下的小儿,在训练平衡控制及移动重心时,治疗师的手可放置在他骨盆侧方并根据够取方向加以引导。

2. 独站　当小儿可以单手扶小桌站并具备一定平衡能力后,可扶墙站立,逐渐由近及远够取物品,挑战平衡控制,直至独立站立。刚开始独站时可以在家具围成的小区域内,以提供安全感,一旦失稳可自我扶撑保护。对于胆小的小儿,可以转移其注意力,避免强迫引发的抗拒行为。随着独站平衡能力的提高,可逐渐增加难度,如抛、接球游戏等。

（九）行走平衡

1. 扶物侧行　当小儿扶物站立重心可以移动后,就可以训练侧向迈步能力,以提高髋外展肌肌力及单脚负重能力。以向右侧行为例:在小儿右侧稍远距离处的桌面上放一小筐,要求小儿将手中玩具放入小筐,或去够取感兴趣的物品,治疗师可以帮助他先向右侧迈步,在他放入玩具过程中辅助重心转移到右腿,继续将小筐放远一点,引发左腿跟随过来,如此诱导,逐渐建立连续侧行能力。随着能力提高,可以从扶平面支撑物过渡到扶墙侧行。如果出现失稳,治疗师或家长可通过适度按压小儿支撑手给予保护,最好不用扶抱躯干的方式,让小儿有自我调控的机会。

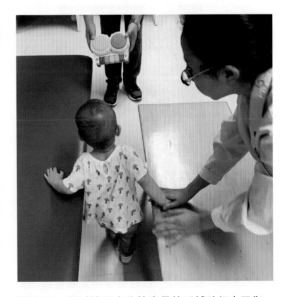

2. 扶物直行　扶着家具向前行走是独立行走的前期能力。可以将沙发、椅凳、床、茶几等摆放成一条窄道,并在窄道不远处用小儿感兴趣的物品吸引他或家人呼唤他,鼓励他扶着窄道两边家具前行。必要时治疗师可通过按压小儿的手辅助平衡控制(图2-11)。

图 2-11　通过按压小儿扶家具的手辅助行走平衡

随着能力的增加,逐渐加宽通道,直至可以独立行走。

下肢痉挛的小儿可能不敢向前迈步,可以从比较窄的通道开始学习,或让他抬腿踢球,诱导下肢迈步。偏瘫的小儿需要治疗师帮助患侧手的扶撑。

3. 独立行走　当小儿可以独立行走后,为了提高他在行走过程中的平衡控制能力,可以在行走过程中,设计踢球、拾物、转身、迈障碍、踩脚印或贴画等游戏,以提高速度控制、单脚负重、身体节段间配合等能力。在户外不同环境中、不同地面上行走可进一步提高行走与认知的整合能力。

（十）蹲位平衡

蹲位维持的平衡训练有助于提高踝关节周围的肌力,尤其是胫前肌。训练时将小儿摆放成蹲位,双膝双足分开与肩同宽,膝关节前移超过足尖,臀部离开地面,前方放置感兴趣的物品,如漂有玩具的水盆,物品的远近、水盆的大小应根据小儿平衡能力,可一手扶地、小凳、盆边等。治疗师可适度扶着小儿的膝部或肩部引导重心前移。

对于肌力低下、发育迟缓的小儿,由于关节松弛,肌力不足,蹲位控制会比较困难或臀部难以离开地面,可以先从坐在一个矮垫子上开始,逐渐降低垫子厚度,直至蹲位。如果下肢内收力量不足使双膝不能维持在足的上方,治疗师要给予辅助。

对于下肢痉挛的小儿,在训练前要适当牵伸小腿三头肌,提高肌肉的延展性,使足跟能够着地负重。如果出现双膝内收内旋,治疗师应给予纠正和适度引导。在训练偏瘫小儿时,治疗师要位于他的患侧,引导骨盆向患侧移动,患侧膝关节位于患足的上方或前方,以提高患侧负重能力(图 2-12)。

当小儿获得独立蹲位能力后,可引导他进行进一步的平衡训练。将吸引他的物品移向远处或斜后方,不断挑战他的平衡能力(图 2-13)。如果出现失稳,治疗师要给予适当的帮助以防跌倒。

（十一）站起和坐下

1. 站起　可以从坐位站起意味着行走的开始。坐到站的体位转换对平衡控制能力的

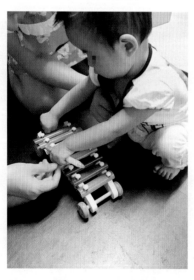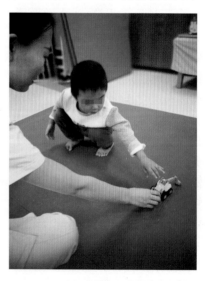

图 2-12　训练偏瘫小儿蹲位时,治疗师在其患侧协助下肢负重　　图 2-13　引导小儿蹲位下够取物品以挑战平衡能力

要求很高,从一个低重心、宽基底的坐位转变成一个高重心、窄基底的站位,既是对抗重力肌肌力、踝关节活动范围的挑战,更是要求下肢肌群间高难度的协调配合。训练可从稳定的坐位开始,凳子的高度既能使小儿站起又略有难度。整个过程以臀部离开椅凳为界分为伸展前期和伸展期,两期之间动态连续,没有停顿。开始时将双脚后置踩地,小腿与足背夹角约为75°。在伸展前期,用够物或游戏诱导躯干伸直以髋为轴前移,注视水平前方,膝关节超过足尖。当臀部离开坐位时,引导向前上方够物,激发伸髋伸膝,推动身体垂直向上站直(图2-14)。

对于肌力低下的小儿,可以多次让他体会从高凳成功站起后,再逐渐降低凳子的高度,以增加站起的难度,从而达到增加下肢肌力的目的。每次挑战成功后要给予奖励。

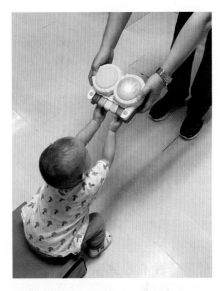

图2-14　目标引导小儿从坐位站起

对于下肢痉挛的小儿,活动前要给予牵伸,尤其是小腿三头肌,以使他双足更好地放置。如果出现双膝内收内旋,治疗师要帮助膝关节对线控制,使膝关节尽可能位于踝关节的上方。也可选择从骑坐位站起。

2. 坐下　从生物力学角度而言,坐下并非站起的简单反向运动,它具有完全不同的运动学和力学机制。可以从坐到站的小儿坐下时可以表现为失控,跌坐在椅凳上,这是下肢抗重力肌离心收缩无力的常见表现。因此,站起和坐下需要分别进行特异性训练。坐下时,先于站立位躯干前移,同时屈髋、膝、踝关节,使身体重心下降,再后移坐向座位。坐下过程中,引导小儿控制重心,避免跌坐到座位上。可以先选择较高的椅凳,随着能力的提高,逐渐降低高度。由于肌肉的离心收缩更易激活肌肉,提高姿势控制的稳定性,所以,坐下也常作为提高下肢肌力的训练方式。

第四节　小　结

高危儿是围生期具有可能导致脑损伤危险因素继而后遗功能障碍的一个特殊群体,早期管理和监测固然重要,但是,不确定性常常容易引发家长过度焦虑和恐慌,因此,规范的评估、准确的判断以及良好的沟通至关重要。有高危病史并不意味着异常,影像学异常或某些体征阳性也不意味着发育或功能就一定有后遗障碍,针对高危儿的评判应以观察其主动表现特征为主要依据,参考辅助检查和相关体征,避免给家庭造成不必要的心理压力和经济负担。高危儿的康复干预重在全方位的早期管理,包括早期介入、家庭指导、动态监测、分层管理、定期随访、学科合作等。对于发育表现异常或可疑异常的婴幼儿应及时进行早期个体化的科学干预,目标性活动引导的主动运动可以优化高危儿的生长和发育,避免脑损伤导致的不良适应性改变,促进运动和认知协同发展。目标性活动的设计应符合高危儿的能力,且具有挑战性和驱动性,将发育生物力学与日常生活活动技能相结合,必要时选择恰当的辅助治疗方法,如被动牵伸、神经肌肉电刺激、肌内效贴、支具、辅助具等。专业人员指导下的家庭训练是高危儿康复干预的很好形式,指导家长的训练方法既要科学合理,又要简便易行,尽可能不增加家长的负担,鼓励轻松愉快、融入日常生活的训练方式。总之,对于康复医务人员而言,高危儿的规范管理和康复干预存在较大的专业挑战性,也是医学的科学性和人文性的很好体现。

第五节　案 例 解 析

一、高危儿案例一

病史:患儿,男,6个月龄,因怀疑自幼运动发育迟缓就诊。其母孕28周时B超发现胎儿双侧脑室增宽,孕期无其他病史。孕40周顺产娩出,出生体重3200g。生后Apgar评分1分钟7分、5分钟10分,新生儿期无其他病史。出院诊断:新生儿窒息(轻度)。目前,因不会翻身,头颅B超示双侧脑室轻度增宽,于康复科门诊就诊。

查体:注视、追视、交流反应可。双侧小腿三头肌张力高,双侧踝阵挛阳性,余四肢肌张力正常。竖头稳,俯卧位肘支撑下可抬头90°及左右转头。双上肢可至中线位够物,运动模式正常。少量帮助下可翻身且模式正常。双上肢前支撑下可独坐数秒,躯干伸展不充分。双下肢活动少,扶站时呈足尖站立姿势。

发育评测:AIMS百分位:5%~10%;PDMS粗大运动百分位:19%,发育商:87。

基于ICF病例分析:优势:①认知功能尚好,能与治疗师互动;②无共患疾病及发育畸形;③头部控制好;④上肢功能正常;⑤家长参与康复态度积极,与治疗师沟通良好;⑥经济支持可。劣势:①双侧小腿三头肌张力高,双下肢分离活动减少;②躯干抗重力肌稍力弱;③不会翻身;④家离医院较远。

短期目标:提高独立翻身、坐位平衡及下肢全足负重能力。长期目标:达到发育接近正常或正常水平。

物理治疗方式:以家庭康复为主,每周一次医院康复指导,每月一次复诊评估。

物理治疗内容:

1. 翻身训练,诱导并加强躯干侧屈力量。

2. 坐位平衡训练,可从抱枕坐开始,诱导向各方位够取物体,以加强躯干抗重力控制能力。

3. 俯卧位上肢前伸够玩具,诱导抬胸,提高背部伸肌肌力,并可向侧方够玩具,以准备轴向转动活动。

4. 下肢适度负重训练,可在双足良好对线下进行扶蹲、辅助坐起及扶站等。

随访:患儿9个月龄复查B超仍提示双侧脑室轻度增宽,较前变化不显著。但是,经康复指导及家庭训练,患儿功能明显提高。12个月龄时可从地面坐转换成手膝爬,再扶家具站起;双手扶小桌可侧向移动、弯腰拾物、蹲下和站起,且运动模式正常,但双侧踝阵挛仍为阳性。发育评测:AIMS百分位25%~50%;PDMS粗大运动百分位39%,发育商96。达到发育正常下限水平。

二、高危儿案例二

病史:患儿,男,5个月龄,校正月龄2个月+7天。其母孕29周因胎盘低位行剖宫产。

患儿出生体重 1350g,生后因呼吸衰竭入 NICU 予呼吸机辅助通气及对症支持治疗。头颅 B 超提示:双侧侧脑室增宽,脑室旁白质软化。在早产儿随访管理中发现可疑发育异常于康复科门诊就诊。

查体:注视、追视、交流反应尚可,易惊吓。躯干伸肌、双上肢屈肌、双下肢内收肌、腘绳肌和小腿三头肌肌张力增高。双侧踝阵挛阳性。直立体位下竖头不稳,头易后仰;俯卧位头不能抬离床面;上肢在活动时双手握拳,拇指内收,动作不流畅,引导下可单手入口;双下肢有部分交替蹬动,扶站时下肢无负重。

辅助检查:校正月龄 2 个月余时复查头颅 B 超提示双侧侧脑室轻度增宽,脑室旁白质回声不均。

评测:GMs:不安宁阶段未见正常不安宁运动。

基于 ICF 病例分析:优势:①认知功能尚好;②无共患疾病及发育畸形;③上肢可在引导下达到中线位;④家长参与康复态度积极,与治疗师沟通良好;⑤经济支持可;⑥家离医院较近,可以接受每周 2 次的康复指导。劣势:①躯干及四肢肌张力均增高;②姿势和运动模式异常;③运动功能障碍。

短期目标:指导正确抚养方式,加强头及躯干抗重力控制能力,改善上肢功能,加强下肢负重能力。长期目标:生活自理,尽可能具有同龄儿相同的社会参与能力。

物理治疗方式:家长在治疗师指导下学习针对性训练方法,确保掌握后以家庭康复为主,每天累计 1~2 小时家庭训练,每周 2 次医院康复治疗,治疗师及时给予家长技术和心理支持。

物理治疗内容:

1. 指导家长抱姿、卧姿及日常护理中放松体位下的喂养、沐浴、换尿布等体位。

2. 指导家长与患儿交流、互动,避免在训练中出现紧张、兴奋、哭闹。

3. 训练头及躯干抗重力体位下的稳定性控制。

4. 俯卧位辅助肘支撑下训练抬头、转头、追视。

5. 在仰卧位或抱坐位下进行适度的上肢屈肌牵伸后,辅助、引导上肢在中线位控制,用玩具触碰手指背侧,诱导伸指、伸拇及主动抓握反应。

6. 下肢适度牵伸后,辅助、诱导下肢负重。

随访:在 17 个月的医院康复与家庭训练相结合的治疗中,患儿运动发育进步速度较快,在同龄儿中的百分位不断提高,精细运动发育商达到正常,粗大运动发育商轻度落后,诊断为 CP,痉挛型双瘫。定期 PDMS 评测结果如表 2-1 所示:

表 2-1 定期 PDMS 评测结果

评估月龄 (校正后)	粗大运动		精细运动	
	百分位	发育商	百分位	发育商
4 个月龄	1	68	13	83
7 个月龄	3	71	18	86
14 个月龄	4	74	35	94
19 个月龄	5	76	35	94

(席宇诚 黄真 王翠 李一芳)

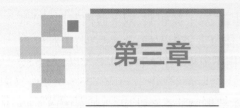

第三章

脑 性 瘫 痪

第一节 概 述

一、定义

脑性瘫痪(cerebral palsy,CP)是一组持续存在的中枢性运动和姿势发育障碍、活动受限症候群,这种症候群是由于发育中的胎儿或婴幼儿脑部非进行性损伤所致。CP 的运动障碍常伴有感觉、知觉、认知、交流和行为障碍,以及癫痫和继发性肌肉骨骼问题。CP 是导致儿童肢体残疾的最常见原因,随着患儿生长发育,其功能障碍还可能产生不同类型、不同程度的继发性损害,给家庭和社会带来沉重的经济和精神负担。

二、流行病学

近 20 年来,一方面,由于产科技术、围生医学、新生儿医学的发展,高危新生儿特别是有神经损伤的低体重早产儿存活率提高,另一方面,由于许多高危因素仍然难以防治,CP 的发生率不仅没有下降,反而有上升趋势,其发病率约为2‰~3.5‰。流行病学调查发现:早产儿 CP 的发生率几乎是足月儿的 50 倍;CP患儿中,男性略多于女性,两者的比值大约在 1.13∶1 至 1.57∶1 之间;出生体重越低,患 CP 的可能性越大,有调查研究表明,出生体重低于 1000g 者其发病率约为 90‰,而大于或等于 2500g 者则约为 1.5‰;早产儿发病明显高于足月儿;多胎儿比单胎儿发病率高,与单胞胎相比,双胞胎的风险约是 5.6 倍,而三胞胎的风险约是 12.6 倍,在双胞胎都存活的情况下,约有 1/56 的概率其中一个为 CP,而两个都是 CP 的概率约是 1/430;母亲年龄大于 40 岁以上者,其小儿患 CP 的概率较高,母亲分娩次数大于 5 次以上者发病率也高。此外,有研究显示 CP 患儿中:可能有 1/3 的患儿不能行走;1/4 的患儿存在沟通困难;3/4 的患儿经受疼痛;1/4的患儿患有癫痫;1/4 的患儿存在行为问题;1/2 的患儿患有智力障碍;1/10 的患儿有严重的视力损伤;1/4 的患儿有膀胱控制障碍;1/5 的患儿存在睡眠障碍;有

1/5 的患儿有流涎问题。

三、病因

CP 的病因尚不明确,一般认为与早产、低体重、胎儿脑缺血梗死、窒息、宫内感染、高胆红素血症、新生儿脑血管障碍、胎盘异常、胎粪吸入、新生儿窒息、新生儿惊厥、呼吸窘迫综合征、新生儿感染和遗传等高危因素相关。CP 的病理生理改变与病因有关,各种先天因素所致的脑发育障碍,可见脑部有弥漫性病变、不同程度的脑萎缩、脑室扩大、神经细胞减少和胶质细胞增生等;早产儿缺血缺氧性脑病时可引起室管膜下出血、脑室白质软化和脑贯通畸形;足月儿缺血缺氧性脑病时可引起栓塞样改变,脑坏死多见于皮质深层或白质内,逐渐形成瘢痕性脑回,或软化形成囊样改变;有的还可见到髓鞘发育不良,内囊部位的神经纤维组织受累,以及基底节病变等。

四、临床表现

CP 的致病因素很多,其脑部受到损害的时期和部位也不一样,因此,CP 患儿的临床表现也多种多样,并且还会随着年龄的增长,以及共患病(如癫痫、行为异常)等因素的影响,其临床表现也可能随之改变。CP 的一般临床表现主要为:①粗大运动和(或)精细运动发育落后,主要表现为里程碑式的动作发育落后或不对称,如 8 个月仍不能坐、18 个月还不会走、1 岁前出现手功能的不对称等;②运动模式异常,主要表现在运动姿势不正常,其运动的速度、流畅性、协调性等运动质量也受到较大影响;③主动运动减少,主要表现为肢体的自主运动减少;④肌张力异常,常表现为肌张力增高、减低或不稳定;⑤反射异常,表现为原始反射延缓消失或持续存在,保护性反射减弱或不出现等。

CP 的临床表现与患儿的运动障碍特征密切相关,CP 常分为 6 种类型:①痉挛型四肢瘫(spastic quadriplegia);②痉挛型双瘫(spastic diplegia);③痉挛型偏瘫(spastic hemiplegia);④不随意运动型(dyskinetic);⑤共济失调型(ataxia);⑥混合型(mixed types)。CP 的类型不同,其相应表现也不一样:①痉挛型四肢瘫,以锥体系受损为主,四肢受累程度相当,肌张力均增高,牵张反射亢进。该类儿童常表现为上肢屈肌张力增高,肩关节内收,肘关节屈曲,前臂旋前,腕关节屈曲,大拇指内收,手指屈曲,难于打开,双上肢向身体中线活动困难。下肢大腿内收,髋屈曲,膝反张或屈曲挛缩,踝跖屈,足外翻或内翻。病情较重的患儿,俯卧位时,抬头困难,髋膝屈曲,呈"头低臀高"姿势;仰卧位时,头后仰,常挺肚子。这类儿童因长期处于肌群力量失调状态,随着年龄增长,还会出现关节挛缩和骨骼畸形,如跟腱短缩、髋关节脱位和脊柱侧凸等。②痉挛型双瘫,症状同痉挛型四肢瘫,主要表现为双下肢功能障碍。上肢受累较轻,或功能基本正常。坐位时,喜欢跪坐或弓背坐,站位时,常有髋屈曲,膝反张或屈曲,脚后跟不着地;步行时,常有肌肉紧张步态,如"剪刀腿"、尖足或蹲伏步态(crouch gait)等。③痉挛型偏瘫,症状同痉挛型四肢瘫,表现在一侧肢体的受累。一般具有良好的步行能力,有一侧尖足或足内翻步态,单侧上肢功能障碍较显著,生活中喜欢用健侧肢体。④不随意运动型,以锥体外系受损为主,主要包括舞蹈样手足徐动(choreoathetosis)和肌张力障碍(dystonia)。该型最明显的特征是非对称性姿势,头部和四肢出现不随意运动,即进行某种动作时常夹杂许多多余动作,四肢、头部不停地晃动,难以自我控制。该型肌张力可高可低,可随年龄改变。腱反射正常、紧张性迷路反射阳性、非对称性紧张性颈反射阳性。静止时肌张力低下,随意运动时增强,对刺激敏感,表情奇特,挤眉弄眼,颈部不稳定,构音与发音障碍,流涎、摄食困难。⑤共济失调型,以小脑受损为主,主要特点是由于运动感觉和平衡感觉障碍造成不协调运动。为获得平衡,两足左右分开相距较远,步态蹒跚,方向性差。运动笨拙、不协调,可有意向性震颤及眼球震颤、平衡障碍、站立时重心在足跟部、基底宽、醉汉步态、身体僵硬。闭目难立征阳性、指鼻试验阳性、腱反射正常。⑥混合型,具有两型以上的特点,多为痉挛型与不随意运动型混合。

此外,CP 的临床表现与患儿的活动受限程度高度相关,CP 可根据粗大运动功能分级系统(gross motor function classification system,GMFCS)分成 5 个等级,其相应表现和能力见表3-1。GMFCS 通过评价患儿在日常生活中坐、体位转移和移动的能力,客观地反映粗大运动功能障碍对其日常生活活动能力的影响。

表 3-1　粗大运动功能分级系统

等级	标准
Ⅰ	能够不受限制地行走;在完成更高级的运动技巧上受限
Ⅱ	能够不需要使用辅助器械行走;但在室外和社区内行走受限
Ⅲ	使用辅助器械行走;在室外和社区内行走受限
Ⅳ	自身移动受限;儿童需要被转运或在室外和社区内使用电动器械行走
Ⅴ	使用辅助技术,自身移动仍然严重受限

五、诊断

目前对于如何在早期对 CP 作出可靠诊断还未能达成共识。CP 的早期诊断需要医生或治疗师对具有高危因素的患儿进行跟踪和管理,包括监测其运动发育、神经影像学检查、肌张力和全面发育情况等(图 3-1)。可采用预测性评定对疑似 CP 患儿进行定期观察,以便早期诊断、早期干预。CP 的诊断主要依据病史及体格检查。病史中首先要了解有无引起 CP 的危险因素,详细询问患儿的发育过程,特别是里程碑式的动作发育有无落后,运动模式有无异常,注意了解患儿的发病时间及病情进展情况,其症状一般在婴儿期出现。体格检查时,要重点检查患儿的运动功能水平、运动模式有否异常、运动发育是否均衡和对称、关节活动范围、肌张力、神经反射,以及双侧是否对称等。CT、MRI、脑电图和诱发电位等神经影像学及电生理检查不能作为 CP 诊断的必要依据,但可协助了解 CP 的病因和判定病情,以及了解是否合并癫痫和听觉障碍等。CP 的具体诊断条件为:①引起 CP 的脑损伤为非进行性,并且引起运动障碍的病变部位在脑部。②CP 的致病因素及其继发的脑异常发育或病理损害过程,发生在脑发育早期,症状在婴幼期出现。③CP 一定以运动残损为主导,

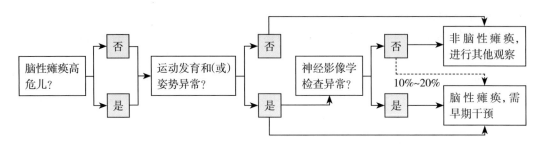

图 3-1　脑性瘫痪诊断流程图

只是残损临床表型可不同,如肌痉挛、肌张力异常、共济失调、平衡功能缺陷、随意运动功能缺陷等;然而,对于诸多的伴发症,如癫痫、智力缺陷、感觉障碍、认知障碍、语言障碍、行为异常、精神障碍等,则可能发生,也可能不发生。④脑的早期发育异常和损害是"静止的"——即不再进一步恶化,其障碍将"静止性"伴随 CP 患儿终生永久存在,但其临床表现并不是静止不变,并且随着生长发育,患儿由于肌群之间力量不均衡、痉挛肌群与骨骼生长速度不一致、生物力学对线(alignment)不佳等,还可导致软组织挛缩、骨关节畸形和疼痛等进一步障碍。

六、预后

CP 的预后一般在 2 岁左右可作出较为准确的判断,如患儿在 2 岁左右能独坐,就很可能会在 6 岁时独走;若在 2 岁时不能独坐,但能翻身,或许在 6 岁时能独走;若在 2 岁时既不会坐也不能翻身,则基本不能实现独走。从不同的分型来看,偏瘫和双瘫预后较好,其大部分为 GMFCS Ⅰ~Ⅲ级,从表 3-2 的数据可见,绝大部分患儿具有步行能力,并且有研究表明 60% 的患儿能够独立步行,而 10% 需要辅助步行、30% 依靠轮椅移动。患儿的社会生活能力与其活动受限程度呈正相关,与其 GMFCS 分级呈负相关,即活动受限程度越重、GMFCS 等级越高的患儿,其社会生活能力表现越差,有研究提示半数以上的 CP 患儿可应付基本的日常社会生活;幼儿期社会生活能力接近正常的 CP 患儿约占 75%;偏瘫型 CP、GMFCS Ⅰ级患儿社会生活能力接近正常的约占 80%,具备相关能力与同龄人一起在常规学校就读。CP 患儿的身体结构、功能及认知损伤越严重,其存在步行障碍、沟通障碍的可能性越大以及预期寿命越短。

表 3-2 不同类型脑性瘫痪的粗大运动功能分级

组别	偏瘫	双瘫	痉挛型四肢瘫	不随意运动型	共济失调型和其他
GMFCS Ⅰ~Ⅲ级	99%	98%	24%	25%	23%
GMFCS Ⅳ~Ⅴ级	1%	2%	76%	75%	77%
脑性瘫痪占比	39%	38%		23%	

第二节 康复评定

CP 康复评定应包括五大模块,即基本资料、身体结构(如脑部结构、上下肢结构、骨骼等)、身体功能(如关节活动功能、肌张力、随意运动的控制等)、活动和参与(如姿势维持、步行、如厕、进食、玩耍、参与工作等)。在临床工作中,患儿的康复评定结果可能来自于不同的专业人员,但物理治疗师应能对相关评定结果进行分析,并在物理治疗过程中考虑到相应的问题。同时,评定也应具有针对性,不同年龄阶段或不同 GMFCS 分级患儿治疗的侧重点也不一样,因此物理治疗师应选择与之相适应的评定方法。

一、基本资料

在进行康复评定之前,评定者应对 CP 患儿的基本资料进行收集,包括患儿的姓名、性别、年龄、主诉、诊断、出生史、病史、家族史、用药情况、兴趣爱好、学校情况、家庭环境等,从而对患儿有一个基本的了解,以便选择相应的评定和治疗技术。

二、早期预测性评定方法

对于临床表现不明显的患儿在早期较少被诊断为 CP,预测性评定可以帮助判断其罹患 CP 的可能性,以便及早对于 CP 高危儿进行干预,减少继发性损伤。研究显示,全身运动评定(general movements assessment,GMA)、Hammersmith 婴儿神经评定(Hammersmith infant neurological examination,HINE)、幼儿发育测试(developmental assessment of young children,DAYC)对预测 CP 具有较高的敏感度和特异度,具体见第二章第二节第四点。

三、发育水平评定

Gesell 发育量表(Gesell developmental scale)可对患儿整体发育水平进行评定,从适应行为、粗大运动、精细运动、语言和个人 - 社会行为 5 个方面将患儿的行为模式与正常行为模式对比,以其总发育商进行整体发育水平的判断,详见第二章第二节第四点。但由于患儿的发育不平衡,因此评定者不能仅从总发育商来判断患儿的发育水平,应针对落后的部分进行及时的干预。

四、运动功能评定

(一) 粗大运动功能分级系统

GMFCS 通过评定 CP 患儿在日常生活中坐位、体位转移和移动的能力,客观地反映粗大运动障碍对日常生活活动能力的影响。GMFCS 目前有 2 个版本,1997 年版本将 CP 患儿分为 4 个年龄组,每个年龄组又根据患儿的运动能力表现分为 5 个级别,2007 年版本进行了补充与修订,在 1997 年版本的基础上增加了 12~18 岁年龄组,并强调 WHO 关于功能、残疾和健康的国际分类,具体见表 3-3。

表 3-3　粗大运动功能分级系统(GMFCS)

等级	标准
小于 2 岁:	
I	孩子可以进行坐位转换,还能坐在地板上用双手玩东西。孩子能手膝爬行,能拉着物品站起并且扶着家具走几步。18 个月至 2 岁的孩子可以不借助任何辅助设备而独立行走
II	孩子可以坐在地板上,但是需要用手支撑来维持身体平衡。孩子能腹爬或手膝爬行。他们有可能拉着物体站起来并且扶着家具走几步
III	孩子需要在下背部有支撑的情况下维持坐姿,能够翻身及腹爬
IV	孩子可以控制头部,但坐在地板上的时候躯干需要支撑。他们可以从俯卧翻身至仰卧,也可以从仰卧翻身至俯卧
V	生理上的损伤限制了孩子对自主运动的控制能力。孩子在俯卧位和坐位时不能维持头和躯干的抗重力姿势。只能在大人的帮助下翻身
2~4 岁:	
I	孩子可以坐在地板上并用双手玩东西。他们可以在没有大人的帮助下完成地板上的坐位和站位的姿势转换,把行走作为首选的移动方式,不需要借助任何辅助器械

等级	标准
Ⅱ	孩子可以坐在地板上,但双手拿物体时可能控制不了平衡。他们可以在没有大人的帮助下自如地进行坐位转换。可以拉着物体站在稳定的地方。可以手膝交替爬行,可扶着家具慢慢移动,首选的移动方式是使用助行器行走
Ⅲ	孩子可以用"W"状的姿势维持坐姿,并可能需要在大人帮助下维持其他坐姿。腹爬或手膝爬行是他们首选的移动方式(但双腿常常没有协调交替的运动)。他们能拉着物体起来站在稳定的地方并做短距离的移动。如果有助行器或大人帮助掌握方向和转弯,他们可能可以在房间里短距离行走
Ⅳ	孩子能坐在椅子上,但他们需要依靠特制的椅子来控制躯干,从而解放双手。他们可以在大人的帮助下或在有稳定的平面供他们用手推或拉的时候坐上或离开椅子。顶多能在大人的监督下用助行器走一段很短的距离,但他们很难转身,也很难在不平的平面上维持身体平衡。这些孩子在公众场所不能独自行走,但能在电动轮椅的帮助下自己活动
Ⅴ	生理上的损伤限制了这些孩子对随意运动的控制以及维持身体和头部抗重力姿势的能力。他们各方面的运动都受到限制,特殊器械和辅助技术并不能完全补偿孩子在坐、站功能上的缺失。这些孩子没有办法独立行走,需要转运。部分孩子能使用进一步改造后的电动轮椅进行活动

4~6 岁:

Ⅰ	孩子可以在没有双手帮助的情况下进出座位及坐在椅子上。可以在没有任何物体支撑的情况下从地板上或椅子上站起来,他们可以在室内外走动,还能上下楼梯,正在发展跑和跳的能力
Ⅱ	孩子可以在双手玩东西的时候在椅子上坐稳,可以从地板上或椅子上站起来,但经常需要一个稳定的平面供他们的双手拉或推着。可以在室内不借助任何助行器而行走,在室外的水平地面上也可以走一小段距离。他们可以扶着扶手上楼梯,但不能跑和跳
Ⅲ	孩子可以坐在一般的椅子上,需要骨盆或躯干部位的支撑才能解放双手。孩子在椅子上和离开椅子的时候需要一个稳定的平面供他们双手拉或推着。他们能够借助助行器在水平地面上行走,在成人的帮助下可以上楼梯。但是,当长距离旅行时或在室外不平的地面时无法独自行走
Ⅳ	孩子可以坐在椅子上,但是需要特制的椅子来控制躯干平衡从而尽量解放双手。他们坐上或离开椅子的时候,必须有大人的帮助,或在双手拉或推着一个稳定平面的情况下才能完成。孩子顶多能够借助助行器且在成人的辅助下走上一小段距离,但是他们很难转身,也很难在不平的地面上维持平衡。他们不能在公共场合自己行走,应用电动轮椅则可以自己活动
Ⅴ	生理上的损伤限制了孩子对自主运动的控制,也限制了他们维持头部和躯干抗重力姿势的能力。这些孩子各方面的运动都受到了限制,即便借助特殊器械和辅助技术,也不能完全补偿他们在坐、站功能上受到的限制。孩子完全不能独立活动,部分孩子通过使用进一步改造过的电动轮椅可能可以进行自主活动

6~12 岁:

Ⅰ	孩子可以没有任何限制地在室内外行走并且可以上下楼梯。他们能够跑和跳,但速度、平衡和协调能力都有所下降
Ⅱ	孩子可以在室内和户外行走,能够抓着扶手上下楼梯,但是在不平的地面或者斜坡上行走会受到限制,在人群中或者狭窄的地方行走也会受到限制。他们最多能勉强跑和跳
Ⅲ	孩子可以使用助行器在室内外的水平地面上行走,可能可以抓着扶手上楼梯。根据上肢功能情况,在较长距离的旅行或者户外不平的路面上时,有的孩子可以自己推着轮椅走,有的则需要被运送

续表

等级	标准
Ⅳ	这些孩子可能可以继续维持他们在6岁以前获得的运动能力,也有的孩子在家、学校和公共场合可能更加依赖轮椅。这些孩子使用电动轮椅就可以自己活动
Ⅴ	生理上的损伤限制了孩子对自主运动的控制,也限制了他们维持头部和躯干的抗重力姿势能力。这些孩子各方面的运动都受到了限制,即使借助特殊器械和辅助技术,也不能完全补偿他们在坐、站功能上受到的限制。孩子完全不能独立活动,部分孩子通过使用进一步改造过的电动轮椅可能可以进行自主活动

12~18岁:

Ⅰ	孩子可以没有任何限制地在室内外行走并且可以上下楼梯。他们能够跑和跳,但速度、平衡和协调能力都有所下降
Ⅱ	孩子可以在室内和户外行走,能够抓着扶手上下楼梯,但是环境因素(如路面不平、斜坡、远距离、时间紧迫、天气恶劣等)都会使孩子的行走能力受到限制。他们最多能勉强跑和跳
Ⅲ	孩子可以使用助行器在室内外的水平地面上行走,可能可以抓着扶手上下楼梯。根据上肢功能情况,孩子所使用的移动方式也不同,在较长距离的旅行或者户外不平的地面上移动时,有的孩子可以自己推着轮椅走或者使用电动移动设备,有的则需要被运送
Ⅳ	这些孩子在大多数情况下都需要依赖轮式移动设备进行移动,他们需要他人协助才能转换体位,但使用电动轮椅就可以自己活动
Ⅴ	生理上的损伤限制了孩子对自主运动的控制,也限制了他们维持头部和躯干的抗重力姿势能力。这些孩子各方面的运动都受到了限制,即使借助了特殊器械和辅助技术,也不能完全补偿他们在坐、站功能上受到的限制。孩子完全不能独立活动,部分孩子通过使用进一步改造的座椅及电动轮椅可能可以进行自主活动

①Ⅰ级和Ⅱ级之间的区别:与Ⅰ级的孩子比较,Ⅱ级的孩子在自如完成动作转换、户外和社区行走这些动作时会受到限制,在开始行走时需要使用辅助设备,他们受到的限制会影响活动的质量以及完成粗大运动技能的能力,如跑和跳等。②Ⅱ级和Ⅲ级之间的区别:主要表现在达到某些运动功能的程度不同。Ⅲ级的孩子需要借助辅助器械来行走,而且常常需要使用矫形器,而Ⅱ级的孩子在4岁之后就不需要借助辅助器械了。③Ⅲ级和Ⅳ级之间的区别:即使允许他们广泛使用辅助技术,在坐位和活动能力方面还是存在着区别。Ⅲ级的孩子可以独坐,能够在地上独立移动,并且可以借助辅助器械行走;而Ⅳ级的孩子虽然可坐(通常需要支撑),但是独立活动能力是非常有限的,他们更有可能被动转运或者使用电动轮椅。④Ⅳ级和Ⅴ级之间的区别:Ⅴ级的孩子缺乏独立活动的能力,连最基本的抗重力姿势也不能控制,只有在学会如何使用电动轮椅的情况下他们才能进行自身的移动

(二)粗大运动功能测评

粗大运动功能测评(gross motor function measure,GMFM)是检查CP患儿粗大运动功能的标准化测试,其可用于描述患儿目前的运动水平,设定治疗目标,指导物理治疗,以及简单明了地让家长和专业人员看到患儿的进步。GMFM不仅用于临床实践,还常用于科学研究。该量表主要是评定患儿活动的完成程度,而不是其完成的质量。GMFM量表由Russell创立,共3个版本,分别为88项GMFM量表(1989年、1993年)和66项GMFM量表(2002年),目前应用较广的是88项GMFM量表(1993年),其根据患儿完成每一项活动的程度分别进行0、1、2、3分的计分,分别从五个功能区进行测试:A卧位和翻身;B坐位;C爬和跪;D站立;E走、跑、跳;具体见表3-4。评定者可以根据患儿目前的发育水平,选择相应的功能区进行。GMFM得分可通过计算转换成百分数,这样能更直观地体现患儿的功能改善情况。

表 3-4　粗大运动功能测评量表

体位	运动功能
A. 卧位和翻身	
仰卧	1. 头在中线位:双手对称于身体两侧,转动头部
	2. 把手放到中线位,双手合拢
	3. 抬头至 45°
	4. 屈曲右侧髋、膝关节
	5. 屈曲左侧髋、膝关节
	6. 伸出右手,越过中线
	7. 伸出左手,越过中线
	8. 从右侧翻身到俯卧位
	9. 从左侧翻身到俯卧位
俯卧	10. 抬头向上
	11. 直臂支撑,抬头,抬起胸部
	12. 右前臂支撑,左臂伸直向前
	13. 左前臂支撑,右臂伸直向前
	14. 从右侧翻身到仰卧位
	15. 从左侧翻身到仰卧位
	16. 用上肢向右水平转动 90°
	17. 用上肢向左水平转动 90°
B. 坐位	18. 抓住双手,从仰卧拉到坐位
	19. 向右侧翻身到坐位
	20. 向左侧翻身到坐位
	21. 检查者支撑背部,保持头直立 3s
	22. 检查者支撑背部,保持头直立在中线位 10s
	23. 双臂撑地坐,保持 5s
	24. 双臂游离坐,保持 3s
	25. 前倾,抬起玩具后恢复坐位,不用手支撑
	26. 触到放在右后方 45° 的玩具后恢复坐位
	27. 触到放在左后方 45° 的玩具后恢复坐位
	28. 右侧坐,双臂游离,保持 5s
	29. 左侧坐,双臂游离,保持 5s
	30. 从坐位慢慢回到俯卧位
	31. 从坐位向右侧转到四点跪
	32. 从坐位向左侧转到四点跪
	33. 不用双臂协助,向左 / 右水平转动 90°
	34. 坐在小凳上,不需任何辅助,保持 10s
	35. 从站位到坐在小凳上
	36. 从地上坐到小凳上
	37. 从地上坐到高凳上

续表

体位	运动功能
C. 爬和跪	38. 俯卧位,向前爬行 2m
	39. 手膝负重,保持四点跪 10s
	40. 从四点跪到坐位,不用手协助
	41. 从俯卧位到四点跪。手膝负重爬和跪
	42. 四点跪,右臂前伸,手比肩高
	43. 四点跪,左臂前伸,手比肩高
	44. 爬行或拖行 2m
	45. 交替爬行 2m
	46. 用手和膝 / 脚爬上 4 级台阶
	47. 用手和膝 / 脚后退爬下 4 级台阶
	48. 用手臂协助从坐位到直跪,双手放开,保持 10s
	49. 用手臂协助从直跪到右膝举跪,双手放开,保持 10s
	50. 用手臂协助从直跪到左膝半跪,双手放开,保持 10s
	51. 双膝行走 10 步,双手游离
D. 站立	52. 从地上扶着高凳站起
	53. 站立,双手游离 3s
	54. 一手扶着高凳,抬起右脚 3s
	55. 一手扶着高凳,抬起左脚 3s
	56. 站立,双手游离 20s
	57. 站立,双手游离,抬起左脚 10s
	58. 站立,双手游离,抬起右脚 10s
	59. 从坐在小凳上到站起,不用手协助
	60. 从直跪通过右膝半跪到站立,不用手协助
	61. 从直跪通过左膝半跪到站立,不用手协助
	62. 从站立慢慢坐回到地上,不用手协助
	63. 从站立位蹲下,不用手协助
	64. 从地上拾起东西后恢复站立
E.走,跑,跳	65. 双手扶着高凳,向右侧行 5 步
	66. 双手扶着高凳,向左侧行 5 步
	67. 双手扶持,前行 10 步
	68. 一手扶持,前行 10 步
	69. 不用扶持,前行 10 步
	70. 前行 10 步,停下,转身 180°,走回
	71. 退行 10 步
	72. 双手携带物品,前行 10 步
	73. 在 20cm 宽的平行线中连续行走 10 步
	74. 沿 2cm 宽的直线连续行走 10 步

续表

体位	运动功能
	75. 右脚先行,跨过平膝高的障碍
	76. 左脚先行,跨过平膝高的障碍
	77. 向前跑 5m,停下,跑回
	78. 右脚踢球
	79. 左脚踢球
	80. 双脚同时,原地跳 5cm 高
	81. 双脚同时,向前跳 30cm
	82. 在直径 60cm 的圆圈内,右脚跳 10 次
	83. 在直径 60cm 的圆圈内,左脚跳 10 次
	84. 单手扶持,上 4 级台阶,一步一级
	85. 单手扶持,下 4 级台阶,一步一级
	86. 不用扶持,上 4 级台阶,一步一级
	87. 不用扶持,下 4 级台阶,一步一级
	88. 双脚同时,从 15cm 高的台阶跳下

记分方法:A. 卧位和翻身　　100 × 项目总分 /51
　　　　　B. 坐位　　　　　100 × 项目总分 /60
　　　　　C. 爬和跪　　　　100 × 项目总分 /42
　　　　　D. 站立　　　　　100 × 项目总分 /39
　　　　　E. 走、跑、跳　　　100 × 项目总分 /72
功能区得分:目标区分值百分比 = 目标功能区分数之和 / 目标区数
评分说明:0 分——不能完成;1 分——完成 10%;2 分——完成 10%~99%;3 分——完成 100%

(三) 手功能分级系统

　　手功能分级系统(manual ability classification system,MACS)是针对 CP 患儿在日常生活中双手操作物品的能力进行分级的评定系统,适用年龄范围为 4~18 岁,以患儿所处年龄段的能力为基准,主要了解他们日常生活中的活动,如喝水、吃饭、玩积木、绘图、穿衣等,选择最能描述的孩子在日常环境中表现的级别,具体标准见表 3-5。2017 年有学者报道在 MACS 的基础上研发了适用于 1~4 岁 CP 患儿的幼儿版手功能分级系统(mini-manual ability classification system,mini-MACS)。与 MACS 相比,mini-MACS 的适用年龄较小,因此进行活动观察时应与患儿精细运动的发育水平相适应,应关注患儿是在何种程度的帮助下完成的、完成度如何、轻松或困难、速度如何,具体见表 3-6。

表 3-5　手功能分级系统

等级	标准
I	能轻易成功地操作物品,最多只在手的操作速度和准确性上表现出能力受限,但这些受限不会影响日常活动的独立性
II	能操作大多数物品,但在完成质量和(或)速度方面受到一定影响。在避免某些活动或完成某些活动时可能有一定难度,但会采用另外的操作方式,而手部能力通常不会限制日常生活的独立性
III	操作物品困难,需要帮助准备和(或)调整活动。操作速度慢,在质量或数量上能力有所限制,但能成功完成,如果对活动进行准备或调整,仍能进行独立操作

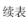

续表

等级	标准
IV	在调整的情况下,可以操作有限的简单物品。通过努力可以完成部分活动,但是完成的成功率有限,部分活动需要持续的支持、帮助和(或)设备调整
V	不能操作物品,进行简单活动的能力严重受限,完全需要辅助

①Ⅰ级和Ⅱ级之间的区别:Ⅰ级的孩子在操作非常小、非常重或易碎物品时可能受限,这些操作需要良好的精细运动控制或双手间的有效协调,在新的不熟悉的情况下也可能出现操作受限。Ⅱ级的孩子能完成的操作几乎与Ⅰ级的孩子一样,但是操作时质量下降或速度较慢。双手之间的功能差异会影响操作的有效性。Ⅱ级的孩子通常会尽量简单地操作物品,比如采用平面支持手部的操作方法,取代通过双手进行操作。②Ⅱ级和Ⅲ级之间的区别:Ⅱ级的孩子虽然在操作速度和质量上有所下降,但能操作大多数物品。Ⅲ级的孩子由于伸手或操作物品能力受限,所以通常需要帮助他们做好活动准备和(或)调整环境。他们不能进行某些活动,其独立程度与周围环境的支持程度相关。③Ⅲ级和Ⅳ级之间的区别:当预先做好环境安排,得到监护和充足的时间,Ⅲ级的孩子能完成一些选择性的活动。Ⅳ级的孩子在活动中需要持续帮助,最多能够有意义地参与某些活动的部分内容。④Ⅳ级和Ⅴ级之间的区别:Ⅳ级的孩子能完成某些活动的一部分,但是需要持续的帮助。Ⅴ级的孩子最多在特殊情况下能参与某些简单动作,例如简单按键

表3-6 幼儿版手功能分级系统

等级	标准
Ⅰ	轻松成功地操作物品。在做精确和协调的动作时可能具有轻微的限制,但是仍然可以执行它们。与同龄人相比,其处理物体时可能需要成人帮助
Ⅱ	操作大多数物品,但质量和(或)速度有所降低。部分动作有困难或者只能练习后才能执行,和(或)尝试替代方法,如仅使用一只手。与同龄人相比,需要家长频繁地帮助
Ⅲ	操作物品有困难。手功能较差,完成的类型和质量有限,能在短期内独立操作简单物品,需要家长更频繁地帮助
Ⅳ	只能操作一些比较容易的物品。操作物品缓慢,需要家长不断地帮助
Ⅴ	不能操作物品,简单动作都受到严重限制。至多可以推动、触摸和按压,需要家长持续帮助

①Ⅰ级和Ⅱ级之间的区别:与同龄孩子相比,Ⅰ级的孩子在操作需要良好精细运动技能的物品时有轻微的困难。Ⅱ级的孩子操作的物品基本和Ⅰ级的孩子一样,但是他们可能在操作过程中容易遇到困难或需要更长的时间,因此他们经常要求帮助。与Ⅰ级的孩子相比,Ⅱ级的孩子可能需要更多的指导和练习。②Ⅱ级和Ⅲ级之间的区别:Ⅱ级的孩子虽然在操作速度和质量上有所下降,并且需要更多的指导和练习,但他们能操作大多数物品。Ⅲ级的孩子能够操作简单的物品,但经常需要帮助他们做好活动准备和(或)调整环境,其动作较单一且缓慢。③Ⅲ级和Ⅳ级之间的区别:Ⅲ级的孩子可以短时间独立操作简单的物品,其动作较单一且动作耗时长。Ⅳ级的孩子最好的状态是存在一些简单的动作,例如在适当调整后对简单的物品进行抓取和释放。他们需要不断的帮助。④Ⅳ级和Ⅴ级之间的区别:Ⅳ级的孩子操作非常有限的物品并需要持续的帮助。在孩子最好的状态下,Ⅴ级的孩子在特殊情况下出现一些简单的动作,例如,他们可以按一个简单的按钮或拿单个简单的物品

(四)精细运动功能评定

CP患儿精细运动功能的评定工具有很多,应根据患儿的实际情况选择适宜的评定工具,需要考虑患儿的年龄、发育水平、功能水平、测试项目是否接近日常生活,以及是否具备临床可操作性等。评定者可先根据婴幼儿精细运动发育顺序与患儿目前的精细运动发育水平对比,以大致了解其功能情况,再进一步选择合适的标准化量表,从而找出其主要障碍并进行分析。下面介绍几种临床上常用的精细功能标准化评定方法。

九孔插板试验(nine hole peg test)是评价患儿整体手功能的一种测试方法,该测试使用标准化的工具,测试时测试手、九孔插板和容器都应放在特定的相对位置,通过计算每一侧手插和拔所需的时间,进行两侧手的功能对比、治疗前后的效果对比或与常模对比。该测

试工具和操作流程都比较简单,可作为一种客观指标在临床上使用。

Carroll 上肢功能试验(upper extremity function test)一共 33 项,可分别检查左右手拇指、示指和中指的抓握,圆柱状抓握、侧捏,拇指与其他四指的对捏,运用上肢置放物体,前臂的旋前和旋后,书写等功能,具体见表 3-7。

表 3-7 Carroll 上肢功能试验量表

右手得分	项目	左手得分
	项目:抓握	
0 1 2 3	1. 抓起 10cm 见方的方木	0 1 2 3
0 1 2 3	2. 抓起 7.5cm 见方的方木	0 1 2 3
0 1 2 3	3. 抓起 5cm 见方的方木	0 1 2 3
0 1 2 3	4. 抓起 2.5cm 见方的方木	0 1 2 3
0 1 2 3	5. 抓握 4.5cm 直径的圆柱体	0 1 2 3
0 1 2 3	6. 抓握 2cm 直径的圆柱体	0 1 2 3
	项目:捏	
0 1 2 3	7. 像拿钥匙一样,用拇、示指捏起厚 1cm、宽 2.5cm、长 11cm 的石板条	0 1 2 3
0 1 2 3	8. 捏起直径 7.5cm 的木球	0 1 2 3
0 1 2 3	9. 用食、拇指捏起 1.6cm 的弹球	0 1 2 3
0 1 2 3	10. 用中、拇指捏起 1.6cm 的弹球	0 1 2 3
0 1 2 3	11. 用环、拇指捏起 1.6cm 的弹球	0 1 2 3
0 1 2 3	12. 用小、拇指捏起 1.6cm 的弹球	0 1 2 3
0 1 2 3	13. 用拇、示指捏起直径为 1.1cm 的钢珠	0 1 2 3
0 1 2 3	14. 用拇、中指捏起直径为 1.1cm 的钢珠	0 1 2 3
0 1 2 3	15. 用拇、环指捏起直径为 1.1cm 的钢珠	0 1 2 3
0 1 2 3	16. 用拇、小指捏起直径为 1.1cm 的钢珠	0 1 2 3
0 1 2 3	17. 用食、拇指捏起直径为 0.64cm 的钢珠	0 1 2 3
0 1 2 3	18. 用中、拇指捏起直径为 0.64cm 的钢珠	0 1 2 3
0 1 2 3	19. 用环、拇指捏起直径为 0.64cm 的钢珠	0 1 2 3
0 1 2 3	20. 用小、拇指捏起直径为 0.64cm 的钢珠	0 1 2 3
0 1 2 3	21. 用拇、示指捏起直径为 0.4cm 的钢珠	0 1 2 3
0 1 2 3	22. 用拇、中指捏起直径为 0.4cm 的钢珠	0 1 2 3
0 1 2 3	23. 用拇、环指捏起直径为 0.4cm 的钢珠	0 1 2 3
0 1 2 3	24. 用拇、小指捏起直径为 0.4cm 的钢珠	0 1 2 3
	项目:放置	
0 1 2 3	25. 将垫圈套在钉子上	0 1 2 3
0 1 2 3	26. 将熨斗放在架子上	0 1 2 3

续表

右手得分					左手得分			
				项目：旋前和旋后				
0	1	2	3	27. 把水从罐子中倒入杯子中	0	1	2	3
0	1	2	3	28. 把杯子的水倒入罐子中	0	1	2	3
0	1	2	3	29. 把水再倒回杯子中	0	1	2	3
0	1	2	3	30. 把手放在头后	0	1	2	3
0	1	2	3	31. 把手放在头顶	0	1	2	3
0	1	2	3	32. 把手放在嘴上	0	1	2	3
				项目：书写				
0	1	2	3	33. 书写自己的名字	0	1	2	3
总分								

①评分标准为：0分，全部不能完成，包括将物体推出其原来的位置，推出测试板外，推倒在桌上，或能拿笔但写不出可辨认的字；1分，只能完成一部分，能拿起物品，但放不到指定的位置，在第27和28项中能拿起罐和杯，但不能倒水等；2分，能完成，但动作慢或笨拙；3分，能正确地完成。②总分：0~25分表示功能微弱；26~50分表示功能很差；51~75分表示功能差；76~89分表示有部分功能；90~98分表示有完全功能；99分（利手）和96分（非利手）表示有最大功能

精细运动功能评定量表（fine motor function measure，FMFM）可以较合理地判断 CP 患儿的精细运动功能水平，并且具有良好的信度和效度。量表分为五个方面，共有61个项目，包括视觉追踪（5项）、上肢关节活动能力（9项）、抓握能力（10项）、操作能力（13项）、手眼协调能力（24项），每项评分标准为0~3分共4个等级。具体评分标准如下：3分，完成项目，已经达到掌握动作的标准；2分，完成一半及一半以上的标准动作，但未达到完成标准；1分，表现出完成项目的动机或者完成半数以下的标准动作；0分，没有表现出对完成项目的动机和努力，或者没有任何迹象表明相应技能正在发展出来。原始分满分为183分，通过查表可以换算出具有等距特性的精细运动能力分值，得分范围在0~100分之间。

辅助手评定（assisting hand assessment，AHA）用于评定和描述偏瘫型 CP 患侧上肢如何有效地与非患侧手协调进行游戏操作的能力。AHA 分为 mini-AHA（适用年龄8~18个月）、kids-AHA（适用年龄18个月~12岁）、ad-AHA（适用年龄13~18岁），kids-AHA 又分为小童版（适用年龄18个月~5岁）和学龄版（适用年龄6~12岁）。Kids-AHA 一共22项测试，分别从整体使用、手臂使用、抓握释放、精细调整、协调动作、速度节奏这6个部分对患儿的手功能进行测试，测试者引导被试者操作评价箱中的玩具，并进行录像，然后分析录像中被试者患侧上肢的使用情况，根据患儿的功能分别计分1、2、3、4，总分为22~88分，最后得分可转换为百分数和难度分。18个月~5岁患儿自发地玩配套玩具，6~12岁患儿则以桌游的形式操作相同的玩具。

墨尔本评定量表2（Melbourne assessment 2，MA2），适用于2.5~5岁的 CP 患儿，可用来评定 CP 患儿上肢运动质量，指导上肢训练方案的制订和修订，以及干预效果的评定。MA2可对双侧上肢分别进行评定，包括14个测试项、30个评分项，每个测试项有1~3个评分项，评分项主要包括关节活动度、准确度、灵巧性、流畅性4个方面。14个测试项包括：向前伸手、侧方伸手—举高、抓起蜡笔、握住蜡笔画画、放下蜡笔、抓起小球、放下小球、手指动作的控制、指物、将手从前额伸至颈后、触摸臀部、前臂旋前（旋后）、触及对侧肩膀、手触口再

放下。

(五) 观察功能性活动

1. 静态观察　可以在 CP 患儿处于不同体位时对其进行静态观察,主要是观察患儿的双侧对称性、异常姿势和生物力学对线等,具体可从以下体位观察:①仰卧位和俯卧位:观察患儿是否出现角弓反张、四肢是否呈现伸肌或屈肌痉挛模式、是否与人对视、双侧下肢是否等长(髋关节问题)等;②坐位:重力是否均匀分布在两侧坐骨结节、两侧髂嵴和髂前上棘是否对称、躯干是否为竖直位、头部与躯干是否对线等;③站立位:从前面观察患儿面部的对称性、颈部是否向一侧侧屈、肩部的对称性、是否有膝内外翻等,从侧面观察患儿是否有胸部畸形、膝过伸、扁平足或高弓足等,从后面观察患儿肩胛骨的对称性、是否有脊柱侧凸(必要时应进行触诊及 X 线检查)等。

2. 动态观察　将 CP 患儿置于某个体位引导其进行体位转换和产生其他功能性活动,以观察其活动的对称性、流畅性、稳定性、运动控制、平衡功能以及异常姿势等,具体可参考如下方法:①仰卧位和俯卧位:观察患儿能否主动抬头、双向翻身、腹爬、从俯卧位坐起等;②坐位:观察患儿采取的坐位方式(如前倾坐、侧方坐、跪坐、长腿坐、端坐等)、能否维持坐位姿势、从坐位转换为卧位、从坐到四点跪、从坐到站等;③四点跪位:从四点跪到直跪、从四点跪到站起、四点爬等活动;④站立位:观察患儿扶站、独站、扶走、侧方走、独走、从地上拾物(蹲起)、跨越障碍物、单足站立的能力以及步行时是否存在异常步态(如蹲伏步态、尖足步态、剪刀步态、划圈步态或膝过伸步态等);⑤上下台阶:是否能交替上下台阶、是否需要扶持、主要使用哪侧肢体上或下等;⑥跑和跳:观察患儿在跑的过程中是否出现尖足或尖足加重、跑步的稳定性、姿势的对称性,能否立定跳、双脚交替跳、单脚跳以及跳的高度等。

(六) 坐位能力评定

坐位对于 CP 患儿非常重要,良好的坐位有利于进食、玩耍、学习等活动的进行。目前国际上常采用坐位能力评定量表(level of sitting scale,LSS)对 CP 患儿进行坐位能力评定,该量表能够直观地描述患儿坐位能力的整体印象,测试时间一般为 5~10 分钟,患儿端坐在床或普通椅子上,以进行观察,具体见表 3-8。

表 3-8　坐位能力评定量表

级别	描述
1	不能保持坐位。受试者需要在两人或两人以上的扶持下才能维持坐位,或者在一人的扶持下维持坐位时间小于 30s,受试者的躯干不能控制在骨盆上方(可能由于过高的肌张力,如伸肌痉挛;或者由于过低的肌张力,或者由于固定挛缩)
2	从头部开始扶持。受试者拥有头部的屈伸、侧屈、旋转三维活动,头部位置由他人扶持,能维持坐位 30s。受试者不能完成以上姿势,则评定为级别 1
3	从肩部或者躯干开始扶持。肩部或者躯干位置由他人扶持时,受试者能维持坐位 30s,同时可以独立屈伸、侧屈、旋转头部。出现以下任一情况,评定受试者坐位能力未达 LSS 级别 3:即使肩部或者躯干给予扶持,仍不能维持坐位 30s;不能在三维平面上独立保持头部与躯干对线并达 30s
4	从骨盆开始扶持。骨盆位置由他人扶持时,受试者能维持坐位 30s,同时可以独立屈伸、侧屈、旋转头部,受试者的手臂可以放置在大腿上,或者身体两边。若出现以下任一情况,表明受试者坐位能力未达 LSS 级别 4:即使骨盆给予支持,仍不能维持 30s 坐位;不能在三维平面上独立保持头部与躯干对线;骨盆扶持下,受试者仍向前方、侧方或者后方倾倒

级别	描述
5	受试者能够独立维持坐位 30s,不需要肢体或躯干的配合以保持平衡;受试者能够在三维平面上独立保持头部与躯干对线达 30s;双手可以放置在大腿上或者身体两侧,允许上肢支撑。若出现以下任一情况,表明受试者坐位能力未达 LSS 级别 5:不能独立维持坐位 30s;不能在三维平面上独立保持头部与躯干对线 30s;受试者向前方、侧方或后方倾倒;受试者需要抓紧大腿或者床缘来维持坐位
6	受试者身体能够向前倾斜并恢复竖直坐位,躯干前倾距垂直面至少 20°;受试者能够保持头部与躯干对线,或者轻度前屈;最理想状态是双上肢同时前伸,但是也允许一侧上肢前伸。若出现以下任一情况,表明受试者坐位能力未达 LSS 级别 6:身体向前倾斜不能保持平衡,倾倒在前方、侧方、后方;身体向前倾斜不能恢复至竖直坐位;身体向前倾斜时,不能在三维平面上保持头部与躯干对线;躯干向前倾的角度小于 20°
7	受试者身体能够向侧方伸展(至少一个方向)并恢复至竖直坐位,躯干侧倾距垂直面至少 20°;受试者能够保持头部与躯干对线,或者相对躯干稳定;手臂可以向侧方伸展。若出现以下任一情况,表明受试者坐位能力未达 LSS 级别 7:身体向侧方倾斜时,不能保持平衡,倾倒在前方、侧方、后方;身体向侧方倾斜后不能恢复至起始的竖直坐位;身体向侧方倾斜时,不能在三维平面上保持头部与躯干对线;躯干向侧方倾斜小于 20°
8	受试者身体能够向后方倾斜并恢复至竖直坐位,躯干后倾距垂直面至少 20°;受试者能够保持头部与躯干对线,或相对躯干的稳定;手臂允许向前方伸展。若出现以下任一情况,表明受试者坐位能力未达 LSS 级别 8:身体向后方倾斜不能恢复至起始竖直坐位;身体向后方倾斜时,不能在三维平面上保持头部与躯干的对线;躯干向后方倾斜小于 20°;受试者紧抓大腿或者床缘以保持平衡

(七) 选择性运动控制

选择性运动控制障碍是指在需要自主调节姿势或运动时,选择性分离肌肉活动的能力受损,从而影响 CP 患儿的肢体功能。表面肌电信号可以通过采集肌肉收缩时的电生理信号来分析患儿异常的协同收缩,常用于科学研究,但在临床实践上耗时较多。目前在临床上可采用如下 2 种方法对 CP 患儿上下肢的运动控制能力进行评定。

上肢选择性控制评定(selective control assessment of the upper extremity,SCAUE)适用于 3~18 岁 CP 患儿,其通过分别观察双侧肩的内收 - 外展、肘的屈曲 - 伸展、前臂旋前 - 旋后、腕屈曲 - 伸展、手指屈曲 - 伸展的动作来评定上肢的选择性控制,每个动作应进行 3 次,并录像记录,观察其是否出现镜像运动、多余的关节活动、躯干运动、主动关节活动度减小等问题,具体评定内容和标准如表 3-9 所示。

表 3-9 上肢选择性运动控制评定(SCAUE)量表

评分	左					右				
	肩	肘	前臂	腕	手指	肩	肘	前臂	腕	手指
3分										
2分										
1分										
0分										

续表

评分	左					右				
	肩	肘	前臂	腕	手指	肩	肘	前臂	腕	手指
总分										
描述										
镜像运动										
多余的关节活动										
躯干运动										
主动关节活动度(AROM)<85%										

SCAUE 的评分标准。①3 分(正常),肩外展并且触摸医生的手,其余关节的主动关节活动度充分;②2 分(轻度受损),表现出轻度的但是可识别的重复性的镜像运动,和(或)身体同侧出现一个其他关节额外运动,和(或)在关节运动时,表现出轻度但是可识别的躯干运动,和(或)在测试位下该测试关节的主动关节活动度为 50%~85%;③1 分(中度受损),表现出明显、强烈、持续以及重复的镜像运动,和(或)身体同侧出现两个或更多关节的额外运动,和(或)在关节运动时出现明显、强烈、持续存在的躯干运动,和(或)在测试位下该测试关节的主动关节活动度的 1%~9%;④0 分(重度受损),无法外展或内收肩关节,无法屈曲或伸展肘关节,无法旋前或旋后前臂,无法屈曲或伸展腕关节,无法张开或屈曲手指

下肢选择性控制评定(selective control assessment of the lower extremity,SCALE)主要用于测量下肢单个关节在没有身体同侧或对侧其他关节参与情况下自主进行分离运动的能力,适用于 GMFCS Ⅰ~Ⅳ级的患儿,主要测量下肢髋、膝、踝、距下和趾关节,患儿需要分别在 3 秒内完成相应的动作,具体评定内容和标准如表 3-10 所示。

表 3-10 下肢选择性控制评定量表

动作	0(不能)	1(受损)	2(正常)
1. 在膝关节伸直的情况下,髋关节屈曲和伸展			
2. 膝关节的屈曲和伸展			
3. 膝关节伸直,踝关节的背屈与跖屈			
4. 距下关节的内翻与外翻			
5. 趾关节屈曲与伸展			

2 分的具体评分标准为:在口头计时 3s 内,患儿可表现出关节分离运动且通过至少 50% 的被动关节活动度。而获得 1 分则包含以下情况:①主动关节活动度比被动关节活动度少 50%;②只在一个方向活动;③超过 3 秒完成任务;④未被测试的关节也出现活动(包含对侧肢体做相同的活动)

五、肌力评定

通常采用徒手肌力测定(manual muscle test,MMT)和电子测力计进行肌力评定。MMT要求患儿在特定的体位下,分别在减重力、抗重力和抗阻力的条件下完成标准动作,对于年龄较大或认知水平较好的患儿较为适用。对于年龄较小或认知水平较差的患儿,无法按肌群进行肌力检查,评定者可通过观察患儿功能性活动来判断其相应肌群是否能抗重力或抗阻力。

六、肌张力与痉挛评定

可先通过观察来感觉患儿的肌张力情况,临床上常使用改良 Ashworth 量表(modified

Ashworth scale,MAS)、改良 Tardieu 量表(modified Tardieu scale,MTS)和高肌张力评定工具 (hypertonia assessment tool,HAT)进行肌张力与痉挛评定。此外,小于 1 岁的患儿可测量其 关节活动夹角(如内收肌角、腘窝角和足背屈角等)来判断肌张力。

表 3-11　改良 Ashworth 量表

等级	肌张力	标准
0	肌张力不增加	被动活动患侧肢体在整个范围内均无阻力
1	肌张力稍增加	表现为目标关节被动屈曲或伸展时,出现卡住感和释放感,或被动活动患侧肢体到终末端时有轻微的阻力
1⁺	肌张力稍增加	被动活动患侧肢体时在前 1/2 关节活动度(ROM)中有轻微的"卡住"感觉,后 1/2ROM 中有轻微的阻力
2	肌张力轻度增加	被动活动患侧肢体在大部分 ROM 内均有阻力,但仍可以轻松地进行被动活动
3	肌张力中度增加	被动活动患侧肢体在整个 ROM 内均有阻力,被动活动比较困难
4	肌张力高度增加	患侧肢体僵硬,阻力很大,被动活动十分困难

有学者提出 MTS 可能比 MAS(表 3-11)更准确有效地评定肢体痉挛情况,更能体现痉挛 的定义。MTS 主要包括两大部分,肌肉反应特性 X 与肌肉反应角度 Y。该量表使用三个不 同速度牵伸目标肌肉,分别是:V1——尽可能慢的速度(速度小于重力作用下肢体自然落下 的速度);V2——在重力作用下肢体自然落下速度;V3——尽可能快的速度(速度大于在重力 作用下肢体自然落下的速度)。一般临床常用 V1 和 V3 速度。肌肉反应特性 X 是一个 5 级别 量表,它通过使用速度 V3 牵伸目标肌肉来感受肌肉的反应性(表 3-12),如果肌肉反应≥ 2,则 认为存在痉挛。肌肉反应角度 Y 是通过使用不同的速度(V1、V3)被动活动目标关节,根据 出现"卡住点"时所处角度(R1、R2)以及两个角度差(R2-R1)评定肌肉痉挛程度。MTS测试时, 首先用最慢速度 V1 牵伸目标肌肉,活动肢体至最大关节活动范围,记录慢牵角度 R2;接着 用最快速度 V3 尽可能快地牵伸目标肌肉,活动肢体至出现"卡住点",记录快牵角度 R1,同 时记录肌肉反应特性 X 的评分。最后把 R2 与 R1 相减得出肌肉反应角度 Y。如果 Y 大于 10°,提示目标肌肉以痉挛为主;如果 Y 小于 10°,提示目标肌肉以挛缩为主。MTS 测试体位 一般要求儿童取舒适仰卧位,头居中线位,双手自然放在身体两侧,下肢伸展,放松躺着治疗 床上至少 5 分钟,以减少非对称性颈反射及情绪过于紧张或兴奋对评定结果的影响。

表 3-12　改良 Tardieu 量表的肌肉反应特性 X

级别	肌肉反应的情况
0	在整个被动运动过程中无阻力感
1	在整个被动运动过程中感到轻度阻力,但无确定位置
2	在被动运动过程中的某一位置上突然感到阻力,然后阻力减小
3	在关节活动范围中的某一位置,给予肌肉持续性压力 <10s,肌肉出现疲劳性痉挛
4	在关节活动范围中的某一位置,给予肌肉持续性压力 >10s,肌肉出现非疲劳性痉挛

HAT 是目前国际上唯一用于鉴别高肌张力类型的临床评价量表,可用于鉴别 CP 患儿 的高肌张力类型:痉挛型、肌张力障碍型、强直型。有研究提示,中文版 HAT 的信度和效度

指标满足心理测量学要求,可以作为测量中国 CP 患儿的高肌张力类型的有效工具。HAT 的适用范围为 4~18 岁儿童、青少年,可以分别识别四肢的高肌张力亚型,以肢体为单位进行检查。评定人利用一系列的牵伸动作,或引导儿童进行特定的主动随意活动,通过活动某一个肢体时所受到的阻力以及判别观察到的肢体运动,从而确定儿童肢体高肌张力的类型。中文版 HAT 总共有 7 个项目,其中 2 个项目(项目 3、4)检测痉挛,3 个项目(项目 1、2、6)检测肌张力障碍,2 个项目(项目 5、7)检测强直。各高肌张力类型的项目中至少一个项目得分为"1",判断为该高肌张力类型;若同时存在 1 个以上类型的项目得分为"1",提示存在混合高肌张力。如项目 3 和项目 4(检测痉挛型高肌张力)其中一个项目得分为"1",可判断为痉挛型高肌张力;如项目 3 与项目 2(检测肌张力障碍)同时得分为"1",则可判断为存在混合痉挛与肌张力障碍两个类型的高肌力。具体见表 3-13。

表 3-13 高肌张力评定工具

HAT 项目	评分(0= 阴性,1= 阳性)	高肌张力的类型
1. 通过触觉刺激其他躯体部位,被试肢体的不随意运动或姿势增加	0 分 = 没有观察到不随意运动或姿势 1 分 = 观察到不随意运动或姿势	肌张力障碍
2. 有目的地活动其他躯体部位,被试不随意运动或姿势增加	0 分 = 没有观察到不随意运动或姿势 1 分 = 观察到不随意运动或姿势	肌张力障碍
3. 牵伸引起的速度依赖性阻力	0 分 = 和慢速牵伸相比,快速牵伸时阻力没有增高 1 分 = 和慢速牵伸相比,快速牵伸时阻力有所增高	痉挛
4. 存在痉挛卡住点	0 分 = 无痉挛卡住点 1 分 = 有痉挛卡住点	痉挛
5. 被动牵伸引起关节双向运动,阻力相等	0 分 = 随意运动后肌张力无增加 1 分 = 随意运动后肌张力增加	强直
6. 活动其他躯体部位,肌张力增高	0 分 = 随意运动后肌张力无增加 1 分 = 随意运动后肌张力增加	肌张力障碍
7. 被动运动后,肢体位置保持不变	0 分 = 肢体回复(部分或者完全)到起始位置 1 分 = 肢体保持于牵伸终末位置	强直

评分汇总	HAT 诊断	核对表
肌张力障碍	项目 1、2、6 中至少有 1 项 1 分	是　否
痉挛	项目 3、4 中,任一个或者两个全部 1 分	
强直	项目 5、7 中,任一个或者两个全部 1 分	
混合	1 个或多个亚型(例如:肌张力障碍、痉挛、强直)	
HAT 诊断(填写所有适用的)		

七、关节活动度评定

关节活动度(range of motion,ROM)主要使用量角器进行测量,包括主动关节活动度

（active ROM，AROM）和被动活动度（passive ROM，PROM）。患儿存在痉挛、挛缩、疼痛或骨性改变等问题，其 ROM 常存在异常。

八、步态分析

CP 患儿的步态分析可采用目测法、足印分析法和三维步态分析等。一般先通过目测法对患儿进行步态分析以大致了解其异常的步态，观察法需要一个足够宽敞且安全的场地以及充分暴露患儿的下肢（至少膝盖以上），然后分别从前面、后面、侧方观察患儿的步态，必要时可在患儿及其家属允许的情况下进行摄像、录影以便长期观察。常见异常步态有剪刀腿步态、尖足步态、蹲伏步态和醉酒步态。目测法分析中可结合医师评价量表（physician rating scale，PRS）进行步态分析，其要求患儿至少走 15 步的距离，然后对其中 6 个步态周期进行分析。这个量表包括：步态形式（0~2 分）、步态中踝关节的位置（0~2 分）、在步行中脚的位置（0~3 分）、步态中膝关节的位置（0~3 分）、屈膝度数（0~3 分）、步行速度（0~1 分）等 6 个项目（0~14 分，0 为最低分，14 为最高分），具体评定内容见表 3-14。如果患儿双侧下肢都存在问题，那么可以对单侧下肢单独进行评分也可以取双下肢分数的平均值。足印分析法可对患儿进行步态收集，以得出其步宽、步长、步幅、足角等数据。三维步态分析可对患儿的步态进行定量分析，结果可更加直观地反映患儿的步态情况，使治疗更加精准。

表 3-14 医师评价量表

步态组成	观察项目	得分
步态模式	尖足	0
	偶尔足跟着地	1
	足跟 - 足尖	2
后足（踝）的形态：站立期足最大接触地面时	马蹄足	0
	跟骨	1
	中立位	2
在足着地时，后足姿势	外翻	0
	内翻	1
	偶尔中立位	2
	中立位	3
步态中膝关节的姿势（站立相）	膝过伸 >15°	0
	膝过伸 6°~15°	1
	膝过伸 1°~5°	2
	中立位或屈曲	3
蹲伏程度（髋 - 膝 - 踝）	严重（>20°）	0
	中等（5°~20°）	1
	轻微（<5°）	2
	无	3
步行速度	仅慢	0
	变速	1

九、平衡功能评定

平衡是指人体所处的某一种姿势或稳定状态以及无论处于何种位置,当运动或受到外力作用时,都能自动地调整并维持稳定姿势的能力。首先,平衡的维持可通过躯体感觉系统(与支持面相接触的皮肤触、压觉感受器感受体重的分布情况和身体重心的变化)、视觉系统(观察自身与环境相对位置的变化)、前庭系统(测知头部的位置及运动)获得需要进行调整的信息,然后大脑对信息进行整合,最后运动系统通过髋、膝、踝调节来保持原本的平衡或产生新的平衡。CP 患儿常因肢体痉挛、肌肉应答延迟及应答程序混乱(近端肌群激活先于远端肌群)、主动肌群与拮抗肌群共同激活过度、肌力弱和关节活动范围受限等中枢神经、肌肉和骨骼系统因素,造成患儿站立姿势和平衡控制困难。Berg 平衡量表(Berg balance scale, BBS)和平衡功能测试仪(balance performance monitor)常用于对 CP 患儿进行平衡功能评定。有研究显示,Berg 平衡量表用于评定痉挛型 CP 患儿的平衡功能具有较好的信度(组间信度 ICC=0.941~0.977,组内信度 ICC=0.963~0.988)。儿童平衡量表(pediatric balance scale, PBS)是 BBS 的修改版,其修改幅度很小,主要是调整了测试项目的顺序、缩短了维持姿势的时间以及明确了测试指令。14 项测试项目分别为:从坐到站、从站到坐、转移、独站、独坐、闭眼站立、双足并拢站立、双足前后站立、单足站立、转身 360°、转身向后看、地板拾物、把脚放到椅子上、站立位上肢前伸,具体见表 3-15。有研究表明,PBS 在具有轻度到重度运动障碍的学龄期儿童中有较好的信度。

表 3-15 儿童平衡量表

	项目	分数	时间
1	从坐到站		—
2	从站到坐		—
3	转移		—
4	独站		
5	独坐		
6	闭眼站立		
7	双足并拢站立		
8	双足前后站立		
9	单足站立		
10	转身 360°		
11	转身向后看		—
12	地板拾物		—
13	把脚放到台阶上		
14	站立位上肢前伸		—
总分			

十、疼痛评定

CP 患儿常常由于痉挛、骨关节畸形、异常姿势等原因产生慢性疼痛,从而影响了日常生活,并且不利于开展治疗。临床上可采用视觉模拟评分(visual analogue scale,VAS)、Wong-Baker 面部表情疼痛分级量表和脸腿活动哭闹舒适(face,leg,activity,cry,comfort,FLACC)量表法评定 CP 患儿的疼痛程度。VAS 是指患儿在一条 10cm 长的直尺(完整数字刻度一面面向评定者,仅标有 0 和 10 的一面面向患儿,0 表示无痛,10 表示最剧烈的疼痛,如图 3-2 所示)上移动其游动标尺来表示疼痛程度(精确到毫米),该测量方法需要患儿具有较好的认知和配合。

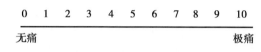

图 3-2　视觉模拟评分

Wong-Baker 面部表情疼痛分级量表(图 3-3),适用于 3 岁及以上的儿童,评定前应向患儿解释每个表情对应的疼痛程度,并让患儿选择能够表现自身疼痛情况的表情,并记录数字。

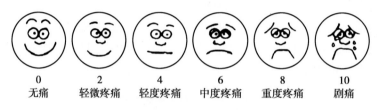

图 3-3　Wong-Baker 面部表情疼痛分级量表

FLACC 量表法,适用于年龄小于 3 岁或不能进行自我评价的患儿,从脸(F)、腿(L)、活动(A)、哭闹(C)、可安慰性(C)五个项目进行评定,每个项目的评分标准为 0~2 分三个级别,总分为 10 分,分数越高表示疼痛程度越高,具体见表 3-16。

表 3-16　FLACC 量表

项目	评分		
	0	1	2
脸	无特别的表情或微笑	偶尔表情痛苦或皱眉、冷漠,对外界兴趣减弱	易产生持续性下巴颤抖、牙关紧闭
腿	体位正常或放松	不舒服,休息不好,紧张	踢腿或腿伸直
活动	安静平躺,正常体位,活动自如	蠕动,前后移动,紧张	角弓反张,僵硬或抽搐
哭闹	不哭闹(醒着或睡着)	呻吟或抽泣,偶尔抱怨	持续哭泣、尖叫或呜咽,频繁抱怨
可安慰性	满足,放松的	偶尔抚摸、拥抱或谈话可安慰	很难安慰

十一、日常生活活动能力及生活质量

CP 患儿最终的康复目标必然是回归家庭、走入社会,因此对其日常生活活动能力及生活质量的评定非常重要,同时也可以从中得知患儿整体康复治疗的效果。可采用婴儿-初中生社会生活能力量表、儿童功能独立性评定量表(functional independence measure for children,WeeFIM)、儿科残疾评定量表(pediatric evaluation of disability inventory,PEDI)等评定社会生活能力,采用医疗结局研究-短期健康调查36项(medical outcomes study,36-item short-term form health survey,MOS-SF36)和儿童生活质量问卷(pediatric quality of life inventory,PedsQL)评定生活质量。

第三节　物理治疗

物理治疗在 CP 康复中的角色非常重要,大量研究已证实其有效性。目前的物理治疗技术主要包含功能活动性治疗、力量训练、肌肉牵伸、神经发育疗法、CIMT、减重步态和机器人训练、电刺激、经颅磁刺激、冲击波和肌内效贴等。这些技术发展的主要理论包括:①成熟理论,即中枢神经系统的成熟发育驱动着运动的发育,运动发育和运动技能的变化是固有的,环境因素起次要作用,并且运动发育会按一定的程序性和方向性进行,主要表现为由头部向下肢、由近端向远端(从中枢向末梢)、由屈曲向伸展、由粗大运动向精细运动逐步发育。②行为理论,是指通过刺激-反应的方式来获得活动行为,主张通过操纵刺激环境来修改行为模式,进而达到创建积极或消极的、强化的、特定的行为反应。为此,可根据行为理论来控制外界环境,从而来诱发和引导可预测行为的发生。③动态系统理论,用动态发展的方法考虑人体外周神经系统、肌肉骨骼系统、呼吸系统、循环系统及表皮结构等对胎儿和儿童的解剖、生理、行为的深远影响。动态系统理论作为一种全新的研究范式,提供了一种在复杂背景中研究发展现象的方法,弥补了传统理论在诸多现象解释上的不足之处。

鉴于 CP 功能障碍程度差异比较大,以及当前在临床应用的物理治疗技术有数十种,因此在选择物理治疗技术时,需紧密结合患儿年龄、GMFCS 分级、治疗证据和家庭需求等,以制订科学合理的康复目标和治疗方案。不同 GMFCS 分级的康复目标具体如下:① GMFCS Ⅰ级:该级别的患儿预后较好,大部分患儿能在 1 岁半至 2 岁时独立步行,并且认知水平与同龄儿童相比无明显差异,因此有机会在常规学校与同龄儿童共同学习和娱乐,只是难以参加强度较大的运动或对抗性活动。该级别的患儿在婴幼儿和学龄前期应着重功能性活动训练,学龄期和青少年时期应着重个人体能和适宜体育活动的训练,同时应防止继发性损伤。该级别患儿的康复目标可设定为:具有室外步行、上下楼梯、跑、跳等运动功能,并且在速度和平衡协调上等接近同龄儿童;防止或减少继发性损伤,如跟腱挛缩、双下肢不等长和脊柱侧凸等;具有独立的日常生活活动能力,如独立进食、转移、如厕、洗漱;能够正常的进行社会生活,包括多人游戏、上学和工作等。②GMFCS Ⅱ级:相比于 GMFCS Ⅰ级,GMFCS Ⅱ级患儿的粗大运动功能发育进程较为缓慢,他们大约在 4 岁以内能获得独立步行能力,而在跨越障碍物、上下楼梯、跑跳等较复杂的活动上难以完成或需要辅助完成。其康复目标可设定为:具有室内、室外、扶持上下阶梯等运动能力;防止或减少继发性损伤,如跟腱挛缩、异常步态、髋关节脱位和脊柱侧凸等;具有独立的日常生活活动能力,如独立进食、转移、如厕、洗漱等;尽可能参与同龄人的社会生活,包括简单游戏、常规学校上学和室内工作等。③GMFCS Ⅲ级:该级别患儿需要依靠辅助技术进行移动,并且 GMFCS Ⅲ~Ⅴ级患儿的运动功能水平在达到高峰期后很可能会降低。GMFCS Ⅲ级患儿的康复目标可设定为:能在拐杖、助行器等辅助下步行,扶物上下楼梯,并掌握辅助设备的使用方法;减少继发性损伤,如髋关节脱位、四肢关节畸形和脊柱侧凸等;能独立进行体位转移,在他人尽可能少的帮助下进行日常生活活动、社会生活,并与他人有较好的交流。④GMFCS Ⅳ级:该级别患儿几乎不具备有意义的步行能力,其主要目标是:能有较好的头部控制和躯干对线能力,独立使用电动轮椅进行移动;减少继发性损伤,如髋关节脱位、脊柱侧凸和心肺功能障碍等;能在保持良好坐位的座椅上进行日常生活活动,如进食、操作物品、涂画等,能在他人的协助下进行体位转换和转移,使用电动轮椅就可以自己活动;在他人辅助下进行简单的社会活动,愿意且有机会与他人进行交流。⑤GMFCS Ⅴ级:该级别的患儿头部控制功能差,难以依靠辅助技术改善其极差的运动功能。该级别的患儿康复目标主要有:在有良好姿势设定、座椅及电动轮椅的基础上,进行自主活动,以及便于日常护理;减少继发性损伤或降低其损伤程度,如关节挛缩、肌肉萎缩、骨关节畸形、髋关节脱位、脊柱侧凸和心肺功能障碍等。

一、不同 GMFCS 分级的功能活动性治疗

功能活动性治疗的目的主要在于促进 CP 患儿功能性运动(抬头、翻身、坐位、爬行、站立与步行等)及其控制能力的发育,以及增强患儿的肌肉力量和保持其肌肉长度,防止或减少继发性损伤。治疗的重点在于患儿完成高效的功能性运动,以及尽可能提高运动质量。治疗师应该营造环境去鼓励和驱动婴幼儿去自主活动,并设置有趣且富有挑战性的、能使婴幼儿应用肢体完成的目标性运动,对于其动作是否有效给予明确的反馈,必要时提供引导和强制,并帮助婴幼儿主动去探索爬行、移动、站立和行走的可能性,练习各种各样的动作以达到治疗目的。

(一) GMFCS Ⅰ级

1. 0~2 岁

(1) 踢腿:①起始体位:患儿仰卧于床,治疗师于其足侧。②操作:治疗师双手分别握住患儿双侧小腿并交替进行被动的屈髋屈膝动作,让患儿感受踢腿运动后,逐渐减少辅助以引导其主动踢腿。

(2) 前臂支撑:①起始体位:患儿俯卧于床,肘关节屈曲,前臂支撑于床面,注意肘关节应在肩关节前方,保持良好对线。治疗师于其侧方或足侧,家长或助手于其头侧。②操作:治疗师双手扶住患儿的双上臂,控制患儿的肘关节在肩关节前方,且可在腋下垫上毛巾卷,辅助其抬头,同时保持患儿髋关节处于伸展位,并让家长或助手用具有响声或颜色鲜艳的玩具在患儿眼睛的正前上方进行诱导,使患儿主动抬头,以提高头部控制能力和生物力学对线,如图 3-4 所示。如可能,应尽早进行前臂支撑这种抗重力位运动,并进行视觉刺激,鼓励患儿头部和躯干在上臂负重下伸展,以及伸手和翻身。

(3) 仰卧拉起:①起始体位:患儿仰卧,治疗师于其足侧。②如图 3-5 所示进行操作:治疗师根据患儿的功能状况牵拉其双手或前臂、上臂、肩膀,诱发其头部前屈、腹肌收缩并坐起。家长或助手可在患儿前方用玩具吸引其主动坐起。

(4) 手足眼协调性活动:①起始体位:患儿仰卧于床,治疗师于其侧方或足侧。②操作:a. 治疗师一手拿玩具在各个方向吸引患儿,另一手辅助患儿一侧上肢前伸够物,促进其双手向中线位活动;b. 治疗师辅助患儿屈曲双下肢,并使其双手触及其膝盖和足部。

(5) 俯卧位巴氏球上训练:①起始体位:治疗师在患儿后方,让患儿俯卧于巴氏球(滚

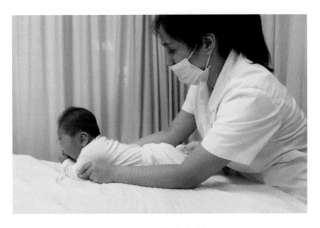

图 3-4　前臂支撑

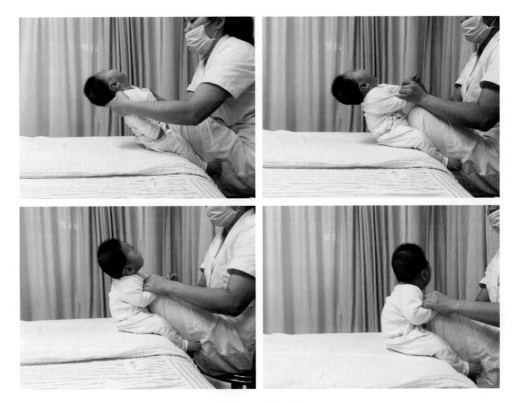

图 3-5　仰卧拉起

筒),双上肢前伸以维持肩肘对线。②操作:a.治疗师双手握住患儿双大腿,同时向前方和侧方滚动巴氏球,通过重心的转移,从而加强头颈部、上肢支撑和腰背部控制能力,见图 3-6。b.治疗师一手扶住其一侧躯干,另一手握住对侧踝关节,将巴氏球向其后方滚动,并使其足部接触床面,以产生短时间负重。

(6) 直臂支撑:①起始体位:患儿俯卧于床,肘关节伸展,双手撑于床面。治疗师于其侧方或足侧,家长或助手于其头侧。②操作:治疗师双手握住患儿肘关节以辅助支撑,治疗师尽可能诱导患儿多出力,而自己少出力,如图 3-7 所示,其他操作见前臂支撑。该训练可提

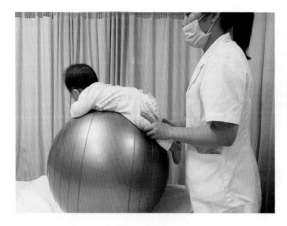

图 3-6   俯卧位巴氏球上训练

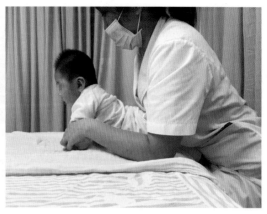

图 3-7   直臂支撑

高上肢支撑能力,为俯卧翻身和坐位打下基础。

(7) 翻身:①起始体位:患儿仰卧于床,治疗师于其侧方,家长或助手于其另一侧。②操作:a. 治疗师引导患儿主动往翻身侧方向伸手,可辅助患儿侧身,翻身侧的上肢上举(其腋下角大于 90°),同时治疗师将手放在患儿腰骶部辅助其翻身,让患儿感受翻身后,逐渐减少辅助以引导其主动翻身,从而增加患儿的体位转移能力。家长或助手可顺着翻身的方向用玩具吸引患儿主动伸手够物,从而引导主动翻身。b. 在进行翻身操作之前,诱导患儿俯卧位上肢支撑,且往前往上伸手,以进行俯卧位重心转换。治疗者辅助其翻身侧上肢上举过头,辅助头部、躯干重心转向翻身侧,然后辅助患儿下肢旋转,以完成俯卧位翻身。家长或助手可顺着患儿翻身的方向用玩具吸引其主动伸手够物,从而引导主动翻身。

(8) 俯卧位轴向旋转运动:①起始体位:患儿俯卧并且腹部接触床面,以前臂或直臂支撑。治疗师于其侧方或足侧,家长或助手于其头侧。②操作:家长或助手将玩具从患儿前方移动至其侧方,引导患儿以腹部为轴心转动,治疗师在其后方辅助其上下肢向侧方移动和躯干向侧方屈曲。

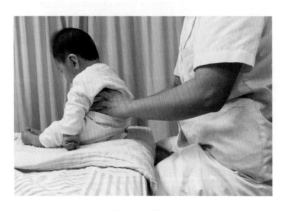

图 3-8   扶坐

(9) 扶坐:①起始体位:患儿坐于床或治疗者的腿上,保持盘腿坐或长坐位姿势,治疗者在其后方并用双手扶住其躯干以辅助其抵抗自身重力,如图 3-8 所示,扶持的部位应从腋下向髋部移动,从而逐渐减少辅助。②操作:家长或助手用玩具在前方或侧方吸引患儿双上肢前伸够物。

(10) 双手支撑坐:①起始体位:治疗者在患儿后方,辅助患儿盘腿或侧坐于床,双手握住患儿肘关节并使之伸直,辅助患儿双手支撑于床或其双下肢之间,并尽量让患儿自己出力支撑。②操作:家长或助手在前方诱导患儿躯干往前上方伸展或侧方旋转。

(11) 独坐:①起始体位:治疗者于患儿后方,辅助患儿呈盘腿坐、侧坐位、长坐位或端坐位姿势。②操作:治疗者双手握住患儿双手使之向前伸、上举或让患儿双手抓握玩具,并尽量诱导患儿主动出力。

(12) 坐位平衡:坐位平衡可在家长腿上、凳子上、巴氏球或地板上进行练习,随着躯干和髋部肌肉力量的增长,婴幼儿逐渐学会控制头部和身体的运动而不会往后摔倒。①巴氏球训练:辅助患儿坐于巴氏球上,治疗师双手扶住其骨盆两侧。操作:治疗师通过滚动巴氏球,使患儿向前、侧或后倾(5°~20°),如图 3-9 所示,家长或助手用玩具吸引患儿望向前上方以竖直躯干。②平面上训练:治疗师于患儿后方,辅助患儿呈盘腿坐、侧坐或长坐位。操作:治疗者一手握住患儿的一侧肘关节并使之伸直撑于床面,家长或助手在患儿的前上方或支撑侧用玩具吸引其伸手够物,此时患儿的重心应在支撑侧;治疗者还可以双手扶着患儿两侧髋部以辅助其重心转移,患儿双手自由活动,家长或助手用玩具分别在患儿左上方和右上方交替吸引患儿旋转躯干并伸手够物。

(13) 腹爬:①起始体位:患儿俯卧于床,治疗师在其后方。②操作:治疗师同时屈曲患儿下肢,并诱导患儿下肢向后蹬;或辅助患儿一侧上肢前伸,并且另一侧下肢屈曲,同时刺激患儿前伸侧上肢的肩胛下角,并推动屈曲侧下肢前进,双侧肢体交替进行,从而身体往前移动。爬行取决于获得训练的机会和使用手、膝支撑的能力,因此,爬行的环境和练习机会很重要。

(14) 四点跪:①起始体位:患儿俯卧于床,治疗师于其后方,家长或助手于其前方。②操作:家长或助手握住其两侧肘关节以辅助患儿直臂支撑。治疗师辅助患儿的髋、膝关节屈曲至90°左右,然后双手握住患儿膝关节,同时腹部离开床面,呈四点跪,如图 3-10 所示。家长或助手用玩具在前、侧方吸引患儿伸手够物,产生四点跪位的重心转移,以训练其该体位的平衡能力。

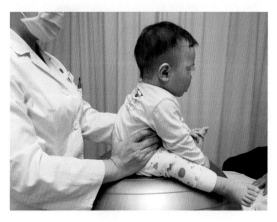

图 3-9 坐位巴氏球上训练

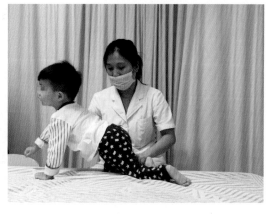

图 3-10 四点跪

(15) 四点爬:①起始体位:患儿呈四点跪位,家长或助手在患儿前方并握住其两侧肘关节以辅助患儿直臂支撑。治疗者在患儿后方并握住患儿双侧膝关节。②操作:治疗者与家长或助手配合,当患儿一侧上肢向前移动时,治疗者辅助其对侧下肢向前移动,双侧肢体交替进行。

(16) 俯卧位 - 坐位的相互转换:①起始体位:患儿俯卧或坐于床。②操作:a. 从俯卧位至坐位:患儿俯卧,呈四点跪位。治疗师于其足侧,一手屈曲其一侧下肢并向前推动,另一手握住其另一侧骨盆并使之重心向后方移动,以使躯干向后旋转,坐下后辅助患儿双下肢呈盘腿坐、侧坐或长坐位,两侧交替进行。b. 从坐位到俯卧位:患儿呈盘腿坐或长坐位。治疗师在患儿后方,辅助其一侧下肢髋关节内旋并使之重心向对侧臀部移动,从而形成侧坐位,然后辅助患儿双手直臂支撑于床,此时患儿重心前移至腰骶部并且臀部离开床面,最后辅助患儿呈四点跪位。

(17) 仰卧位 - 坐位的相互转换:①单手支撑坐起:患儿仰卧,治疗师扶持患儿一侧手使其重心偏向另一侧,另一手握住其手背并使之手掌支撑于床面,鼓励患儿主动支撑并坐起。对于低肌张力或角弓反张的患儿,治疗师在拉起或放下时应注意其头部与躯干的对线,防止出现继发性损伤。②侧卧坐起,治疗师辅助患儿翻身至侧卧位,治疗师一手扶住患儿卧位侧躯干,另一手扶住其对侧骨盆处,以辅助其坐起,同时家长或助手辅助患儿伸直卧位侧的上肢并支撑于床面,以引导患儿主动坐起。

(18) 骨盆控制训练:①搭桥:起始体位为患儿仰卧于床,治疗师于其侧方或足侧。双桥,治疗师辅助患儿双膝屈曲并使其足底踩于床面,双手分别扶住其骨盆两侧以辅助其抬高臀部,鼓励患儿主动抬高臀部,如图 3-11 所示。还可以在患儿腹部上放置沙袋等以进行抗阻训练。单桥,患儿一侧下肢屈髋屈膝并搭在对侧下肢上,其余操作同“双桥”训练方法,可根据患儿双侧骨盆控制情况交替进行。该训练可加强患儿的骨盆控制能力,为站立打下基础。②直跪:起始体位为患儿髋关节中立位,双膝屈曲 90°并接触床面,治疗师在其后方,家长或助手在其前方。治疗师握住患儿骨盆两侧以辅助其支撑,如图 3-12 所示。家长或助手可以用玩具吸引患儿望向前方并伸手够物,以竖直躯干。治疗师可通过减少辅助或向不同方向轻轻推动患儿的骨盆以训练其直跪位的平衡。③半跪:起始体位为患儿一侧下肢屈髋屈膝 90°,另一下肢髋关节中立位、屈膝90°,治疗师在其后方,家长或助手于其前方。治疗师辅助患儿骨盆两侧,如图 3-13 所示。家长或助手可以用玩具吸引患儿望向前方并伸手够物,以竖直躯干。治疗师可通过减少辅助或向不同方向轻轻推动患儿的骨盆以训练其半跪位的平衡。

(19) 扶站:①起始体位:患儿面向床沿或梯背架站立于水平面,双足分开与肩同宽,治疗者于其后方,辅助其上肢前伸并撑于床或抓握梯背架上的肋木。②操作:a. 双手扶站:治疗师双手扶住患儿骨盆两侧以辅助其站立,并尝试减少或撤去辅助,同时注意躯干及双下肢各关节的对线,如对于有膝过伸的患儿,可以

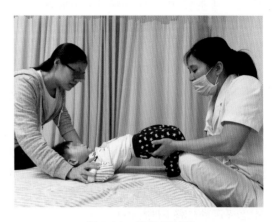

图 3-11 搭桥(双桥)

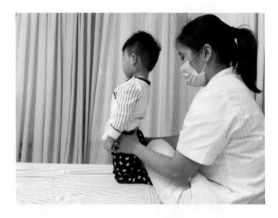

图 3-12 直跪

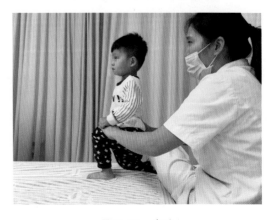

图 3-13 半跪

让助手辅助其膝关节处于中立位或穿戴踝足矫形器。b.单手扶站：患儿面向与其胸部水平的床面，治疗师于其后方给予预防性保护，并且一手辅助患儿一侧上肢支撑于床，另一手拿玩具在其侧上方吸引患儿伸手够物。c.双手扶站-蹲下：患儿双手扶住大约与其腹部水平的肋木，治疗师双手扶住其双膝，辅助其重心向后方移动并蹲下，后辅助其重心向前，同时鼓励其主动站起。d.单手扶站-拾物：患儿一侧手扶大约与其腹部水平的肋木，治疗师双手扶住其双膝，辅助其重心向后方移动并蹲下，并鼓励其用另一手拾起地面上的物品，然后站起。

(20) 独站：①起始体位：患儿站于水平面，治疗师于其后方，家长或助手于前方。②操作：治疗师双手扶患儿双膝以辅助其站立（图3-14），并尝试减少辅助或仅给予预防性保护，同时注意患儿躯干及双下肢髋、膝、踝关节对线。家长或助手用玩具吸引患儿目视前方，并鼓励其双上肢前伸够物。

(21) 站位平衡：①起始体位：根据患儿功能情况，可站在桌子、椅子边上、海绵垫或平衡板进行站位平衡的练习，治疗师于其后方。②操作：多鼓励患儿进行运动尝试，如脱离扶持使用单手（或双手）往外伸手去玩以及往下伸手捡玩具；平衡板或海绵垫上训练时，治疗师双手扶住患儿骨盆两侧使其重心向前、后、侧方移动，如图3-15所示。站立平衡和坐位平衡均是在特定动作练习中发展起来的，而非反射机制、自发反应的结果，整个动作中涉及平衡身体的肌肉激活和关节运动是具有任务和背景特异性的，并且取决于肌肉活动力和运动控制能力，平衡需要通过大量不同活动的独立自主性练习才能获得。

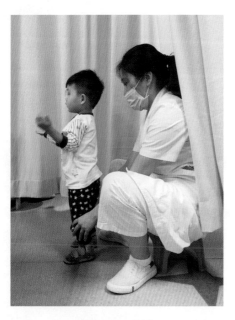
图3-14 独站

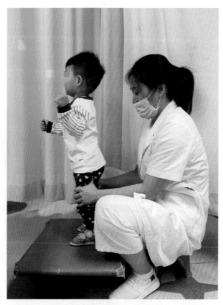
图3-15 站位平衡

(22) 坐位-站位的相互转换：①盘腿坐至站位：起始体位为患儿坐于床或地上，治疗师于其后方，家长或助手于其前方。操作：如前所述，治疗师辅助患儿从坐位转换成四点跪位，然后双手与其骨盆两侧辅助其重心后移、双上肢离开床面，并鼓励患儿主动伸展脊柱与髋关节以转换位直跪位；再一手辅助其骨盆一侧，另一手握住其对侧小腿中部以辅助该侧下肢继续屈曲并使膝关节靠近腹部、足底接触床面,鼓励患儿主动伸展脊柱以转换成半跪位;最后治疗师一手握住其屈髋屈膝侧下肢的踝关节以辅助其支撑于床,另一手从其对侧骨盆轻推患儿以辅助其重心向侧前方移动,并鼓励患儿主动站起。两侧下肢交替进行。若患儿功能较差,家长或助手可在整个活动过程扶持患儿双手以辅助其对抗自身重力。②端坐位至站位:起始体位为患儿于椅子上呈端坐位,两侧足底均完全接触地面,双足分开大约与肩同宽。拉手站起:治疗师于其后方,辅助患儿双足稍向后滑动使踝背屈至大约75°,然后家长或助手于其前方牵拉患儿双手以辅助其躯干前倾、重心前移,此时膝关节位于足部稍前方,并鼓励患儿主动用力站起。③扶物站起:可让患儿面向床沿或梯背架坐于椅子上,借助上肢的力量主动站起,治疗师在其后方辅助,其余操作同"拉手站起"。尽量提供患儿站起的动力,坐位时患儿向前和远处伸手抓地板或桌子上的玩具,以引发重量移至足前,并向上够玩具以鼓励站起。④站位至端坐位:家长或助手于患儿前方拉其双手或患儿扶住床沿或梯背架上的肋木,治疗师于其后方,双手扶住其双膝,前臂抵住其骨盆两侧,辅助其下肢屈曲,并鼓励患儿增加髋和躯干的屈曲,此时其重心后移,最后坐在椅子上。尽量给患儿坐下的动力,如放玩具在地上。

(23)蹲起:①起始体位:患儿站于水平面,治疗师于其后方,家长或助手于前方。②操作:治疗师双手握住其双膝,双臂抵住其骨盆两侧,家长或助手双手握住其踝关节(双足间距离与肩同宽)并使之向后滑动至踝背屈75°。治疗师辅助患儿屈曲膝关节并重心向后,使其蹲下,然后通过控制膝、髋关节使之躯干前倾、重心前移,并辅助站起,如图3-16所示。如扶持恰当,婴幼儿能重复地做蹲至站的动作,刚开始练习时扶住小腿和稳定婴幼儿非常必要,但

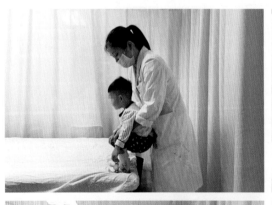
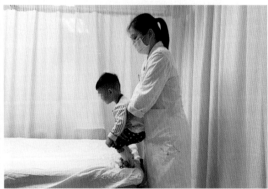
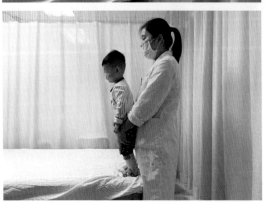
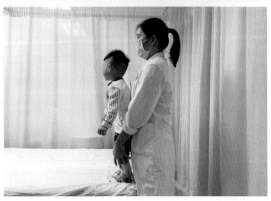

图 3-16 蹲起

应尽可能少辅助,蹲的深度可以通过物品放在凳子上或地板上加以调整,设置鼓励该动作的环境,如手放在桌子上或放在家长手里,并且往上牵拉至站位;在蹲位,设置环境以便婴幼儿在这个体位玩耍,鼓励从蹲至站位的转移。

(24) 卧位 - 站位的转换:①起始体位:患儿仰卧于床。②操作:治疗师根据前述操作,按仰卧位→翻身→前臂(直臂)支撑下俯卧位→四点跪位→直跪→半跪位→站起的顺序,进行整体的体位转换训练。

(25) 双(单)手扶手前行:①起始体位:患儿站于水平面(必要时穿戴矫形器),治疗师于其侧后方,家长或助手于其侧前方。②操作:治疗师双手分别握住患儿双膝或小腿中部以辅助其抬腿,双侧下肢交替进行。家长或助手牵患儿双(一侧)手给予辅助并鼓励其向前迈步。另外,应尽可能设计环境来鼓励患儿自发移动进行扶走的早期练习,如围绕家具迈步、推着小车行走等。

(26) 扶物侧行:①起始体位:患儿面向与其胸部水平的床沿或横木,站立于水平面,双手置于床面。治疗师于其后方,家长或助手于其侧方。②操作:治疗师双手握住患儿双膝或小腿中部,并辅助其向侧方迈步,如图 3-17 所示。家长或助手可在侧方用玩具吸引或鼓励患儿主动迈步。注意患儿的躯干和双下肢对线。

(27) 水平面上独走:①起始体位:患儿站立于水平地面,治疗师于其前方,家长或助手于其后方。②操作:治疗师双手握住患儿双手引导其向前迈步,家长或助手给予预防性保护,同时注意患儿躯干、双下肢对线,以及上肢的摆动,并鼓励患儿目视前方,必要时穿戴矫形器。患儿独走与其下肢负重、平衡和推进能力的发育高度相关,若条件允许,应尽早进行独走尝试,并在不同的环境下进行实践,应尽可能多地基于目标和环境的重复和变化,使步行训练具有持续

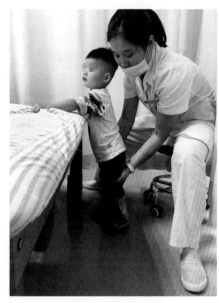

图 3-17 扶物侧行

的挑战性,训练与玩乐结合,以进一步提高力量和平衡能力。

2. 2~4 岁

(1) 跨越障碍物:①起始体位:患儿面向障碍物(如横木、书本、玩具和小台阶等)站立,治疗师于其后方,家长或助手于前方。②操作:家长或助手扶患儿双手以辅助其保持平衡,治疗师一手握住患儿一侧膝关节以辅助其支撑,另一手握住其对侧膝关节下方以辅助其抬腿,并鼓励患儿主动跨越障碍物,如图 3-18 所示。两侧交替进行。

(2) 上下斜坡:①起始体位:选择 10°~30° 的斜坡,患儿站于斜坡底部(顶部),治疗师于其后方,家长或助手于其前方。②操作:治疗师轻扶患儿骨盆两侧,尽量少出力,辅助其上下斜坡,家长或助手用玩具吸引患儿主动抬腿以及双上肢前伸够物。

(3) 单脚站:①起始体位:患儿站于地面,治疗师于其后方。②操作:a. 在患儿前方放置一个大小和重量合适的球(如足球),治疗师双手扶住其骨盆两侧辅助其重心移向支撑侧下肢,同时鼓励患儿踢球,让患儿获得单足支撑的经验。b. 治疗师一手扶住其支撑侧膝关节,另一手辅助其对侧下肢屈曲,以保持单脚站的姿势,双下肢交替进行,如图 3-19 所示。c. 治

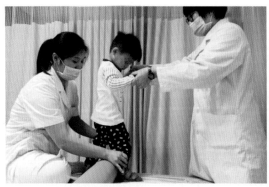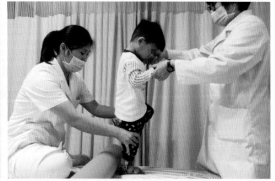

图 3-18　跨越障碍物

疗师可以辅助患儿在单脚站的体位下进行
蹲起,作为加强训练。

（4）上下台阶:①起始体位:患儿面向
4~6级的台阶(具有扶手或一侧贴近墙壁)
站立于水平地面,治疗师于其后方,家长或
助手于其前方。②操作:a.单个阶梯:患儿
可以一手扶墙或抓住扶手,治疗师双手扶
住其双膝,以辅助一侧下肢屈曲,同时鼓励
患儿一侧下肢主动抬高并踩于台阶上(注
意膝踝对线),后再抬高并重新落于地面,
重复该动作以丰富患儿下肢屈曲并抬高
的经验。b.多个阶梯:抬腿的操作同a,此

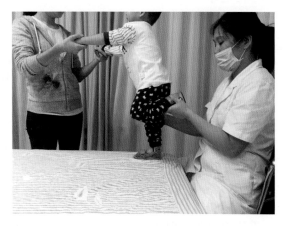

图 3-19　单脚站

时患儿前足踩于台阶并用力向下蹬,后足抬高后落于同一水平的台阶上,家长或助手用
玩具吸引患儿向前够物,鼓励其上更多的台阶和下肢交替上台阶。注意上下台阶时患侧
或功能较差一侧下肢应先上后下,以达到训练的效果。当患儿下肢肌力较差时,家长或
助手可扶其双手减轻其负重,以完成该功能活动。若患儿下肢功能较好,可适当增加其
负重。

（5）跑:患儿可在运动平板上进行跑的相关训练,治疗师应注意观察其姿势的对称性和
身体生物力线,同时配合进行上下肢协调训练、下肢肌力训练等。治疗师可根据患儿的功能
水平和耐受程度,对运动平板的坡度和速度进行调节。GMFCS Ⅰ级患儿可进行中低水平的
有氧运动,以加强其运动耐力、肌力及增强体质。

（6）跳:①起始体位:患儿站于水平地面,治疗师于其前方。②操作:a.原地跳:治疗师握
住患儿双手,先引导患儿做半蹲姿势,然后鼓励其双下肢蓄力向上跳。b.跳向远处:患儿与
治疗师之间相隔一定距离,并在地上设定目标。治疗师握住患儿双手,鼓励患儿先做半蹲姿
势并跳向前方的目标线。c.从高处向下跳:患儿站在一级台阶上,治疗师握住其双手并鼓励
其跳向地面。d.弹跳床:治疗师握住患儿双手并鼓励其在弹跳床上进行原地跳的动作。e.单
脚跳:家长或助手于前方扶住患儿双手,治疗师转向患儿后方,一手扶住其支撑侧膝关节,另
一手辅助其对侧下肢屈曲,并鼓励患儿稍屈曲膝关节,然后蓄力向上跳,此时治疗师和家长
或助手同时辅助其向上跳。

3. 4~18岁

(1) 肌力和耐力训练:4岁以上的CP患儿有较好的配合性,并且他们将要进入学校,因此在训练功能性活动的基础上,应增加肌力和耐力的训练,如游泳、骑单车、慢跑等活动。从增强肌肉力量的角度,应选择较高负荷、次数少的运动处方;从提高耐力的角度,应选择较低负荷、较长运动时间和较多运动次数的运动处方。每次的运动时间没有非常具体的原则,以稍长于目前患儿的耐受程度为宜(鼓励患儿再继续做多一些),但注意在早期训练时需要治疗师或家长的指导与监督。较高负荷的肌力训练推荐每周至少进行3次,可以通过测试和计算患儿的靶心率来控制每次的运动强度,负荷和次数应根据每次运动后的情况作出进阶或退阶的调整。

(2) 对抗性运动:患儿可进行双人对抗的运动,如乒乓球、羽毛球等,以提高患儿的运动技能、平衡功能和生活乐趣等,运动强度可稍大于患儿目前的耐受程度。注意在早期训练时需要治疗师或家长的指导与监督。足球和篮球相对危险系数较高,要特别注意安全。

(二) GMFCS Ⅱ级

1. 0~2岁　着重训练患儿:①仰卧位与俯卧位平衡;②仰卧位与俯卧位姿势相互转换(翻身);③俯卧位与坐位的头部控制能力;④坐位平衡;⑤腹爬;⑥四点跪与四点跪平衡;⑦四点爬;⑧直跪与直跪平衡。训练方法如GMFCS Ⅰ级中所述,但可能需要更多辅助。

2. 2~4岁　该阶段患儿应着重训练:①卧位、坐位与站立位的姿势转换;②扶走;③水平面上独走等。训练方法如GMFCS Ⅰ级中所述,但可能需要更多辅助。

3. 4~18岁　此时患儿应着重训练:①步行时跨越障碍物;②上下斜坡;③扶栏或独自上下台阶;④通过非对抗性运动增强耐力,如游泳、功率自行车、做家务等。

(三) GMFCS Ⅲ级

1. 0~2岁　应着重训练:①俯卧、仰卧、坐位、四点跪位、直跪等姿势与其平衡;②卧位与坐位、坐位与四点跪位的姿势转换;③扶站与迈步等。训练方法如GMFCS Ⅰ级中所述,但与GMFCS Ⅱ级相比,该级别的儿童可能需要更多帮助。

2. 2~4岁　应着重训练:①不同的坐位姿势以及坐位平衡;②腹爬;③四点爬;④坐位与站立位姿势的相互转换;⑤扶站;⑥独站;⑦扶走等。

3. 4~18岁　应着重训练:①扶走;②应用辅助步行设备独立移动(拐杖、助行器、轮椅);③用于辅助步行设备上下台阶等。

(四) GMFCS Ⅳ级

1. 0~2岁　主要为扶抱姿势设定、俯卧位下前臂或直臂支撑、头部控制、翻身、良好坐位下活动、扶站等。在扶抱高肌张力的患儿时,患儿与扶抱者面对面,扶抱者一手托住患儿的臀部,另一手扶住其肩背部,注意患儿的头部与躯干对线,然后将其双腿分开,分别卡在扶抱者的两侧髋部,同时释放患儿双手并给予其一个较好的视野。在扶抱低肌张力患儿时,扶抱者在患儿后方,并一手托住患儿的臀部,另一手环抱其躯干,患儿后背可轻靠于扶抱者,但扶抱者应使其头部与躯干有良好对线,头部尽量不依靠扶抱者,同时释放患儿双手并给予其一个较好的视野。无论是低肌力还是高肌张力的患儿,在被抱起或放下时,扶抱者都应一手托住患儿的头颈部,防止头后仰引起全身伸肌张力过高或因头部控制差而头部过分后坠。

2. 2~4岁　主要为头部控制、仰卧位姿势设定(防止角弓反张)、坐位姿势设定(座椅下保持良好坐位)、不同坐位以及坐位平衡、诱导腹爬、扶站、协助下卧位与坐位的体位转换等。

3. 4~18岁　主要为坐位姿势设定、卧位与坐位的体位转换、配备座椅以维持良好坐位、扶站等。

(五) GMFCS V级

应为该级别的患儿配备座椅以维持良好的坐位并进行相应活动,同时进行俯卧、仰卧以及坐位的姿势设定,利用站立架、减重系统使患儿下肢负重。

二、力量训练

过去认为力量训练会导致 CP 患儿痉挛加重,使运动受损。近期研究表明痉挛与肌力下降都是上运动神经元损伤的表现,在同一肌肉上可能并存,功能与肌力、痉挛二者均相关。对有步行能力,GMFCS Ⅰ~Ⅲ级的患儿,力量训练可直接提高相应功能,对无步行能力,GMFCS Ⅳ~Ⅴ级的患儿,力量训练可提高其上肢活动、体位转移、娱乐活动等多方面能力。

力量训练应遵循抗阻和超量恢复原则,靶肌肉要有适度的疲劳和适宜训练频度,其肌力才能得到提高。根据不同的目标,采用不同的训练方法,若以提高肌力为主,则采用较高负荷,较少重复次数(3~8 次);若以提高耐力为主,则采用较低负荷,较多重复次数(8~20 次);组间要适当休息,每周 3 天,连续 6 周左右。CP 患儿常用的力量训练方法主要有主动运动、等张运动、等速运动。等张运动又可分为向心性收缩、离心性收缩。根据肢体远端是否闭合又可分为闭链与开链式力量训练。

在 CP 患儿中,常选择痉挛肌群的拮抗肌,作为靶肌肉进行力量训练,例如伸肘肌、前臂旋后肌、腕伸肌、伸髋肌、髋外展肌群、伸膝肌群、足背伸肌群等。但痉挛肌群如小腿三头肌、髂腰肌等对患儿的步行功能、步态也起到非常关键的作用,因此相关痉挛肌群也需要进行力量训练。

三、牵伸

牵伸的主要目的是改善关节周围软组织的伸展性和降低肌张力,改善关节的活动范围,防止发生不可逆的软组织挛缩,预防或减少人体在活动或从事某项运动时出现损伤。CP 患儿因为肌张力过高而出现异常姿势和异常步态,若不进行干预,则可能出现挛缩、短缩,甚至导致关节畸形等,因此牵伸技术在 CP 患儿(尤其是痉挛型 CP 中)应用较广,并且有较多证据证明该技术有效。

在进行治疗前,治疗师应评定患儿关节活动受限的原因是否为软组织伸展性不足引起,并确定是否使用牵伸技术,然后选择需要牵伸的肌群,牵伸力量的方向应与肌肉紧张或挛缩的方向相反,固定关节近端并在关节可动范围内缓慢活动肢体到受限处,牵伸持续时间为每次 10~15 秒,也可达 30~60 秒,每次之间要休息 30 秒左右。牵伸后应感觉被牵伸部位关节周围软组织放松,关节活动范围改善,可有轻微疼痛感。若第 2 天被牵伸部位仍有肿胀和明显疼痛,说明牵伸强度过大,应降低牵伸强度或加大治疗时间的间隔。肌肉严重无力患儿为维持关节的稳定性或使肌肉保持一定的力量,以增强功能活动而发生代偿性挛缩时,应慎用牵伸。存在以下问题者禁用牵伸:严重的骨质疏松,骨性限制关节活动,神经损伤或神经吻合术后 1 个月内,关节内或关节周围组织有炎症、结核、感染等(特别是在急性期),关节活动或肌肉被拉长时剧痛,新近发生的骨折、肌肉或韧带损伤,组织内有血肿或其他创伤体征存在等。

(一) 常用上肢痉挛肌群牵伸

1. 肩后伸肌群

(1) 起始体位:患儿采取仰卧位,上肢置于体侧放松,肩内收、肘伸展、前臂与腕为中立位。治疗师于其牵伸一侧。

（2）操作：治疗师上方手从上臂内侧握住患儿肱骨远端的后方，下方手放在其肩胛骨外侧缘固定肩胛骨。上方手将其肱骨被动前屈到最大范围。

2. 肩内收肌群

（1）起始体位：患儿采取仰卧位，牵伸侧肩部位于床沿，上肢放松，肘关节屈曲 90°、前臂和腕部为中立位，治疗师于患儿牵伸一侧。

（2）操作：治疗师上方手握住肱骨远端，下方手握住前臂远端内侧。双手将患儿上肢被动水平外展至最大范围。

3. 屈肘肌群

（1）起始体位：患儿采取仰卧位，上肢稍外展放松。治疗师于患儿牵伸一侧。

（2）操作：治疗师内侧手放在患儿肱骨近端以固定上臂，外侧手握住其前臂远端并被动伸展肘关节至最大范围。前臂旋后位时，主要牵伸肱二头肌；前臂中立位时，主要牵伸肱桡肌；前臂旋前位时，主要牵伸肱肌。

4. 前臂旋前肌群

（1）起始体位：患儿采取仰卧位，上肢稍外展放松，屈肘 90°。治疗师于患儿牵伸一侧。

（2）操作：治疗师上方手握住患儿肱骨远端予以固定，下方手握住其前臂远端掌侧并被动旋后其前臂至最大的活动范围，如图 3-20 所示。牵伸时，桡骨围绕尺骨旋转。

5. 腕屈曲肌群

（1）起始体位：患儿采取仰卧位，上肢放在治疗床上，前臂旋前或中立位，腕伸出床沿，手指放松。

（2）操作：治疗师上方手握住患儿前臂远端固定，下方手握住患儿的手掌并被动伸展其腕关节至最大范围，同时允许手指自然伸直，如图 3-21 所示。

6. 指屈肌群

（1）起始体位：患儿采取仰卧位或坐位，牵伸侧上肢稍外展，屈肘 90°，手指放松。治疗师于牵伸一侧。

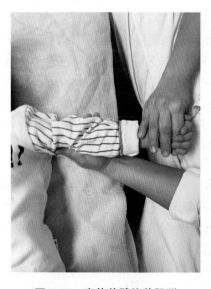 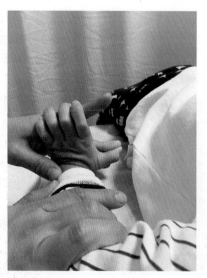

图 3-20　牵伸前臂旋前肌群　　　　图 3-21　牵伸腕屈肌群

（2）操作：治疗师一手握住患儿前臂远端，另一手于其手掌处。先被动将患儿腕关节伸展至其最大范围，然后将手指完全伸直。

7. 拇收肌

（1）起始体位：患儿采取仰卧位或坐位，牵伸侧上肢稍外展，屈肘90°，手指放松。治疗师于牵伸一侧。

（2）操作：治疗师一手握住患儿拇指的掌指关节处，另一手握住其余四指的掌指关节。先被动将患儿腕关节伸展至其最大范围，然后使拇外展，最后将其余四指伸直。

（二）常用下肢痉挛肌群牵伸

1. 髋屈曲肌群

（1）起始体位：患儿采取俯卧位，牵伸侧下肢稍屈膝，对侧下肢伸膝，双下肢放松。治疗师于其牵伸侧。

（2）操作：治疗师上方手放在臀部固定骨盆，防止骨盆运动；下方手放在股骨远端托住大腿。下方手托起大腿离开治疗床面，后伸髋关节至最大范围，以牵伸屈髋肌群。患儿也可仰卧位，非牵伸侧下肢尽量屈髋屈膝，并自己抱紧，以稳定髋和脊柱，牵伸侧下肢悬于治疗床沿，治疗师面向患儿，一手固定其非牵伸侧下肢，另一手放在牵伸侧下肢股骨远端并用力向下按，使髋关节伸展至最大范围，以牵伸屈髋肌群。

2. 髋内收肌群

（1）起始体位：仰卧位，双下肢伸直放松。治疗师面向患儿站在牵伸一侧。

（2）操作：治疗师上方手放在对侧大腿内侧，下方手从腘窝下托住牵伸侧大腿。上方手用臂和前臂支撑患儿大腿的远端，并按压对侧髂前上棘或保持对侧下肢轻度外展来固定骨盆，下方手尽可能外展牵伸侧髋关节至最大范围，以牵伸内收肌群，如图3-22所示。

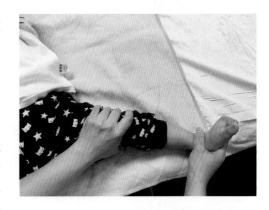

图 3-22　牵伸髋内收肌群

3. 髋内旋肌群

（1）起始体位：俯卧位，牵伸侧下肢髋关节中立位，屈膝90°，非牵伸侧下肢伸直，双下肢放松。面向患儿站在牵伸一侧。

（2）操作：治疗师上方手放在臀部固定骨盆，下方手握住小腿远端外踝处并将小腿向内转至髋部外旋最大范围，以牵伸髋内旋肌群。

4. 屈膝肌群

（1）起始体位：患儿采取仰卧位，双下肢放松，小腿悬于床沿。治疗师于其足侧。

（2）操作：治疗师用双腿固定患儿非牵伸侧，上方手于牵伸侧股骨远端以维持膝关节伸直，下方手握住患儿足底并被动背屈踝关节以加强牵伸效果，如图3-23所示。在牵伸过程中应注意固定非牵伸侧下肢，阻止骨盆向后方倾斜

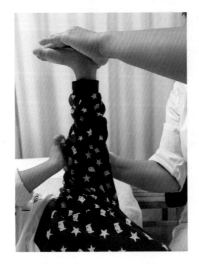

图 3-23　牵伸屈膝肌群

而发生代偿,影响牵伸效果。屈曲髋关节之前,将髋关节外旋可使牵伸力量主要作用于内侧的半腱肌与半膜肌,将髋关节内旋可使牵伸力量主要作用于外侧的股二头肌。

5. 踝跖屈肌群

(1)起始体位:患儿采取仰卧位,膝关节伸直,双下肢放松。治疗师于其足侧。

(2)操作:治疗师上方手握住胫骨远端固定小腿,下方手握住足跟、前臂掌侧抵住足底并被动背伸踝关节至最大范围,如图 3-24 所示。上述手法在屈膝时主要牵伸比目鱼肌,在伸膝时主要牵伸腓肠肌。

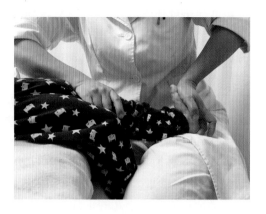

图 3-24 牵伸踝跖屈肌群

6. 足内外翻肌群

(1)体位:患儿采取仰卧位,下肢伸直,双下肢放松。治疗师于其足侧。

(2)操作:治疗师上方手握住内外踝下方的距骨处,下方手握住足跟。当牵伸外翻肌群时,将足跟向内转动;当牵伸内翻肌群时,将足跟向外转动。

四、限制 - 诱导运动疗法

偏瘫是 CP 常见类型,约占三分之一,其主要后遗症是单侧的上肢功能障碍。偏瘫患儿由于使用患侧上肢常常不成功,逐渐对使用该侧上肢失去信心,从而喜欢使用健肢,患肢使用较少或不使用,逐渐形成发育性不用(developmental disuse),而限制 - 诱导运动疗法(constraint-induced movement therapy,CIMT)则是解决这类问题的有效方法。CIMT 要点是:①应用夹板或手套限制健侧上肢,从而阻止患儿使用健侧上肢的欲望和限制进行功能活动的机会;②应用行为塑造(shaping)技术诱导患儿集中重复地使用患肢,每天 6 小时;③将在医院训练中获得的进步,转化为日常生活活动能力;④治疗持续 2~3 周以上,总的干预时间一般为 60~126 小时。

治疗师可以在医院采用训练营的方式,将功能障碍类型和年龄较接近的 2~4 个患儿集中进行 CIMT 训练,为患儿设计一系列针对性的训练方案,通过相互比赛的形式增加训练的趣味性并激发患儿的主动性。每一次 CIMT 过程中,患儿应接受个体化针对性的干预,包括指定目标运动的具体实践,主要进行游戏和功能性的活动,这些活动可以为患儿的患侧上肢提供结构化和高强度的实践训练。这些活动包括手部运动操、舞蹈、球类游戏、棋盘游戏、拼图、保龄球、纸牌游戏、画画、吃东西和收拾游戏、操纵游戏等。一旦目标运动能够顺利完成,就通过改变时间或空间和精确度的任务限制以提高任务的难度。在整个治疗过程中,通过口头表扬和玩具给予患儿正面的强化刺激。

五、神经发育学疗法

神经发育学疗法(neurodevelopmental treatment,NDT)是英国学者 Bobath 夫妇于 20 世纪 40 年代创造的用于治疗中枢神经系统损伤的治疗方法,应用时需根据 CP 患儿的年龄和功能障碍状况,以功能性任务为导向,以及患儿的自发性任务为基础进行训练,从而使患儿达到最大的功能独立。治疗师在实施 NDT 时,必须做一些准备工作(如为患儿牵伸痉挛肌群)

使患儿能更好地完成任务,并且易化和诱导正常的运动模式,抑制异常的运动模式。患儿在治疗师的引导下,通过不断的任务实践,才能比较好地掌握正确的运动模式和功能。当患儿开始能够,并且期盼进行姿势和运动控制时,治疗师提供的引导和辅助要相应减少。在具体应用 NDT 治疗,应注意以下几点:①NDT 是以解决问题为核心的治疗技术,根据患儿的年龄和认知水平,最大限度地提高 CP 患儿的功能独立性。②引导患儿主动运动时运用正确的肌肉,并且尽量减少在完成任务时不必要的肌肉介入。③康复评价要关注患儿整体的运动功能和限制,并且贯穿在整个治疗过程。④在治疗进程中,患儿的功能限制是动态变化的。⑤治疗必须主动积极地与针对性功能目标相对应,治疗可应用适宜的手法引导患儿运动,以及辅助患儿达到功能目标。⑥患儿和家长主动积极的实践是取得成功的关键。⑦治疗师必须正确理解小儿的正常运动发育进程,以及异常运动模式出现的控制机制。⑧运动和感觉处理是相互联系的,治疗师在治疗患儿时要把它们紧密结合。⑨NDT 给治疗师在选择治疗策略时,提供的是弹性指南。⑩治疗师在为患儿设定康复目标时,应建立在诱发新的运动技能和提高学习运动任务效率的基础上。⑪在设计治疗方案时,治疗师需要持续关注患儿的主动性,治疗应有助于患儿主动、习惯性和独立运动。

六、物理因子治疗

(一)神经肌肉电刺激

经皮电神经刺激(transcutaneous electrical nerve stimulation,TENS)和功能性电刺激(functional electrical stimulation,FES)为常用于治疗 CP 患儿的神经肌肉电刺激(neuromuscular electrical stimulation,NMES)类型。NMES 治疗 CP 患儿主要是电刺激可强化 CP 患儿所特别缺乏的肌纤维类型。CP 患儿的肌肉与正常发育儿童的肌肉相比,Ⅰ型纤维占优势,而缺乏Ⅱ型纤维。电刺激有募集 CP 患儿已萎缩的Ⅱ型纤维的潜能。NMES 主要是通过不同频率的低频电刺激达到刺激肌肉收缩和缓解痉挛的作用。TENS 的低频脉冲电流能刺激神经纤维以达到治疗目的,而功能性电刺激是利用一定强度的低频脉冲电流,通过预先设定的刺激程序来刺激一组或多组肌肉,以诱发肌肉运动或模拟正常的自主运动。NMES 在治疗患儿时,常选择如下部位:胫前肌、股四头肌、臀大肌、腕伸肌、肱三头肌、腰部肌肉,用于改善肌肉功能。文献报道 NMES 的治疗参数一般为频率 45~50Hz,脉宽为 100~300μs,刺激强度以引起肌肉明显收缩为限,波升(ramp up)时间为 0.5~2 秒,通电/断电时间比(on/off times)为 1:1,10~15 次为 1 个疗程,每周 3~5 次。痉挛肌治疗仪常用于缓解肢体痉挛,其治疗参数为:无极性双向不对称方波,频率为 0.66~1Hz,脉冲周期为 1~2 秒,脉冲宽度为 0.1~0.5ms(常采用0.3ms),两路输出延时时间为 0.1~0.5 秒(A 线先输出),输出强度以引起肌肉明显收缩为限(0~10mA),其特点为波宽和频率相同,使二者交替收缩,并且两路电流和前后错开的时间均可调节。缓解痉挛时首选采用交替刺激,次选采用单独刺激拮抗肌。CP 患儿常需要进行电刺激以缓解痉挛的肌群有:小腿三头肌、大腿内收肌、腘绳肌、腕屈肌群、前臂旋前肌群和拇收肌。

(二)经颅磁刺激

经颅磁刺激(transcranial magnetic stimulation,TMS)可改变运动皮质兴奋性,增加大脑神经可塑性,该方法已用于改善成人脑卒中所致的运动功能障碍,并有不同程度的疗效。近几年亦有不少研究报道重复经颅磁刺激(repetitive TMS,rTMS)可以缓解 CP 的肢体痉挛,诱导肢体活动,改善运动功能。目前临床上对改善偏瘫儿童的运动障碍应用方案主要有使用低频 rTMS 刺激健侧大脑半球的运动皮质区(M1),或者使用高频 rTMS 刺激患侧大脑半球的运动皮质区。目前研究报道 rTMS 似乎可以通过改变两个半球的皮质兴奋性,纠正半球间抑制(interhemispheric inhibition,IHI)失衡,从而改善患侧的肢体运动功能。

(三) 体外冲击波治疗

体外冲击波治疗(extracorporeal shock wave treatment,ESWT)主要用于干预 CP 患儿的痉挛问题,以达到改善异常姿势、缓解疼痛、促进运动功能发育的目的,其疗效明显、损伤轻微、治疗时间短,仅少数患者有轻微不良反应,且无需特殊处理。治疗师先于患儿需治疗的部位涂抹耦合剂,治疗探头与其皮肤充分接触,尽量在肌肉被动拉长的体位下进行冲击,治疗强度以患儿的耐受程度为主,治疗时允许轻微的疼痛,一般一个部位冲击 2000 次,10 次为 1 个疗程。

(四) 水疗

针对 CP 患儿的不同功能障碍,治疗师可利用水的多种物理特性选择合适的水疗方案。33~35℃左右的水可以使身体的核心温度上升,使 γ 纤维的活动性降低,从而减少肌梭的活动性,促进肌肉放松和减少痉挛。当人身体的第 7 颈椎或下颌以下都置于水中时,其体重相当于地面上体重的 10%,当胸部以下置于水中时,其体重为地面体重的 30%,而当腰以下置于水中时,则为 50%,因此治疗师可以利用不同的浮力进行逐渐增加负重的训练,或通过浮力减轻患儿的自身负重以帮助其更好地进行功能性活动。水的压力有利于增强患儿的呼吸肌力量。漩涡可以产生阻力,其水流速度越快,则产生的阻力越大,可用于患儿的抗阻运动训练,同时也可以训练其平衡能力。

游泳是一项很好的水疗方式,不仅有利于 CP 患儿进行功能性活动训练,还提高了趣味性,但不同功能障碍的患儿其游泳的姿势应该不一样,并且泳池的设计也应进行改造。GMFCS Ⅳ~Ⅴ级患儿可尝试仰泳、蛙泳的姿势,指导者站在患儿的头侧,诱导患儿拍水和产生共同收缩。GMFCS Ⅱ~Ⅲ级患儿推荐仰泳或蛙泳,如仰泳时患儿仰卧水面,双脚并拢,两手放身旁,上下拍水(或划水),使身体向前移动。偏瘫型 CP 鼓励患儿使用患侧肢体游泳,他们会喜欢并且主动选择健侧肢体的运动来游水,但为了促进患儿的功能独立以及将来患儿双侧肢体的协调使用,治疗师应为患儿设定患侧肢体侧泳或双侧肢体进行蛙泳的锻炼方法,尽量促使患儿多使用患侧肢体。新生儿和小儿适宜水深为 90cm 左右,学龄期患儿则适宜 130cm 左右。水温保持 33~35℃。并且泳池区域、更衣室、浴室等应有防滑地面、适宜轮椅出入,进行训练时有救生员陪同。若患儿有癫痫、感染、伤口、处于月经期等,则不适宜游泳或进行其他水疗。

七、座椅与矫形器

座椅(seating)是一种具有特殊功能的椅子(图 3-25),在 CP 患儿中主要应用于 GMFCS Ⅳ~Ⅴ级的

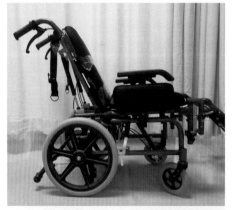
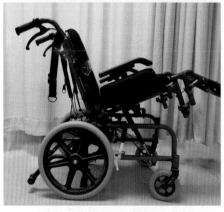

图 3-25　座椅

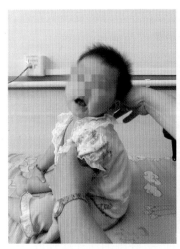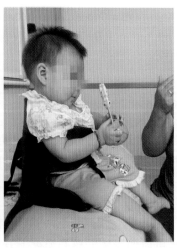

图 3-26　座椅的应用

患儿。座椅可以改善患儿的呼吸和进食,预防骨关节畸形,维持头部与躯干对线等。相比卧位,重度 CP 患儿在良好的坐位下可获得更好的视野并有机会双手操作物品,可以进行娱乐和学习,这不仅能改善其运动能力,还提高了患儿的社会生活能力和生活质量(图 3-26)。座椅是重度功能障碍患儿获得独立的关键。配备座椅前,治疗师应对患儿的异常坐姿、坐位能力、生活环境等进行评定,测量身体数据,以分析其异常的身体结构、生物力线等,从而对座椅进行调整以及配备相应的配件。良好的坐姿主要表现为:重力平均分布在两侧的坐骨结节;两侧髂前上棘平衡对称;前后髂棘平衡对称;躯干竖直位;头部与躯干对线;髋、膝、踝关节屈曲 90°左右。

　　具有一定步行能力的 CP 患儿,由于他们具有较好的头部、躯干控制能力和上肢功能,他们的座椅一般只需配备结实的坐垫、背垫、骨盆固定带;部分坐位功能较差的患儿需要增加胸垫、肩部固定带来帮助躯干竖直;除非患儿需要使用座椅进行长距离转运,否则一般不配备头垫。如果患儿的认知功能较好,建议使用患儿可以自己推行的座椅系统(底座框架较轻,容易折叠;后轮较大,有手动圈;使用大码或中码的前轮,以方便转向移动);脚垫、扶手均可以收起,患儿可以利用扶手的帮助从座椅上站起。如果患儿的认知功能较差,切记配备良好的固定系统,避免患儿在独坐时轮椅移动而摔倒;考虑配备头垫、餐盘,方便患儿长时间使用进行功能活动,如参加手工课、进食和短时间休息等。不能独坐的 CP 患儿需要一个可以倾斜的底座,方便座椅整体向后倾斜让患儿在座椅上休息。需要配备头垫、胸垫、大腿垫、大腿外展垫、骨盆固定带、肩部或者上胸部固定带、扶手、餐盘等;脚垫不需要时,可设置成收起状态;底座的前轮建议使用小码的,方便照顾者推行。

　　在 CP 患儿中,矫形器的作用主要是辅助进行功能性活动、引导生长、纠正异常姿势和防止骨关节畸形等。其常用矫形器有:①踝足矫形器(ankle foot orthosis,AFO),包括适用于需练习站立的踝控制能力较差的学步期患儿的静踝 AFO(solid AFO)(图 3-27),适用于具有一定扶持步行或独走能力的患儿和由于腓肠肌痉挛或股四头肌无力导致膝过伸患儿的动踝AFO(hinged AFO),用于纠正蹲伏步态的地面反作用力 AFO(ground reaction AFO),用于矫正异常的足部姿势(足内外翻、前足内收外展等)的足部包裹的 AFO(wrap-around AFO)。②上肢矫形器主要用于改善 CP 特别是四肢瘫和偏瘫患儿的肘或腕屈曲挛缩变形、拇指内收,可达到持续牵伸挛缩肌肉、促进肌肉生长的作用,如图 3-28 中的腕手矫形器;由国内学者研究

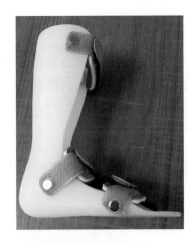

图 3-27 静踝 AFO

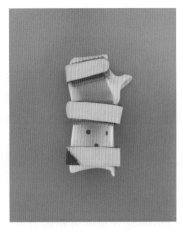

图 3-28 腕手矫形器

设计的限制性手托可用于限制偏瘫型 CP 患儿非瘫痪侧手的活动,从而诱导和促进患手的主动活动。

八、运动平板与康复机器人

运动平板训练(treadmill training)是指让患儿在运动平板上进行步行训练,以提高其在家庭和(或)社区的步行能力,可分为减重步行训练(partial body weight-supported treadmill training,PBWSTT)、机器人辅助步行训练(robotic assisted locomotion training,RALT)和一般运动平板训练(treadmill training without support)。双下肢交替步行的控制中枢部分位于脊髓,因此运动平板步行训练可以在脑部损伤后刺激患儿产生主动步行。目前有为儿童专门设计的运动平板,为了增加训练的趣味性和真实性,以及丰富视听觉刺激,患儿可以通过其前方的屏幕在训练过程中进行场景模拟游戏。

临床上常用的康复机器人包含下肢康复机器人、上肢康复机器人和智能轮椅。下肢康复机器人,模拟正常人的行走模式,支持部分体重,对下肢运动功能障碍患儿进行有效的康复步行训练。近年有研究显示机器人辅助步态训练可以有效改善 CP 患儿的平衡能力,缓解肌肉痉挛,提高患儿的步行能力,对于提高痉挛型 CP 患儿的步行功能效果最好。运动平板和下肢康复机器人均可使 CP 患儿髋伸展和踝背屈的程度最大化,驱动身体在站立期向前,并且因为该运动可牵伸髋屈肌群,还可优化摆动期起始时的髋屈曲抬腿和促进站立末期时踝跖屈推离地面时等关键动作的表现力,使双下肢动作富节奏性、周期性,并提高推进力。

上肢康复机器人,运用计算机技术实时模拟人体上肢运动规律,在虚拟环境中有针对性地对上肢进行高强度、重复性的功能康复训练。目前,上肢康复机器人多用于成人脑卒中患者的上肢功能训练,InMotion2 机器人是最早报道的儿童康复机器人,用于改善偏瘫型 CP 患儿患侧肩肘的运动功能,临床应用疗效明显。智能轮椅,主要用于辅助残疾儿童和功能障碍儿童的日常生活和学习工作,补偿他们弱化的机体功能。智能轮椅是结合电动轮椅与智能机器人优点的特殊轮椅,它不仅可以作为代步工具,更可以利用特殊机器手臂帮助残疾儿童完成简单的日常活动,是让患儿实现动起来、走出去的重要康复手段。智能轮椅能使残疾儿童重新获得自理能力,帮助他们找回自立、自尊的感觉,从而达到融入社会的最终目标。

九、肌内效贴

肌内效贴主要用于辅助改善 CP 患儿的肌肉痉挛、肌肉力量差以及姿势控制困难等,如用于放松小腿三头肌以改善其尖足的表现;用于放松大腿内收肌、内侧腘绳肌,以改善患儿的"剪刀腿";协助拇指外展肌群收缩以改善患儿拇内收。临床上,还需配合肢体功能训练以及姿势控制训练,以获得更好的治疗效果。常见临床应用如下。

(一)缓解髋内收肌群痉挛

目的是放松髋关节内收肌群,使用 Y 型贴布,贴扎时让患儿采取仰卧位,外展髋关节至最大角度,把贴布锚点固定于股骨内侧髁缘上方,尾部贴布以自然拉力包覆大腿内收肌群,向耻骨及坐骨粗隆方向贴上,如图3-29 所示。

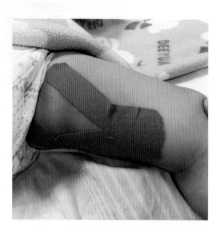

(二)改善尖足

目的是放松小腿三头肌群,使用 Y 型贴布,贴扎时让患儿采取俯卧位,背屈踝关节至最大角度,把贴布锚点固定在足跟底部,尾部贴布以自然拉力包覆腓肠肌肌腹两侧向上至腘窝贴上,如图 3-30 所示。

图 3-29 缓解髋内收肌群痉挛

(三)纠正足外翻

1. 使用 1 条 I 型贴布和 1 条 Y 型贴布,目的是促进胫前肌收缩,贴扎时维持患儿膝关节伸展,踝跖屈至最大角度,纠正足跟于中立位,此时足部应设定在内翻位,使用 Y 型贴布以大于 30% 的拉力在足跟部加一固定止点在小腿三头肌腓肠肌内外侧,起稳定足跟的作用;再把第二条 I 型贴布锚点固定于胫骨粗隆,以自然拉力向内螺旋贴扎,尾部贴布止于足弓内侧。

2. 使用一条 I 型贴布,此时足部应设定在内翻位,把贴布基部固定于胫骨粗隆,以自然拉力沿胫前肌向下至足弓,止点在足弓内侧。如图 3-31 所示。

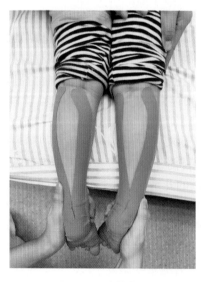

图 3-30 改善尖足

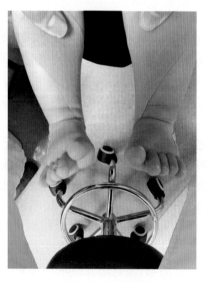

图 3-31 使用一条 I 型贴布纠正足外翻

(四) 纠正足内翻

使用一条 I 型贴布,此时足部应设定外翻位,把贴布锚点固定于胫骨内侧髁,以自然拉力沿小腿前方向外下至足外侧,并穿过足底,尾部贴布止于足弓内侧,如图 3-32 所示。

十、其他

(一) 肉毒毒素

A 型肉毒毒素(botulinum neurotoxin,BoNT)用于处理 CP 肢体痉挛已 20 多年,大量研究和临床实践已证明 A 型 BoNT 肌内注射是一种安全有效治疗 CP 痉挛的方法。A 型 BoNT 的注射目的主要是降低 CP 患儿痉挛肌肉的过度活动,从而降低肌张力,

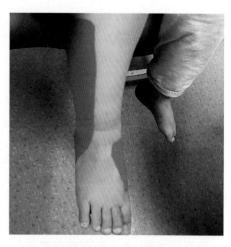

图 3-32 纠正足内翻

创造一个时间窗以提高其运动和活动表现能力,以及进行症状管理。

近几年,有系统性评价(systematic review)证实 A 型 BoNT 治疗 CP 患儿肢体痉挛有明确疗效,且强烈推荐应该优先选择使用该技术。A 型 BoNT 的作用机制主要为防止神经末梢突触前膜释放乙酰胆碱,从而阻滞神经肌肉接头处的神经冲动传递。虽然 A 型 BoNT 不能直接作用于 CP 患儿中枢神经系统的基本病理改变,但却能通过靶肌群暂时的无力和松弛,而明显改善其运动障碍的症状,如改善功能和步态、缓解疼痛、方便护理、改善姿势和延缓外科手术等。A 型 BoNT 治疗时,GMFCS Ⅰ~Ⅲ级患儿可改善步态和功能,MACS Ⅰ~Ⅲ级患儿可提高手的使用和功能性表现,GMFCS Ⅳ~Ⅴ级和 MACS Ⅳ~Ⅴ级患儿可进行症状管理(包括疼痛管理,改善外观,保持皮肤的完整性,通过缓解痉挛使长期畸形最小化和增加关节活动度,延缓外科矫形手术时间,提高矫形器配戴的耐受性)。A 型 BoNT 治疗 CP 的证据水平较高,根据美国神经病学会的证据分级,A 级水平(强有力的证据)显示可缓解下肢痉挛和提高上肢目标性运动功能;B 级水平(良好的证据)显示可增加下肢的关节活动度和肌肉长度,提高粗大运动功能,缓解上肢痉挛;U 级水平(证据不足)显示可改善参与性表现和上肢的活动性能力。A 级水平(强有力的证据)显示小腿三头肌注射可改善马蹄足或尖足步态;B 级水平(良好的证据)显示小腿三头肌注射可改善有马蹄足的 CP 患儿的目标性功能;U 级水平显示小腿三头肌注射治疗马蹄足优于阶段性石膏治疗;B 级水平(良好的证据)显示大腿内收肌注射可控制内收肌松解术后的疼痛;A 级水平(强有力的证据)显示大腿内收肌结合腘绳肌注射可短期延缓髋脱位,但不影响长期结果;U 级水平(证据不足)显示下肢多组肌群注射可改善步态、目标和功能。A 型 BoNT 治疗的选择基于特殊存在的症状、不正常的姿势和临床畸形,具体的病例和肌群选择可参考上述有效性证据,以及结合临床的治疗目标进行。

(二) 手术

外科矫形手术主要有:肌肉、肌腱切断术,肌腱延长术,肌腱移位术,骨矫形等,其手术简单,可重复,对 CP 患儿的肢体固定畸形有显著疗效。选择性脊神经后根切断术和周围神经缩小术治疗痉挛型 CP,短期可较彻底缓解肢体痉挛,但远期疗效有待评价。外科手术不能治愈 CP,手术后患儿还是 CP,其病变还在脑部,并且静止性伴随患儿终生。外科手术治疗 CP 是一个非常复杂的系统工程,其疗效受多方面因素影响,如过早进行矫形手术,会影响软组织与骨骼的匹配生长发育,不仅会影响疗效,而且还会对患儿的远期发育和功能改善造

成不良影响。外科手术必须严格掌握手术时机和指征,同时配合功能训练,如果条件允许,应尽可能延缓外科矫形手术,才能达到比较满意的疗效。

十一、家庭教育与管理

当患儿被诊断为 CP 时,家庭教育与管理尤其重要,包括 CP 相关知识的科普,树立以家庭为中心的康复理念,以及懂得如何在日常生活中照料患儿,如学习正确的扶抱和喂养姿势、矫形器的穿脱和保养、向患儿展示辅助器具的使用方法等,并且指导家长配合临床治疗工作。患儿在家里需要长期进行康复训练,并且需要把康复训练紧密结合到日常生活,如早上起床时,鼓励患儿坐在床边穿衣服,吃饭时,鼓励患儿自己走到餐桌,洗澡时,鼓励患儿自己走入浴室等。患儿如果对其他活动有兴趣,可推荐参加弹钢琴、拉小提琴、练习武术、学习瑜伽、做广播体操、跳舞、骑马和游泳等可加强患儿相关功能的活动。患儿上学需要一个良好的坐位姿势,桌子的高度也需要针对性设计,然而一个坐位姿势保持太久,也可能造成髋膝屈曲挛缩,因此在教室要定期活动身体,如站立、步行、关节活动和牵伸等,上体育课时也要注意运动的安全性和运动方式的选择,如身体对抗激烈的足球和篮球运动需谨慎参加。

CP 患儿随着年龄成长,其也越来越渴望加入到周围环境和同龄人的活动中。患儿在青少年时期对校园活动和社区生活都非常有兴趣,期望通过这些活动得到更多的自信和独立,但对 GMFCS Ⅲ~Ⅴ级的患儿来说,很难达到这个目标,这些患儿对自身的功能限制及其影响认识得更加清楚。青少年时期是人体生长发育的高峰期,但对 CP 患儿来说,由于骨骼与肌肉的生长速度不匹配,很可能导致软组织挛缩和骨骼进一步畸形,而且随着其身高和体重的不断增长,其能量消耗也相应增加,故此阶段应该加强有氧活动以提高患儿的体能,并且要重点防止肌肉骨骼的改变以免影响患儿的步行与活动能力,同时要注重提高患儿的日常生活功能和生活技巧。此外,该阶段患儿对个人隐私开始越来越重视,往往不喜欢求助别人,而喜欢自己进行个人卫生护理,部分患儿由于较少机会进行社会化的生活,可能会影响其社会情感发育,因此医务人员和社会工作者应尽可能通过各种方法培养患儿的自立、自信和自尊。

第四节　小　　结

CP 是终生性疾病,其主要问题为运动障碍,但也可能共患感知觉、认知和沟通障碍等,因此其康复治疗应该多学科参与。物理治疗在 CP 康复中所扮演的角色非常重要,在运动康复方面起关键作用。目前治疗 CP 的技术主要有对因和对症两类治疗技术。对因治疗主要有干细胞治疗,意图修复或置换受损的脑细胞,有不同程度的疗效,但迄今其治疗证据水平比较低,还需更多且设计更严谨的科学研究。对症治疗主要有物理治疗、作业治疗、矫形器、肉毒毒素和手术等 60 多种方法,意图改善痉挛、挛缩、肌力、运动活动能力和社会生活能力等,其临床疗效差异较大,如物理治疗中的力量训练、功能性活动和 CIMT 在运动活动能力有明显疗效,而肉毒毒素、矫形器和手术在治疗痉挛和挛缩方面有明显疗效,这些技术的治疗证据水平比较高,但对重度 CP 的疗效仍旧不满意,亟需研发新的康复技术。在 CP 的临床康复中,应尽可能使用治疗证据水平高的技术来源,以达到"事半功倍"之效,否则患儿没有接受到最好的治疗,把时间浪费在性价比低或无效的治疗中,本来可把时间花在更有效的治疗中或参加更重要的社会生活和学习,而且其家庭可能对治疗失去信心,转而寻找可能有害的偏方或秘方。

CP患儿随着年龄的增长、体重和身高的不断增加,能量消耗也伴随增加,且异常运动模式长期存在,故容易导致软组织挛缩、骨骼畸形、关节劳损、疲劳和慢性疼痛等,从而严重影响其社会生活和生存质量。因此,在制订康复策略时,必须有长远和综合的考虑,让治疗尽可能融入到其日常的社会生活中,使患儿有更多机会参与同龄人的社会生活中,以及掌握更多的社会生活技能。此外,要对家长做好宣教工作,使其深入了解患儿的疾病状况,能够积极主动地配合康复。

综上所述,建议根据CP患儿的年龄、GMFCS和MACS等级,以及认知水平,进行针对性康复,康复技术选择应考虑其证据水平和家庭的适宜条件,康复模式的选择应有利于患儿的社会生活。此外,在CP漫长的康复过程中,我们要时刻考虑到患儿的功能、体能、生活乐趣、家人、朋友及其未来,尽量能够取得良好的平衡并达到有机整合,以使CP患儿最大限度地过上同龄人的社会生活,并能够对社会做出自己的贡献。

第五节　案 例 解 析

一、痉挛型偏瘫

患儿,女,13岁9个月,CP(右侧偏瘫)。患儿为孕39周时因"胎动减少"急诊剖宫产儿,出生体重2.3kg,出生后血红蛋白低,颅内出血史,曾于新生儿重症监护室进行治疗。患儿出生后不久发现右肢肌张力明显增高,右侧肢体自主活动较少,运动发育明显较同龄儿落后。无食物药物过敏史,预防接种史不详,无手术史及外伤史,其堂兄弟有类似运动障碍史,其父表弟脑出血后出现癫痫发作。患儿父母的运动能力正常,受教育程度良好,患儿与父母、爷爷奶奶一起生活。

患儿5个月龄时起首次至康复科进行诊治,体格检查发现右侧肢体肌张力明显增高,俯卧位非对称性抬头45°内,未会翻身,提示粗大运动发育落后于同龄儿童。即时对患儿行早期干预,康复目标主要为抑制异常运动模式、降低右侧肢体肌张力、促进头控、翻身和精细功能的发育,康复方案包括头控训练、前臂支撑、翻身、双手中线位运动、视听觉刺激、牵伸跟腱、姿势设定、皮肤感觉刺激、按摩和被动运动、神经肌肉电刺激等,康复治疗每天1次,每次60分钟,每周5次,连续2周,同时指导家长行家庭康复,之后家长在家行康复治疗,嘱其每6周定期复查,以便调整康复方案。

患儿1岁半可独走,3岁可跑跳,与同龄儿童玩耍交流可,喜用左手,右手主动活动性差,常呈腕屈曲位。康复评定结果:Carroll上肢功能试验量表左手得分95,右手得分40,九孔插板试验结果:左手2分钟16秒,右手7分钟,GMFCS Ⅰ级。康复目标调整为纠正右手异常姿势,提高右手功能。予以按摩,被动运动,右上肢支撑,右手腕伸肌力量训练,右手精细功能训练(如捡豆子、翻书、对指、按按钮、插棍子等)。

患儿4岁时,右下肢肌张力可见增高,尖足,GMFM-88得分97.34,GMFCS Ⅰ级,MAS得分为右肘关节1分、右腕关节1分、右踝关节1.5分。复查头颅MRI结果示"左基底节、左岛叶及左颞叶软化灶"。康复目标主要为防止右跟腱挛缩,促进肢体对称性发育,提高右上肢主动运动性及使用技巧。康复方案包括:右小腿三头肌注射 A 型肉毒毒素,按摩,被动运动,右侧胫前肌、股四头肌、臀中肌、腕伸肌、拇展肌肌力训练,右侧搭桥,右下肢蹲起,右下肢单腿跳,右上肢支撑,交替上台阶,右上肢强制性使用训练,牵伸痉挛的肌群、斜板牵伸、单腿负重,配合局部神经肌肉电刺激:右侧腕伸肌、拇展肌、股四头肌、胫前肌,手功能训练(双手协调性训练,如抛球、接球、体操棒),配戴右 AFO(不影响睡眠时,睡觉时可使用)。

患儿 7 岁时,右侧肢体肌张力仍明显增高,步行时右足内收内翻,右前臂旋前,GMFM-88 得分 95.84,GMFCS Ⅰ级,MAS 得分为肘关节 2 分、腕关节 1 分、髋关节 1 分,膝关节 1.5 分,踝关节 1.5 分。与人交流可,社会生活能力测试得分 10 分(正常水平),患儿的认知、语言和社交行为能力与同龄正常儿差别不大,复查 MRI 结果示"左基底节、左岛叶及左颞叶软化灶,与前片对比,范围大致同前,病灶周围胶质增生减少,左岛叶及左颞叶脑实质略小于对侧"。康复方案调整后,包括应用 A 型肉毒毒素注射右胫骨后肌、内侧腓肠肌、内侧腘绳肌、右前臂旋前圆肌、旋前方肌、肱桡肌以改善上肢姿势及足内翻内收步态,A 型肉毒毒素注射后行 2 周以下功能性强化训练:牵伸上述痉挛肌群,右足主动背伸外展运动,主动牵伸右腘绳肌,右上肢强制性使用训练(左手配戴限制性手托),右侧肢体力量训练,单腿站立,单腿跳,右侧搭桥,运动技巧训练(游泳、溜冰等),配戴右改良 AFO(睡觉时使用),右手对指操,右上肢主动关节活动,局部神经肌肉电刺激:右腕伸肌、肱三头肌、腓骨长短肌、胫前肌。患儿 8 岁时因右肘屈曲畸形明显,再次予 A 型肉毒毒素注射肱二头肌、肱桡肌,12 岁时再次予 A 型肉毒毒素注射右小腿三头肌和右肱二头肌、肱桡肌等,后进行以家庭为中心的康复治疗,每年返院复查 1~2 次。

本例患儿为较轻的痉挛型右侧偏瘫患儿,GMFCS Ⅰ级,经过以多次院内康复及多年家庭为中心的康复治疗后,患儿运动能力和运动姿势得到较明显的改善,没有出现明显的继发性肢体畸形,现在常规学校上初中二年级,表现良好,其社会生活与同龄人一样,康复结果与家长期望一致。患儿现处于青春期,处于人体发育的第二个高峰期,对于其跟腱长度和骨关节生物力学对线仍需密切追踪随访,定期进行康复评定和调整康复策略。

二、痉挛型双瘫

患儿,女,5 岁,CP(痉挛型双瘫)。患儿为孕 28 周早产儿,出生体重 1kg,有窒息史。3 个月龄头颅 MRI 结果示"考虑缺血缺氧性脑病,双侧半卵圆中心多发软化灶形成,右侧侧脑室旁和右侧半卵圆中心见散在脑渗血改变",5 个月龄复查头颅 MRI 结果示"右侧侧脑室旁条状 T_2WI 低信号,与前片对比,考虑出血后遗改变"。患儿出生后即发现四肢肌张力明显增高,运动发育明显较同龄儿落后。有牛奶蛋白过敏史,预防接种史不详,无手术史及外伤史,无类似家族史。患儿父母的运动能力正常,受教育程度良好,患儿与父母、爷爷奶奶一起生活。

患儿 6 个月龄时首次至康复科进行诊治,发现双下肢肌张力明显增高,俯卧位非对称性抬头 45° 内,仰卧位非对称性紧张性颈反射阳性,未能翻身,扶持坐位下头部控制差。即时对患儿行早期干预,康复目标主要为抑制异常运动模式、降低四肢肌张力、促进头控、翻身和精细功能的发育,康复方案包括头控训练、前臂支撑、翻身、双手中线位运动、视听觉刺激、牵伸跟腱、姿势设定、皮肤感觉刺激、按摩和被动运动、神经肌肉电刺激等,康复治疗每天 1 次,每次 60 分钟,每周 5 次,连续 2 周,同时指导家长行家庭康复,之后家长在家行康复治疗,嘱其每 6 周定期复查,以便调整康复方案。

患儿 11 个月龄时确诊为 CP(痉挛型双瘫),主要依据包括早产低体重缺氧病史、明显的运动发育迟缓、下肢肌张力明显增高、下肢运动模式异常及 MRI 结果。康复评定结果：GMFM-88 得分 22.43，GMFCS Ⅳ级，下肢 MAS 得分为髋关节 2 分、膝关节 2 分、踝关节 3 分。康复目标调整为促进坐位、爬行和扶站能力的发育，防止跟腱挛缩，降低双下肢肌张力。因患儿下肢肌张力过高且未能独坐，我们除常规的康复治疗外，予配备座椅促进其坐位能力的发育，以便患儿坐在座椅上可解放双手有利于手功能的发育。同时，给予配戴 AFO 使患儿踝关节保持功能位（每次 1~2 小时，每次使用间隔半小时，睡觉时若不影响睡眠可常规使用）以防止跟腱挛缩并进行扶站训练。患儿 1 岁 8 个月龄时可跪坐和腹爬，1 岁 10 个月龄时可扶站。

患儿 2 岁时，下肢肌张力仍明显增高，尖足，双膝过伸，GMFM-88 的 D、E 功能区得分 13.94，GMFCS Ⅲ级，下肢 MAS 得分为髋关节 1.5 分、膝关节 1 分、踝关节 2 分，髋关节正侧位 X 线示髋关节结构正常。康复目标主要为改善尖足和膝过伸、缓解小腿痉挛、促进姿势转换和扶站与步行能力的发育、防止跟腱挛缩。康复方案包括应用 A 型肉毒毒素注射双小腿三头肌以缓解小腿痉挛，A 型肉毒毒素注射后行 2 周以下功能性强化训练：按摩（2 分钟）、下肢被动运动（每个关节重复 10 次）、牵伸跟腱和大腿内收肌（每次 20 秒，重复 10 次）、爬障碍物（3~5 分钟）、坐位训练（不同坐位姿势，如端坐位、盘腿坐和跪坐，视觉刺激在正前上方，5 分钟）、Bobath 球上俯卧背伸（2 分钟）、蹲起（脚尖在膝后面，10 个 / 组，2 组 / 次，2~3 次 / 天）、直跪（30s/ 次，10 次 / 天）、扶持站立与步行训练（5~10 分钟）、搭桥、姿势设定（双髋分开）、配备座椅和 AFO（不影响睡眠时，睡觉时可使用）、神经肌肉电刺激（痉挛肌治疗仪：双小腿）、小脑顶核电刺激（脑循环）、抗重力位运动（躯干保持竖直位）等，之后行家庭康复训练。患儿 2 岁 3 个月龄时，尖足步态得到矫正，同时给予加强不同高度平面扶站与步行、单手扶站、侧走等功能性训练。

患儿 2 岁 6 个月龄时，盘腿坐困难，大腿内收肌张力明显增高，不配戴 AFO 扶行时有剪刀腿步态，GMFM-88 的 D、E 功能区得分 22.44，GMFCS Ⅲ级，下肢 MAS 得分为髋关节 2 分、膝关节 1 分、踝关节 1 分，Gesell 发育量表测试发育商得分 61 分，社会生活能力测试得分 8 分（提示轻度缺陷），患儿的认知、语言和社交行为能力稍落后于同龄正常儿，复查头颅 MRI 结果示"脑室旁白质软化症"。应用 A 型肉毒毒素注射双大腿内收肌以改善剪刀腿步态和缓解大腿内收肌痉挛。患儿 2 岁 8 个月龄时，下肢 MAS 得分为髋关节 1.5 分、膝关节 1 分、踝关节 1 分，跟腱长度保持良好，剪刀腿步态得到矫正，配戴 AFO 时可独站数秒，可拉扶稳固支持面站起并扶着侧走（偶尔需要家人协助）。

患儿 3 岁 11 个月龄时，可独走数十步，出现蹲伏步态，膝屈曲肌群张力增高，GMFM-88 的 D、E 功能区得分 47.7，GMFCS Ⅱ级，下肢 MAS 得分为髋关节 2 分、膝关节 2 分、踝关节 1.5 分。应用 A 型肉毒毒素注射双侧腘绳肌和大腿内收肌，并牵伸腘绳肌、大腿内收肌和跟腱，以及佩戴 AFO 进行蹲起、坐起、站立与步行、踩单车等功能性活动训练。患儿 4 岁 5 个月龄时，可独走数十米，蹲伏步态及下肢功能有明显改善，GMFM-88 的 D、E 功能区得分 50.27，下肢 MAS 得分髋关节 1+ 分、膝关节 1+ 分、踝关节 1 分，社会生活能力测试得分 9 分（提示边缘水平）。患儿 5 岁时，可独走数百米，步态不好，GMFM-88 的 D、E 功能区得分 52.94，髋关节 1+ 分、膝关节 1+ 分、踝关节 1+ 分，社会生活能力测试得分 10 分（提示正常水平）。本例患儿经过以家庭为中心的康复治疗后，患儿运动能力和运动姿势得到较明显的改善，GMFCS Ⅳ级降至 Ⅱ级，没有出现继发性的肢体畸形，现基本上与同龄健康儿童一样进行类似的社会生活，如上幼儿园和学唱歌等，但仍需密切追踪随访，定期进行康复评定和调整康复策略，以防止继发性畸形的发展,进一步提高其步行、社会生活能力和生活质量。

三、痉挛型四肢瘫

患儿,男,3 岁 1 个月,CP(四肢瘫)。患儿为孕 29 周早产儿(剖宫产),新生儿窒息,低出生体重儿(出生体重 1.6kg)。2 个月龄时头颅 MRI 结果显示"双侧脑室旁及双侧半卵圆中心脑白质软化灶形成,双侧半卵圆中心软化灶后部边缘脑实质少量出血",8 个月龄时复查头颅 MRI 结果显示"脑室旁白质软化症,考虑早产儿脑损伤后遗改变"。患儿出生后发现四肢肌张力增高,运动发育明显较同龄儿童落后。无食物药物过敏史,预防接种史不详,无手术史及外伤史。母亲孕 4 产 3,第三胎孕 40 天死胎,流产。患儿有一哥哥,8 岁,精神发育迟滞,5 个月时发现肌张力过高,目前运动功能尚可,能跑和跳。

患儿 4 个月龄时首次至康复科进行诊治,发现四肢肌张力明显增高,喜头后仰,俯卧位非对称性抬头小于 45°,俯卧位头部控制差,运动发育水平落后。即时对患儿进行早期干预,其康复目标主要为调整肌张力、抑制异常姿势、促进头部控制能力和精细运动的发育。康复训练方案包括俯卧抬头、前臂支撑、翻身、仰卧拉起、巴氏球上训练(俯卧位)、抱球姿势维持、肌肉牵伸(拇收肌、前臂旋前肌群)、四肢被动运动、姿势设定(调整抱姿、头部、双手中线位)、手部感觉刺激、双手中线位活动、视听觉刺激、神经肌肉电刺激等。康复治疗每天 1 次,每次 60 分钟,每周 5 次,维持 2 周,同时指导家长行家庭康复,嘱其每 4 周复查,以便调整康复方案。

患儿 1 岁时,四肢肌张力仍明显增高,头部和腰部控制差,GMFM-88 得分 7.04,GMFCS V 级,MAS 得分为肘关节 1⁺ 分,腕关节 1⁺ 分,髋关节 2 分,膝关节 2 分,踝关节 2 分,Gesell 发育量表总分 26。康复目标为进一步缓解四肢痉挛,促进头部、腰部控制和手功能的发育。康复方案包括仰卧拉起、竖直位头控训练、四点跪、翻身、配备座椅并在良好坐位下进行手功能训练、四肢被动活动、神经肌肉电刺激等。

患儿 3 岁时,运动发育水平有所提高,能翻身、腹爬、扶髋能坐、扶腋能站,GMFM-88 得分 25.43,GMFCS Ⅳ 级,MAS 得分为肘关节 2 分,腕关节 2 分,髋关节 4 分,膝关节 2 分,踝关节 4 分,Gesell 发育量表总分 34 分,社会生活能力标准分得分 7(提示中度缺陷),语言发育水平处于 3-1 阶段(S-S 法),能对常见亲人称呼(方言)以及用手势进行表达,言语模仿能力可。康复目标为缓解四肢痉挛、促进坐位和迈步能力的发育、提高日常生活活动能力、促进言语符号(图片)的理解和丰富言语表达(实词)。康复方案包括肉毒毒素注射(小腿三头肌、内收肌)、牵伸跟腱及其他痉挛肌群、爬行训练、坐位训练(不同坐姿)、巴氏球上训练(坐位)、四点跪、站立架、扶站与迈步训练、佩戴 AFO 和配备座椅、手功能训练(抓握、手眼协调)、经颅磁刺激、神经肌肉电刺激、利用图片认识常见物品并引导发音等。

本例患儿为较严重的痉挛型四肢瘫,其治疗重点在于缓解痉挛以减轻继发性损伤,促进抗重力体位的姿势发育(坐位、扶站等),以及在良好坐位下进行物品操作和学习,以提高其社会生活能力和生活质量。

四、不随意运动型

患儿,男,5 岁 4 个月,CP(不随意运动型)。患儿为足月顺产儿,出生时有高胆红素血症。患儿出生后 7 个月龄仍不会抬头,运动发育明显较同龄儿落后,1 岁 5 个月大时诱发电位检查提示双侧听觉重度异常。无药物食物过敏史,预防接种史不详,无手术史及外伤史,无类似家族史。患儿父母的运动能力正常,受教育程度良好,患儿与父母一起生活。

患儿 7 个月龄时首次至康复科进行诊治,诊断为 CP(不随意运动型),主要依据包括高胆红素血症史、明显的运动发育迟缓、四肢肌张力不稳定、不随意运动增多和四肢运动模式异常等。体格检查发现四肢肌张力不稳定,紧张时明显增高,不会抬头,仰卧位非对称性紧张性颈反射阳性,未能翻身,双手取物欠佳。GMFM-88 得分为 10.69 分,GMFCS Ⅴ级,即时对患儿行早期干预,康复目标主要为抑制异常运动模式、防止继发性损伤、促进头控、翻身和精细功能的发育,康复方案包括头控训练、前臂支撑、翻身、双手中线位运动、视听觉刺激、牵伸跟腱、姿势设定、皮肤感觉刺激、按摩和被动运动、神经肌肉电刺激等,康复治疗每天 1 次,每次 60 分钟,每周 5 次,连续 2 周,同时指导家长行家庭康复,之后家长在家行康复治疗,嘱其每 6 周定期复查,以便调整康复方案。

患儿 8 个月龄时可抬头,尚不会翻身,1 岁时康复评定结果:GMFM-88 得分 16.22,GMFCS Ⅳ级,下肢 MAS 得分为髋关节 2 分、膝关节 2 分、踝关节 2 分。康复目标调整为促进抑制不随意运动、降低四肢肌张力,促进翻身、坐位和精细功能的发育。因患儿下肢肌张力过高且未能独坐,我们除常规的康复治疗外,予配备座椅促进其坐位能力的发育,以便患儿坐在座椅上可解放双手有利于手功能的发育。同时,给予配戴 AFO 使患儿踝关节保持功能位(每次 1~2 小时,每次间隔 1 小时,睡觉时若不影响睡眠可常规使用)以防止跟腱挛缩并进行扶站训练。患儿 1 岁 5 个月龄时翻身,可主动伸手向物,但抓不稳。

患儿 2 岁 9 个月龄时,因双侧听觉传导通路受损,发音较少,常流涎、喝水易呛咳及吞咽咀嚼功能欠佳等症状,予吞咽功能评定及语言评定,S-S 法语言发育检查结果示交流态度良好,言语模仿能力欠佳,语言发育迟缓,存在构音障碍,并嘱其回家进行语言及吞咽训练,包括构音器官灵活度训练(舌操、砸唇、吹、弹舌等)、结合场景或实物学习,扩展及强化目标词汇,学发单音、叠音及象声词等。大运动方面尚未会腹爬,俯卧位可短暂直臂支撑,康复方案除前述外,加入爬行训练。

患儿 4 岁时可四点爬,可扶床边走数步,康复目标主要为促进姿势转换和扶站能力的发育、防止跟腱挛缩。康复方案包括按摩(2 分钟)、下肢被动运动(每个关节重复 10 次)、爬障碍物(3~5 分钟)、坐位训练(不同坐位姿势,如端坐位、盘腿坐和跪坐,视觉刺激在正前上方,5 分钟)、Bobath 球上俯卧背伸(2 分钟)、蹲起(脚尖在膝后面,10 个 / 组,2 组 / 次,2~3 次 / 天)、直跪(30s/ 次,10 次 / 天)、扶持站立与步行训练(5~10 分钟)、搭桥、姿势设定(双髋分开)、配备座椅和 AFO(不影响睡眠时,睡觉时可使用,自备)、神经肌肉电刺激(TENS:胫前肌、股四头肌、腕伸肌)、抗重力位运动(躯干保持竖直位)和上肢功能训练等,之后行家庭康复训练。患儿 4 岁 5 个月龄时可独走 2~3 步,同时给予站立与步行训练、单手扶站、侧走等功能性训练。现可独走 20~30m,可自行蹲下站起玩耍及拾物,GMFM-88 的 D、E 功能区得分 37.44,GMFCS Ⅲ级,康复方案加入步行技巧训练(转身往回走、上斜坡)、扶持上下台阶、行走不平整路面、日常生活活动(activity of daily living,ADL)训练、双手协作训练及手精细功能训练(对指、捡珠子、翻书、插棍子、搭积木等),配戴 AFO。现患儿基本理解能力可,可执行简单指令,可通过手势和简单音进行表达。

不随意运动型 CP 患儿的治疗重点在于姿势的维持和功能性活动。增加负重能抑制其异常的运动,如穿有重量的马甲可帮助其维持良好坐位。该类型的患儿往往上肢功能更差,治疗师应在其保持良好坐位的情况下进行一些上肢功能训练,严重者应尽早学会操作轮椅的方法。本例患儿为较严重的不随意运动型 CP 患儿,经过以家庭为中心的康复治疗后,患儿运动能力和运动姿势及语言发育得到较明显的改善,GMFCS V级降至III级,没有出现继发性的肢体畸形,并且其有较多机会与同龄健康儿童一样进行类似的社会生活。对于其跟腱长度、髋关节发育状况仍需密切追踪随访,需定期进行康复评定和调整康复策略,以防止或减缓肢体继发性畸形的发展,进一步促进其步行和社会生活能力的提高。将来患儿很可能需要使用辅助器械行走,应尽可能使患儿有更多机会过上类似同龄健康儿童的社会生活。

五、共济失调型

患儿,男,4岁10个月,CP(共济失调型),足月顺产,出生体重3.35kg,母亲孕期曾2次发热均于医院治疗,无食物、药物过敏史,无手术史及外伤史,父母运动功能正常。患儿为共济失调步态,目前可独走数步,需他人监督,言语理解和表达一般。患儿常居市外,于当地机构进行长期的康复治疗,定期回院复查和进行治疗。

患儿2岁6个月龄时,可独坐、短距离四点爬,未能独站,维持姿势时头部晃动,前伸够物时上肢晃动。GMFCS III级,GMFM-88得分47.09。其康复目标为促进四点爬、独站、扶走等功能性活动的发育。康复方案主要为四点跪位姿势维持;引导四点爬(逐渐增加距离);下肢力量训练;骨盆控制训练;独站训练;站位平衡训练;手眼协调训练;上下肢轮替运动训练;神经肌肉电刺激等。

患儿4岁2个月龄时,可独走数步,但平衡功能差,易摔倒。GMFCS III级,GMFM-88的D、E功能区得分69.22,MACS II级,婴儿-初中生社会生活能力量表的标准分10分(提示正常水平)。其康复目标为提高步行能力和日常生活活动能力,防止继发性畸形的发展。其康复治疗方案为:功能性活动(包括仰卧坐起、搭桥、直跪与半跪的转换、蹲起、站立与步行训练);股四头肌、胫前肌力量训练;站位平衡训练;扶持上下斜坡和台阶;上肢负重训练;神经肌肉电刺激;经颅磁刺激;佩戴动踝AFO。

共济失调型CP患儿物理治疗的重点在于平衡训练以及预防跌倒。在肌肉力量训练和功能性活动为基础上,应加强站位平衡、走窄板、单腿支撑、运动控制等训练。为了预防跌倒,治疗师应教育患儿摔倒时用上肢支撑来保护自己,并让患儿学会从跌倒到站起的方法。随着年龄的增长,患儿需要借助前臂拐杖或助行器进行较为安全的步行,严重者可选择轮椅进行移动。

(徐开寿　邱慧莹)

第四章

先天性肌性斜颈

第一节 概　　述

一、定义

拉丁语中的斜颈(torticollis)是指扭曲的脖子,1912 年 Tubby 定义"斜颈"为"一种先天或后天的颈部侧偏、旋转畸形"。先天性肌性斜颈(congenital muscular torticollis,CMT)俗称"歪脖子",特指一种良性的儿童骨关节肌肉畸形的常见病,是由于一侧胸锁乳突肌(sternocleidomastoid muscle,SCM)的增厚和缩短导致的,在出生后或不久(一般不迟于出生后 4 个月内)就出现头部偏斜在一侧、下巴转向对侧的自发性斜颈,常导致颈部活动受限,还可能在患侧胸锁乳突肌触摸到肌性肿块或肌紧张(图 4-1)。

二、流行病学

新生儿 CMT 的发病率约为 0.3%~2.0%,有地区性的流行病学研究提示发病率可达 3.92%,甚至 16%,这可能与西方国家 20 世纪 90 年代的仰卧睡姿建议有密切关系。近期的研究显示 CMT 的发病率明显增高,已经超越髋关节发育不良、马蹄足成为第一大儿童期高发的骨骼肌肉系统先天性疾病。

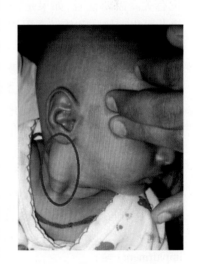

图 4-1　CMT 的肌性肿块

三、病因

CMT 的病因至今尚不明确,研究提示可能与多种因素相关,如缺血、产伤、难产、胎位不正、巨大儿、多胎妊娠、感染、神经源性损伤、遗传、宫内或围生期骨筋膜室综合征等。目前最广泛接受的解释包括：①缺血，由于静脉闭塞或者血管畸形使胸锁乳突肌缺血挛缩；②产伤，直接损伤肌肉，在生产过程中使胸锁乳突肌撕裂或断裂而形成血肿，最后肌肉纤维化挛缩；③宫内拥挤的假说，认为从小子宫娩出的第一胎；或者胎位不正导致胎儿在宫内持续的颈部侧屈和旋转姿势；或者在分娩时，胎位不正压迫损伤同侧胸锁乳突肌导致静脉闭塞，都可能导致骨筋膜室综合征的发生，使胸锁乳突肌缺血，引起纤维化，从而导致 CMT 的发生。临床数据比较支持这个假说。

组织病理学研究发现 CMT 受损的胸锁乳突肌出现间质性纤维化，并推测可能是这个原因降低了可运动质子的密度，从而减少胸锁乳突肌的延展性，引起颈部活动度受限。近年，有研究发现在 CMT 患者中存在多个异常表达的细胞间质发育基因，其中 8 个的基因表达水平与 MRI 图像显示的 CMT 严重程度高度相关，由此推算与 CMT 发病相关的蛋白质网络模块，并证实这些模块均参与胶原蛋白和弹性纤维的纤维变性过程，在细胞学水平展示了 CMT 可能的发病机制。临床数据可见少数 CMT 病例出现家庭史，这也提示 CMT 的发病可能存在遗传性。

四、临床表现

CMT 最主要的临床表现为患儿在出生后或不久即出现的头部向患侧倾斜，下颌转向健侧的异常姿势，可能合并颈部关节活动度受限，还可能在患侧胸锁乳突肌内触及肌性肿块或肌痉挛。典型的 CMT 肌性肿块是一个直径约 1~3cm 的梭形隆起，肿块表面皮肤正常，无红肿热痛，常于生后 14~21 天内出现，在新生儿期内还可能增大，一般在患儿 4~8 个月龄时消失。镜下显示肿块为纤维瘤，其特征是缺乏正常横纹肌，而胶原纤维和成纤维细胞沉积在单个肌纤维周围。肌性肿块的组织学表现提示 CMT 可能在出生前发病，并与胎儿在宫内的体位有关。需要注意，如果是宫内拥挤导致的 CMT 还可能累及患侧的上斜方肌。少数 CMT 患儿可出现侧屈和旋转受限均发生在同一侧。

根据其临床类型，CMT 一般分为三型：①肿块型，最严重的类型，患侧胸锁乳突肌探及肌性纤维化肿块，颈部主动、被动关节活动度受限；②肌紧张型，患侧胸锁乳突肌仅触及肌肉挛缩，颈部关节活动度受限；③姿势性，程度最轻，仅有头部偏斜的表现，但无胸锁乳突肌肿块、肌紧张以及被动关节活动受限。

CMT 常合并不同程度的颜面部不对称（患侧脸部窄平，患侧耳朵眼睛偏小）和斜头（80%~90%），以及发育性髋关节发育不良（20%~29%）、下颌不对称畸形、马蹄内翻足、臂丛神经损伤、远端肢体畸形、脊柱侧凸等，这可能与胎位不正以及骨骼发育异常有关。患侧下颌发育不良还可能引起患侧母乳喂养困难。部分 CMT 患儿还会合并早期运动发育落后，而且可能在学龄期出现注意力缺陷多动障碍（attention-deficit hyperactivity disorder，ADHD）、发育协调障碍（developmental coordination disorder，DCD）和语言障碍（language impairment）等。

CMT 常见的后遗症为斜头（长期斜颈姿势所致），两侧颜面部不对称，继发性斜视（考虑是头部倾斜双眼不在同一水平位引起的视觉代偿）等。如果不予治疗，CMT 患儿的后遗症可能会进一步加重，严重影响患儿的外观，甚至出现颈椎活动受限、椎体变窄、颈椎侧凸畸形、颈部深筋膜增厚、前中斜角肌挛缩、颈动脉鞘及血管缩短、胸椎代偿性侧凸等更严重的继发问题，而且继发性畸形会随着患儿年龄的增加而愈加严重，甚至影响其心理发育。

五、诊断

诊断 CMT，一般根据其典型的斜颈姿势、发病年龄、触及胸锁乳突肌的紧张程度以及体检情况可以判断。如果合并斜头，或者患儿有难产、臀位产、胎位不正、巨大儿等出生情况，更需要注意排除 CMT。单侧 CMT 诊断容易，而双侧 CMT 缺少明显的头部倾斜表现，诊断相对困难，患儿多表现为双侧颈部活动受限，一侧受累更重，有短头畸形。详细的体格检查后考虑 CMT 的，建议结合颈部肌肉超声检查对肌肉性状进行定性、定量诊断。

有研究指出，18% 的儿童斜颈是由非肌性原因导致的，因此，鉴别诊断很重要。CMT 需要与以下疾病鉴别：①骨性斜颈，如 Klippel-Feil 综合征、颈椎骨畸形、椎骨融合、寰枢椎脱位等，一般其胸锁乳突肌无肿块与挛缩，颈椎 X 线、CT 或 MRI 检查可鉴别。②眼性斜颈，如屈光不正、斜视、上斜肌麻痹、外直肌麻痹、眼球震颤等，视力矫正后斜颈可消失，眼科视力检查可鉴别，但部分眼性斜颈可能在 3 岁后才能确诊。③良性阵发性斜颈，是一种婴儿期自限性疾病。表现为周期性斜颈，女性多于男性。发作持续时间 10 分钟到 10 天，缓解期 2~4 周，可反复发作，2~5 岁后逐渐减轻，无后遗症。④特发性肌张力障碍综合征，如痉挛性斜颈，一般发病年龄在 1 岁后。⑤韧带松弛导致的斜颈一般属于姿势性斜颈，常合并其他发育性疾病，如唐氏综合征、软骨发育不全、成骨不全症、黏多糖症等疾病，除斜颈外还有合并疾病的临床表现。⑥神经性因素，如臂丛神经损伤、脊髓空洞症等也可引起斜颈，同时出现运动功能障碍、反射异常，MRI 检查可鉴别。⑦而后天性获得性斜颈一般发病年龄较大，常继发于创伤如骨折、脱位；感染如颈淋巴结炎、咽喉炎、扁桃体炎、中耳炎等；肿瘤如后颅窝肿瘤等疾病。这些疾病由于损伤、炎症或肿物刺激，使局部软组织充血、水肿，亦可引起斜颈。

六、预后

肌性斜颈若早期诊断，生后 3 个月内早期治疗，约 90% 的病例预后良好。如果不予治疗，患儿的合并症如斜头、颜面部不对称畸形等可能进一步加重，严重影响患儿的外观，甚至出现颈椎、胸椎代偿性侧凸等更严重的继发问题。因此，CMT 需要早期诊断、早期治疗。一般而言，越早发现的姿势性 CMT，其治疗周期越短，而且与肌紧张型、肿块型 CMT 比较，预后较好；而在出生 3~6 个月后才发现的肿块型 CMT，治疗周期最长，而且最可能需要外科手术的介入。颈部被动关节活动度旋转受限越小，预后越好。另外有研究提示，出生后 1 个月内接受治疗的 CMT，98% 可以在 2 个半月内恢复正常的颈部关节活动度；1 个月龄后开始干预的，治疗时间大概需要 6 个月左右；而 6 个月龄后开始干预的，治疗时间可能增加至 9~10 个月，而且可能有少部分患儿不能恢复正常的颈部关节活动度。

第二节　康复评定

CMT 患儿最主要的表现是颈部向患侧旋转，向健侧侧屈和健侧屈伸的活动范围减小。由于颈部肌肉挛缩和肌肉力量不均衡，CMT 患儿在静态姿势或运动过程中不能保持头部与躯干的对线。头部偏斜如果长期不纠正，肌肉的不平衡会对发育中的颅面骨骼、脊柱产生不对称的牵拉，进一步使颜面部和颅骨不对称畸形、脊柱侧凸恶化，使补偿运动模式出现，影响运动控制。因此 CMT 的康复评定包括斜颈的严重程度、头部偏斜角度、颈部关节活动度、双侧颈部肌肉力量均衡性,以及评估继发的颜面部和颅骨不对称畸形等。同时,还需要应用超声检查颈部肌肉,客观地了解胸锁乳突肌的性状与结构。

一、先天性肌性斜颈严重程度分级

根据颈部旋转被动活动度的受限程度与首次确诊月龄,可以把 CMT 划分为七个级别(表 4-1),这个分级有利于估算改善 CMT 患儿颈部关节活动度受限的一般治疗周期。

表 4-1　CMT 严重程度分级

级别	确诊时间	临床表现
早期轻度	0~6 个月	姿势性偏头或 胸锁乳突肌紧张 + 旋转受限 <15°
早期中度	0~6 个月	胸锁乳突肌紧张和 旋转受限在 15°~30°
早期重度	0~6 个月	胸锁乳突肌紧张和 旋转受限 >30° 或胸锁乳突肌肿块
后期轻度	7~9 个月	姿势性偏头或 胸锁乳突肌紧张和旋转受限 <15°
后期中度	10~12 个月	姿势性偏头或 胸锁乳突肌紧张和旋转受限 <15°
后期重度	7~12 个月	胸锁乳突肌紧张和旋转受限 >15°
后期极重度	>7 个月 >12 个月	胸锁乳突肌肿块或 胸锁乳突肌紧张和旋转受限 >30°

二、头部偏斜角度测量

头部偏斜角度是指患儿习惯性头部侧屈姿势的总和,根据患儿的头控能力选择仰卧位或者竖直位测试。头控不稳的患儿,一般指 3~4 个月内的患儿选择仰卧位测试;而头控稳定的患儿选择竖直位测试。检查时自然放置患儿,注意不要纠正患儿的歪头姿势,在患儿中线位置使用玩具吸引患儿视觉注意,同时观察头部中轴线与躯干中轴线之间的夹角,这个夹角就是患儿自发的头部偏斜角度,使用特制量角器记录具体角度。测试方法见图 4-2。

三、颈部关节活动度评定

CMT 的康复评定主要通过测量颈部关节活动度(range of motion,ROM)进行,包括主动、被动的颈部侧屈、旋转,每次都要测量左右侧进行两侧对比,但一般主要比较向健侧侧屈、向患侧旋转的角度。

(一)颈部主动 ROM

CMT 患儿初诊时一般都比较小,难以配合完成主动的颈部侧屈检查,可以通过追视测量患儿的主动旋转角度,患儿仰卧位或者竖直位扶抱,量角器垂直身体冠状面放置于患儿肩部位置,辅助者吸引患儿头转向患侧,同时观察记录患儿头部中线鼻尖处指向量角器的角度,一般参考值为 90°。也可以在不同体位下引导患儿向患侧上方视物,估算颈部主动 ROM

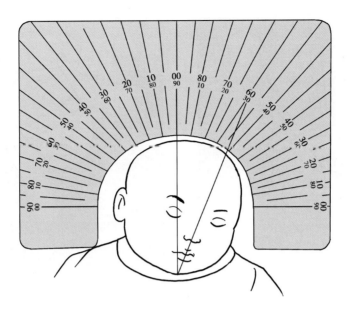

图 4-2　头部偏斜角度的测量

的受限程度。

(二) 颈部被动 ROM

颈部被动 ROM 检查是检测 CMT 患儿颈部活动度的最主要、最常用方法,但不同的研究对婴幼儿颈部 ROM 的正常范围却有着不同的标准。健康婴儿颈部 ROM 的研究建议,1 岁内正常婴儿颈部 ROM 的参考值分别为旋转 100°、侧屈 70°。另外,进行颈部被动 ROM 检查时,还需要注意选择检查体位,以减少误差的产生。建议使用以下体位:使患儿自然仰卧于检查床上,辅助者在侧方用掌心固定患儿肩部,检查者托住患儿头部使其悬空于床缘外,进行颈部被动旋转 ROM 测量。这个测量体位可以详细检查整条胸锁乳突肌,并允许颈部自由向四个方向移动,而且使用该检查体位测量的颈部被动旋转 ROM 信度最佳。测量颈部旋转角度时,量角器垂直检查床放置于患儿肩部位置,固定量角器并使其水平线与患儿双侧肩峰连线平行,观察患儿头部中线鼻尖处指向量角器的哪个角度;测量颈部侧屈角度时,特制量角器放置在患儿头部下方,固定轴是患儿躯干中线,移动轴是患儿头部中线,测量方法见图 4-3。

四、颈部侧屈肌群力量均衡性检查

有研究提示,CMT 患儿还存在颈部两侧肌群力量不均衡的情况,健侧的头部侧方翻正反射明显弱于患侧的。因此,有学者研发肌肉功能量表(muscle function scale,MFS)来评价 CMT 患儿颈部侧屈肌群的功能。该量表通过引出的头部侧方翻正反射,观察患儿头部中轴线与水平线的关系,从而分析判断颈部两侧侧屈肌群的功能,一般而言,正常婴儿两侧颈部的肌肉功能量表得分应该是相同的,而 CMT 患儿由于颈部活动度受限,两侧颈部的肌肉功能量表得分可能会相差 2~3 分。该量表已进行心理测量学特征研究,信度、效度均较好,而且有 1 岁以内不同月龄正常婴儿的参考值进行临床数据对比(表 4-2)。肌肉功能量表直观、客观地分析 CMT 患儿颈部侧屈肌群力量不平衡的现象,可以在初诊或者随访时进行疗效对比,操作简单方便,临床使用也越来越多,建议作为 CMT 评估的常规项目。

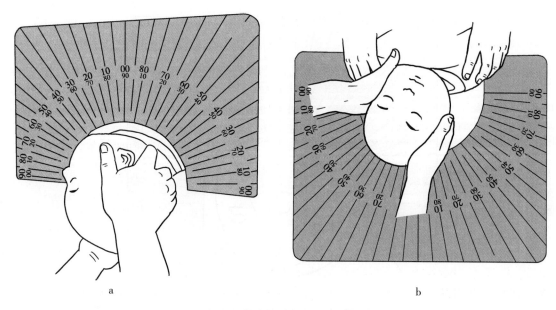

a
b

图 4-3　颈部被动 ROM 测量

表 4-2　0~1 岁健康婴儿颈部肌肉功能量表得分参考值

月龄	MFS 得分	月龄	MFS 得分
2 个月	1	6 个月	3
4 个月	2.6	10 个月	3.4

　　检查时评估者站立在镜前,扶抱患儿于胸前,使患儿竖直位背靠评估者而面向镜子,逐渐缓慢地把患儿向左侧或者右侧倾斜至水平位置,于镜中观察患儿头部中线与水平线的关系(图 4-4)。评分标准如下:患儿头部中线低于水平线为 0 分,平水平线为 1 分,略高于水平

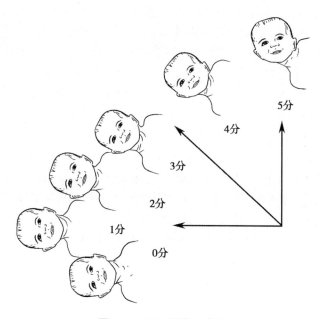

图 4-4　MFS 测量示意图

线为 2 分,明显高于水平线但在水平线与 45° 夹角以内为 3 分,在 45° 至 90° 夹角之间为 4 分,头部中线与水平线呈 90° 为 5 分,见图 4-4。患儿必须维持头部在某个位置达 5 秒以上,才能得到对应的分数。左右两侧均进行测量。

五、颈部肌肉形态学检查

CMT 患儿最主要受累的是患侧胸锁乳突肌,可能出现肌肉性状的改变。超声检查可以有效检测分析肿块位置性质、肌肉纹理厚度等形态学特征,而且具有非侵入性、无须镇静、不会有 X 线暴露的危险等特点(图 4-5),可以在 CMT 的诊断、预后评估及病情动态观察等方面提供动态的信息,因此超声检查可作为 CMT 患儿早期诊断和随访的方法,并与肿瘤、囊肿等其他肿块相鉴别。近年,越来越多的证据支持使用超声检查确诊 CMT。CMT的超声图像大部分表现为患侧胸锁乳突肌下 2/3 呈梭形增粗,91.5% 的在胸骨头,53.2% 在锁骨头;病灶处可探及肿块回声(高回声或混杂回声)和(或)肌肉纹理紊乱(增粗、变短、扭曲、甚至中断)。但单纯描述肌肉性状缺乏定量分析,因此有学者提出使用超声检查患侧胸锁乳突肌的最大肌肉厚度作为评价指标,正常婴儿胸锁乳突肌的肌肉厚度一般在 3~5mm,该数值大约是成人数值的 1/3~1/2,而 CMT 的患侧胸锁乳突肌的最大肌肉厚度可达 8~15.8mm,从数值上分析,患侧胸锁乳突肌的最大肌肉厚度可以作为评价疗效的指标。然而,CMT 患儿大都处于发育高峰期,随着患儿年龄的增加,肌肉本身的肥厚度也在增加,正常婴儿胸锁乳突肌的肌肉厚度在出生后 10 个月内持续增加。由于没有考虑发育因素,单纯以患侧胸锁乳突肌的肌肉厚度作为 CMT 的评价指标并不客观。因此,临床建议使用两侧胸锁乳突肌的肌肉厚度比值来评价 CMT 的病情与疗效,研究显示两侧胸锁乳突肌肌肉厚度比值在治疗前后的差值与 CMT 临床症状改善高度相关,可以作为 CMT 临床管理的可靠检测指标。有学者提出以胸锁乳突肌肌肉厚度患侧健侧比值大于 1.19 作为诊断 CMT 的标准。

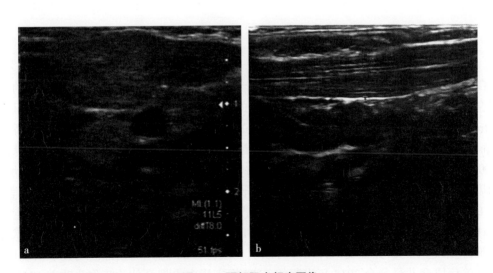

图 4-5 颈部肌肉超声图像

a. 显示胸锁乳突肌的梭形肿块,内部肌纹理紊乱,回声欠均;b. 显示正常的胸锁乳突肌,肌纹理清晰,回声均匀

六、其他

(一)问诊

常规问诊应包括母亲的怀孕史和分娩史、患儿的出生史。如询问是否存在胎位不正、生产方式是顺产还是剖宫产、是否吸引产、是否需要产钳协助、是否有脐带绕颈等。如果是多胎妊娠要了解具体的出生顺序,患儿的出生体重、出生身长等。是否合并其他先天异常,如足部畸形、发育落后、臂丛神经损伤等。另外,还需要了解患儿在家里的情况,如患儿的照料者、睡觉姿势、玩耍时的体位、头部转动的偏好、喂养情况等。了解这些信息有利于康复计划的设定。还需要重点了解 CMT 患儿的确诊年龄,如果就诊时年龄 ≥ 18 个月,应用首先转诊眼科和骨科进行常规检查。

(二)颜面部、颅骨不对称畸形

由于宫内限制,或者出生后持续斜颈使头部长期同一侧着床,CMT 患儿在出生时或者出生后,常常出现斜头与颜面部不对称畸形,因此临床也需要注意排查,以配合相应的康复措施。检查方法包括目测法、头围法、头颅形状三维扫描等。必要时转诊整形外科,具体内容请参考本书第二十章斜形头。

(三)髋关节发育情况

由于 CMT 患儿合并髋关节发育不良的几率近 30%,因此建议 CMT 患儿常规检查髋关节发育情况,体格检查包括检查双下肢皮纹、长度是否对称,双髋关节外展外旋是否受限等;影像学检查包括 6 个月内超声检查、6 个月后 X 线检查髋关节以了解髋关节结构(参考第十七章发育性髋关节发育不良)。必要时转诊骨外科。

(四)视觉、神经系统

如果患儿还出现视觉功能障碍,或者运动发育里程碑出现时间延迟等神经系统异常,则需要分别转诊眼科、神经内科进行相应检查。

第三节　物　理　治　疗

CMT 若早期诊断,生后 3 个月以内早期治疗,约 90% 的病例预后良好。早期的治疗手段包括按摩(massage)、牵伸治疗(manual passive stretching)、主被动的关节活动、肌力训练(strengthen exercise)、肌内效贴(kinesiological taping)、电刺激(electric stimulation)、矫形器(orthosis)等。其中牵伸治疗是应用最为广泛,疗效相对肯定的 CMT 早期首选治疗方法。早在 1994 年,Emery 就报道牵伸治疗可以使 99% 的 CMT 患儿恢复至全范围的颈部被动关节活动度;而 Cheng 等人的多项大规模前瞻性研究表明:1 岁前采用牵伸治疗,疗效显著,仅 6.7% 的 CMT 患儿需再次接受手术治疗,而且严格按照操作规程进行的牵伸治疗是十分安全的;Petronic 等人建议牵伸治疗应该作为 CMT 的首选治疗,认为它能够降低外科手术介入的风险;越来越多的研究证实牵伸治疗可以明显改善 CMT 患儿的颈部被动关节活动度,美国物理治疗协会儿科分会 2013 年出版的 CMT 临床指南也把牵伸治疗作为改善 CMT 临床症状的首要治疗方法之一。

一、牵伸治疗

牵伸治疗主要是指在早期对挛缩增厚的胸锁乳突肌进行全范围的牵伸,一般采用两人牵伸法进行治疗。牵伸时,患儿自然仰卧于治疗床上,一人在侧方固定患儿肩部,一人在患儿头部上方扶持患儿头部并略伸出床缘外,先使患儿颈部轻度前屈,再沿患儿头部中轴线以远离躯干方向牵拉,最后缓慢牵伸患侧胸锁乳突肌,即把患儿头部往健侧侧屈,同时往患侧旋转,每次牵伸尽量达到关节活动范围末端,但需要注意,旋转牵伸角度应小于等于90°,避免压迫颈动脉窦造成患儿眩晕缺氧。一般使用侧屈70°旋转90°作为牵伸最大活动范围的参考值。有研究建议每隔2小时牵伸1次,能够使疗效最大化。也有研究显示,每次牵伸维持10~15秒,休息10秒,连续10次为1组,每天牵伸10组,能够较好地改善颈部被动ROM(图4-6)。

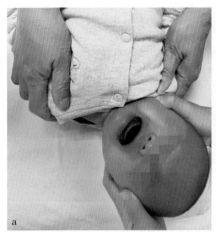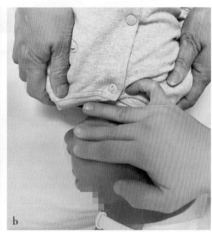

图4-6　左侧CMT的牵伸治疗
a. 向健侧侧屈;b. 向患侧旋转

二、按摩

一般作为牵伸前准备,以放松肌肉为目的。按摩时,患儿自然仰卧于治疗床上,治疗师一手扶持患儿头部,另一手拇指或四指指腹在患侧胸锁乳突肌的肿块或挛缩紧张的地方,轻轻地以推揉法放松。可在按摩前热敷肿块处,也可在按摩后使用消肿的药膏涂抹,以促进肿块的消散。

三、姿势设定

CMT患儿由于持续的斜颈姿势,会使颜面部受压或者使一侧头部长期着床,导致颜面部不对称畸形与斜头,影响患儿的容貌。因此可以通过姿势设定增加牵伸患侧胸锁乳突肌的时间,并同时促进健侧颈部侧屈肌群力量的提高。提醒家长注意以下要点配合康复训练:喂养时,让患儿的患侧向下进行哺乳;竖抱时多让患儿患侧脸贴近家长脸部以持续牵伸患侧肌肉,或者当患儿有一定竖头能力时,使患儿向患侧轻度倾斜的扶抱患儿,锻炼健侧肌肉(图4-7);睡觉时尽可能使患儿头部维持在中线位置;玩耍时,多在患儿患侧与其玩耍,使用玩具、彩色图片等患儿感兴趣的物品吸引患儿注意,诱导患儿主动把脸向患侧旋转;或者多让患儿

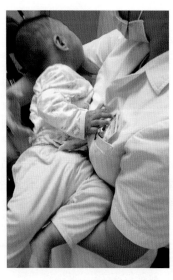

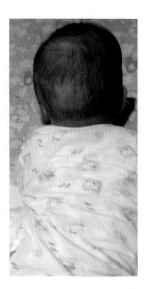

图 4-7　左侧 CMT 患儿的患侧
向下扶抱姿势

图 4-8　俯卧位玩耍

在俯卧位玩耍(图 4-8),诱导患儿主动抬头并把脸转向患侧。

四、力量训练

CMT 患儿颈部侧屈肌群的功能与力量是不平衡的,患侧肌群由于挛缩缩短力量较大,而健侧颈部侧屈肌群的力量不仅相对较弱,而且一般存在比同龄婴幼儿力量还差的情况。因此,当 CMT 患儿具有一定头控能力后,需要对健侧的颈部侧屈肌群进行力量训练,以维持颈部两侧肌群的力量均衡性。训练时,将患儿竖直位抱于胸前,逐渐缓慢地把患儿从竖直位向患侧缓慢倾斜,倾斜过程中注意观察头部位置,控制患儿的头部垂直于地面,固定在此倾斜角度并维持 30 秒。训练过程中需要吸引患儿注意自己的正前方,保证患儿进行主动的健侧侧屈。可以在镜前训练,也可以让另一个家长在前方吸引注意。

五、物理因子治疗

物理因子治疗首选音频治疗,作用于患侧胸锁乳突肌的肿块或紧张处(图 4-9a),促进肿块机化吸收;同时可以使用神经损伤治疗仪,刺激健侧的胸锁乳突肌和斜方肌(图 4-9b),提高健侧的颈部肌肉力量。但需要注意粘贴电极时注意避开颈动脉窦。

六、肌内效贴

肌内效贴一般应用 I 型、Y 型贴布治疗 CMT 患儿,双侧均可贴扎,关键注意贴布的方向。贴扎于患侧起放松作用,贴布基部固定于肌肉的止点处;贴扎于健侧起肌肉收缩的作用,贴布基部固定于肌肉的起点处(图 4-10)。

七、矫形器

使用颈围,对患侧胸锁乳突肌和斜方肌进行一个持续的牵伸,纠正 CMT 患儿颈部的患侧侧屈和健侧旋转畸形。考虑患儿的耐受性、家长穿戴的方便程度,一般建议婴儿期使用软

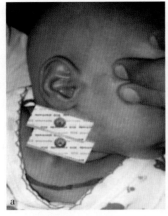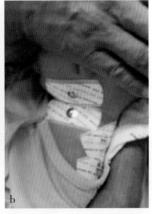

图 4-9　低频脉冲电刺激

a. 音频治疗 CMT 患儿的患侧胸锁乳突肌；b. 神经损伤治疗仪
刺激 CMT 患儿健侧胸锁乳突肌、斜方肌

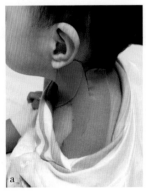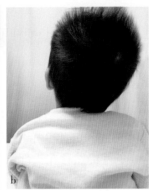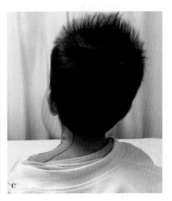

图 4-10　肌内效贴在 CMT 的应用

a. I 型贴布锚点在胸锁乳突肌胸骨止点处，沿胸锁乳突肌止于乳突；Y 型贴布锚点在肩峰
处，一侧贴布沿斜角肌止于乳突，一侧贴布沿斜方肌止于肌肉起点。b. 右侧姿势性 CMT。
c. 在健侧应用肌内效贴后头部偏斜角度改善

性颈围(图 4-11)，大年龄的幼儿使用刚性颈围。

八、其他物理治疗

促进颈部和躯干的主动运动，提高患儿运动的对称性。原则是牵伸患侧、加强健侧颈部
肌肉。如在日常活动中，利用视听觉刺激引导头部转向患侧；把竖直位、来回翻滚、侧卧和坐
位等姿势结合立直反射更有效地加强健侧的肌肉；把患侧置于向下位，延长牵伸紧张患侧肌
肉的时间。在负重姿势下进行对称性活动，将物理治疗与家庭康复相结合，防止在俯卧位、
坐位、爬行及站立行走时不良运动模式的发展。

九、环境改造

环境改造应与家庭康复训练计划相结合，如交替变换患儿在婴儿床的位置可促进其头

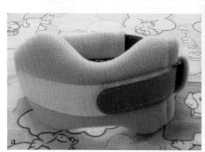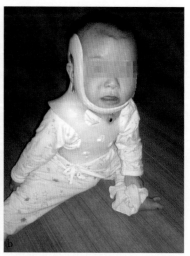

图 4-11　颈围

a. 软性颈围；b. 刚性颈围

部转向的控制；改造座椅促进对称性，尽量避免患儿长期仰卧于婴儿车或座椅，或者在患侧放置玩具使患儿头部主动转向患侧。

十、手术

对于难治性 CMT，需要外科会诊考虑手术治疗。手术指征包括：①持续的 SCM 挛缩，头部旋转受限超过 12~15 个月；②持续的 SCM 挛缩伴一侧颜面部进行性发育不良；③超过 1 岁以上发现的 CMT；④牵伸治疗持续 6 个月仍然存在头部倾斜，倾斜角度 >15°，肌肉挛缩或有硬结等表现，应尽早进行手术；⑤保守治疗症状仍然持续 1 年，亦考虑手术介入。手术方法包括肌腱延长术、单侧 / 双侧胸锁乳突肌远端附着点松解术等，胸锁乳突肌松解术创伤较大，易损失副神经。但需要注意手术后仍需进行手术前的保守康复训练，作用是在术后 4~6 周至 4 个月内进行康复训练，以处理瘢痕、维持肌肉长度和颈部 ROM。

十一、肉毒毒素治疗

经保守治疗效果不佳的姿势性、肌紧张型 CMT，或者外科术后仍存在头部偏斜的肿块型 CMT，可以在 2~4 岁后考虑肉毒毒素治疗。注射部位包括胸锁乳突肌、斜方肌、斜角肌、头夹肌、颈夹肌、肩胛提肌。

十二、随访

CMT 的患儿随访一般是确诊后每月一次，康复治疗需每天进行，当达到以下治疗目标时，可建议结束治疗：①颈部侧屈和旋转的被动 / 主动 ROM 受限 <5°；②无明显的头部偏斜；③大多数活动中头部位于中线位；④所有功能性姿势均对称，有对称性的粗大运动技能。但治疗结束仍需每 3 个月随访一次，追踪至 1 岁半，以避免斜颈复发。

第四节　小　　结

　　CMT 是婴幼儿最常见的肌肉骨骼系统先天性疾病之一,发病率高,它的病因至今没有明确,出生后胸锁乳突肌肌性肿块或者痉挛,头部偏斜,颈部关节活动度受限是其主要表现,常并发斜头。若能够在新生儿期予以积极的康复治疗,可以取得满意的疗效,避免手术。牵伸治疗是疗效肯定的早期首选方法。疗效评价应该从 ICF 三个维度进行全面评价,并结合客观的测评手段如超声检查等。CMT 如果忽略治疗,持续的斜颈姿势会进一步恶化颜面部不对称、斜头畸形,影响脊柱发育,对患儿产生心理压力。因此,需要向家长与基层保健工作者科普 CMT 知识,帮助长早期发现 CMT,早期治疗 CMT。

第五节　案　例　解　析

　　患儿,男,1 个月 20 天,因发现左颈部肿块 10 天来康复科就诊。患儿为第一胎第一产,因为臀位剖宫产,出生体重 3.75kg,出生身长 50cm。为避免吐奶,家长经常把患儿放置于右侧卧位,因此未能及时发现患儿主动向左转头受限,近期天气回暖减少衣服才发现颈部肿块。查体:患儿右侧斜头畸形,大小脸,仰卧位主动向左转头受限,仰卧位头部左偏 25°,颈部左胸锁乳突肌内触及一可活动肿块。颈部被动 ROM 为向右侧屈 50°,向左旋转 50°;MFS 左 0/ 右 0。颈部超声检查示:左胸锁乳突肌见梭形低回声光团,大小 38.4mm×12.3mm(厚度),肌纹理紊乱,内回声不均;右胸锁乳突肌厚约 6.3mm,肌纹理及内回声未见明显异常(图 4-12)。根据颈部 ROM,肿块位置及超声结果,确诊为左肿块型 CMT。建议进行牵伸、音频治疗(左胸锁乳突肌肿块处)、低频脉冲电刺激(治疗右胸锁乳突肌与斜方肌)等康复;并指导家长在家即刻调整患儿睡觉姿势,保持患儿头部居中或者左侧枕床,妈妈在患儿左侧哺乳,清醒时多在患儿左侧与其玩耍,增加患儿俯卧位玩耍的时间,在家进行部分牵伸治疗。

　　1 个月后复查,家长诉患儿头部偏斜姿势明显改善,仰卧位头部左偏 15°,视听觉刺激诱导

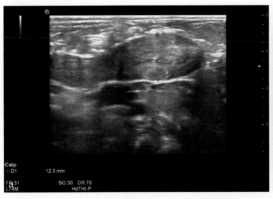 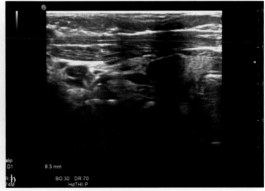

图 4-12　左肿块型 CMT 初诊时颈部肌肉超声检查图像

a. 左侧胸锁乳突肌;b. 右侧胸锁乳突肌

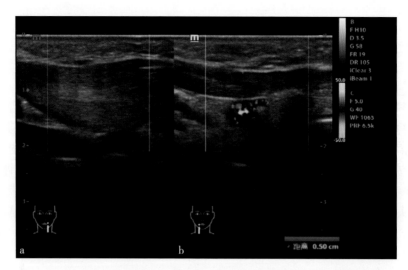

图 4-13　左肿块型 CMT 第 1 次复查时颈部肌肉超声检查图像
a. 左侧胸锁乳突肌;b. 右侧胸锁乳突肌

患儿可以主动向左转头约 45°;颈部被动 ROM 为向右侧屈 50°,向左旋转 60°;MFS 左 2/ 右 0。颈部超声检查示:左胸锁乳突肌梭形肿大,大小为 37mm×13mm(厚度),内部回声不均,肌纹理紊乱;右胸锁乳突肌厚约 5mm,肌纹理及内回声未见明显异常(图 4-13)。继续既往康复计划,增加患儿练习俯卧抬头时间。

　　2 个月后第 2 次复查,家长诉患儿头型改善明显,能够较长时间在左侧追视,但超声检查仍然不理想。由于此时患儿已经近 4 个月,有一定的头控能力,因此在竖直位测量患儿的头部偏斜角度,约 10°;颈部被动 ROM 为向右侧屈 60°,向左旋转 70°;MFS 左 3/ 右 0。颈部超声检查示:左侧胸锁乳突肌见梭形低回声光团,大小约 32mm×15mm(厚度),肌纹理紊乱,内回声不均;右胸锁乳突肌厚约 6.8mm,肌纹理及内回声未见明显异常(图 4-14)。考虑患儿超声检查结果欠理想原因为康复介入时间相对较晚,而且是体积偏大的肿块型 CMT;虽然影像学检查提示肿块消散不明显,但康复评估指标明显改善,家长也自觉疗效良好,再次向家长详细解释,并指出肿块消散时间并非影响患儿的主要因素,反而两侧颈部主动被动 ROM 越趋接近,提示患侧胸锁乳突肌延展性提高。但右侧 MFS 得分较低,提示健侧颈部

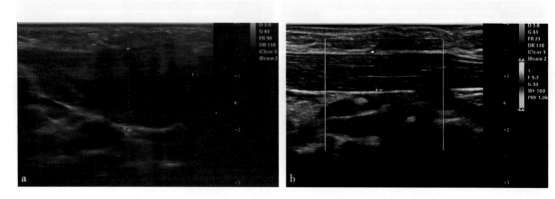

图 4-14　左肿块型 CMT 第 2 次复查时颈部肌肉超声检查图像
a. 左侧胸锁乳突肌;b. 右侧胸锁乳突肌

侧屈肌群力量太弱。在前期康复训练的基础上增加竖直位头控训练锻炼患儿右侧颈部侧屈肌群力量,如增加竖直位扶抱时间,扶抱时把小儿向左轻度倾斜,诱导主动右侧屈,多训练翻身。

　　3个月后第3次复查,家长表示感谢,超声检查示颈部肿块消失,左侧胸锁乳突肌厚约11mm,内回声增强,纹理紊乱;右胸锁乳突肌厚约4mm,肌纹理及内回声未见明显异常(图4-15)。竖直位患儿头部偏斜角度约10°;颈部被动ROM向右侧屈60°,向左旋转80°;MFS左3/右2。

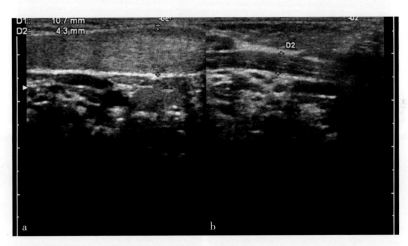

图4-15　左肿块型CMT第3次复查时颈部肌肉超声检查图像
a.左侧胸锁乳突肌;b.右侧胸锁乳突肌

　　此时虽然家长满意度很高,但我们翻查数据发现胸锁乳突肌肌肉厚度患侧健侧比值仍有波动,而且患侧肌肉纹理仍不清晰,患儿主动左侧转头仍未理想,一方面提示治疗不能忽视,另一方面也提示我们需要将临床数据与客观检查有机结合才能更好地解决实际问题。

　　康复计划以提高右侧颈部侧屈肌群力量为主,继续牵伸治疗,增加肌内效贴治疗进一步增强健侧肌群肌力。

　　第4次复查,患儿7个月大,其间断续医院康复,持续家庭康复。此时康复指标较好,竖直位头部偏斜角度5°~10°;颈部被动ROM基本正常,向右侧屈70°,向左旋转90°;MFS左4/右3。超声检查:左侧胸锁乳突肌厚约7.1mm,内回声增强,纹理紊乱;右胸锁乳突肌厚约5mm,肌纹理及内回声未见明显异常(图4-16)。继续前期治疗,增强健侧肌群力量,应用肌内效贴,促进爬行发育,提高对称性。

　　第5次复查,患儿9个月大,竖直位头部偏斜角度5°;颈部被动ROM基本正常,向右侧屈70°,向左旋转90°;MFS左4/右4。超声检查:左侧胸锁乳突肌厚约7.1mm,右侧厚约6.6mm,肌纹理稍模糊,内回声稍增强(图4-17)。已达临床治愈指标。

　　该病例追踪至1岁7个月龄,患儿偶有头部偏斜,所有活动基本维持头部在中线位置,约10个月四爬灵活,1岁左右独行,未见其他不适。超声检查:双侧胸锁乳突肌无明显增厚,肌纹理清,回声均匀,未见明显异常回声(图4-18)。

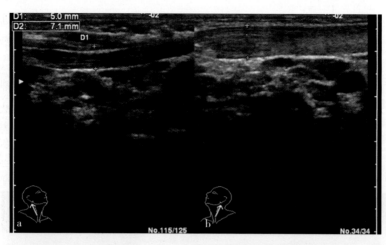

图 4-16　左肿块型 CMT 第 4 次复查时颈部肌肉超声检查图像
a. 左侧胸锁乳突肌;b. 右侧胸锁乳突肌

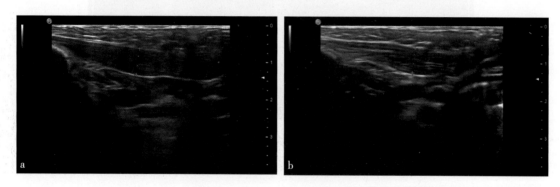

图 4-17　左肿块型 CMT 第 5 次复查时颈部肌肉超声检查图像
a. 左侧胸锁乳突肌;b. 右侧胸锁乳突肌

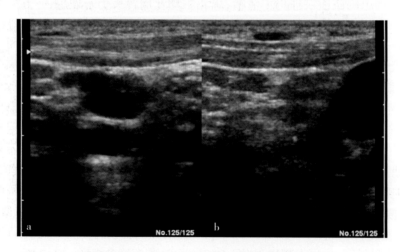

图 4-18　左肿块型 CMT 第 6 次复查时颈部肌肉超声检查图像
a. 左侧胸锁乳突肌;b. 右侧胸锁乳突肌

（何　璐）

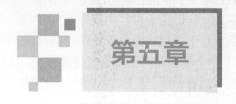

第五章

新生儿臂丛神经损伤

第一节 概　论

一、概述

新生儿臂丛神经损伤(neonatal brachial plexus palsy,NBPP)是指各种因素导致的新生儿一侧或双侧臂丛神经麻痹,轻者臂丛神经周围水肿、充血,重者可致部分神经撕裂,甚至造成神经干拉断或神经根性撕脱,临床主要表现为伤侧上肢不同程度的功能障碍,常继发于分娩过程,其发病率约为 0.4‰~4‰。

二、解剖

周围神经由神经元及神经干组成,细胞体和轴索组成神经元,神经干由神经纤维、支持组织和营养血管三部分组成,其中神经纤维包括轴索、髓鞘以及神经内膜。施万细胞包覆在神经内膜上,它是神经的重要组成部分,也是神经再生通道。神经损伤时损伤部位远端会出现 Wallerian 变性。根据周围神经的解剖学、生理学情况提出了神经损伤的 Seddon 分类法和 Sunderland 分类法。

(一) Seddon 分类法

①神经失用(neurapraxia):神经传导功能障碍为暂时性的生理性阻断,神经纤维不出现明显的解剖和形态上的改变,远端神经纤维不出现退行性改变。神经传导功能于数日至数周内自行恢复。②轴突断裂(axonotmesis):轴突在髓鞘内断裂,神经鞘膜完整,远端神经纤维发生退行性改变,经过一段时间后神经可自行恢复。③神经断裂(neurotmesis):神经束或神经干完全断裂,或为瘢痕组织分隔,需通过手术缝接神经。缝合神经后可恢复功能或功能恢复不完全。

(二) Sunderland 分类法

根据神经损伤的程度共分为五度:①一度损伤:神经纤维的连续性保持完

整,髓鞘损伤,损伤部位沿轴突的神经传导生理性中断,轴突没有断裂,仅表现为传导阻滞,通常在3~4周内可自行恢复。②二度损伤:轴突中断,但神经内膜管完整,损伤远端发生Wallerian变性。可自行恢复,轴突以每日1~2mm速度向远端生长。③三度损伤:神经纤维(包括轴突和鞘管)横断,而神经束膜完整。有自行恢复的可能性,但由于神经内膜瘢痕化,恢复常不完全。④四度损伤:神经束遭到严重破坏或断裂,但神经干通过神经外膜组织保持连续。很少能自行恢复,需手术修复。⑤五度损伤:整个神经干完全断裂。需手术修复才能恢复。

　　绝大部分NBPP是由于过度牵拉引起,没有神经根断裂或撕脱,属于Sunderland分类法的一、二度损伤,可自行恢复。

　　臂丛神经由第5~8颈神经前支和第1胸神经前支大部分纤维组成,经斜角肌间隙穿出,位于锁骨下动脉的后上方,继而经锁骨后方进入腋窝。5个臂丛神经根(前支)自椎间孔发出,沿走行方向首先合并上、中、下三干(C_5~C_6组成上干,C_7神经根组成中干,C_8和T_1构成下干),随即分为前、后两股,再重组成3束(上干和中干的前股合成外侧束,上干、中干和下干的后股合成后侧束,下干的前股独立形成内侧束,如图5-1所示)。整个臂丛神经分布于肩部、胸部、上肢,支配这些区域的运动与感觉。

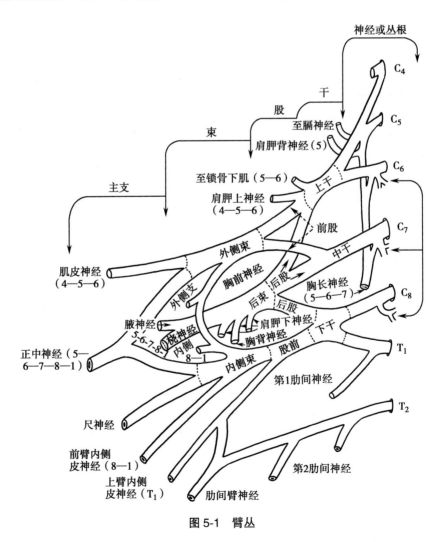

图 5-1　臂丛

三、病因

自从 1768 年报道首例 NBPP 以来，人们一直在对 NBPP 的发生机制、危险因素、治疗方案、预后问题等进行研究。目前认为压迫、牵拉(伴或不伴有颈肩角的扩大)、血管破坏、炎症等是 NBPP 产生的病理生理学机制。①生产因素:孕妇骨盆解剖、高体重指数、胎儿体重过大(>4kg)、臀部分娩并伴有胎儿上肢过度外展、肩位难产、钳分娩、真空抽吸、难产、滞产(第二产程)、剖宫产术过程不顺利、子宫异位所引发的神经受压等都是可能的 NBPP 高风险因素。②外伤新生儿锁骨或肱骨骨折以及肱骨头脱位,可引起臂丛神经的损伤。③先天畸形颈肋[压迫臂丛内侧束和(或)锁骨下动脉]、胸椎畸形、前斜角肌挛缩、血管瘤、第 1 肋的外生骨疣及臂丛神经行程的新生物压迫等可引起臂丛神经损伤。④其他特发性臂丛神经病(Parsonage-Tuner 综合征)、家族性臂丛神经病、放射性臂丛损害、肿瘤浸润、脊髓肿瘤、血管瘤、其他颈部或臂丛神经占位性病变、子宫内病毒或细菌感染导致臂丛神经炎等均可引起臂丛神经损伤。发生在宫内的早期损伤可能合并有上肢萎缩、骨质脱钙、肱骨骨髓炎等体征。

四、临床表现

(一) 臂丛神经受损部位与临床症状

NBPP 分为上臂丛神经损伤(Erb 麻痹)、扩展的 Erb 损伤、下臂丛神经损伤(Klumpke 损伤)及全臂丛神经损伤(图 5-2)。

1. 上臂丛神经损伤　上臂丛神经损伤也称为 Erb 麻痹,是最常见的类型,受累的是 C_5、C_6 神经根。其在颈部的位置表浅,极易因外伤冲击而损伤。常见原因是难产、肩部撞击伤等。此型呈现典型的"索小费"姿势——关节内收、内旋,肘关节伸直,前臂旋前,患肢不能做外展外旋及屈肘等活动。

2. 扩展的 Erb 损伤　此型受累的是 C_5、C_6、C_7 神经根,主要影响腋神经、肌皮神经和桡神经所支配的肌肉,约占损伤的 20%~30%。临床症状上除有上臂丛神经损伤的症状外,还合并有前臂、手和腕关节伸展均受限,前臂背侧有局限感觉障碍区症状。

3. 下臂丛神经损伤　受累神经主要是 C_8、T_1 神经根,又称 Klumpke 损伤。下干位于颈部较深位置,周围空间较宽松,不易损伤,故损伤非常罕见(<1%)。常见原因是前臂受牵拉、颈肋、难产和肺尖肿瘤浸润或压迫等。临床表现上可见手部弛缓性瘫痪而肩、肘、腕关节主动活动良好。如损伤接近椎间孔,可出现 Horner 综合征,即眼睑下垂,眼裂变小,患侧脸部无汗症状。

4. 全臂丛神经损伤　整个臂丛神经束(C_5~T_1)都不同程度的损伤。整个上肢呈现弛缓性瘫痪,腱反射全部消失、感觉障碍。如神经节前损伤,症状还包括 Horner 综合征、膈神经麻痹等症状。

(二) Glibert 和 Tassin/Narakas 分级表

Glibert 和 Tassin/Narakas 分级表也常用于对 NBPP 进行分型,共分为四类(表 5-1)。第一类为 C_5 和 C_6 神经根损伤,临床表现为三角肌、肱二头肌麻痹,同时伸肘、腕及手功能正常;第二类为 C_5、C_6、C_7 损伤,除三角肌、肱二头肌麻痹外,肱三头肌和腕伸肌也明显无力,然而手屈肌和手内肌并未受累;第三类为全上肢瘫痪,C_5~T_1 神经根全部受累;第四类为肢体无力伴 Horner 征出现,提示全臂丛神经损伤伴下干近根处严重损伤。

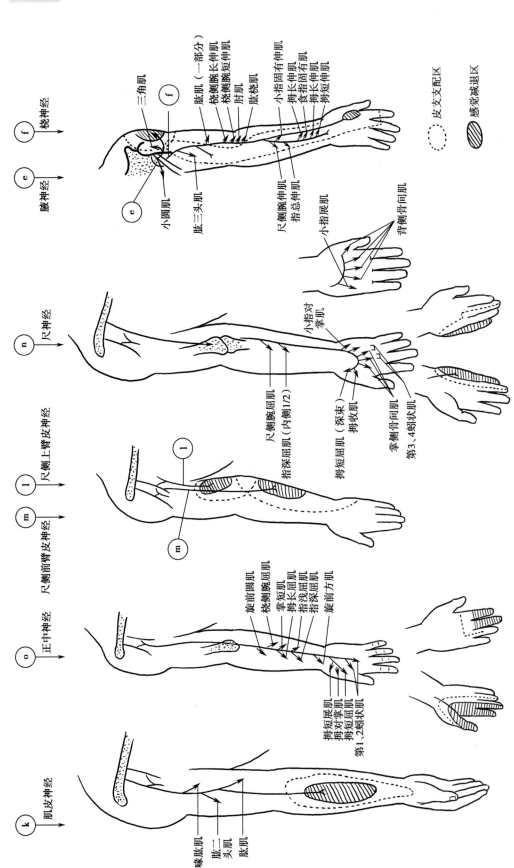

图 5-2 臂丛的分支

表 5-1　用于分级 NBPP 严重程度和预后的 Glibert 和 Tassin/Narakas 分级表

组别	累及的神经根	完全自主恢复率
Ⅰ	C_5、C_6	约 90%
Ⅱ	C_5、C_6、C_7	约 65%
Ⅲ	C_5、C_6、C_7、C_8、T_1	<50%
Ⅳ	C_5、C_6、C_7、C_8、T_1 伴有 Horner 征	约 0%

五、诊断与预后

(一) 诊断

NBPP 的诊断主要依据体格检查和辅助检查。体格检查时注意,需反复多次检查肌肉、感觉功能,才能准确判断损伤的部位、严重程度,评估预后。①观察休息时、触觉刺激后上肢的姿势及肩、肘、腕及手指的自主活动;②利用拥抱反射、颈紧张反射等原始反射、保护性反应检查来观察上肢的活动;③神经电生理、影像学等辅助检查可帮助明确诊断,选择治疗方案,判断预后。X 线检查可在产后第 1 天排除新生儿锁骨或肱骨干骨折、其他症状的罕见因素以及由于膈神经麻痹造成的膈肌不对称。CT、脊髓造影、MRI 可明确婴儿是否存在神经根撕脱伤,神经电生理检查可帮助明确神经损伤类型,判断是否需要手术治疗。此外,需详细询问母亲怀孕情况及分娩病史,检查可能导致该损伤的各种高危因素。

(二) 预后

疾病的预后与神经损伤程度相关,早期恢复的迹象提示较好的预后。如 2 个月龄大时出现三角肌、肱二头肌功能的恢复,完全恢复的可能性大;6 个月龄大时,肱二头肌功能若没有明显恢复,预后差的可能性大。以 Narakas 分型为例,2 个月龄前出现临床恢复,90% 的 Ⅰ 型 NBPP 患儿能够达到完全自主恢复;65% 的 Ⅱ 型患儿也可达到较完全的恢复,但仍会存在肩肘关节活动障碍;不到 50% 的 Ⅲ 型患儿出现完全自主恢复,大部分伴有明显的上肢功能障碍,大约 25% 的患儿表现为伸指和伸腕功能障碍;Ⅳ 型 NBPP 患儿几乎不能达到完全自主恢复,受累患肢表现为运动和感觉功能完全受损。

总体而言,大部分病例症状是暂时的,前 2 个月内肌力恢复到可以抵抗重力的程度预示着完全恢复的可能。如果 3 个月后患儿肱二头肌无恢复迹象,则意味着很少有完全恢复的可能,必要时可手术治疗。全臂丛神经受累、Horner 综合征、6 个月内肘不能屈曲等提示预后较差,以后可能存在关节活动受限、肌力下降、上肢长度和周径变小、肩关节不能外展外旋和半脱位等,建议行手术治疗。

第二节　康　复　评　定

一、肌肉围度测量

婴幼儿测量时建议采用仰卧位,肩关节外展 90°,伸肘伸腕,掌心向上。肘关节屈伸肌群围度测量时分别取屈、伸肘时上臂中部最膨隆处;前臂围度测量时取前臂近端的最膨隆处和远端的最细处两个位置(表 5-2)。注意定期测量,并每次测量时确定的位置一致,避免误差。

表 5-2　上肢肌肉围度记录

右(cm)	项目	左(cm)
	屈肘时上臂中部最膨隆处	
	伸肘时上臂中部最膨隆处	
	前臂近端的最膨隆处	
	前臂远端的最细处	

二、肌力、肌张力评定

(一) 肌力主动运动量表(active movement scale, AMS)

不需要儿童按照指令执行特殊动作,可对整个上肢运动进行分级,便于婴儿早期评估使用(表 5-3)。

表 5-3　评估新生儿运动功能的主动运动测量标准

检查	活动等级
消除重力	
无收缩	0
收缩、无运动	1
运动≤1/2 正常范围	2
运动≥1/2 正常范围	3
正常范围活动	4
对抗重力	
运动≤1/2 正常范围	5
运动≥1/2 正常范围	6
全范围活动	7

(二) 肌张力

NBPP 患儿的肌张力较低,可参考下表进行检查(表 5-4),或使用上肢围巾征检查:托住新生儿背颈部呈仰卧位,拉其一侧手臂经胸前拉向另一侧肩部,正常新生儿有较大阻力,肘部不能越过中线,臂丛神经损伤时,肌张力降低,肘部可越过中线。

表 5-4　肌张力检查记录

检查方法	肌张力亢进	肌张力低下
视诊肌肉外观	肌腹丰满	平坦
触诊肌肉硬度	硬	软
被动过伸展检查	活动受限,抗阻力增加	关节过伸展,抗阻力降低
摆动度检查	振幅减少	振幅增加
姿势变化	调整迟缓	无肌紧张变化
记录		
检查日期		

三、关节活动度评定

随着年龄增加,由于肌肉力量不均衡、不良姿势、缺乏针对性训练等原因,患儿可出现肩关节前屈、肘伸展、前臂旋后、肩胛骨回缩受限等情况。因此,测量关节活动度时,应暴露被检查关节,通过触诊确定骨性标志,将量角器的轴心与关节的运动轴对齐,固定臂与构成关节的近端长轴平行,移动臂与构成关节的远端骨长轴平行,测量时注意确定关节活动的起点即零位,测量后记录主动与被动的关节活动度。可判断关节的挛缩程度,防止关节的二次损害。

四、感觉功能评定

患儿年幼无法配合,感觉评估可选择针刺试验,观察患儿有无不悦表情。大龄儿童可行异位感觉测试。

五、反射检查

通过对患儿进行腱反射、原始反射、保护性反应检查,观察患肢的运动、姿势、有无代偿动作。可检查肱二头肌、肱三头肌、指屈肌的腱反射,拥抱反射,手的放置反应、躯干侧弯反射,颈翻正反应,降落伞反应。

六、录像观察

康复评定专业人员设计并引导父母与患儿面对面交流,借助录像设备观察并记录患肢主动活动,各种体位下患儿自发活动及肢体代偿情况,检查肌力、肌张力、关节活动度、反射等过程中,患肢的整体运动能力、运动姿势、代偿模式等情况,治疗前后提供的对比。

七、上肢功能评定

(一) 改良 Mallet 分级

国际上评定 NBPP 患儿上肢功能最常用的方法,具有良好的信度。该量表有 6 个项目,每个项目分 6 个等级,0 级是不能测试,1 级是无任何功能,5 级是正常(表 5-5)。该量表主要针对 3 岁以上的患儿。

表 5-5　改良 Mallet 分级

项目	不可测试	1 级	2 级	3 级	4 级	5 级
整体外展	不可测试	无功能	<30°	30°~90°	>90°	正常

续表

项目	不可测试	1级	2级	3级	4级	5级
整体外旋	不可测试	无功能	<0°	0°~20°	>20°	正常
手到颈	不可测试	无功能	手不能到颈部	困难	容易	正常
手到脊柱	不可测试	无功能	手不能到颈部	手可到 S_1 水平	手可到 T_{12} 水平	正常
手到口	不可测试	无功能	肩手位置明显呈吹喇叭姿势	部分喇叭状	肩外展 <40°	正常
手到肚脐	不可测试	无功能	手不能到肚脐	手到肚脐,但腕屈曲	掌心到肚脐,无腕屈曲	正常

(二) Glibert 肩关节功能评定量表

作为肩关节功能的一个评定量表,Ⅲ级、Ⅳ级、Ⅴ级提示肩关节可进行功能性活动(表 5-6)。

表 5-6　Glibert 肩关节功能评定量表

分级	肩关节活动
0	肩关节完全不动
Ⅰ	外展或屈曲到 45°,无主动外旋
Ⅱ	外展 <90°,可外旋至中立位
Ⅲ	外展 =90°,外旋无力
Ⅳ	外展 <120°,外旋不充分
Ⅴ	外展 >120°,可主动外旋
Ⅵ	正常

(三) Glibert 和 Rainmondi 肘关节功能评定量表

用于评定患侧肘关节功能,根据量表总分对肘关节功能进行分级。总分 0~1 分是 I 级,预后差;2~3 分是 II 级,预后一般;4~5 分是III级,预后好;肘关节功能达到III级,则可进行功能性活动(表 5-7)。

表 5-7　Glibert 和 Rainmondi 肘关节功能评定量表

肘关节活动		评分
A. 屈肘		
	无或轻微收缩	0 分
	不完全屈曲	2 分
	完全屈曲	3 分
B. 伸肘		
	无	0 分
	差	1 分
	好	2 分
C. 伸肘受限		
	0° ~30°	0 分
	30° ~50°	−1 分
	>50°	−2 分

(四) 改良 MRC 腕关节功能评定量表

用于评定患侧腕关节功能,功能达到 3 级或以上,则可进行屈伸功能性活动(表 5-8)。

表 5-8　改良 MRC 腕关节功能评定量表

级别	腕关节活动程度
0	无收缩或肌肉轻微收缩
1	无重力下主动运动
2	抗重力下主动运动
3	抗阻力主动运动的活动范围不超过正常范围的 50%
4	抗阻力主动运动的活动范围大于正常范围的 50%
5	正常肌力与关节活动度

(五) Al-Qattan 手运动功能评定量表

用于评定患侧手部运动情况,功能评级在 3 级、4 级即可进行功能性活动(表 5-9)。

表 5-9　Al-Qattan 手运动功能评定量表

级别	描述	功能
0	废用手	完全无力、无功能的手指轻微活动、无功能拇指
1	差	仅存非常微弱的抓握能力
2	可	手指稍主动屈曲和(或)伸展,拇指可稍活动,但手内在肌阴性征(掌指关节过伸,指间关节屈曲)
3	良	症状同 2 级,但无手内在肌阴性征(内在肌平衡)
4	优	手指主动屈伸活动和拇指活动接近正常水平,伴有主动的手内在肌功能
5	正常	

第三节　物理治疗

一、早期水肿的防治

新生儿平均每日睡眠达到 14 小时以上,患儿体位变换少,常由体位不当导致臂丛神经损伤后水肿加重。防治神经水肿,尤其针对早期的症状,可采取下列方案:①注意患儿的良姿位摆放,防止肩部及上肢受压;②抬高患肢,以促进患肢血液淋巴的回流,达到消肿目的;③治疗师适度地对患肢进行由远及近的向心性按摩、淋巴引流;④注意患肢的保暖以及保持患肢的湿度。

二、物理因子治疗

(一)高频电疗法

臂丛神经受损早期或者手术后早期,小功率无热量高频电治疗可改善血液循环,促进神经修复。常采用超短波疗法,具体方法:治疗部位取肩部患处,对置法,治疗强度为无热量或微热量,治疗时间为 8~12 分钟,10 次为 1 个疗程(图 5-3)。根据患者的情况,可连续治疗 2~3个疗程,每个疗程须间隔 3~5 天。为提高治疗效果,可用干毛巾将电极板包好,调节极片与治疗部位的间隙。臂丛神经损伤的患儿,出生后一经诊断,便可进行超短波治疗,治疗时一定要注意保持治疗部位干燥,禁止患儿衣服潮湿和治疗部位有金属饰物,防止烫伤等意外的发生。

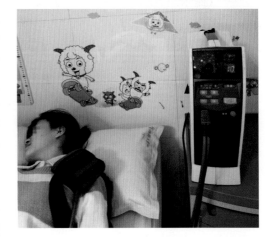

图 5-3　高频治疗

(二)低频脉冲电刺激疗法

臂丛神经损伤最明显的临床表现是患手不能上抬,肌张力较低,腕关节背伸困难,抓握无力。当患肢肌力小于 3 级,或者患儿不能主动配合时,可选用低频脉冲电刺激进行治疗,利用神经细胞的电兴奋性,通过刺激支配肌肉的神经使肌肉收缩。在实际操作中,注意极片的定位放置:①对于上臂型臂丛神经损伤患者,电极片分别放置三角肌、肱二头肌;②下臂型患者电极片分别放置前臂旋后肌和背伸肌两个部位(图5-4a);③全臂型患者电极的刺激位置可参考上臂型和下臂型损伤的患者(图5-4b)。选择正弦波,常用频率15~50Hz,以能引起患手产生背伸、抓握动作为宜。治疗时间为20分钟,以此来兴奋弛缓的神经肌肉,产生功能性活动。进行低频脉冲电刺激治疗时,注意电极与电极片的接触要紧密,黏胶均匀,观察患肢的感觉和活动情况,防止治疗部位的烫伤。

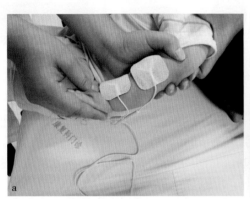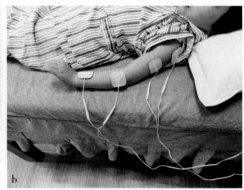

图5-4　低频脉冲电刺激疗法
a.下臂型低频脉冲电刺激;b.全臂型低频脉冲电刺激

(三)生物反馈疗法

对于肌力2级以上的臂丛神经损伤患儿,或者3~4岁以上、理解配合较好的患儿,适合选用生物反馈疗法进行治疗,选择正反馈模式(图5-5)。反馈模式中"休息"(提示患儿放松)、"用力"(提示患儿尽可能用力并产生动作)、"刺激"(提示患儿自然接受刺激)、"维持"(提示患儿努力保持当前的运动模式)。治疗剂量以能明显引起肌肉或关节活动且患儿耐受为最适宜。如果治疗剂量不适合,将很难达到治疗目的,难以产生疗效。生物反馈每次治疗时间为20分钟,根据患者的具体情况,可以持续做3~6个月。

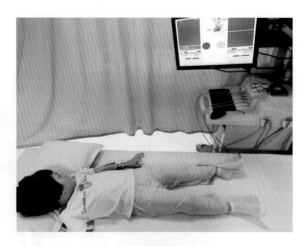

图5-5　生物反馈治疗

(四)磁热疗法

磁热有消肿、止痛、镇静、促进炎症消散,松解粘连,防止关节强直、加速钙离子沉积,促进骨折愈合的作用。臂丛神经损伤患儿进行磁热疗法时,应选择最小剂量,温度调节为无热或微热,极板用厚毛巾包好,治疗时间为15分钟,治疗时要密切关注患儿肢体情况（图 5-6）。

三、关节活动度的维持训练

治疗师接诊患儿的时候，针对患儿不同的损伤部位、损伤时间和患儿手术的不同术式、是否伴有骨折等因素，制订适合患儿本人的个性化训练方案，并得到康复医师以及患儿监护人的相互配合。

在初期训练中，对于上干型臂丛神经损伤的患儿，常常伴有三角肌、肱二头肌、肱桡肌、指伸肌及拇展肌的瘫痪，这时我们需要将所有瘫痪的肌群在全关节活动范围内做被动活动。具体方法如下：将患儿平

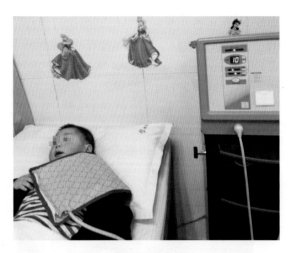

图 5-6 磁热治疗

卧，训练重点在肩、肘关节，将关节沿生理活动方向活动，每个方向活动 3~5 次为宜，另外，治疗师轻轻挤压关节，并伴随肌肉的向心性按摩推送，用手指轻轻叩击关节、肌肉，或用化妆毛刷刷轻轻刷擦（图 5-7a），来诱发肌肉的收缩，引起关节的活动。对于有锁骨骨折的患儿，用弹力绷带将患肢和躯干一起进行"8"字缠绕包扎，时间约 2 周，弹力绷带的松紧以能放进治疗师的 2 个手指为宜，或者使用上肢悬吊带进行固定，使肩部处于内旋位、肘关节固定。在进行全关节范围运动前，治疗师应了解患儿是否存在骨折或其骨折愈合情况。注意在训练过程中，治疗师操作全关节范围屈伸、收展和内外旋转运动时，动作应轻柔，可观察患儿是否哭闹及程度来判断患儿是否耐受。挤压关节时，注意关节的对位对线，不能跨关节挤压，防止牵拉，造成二次损伤。

对于全臂型和下干型的臂丛神经损伤的患儿，可让患儿采取侧卧位，使其患手在上，背靠治疗师，可以用小圆枕放在患儿背面，这样比较易于保护并控制肩和肘关节。治疗师一手放于患侧肩，全掌握住肩关节，一手做与患儿握手的姿势，来诱导患儿耸肩、进行肩关节的控

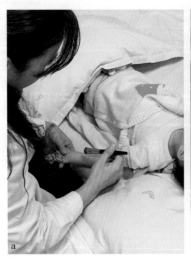
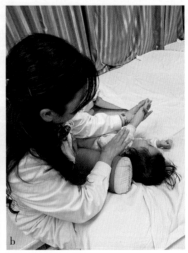

图 5-7 关节活动度的维持训练

a.毛刷刷擦；b.肩关节控制

制训练(图 5-7b)和屈肘的动作,3~5 次为 1 组,训练 1~2 组。对于年龄较大且理解能力较好的患儿,鼓励自主运动。治疗的时序为先被动,而后渐进性辅以助力运动,再训练主动耸肩和屈肘运动。当患儿有一点自主运动后,即可用一些帮助给予助力训练,而后用色彩鲜艳的食品、玩具等逗引孩子,以诱导其肩肘腕关节的自主活动和抓握动作。

四、肌力训练

对于患肢肌肉有微弱收缩或肌力 <2 级时,可采用:①低频脉冲电刺激疗法,诱发肌肉收缩,增加肌力,产生功能性活动;② Rood 技术,治疗师用手或毛刷刷擦、轻叩来促进本体感觉诱发肌肉的收缩;③任务导向性训练,比如用孩子喜欢的食物逗引患儿,诱导患肢肌肉的主动运动产生够物抓握动作。

患肢肌力 2~3 级时,在上述方案同时,可采用:①治疗师辅助下让患儿采取坐位或跪立位,双手支撑于凳面或治疗床面(图 5-8a),强化患肢负荷,促进肌肉收缩;②患儿采取俯卧双手支撑位,在患儿胸前放一小圆枕支持,逐渐增加患肢负重,给予患肢一定的力性训练;③也可让患儿坐于治疗师胸前,治疗师双手控制患儿的双肘关节,左右交替进行侧方支撑训练;④治疗师在患肩给予轻叩或空掌轻拍,以训练患肩、肘、腕关节的本体感,增强稳定性。

患肢肌力 3 级时,重点训练患肢的主动运动,增加患肢的负重,增强肌肉力量。让患儿俯卧双手支撑位,抬头居中,治疗师用脚固定患儿双下肢,诱导患儿做双上肢交替支撑运动,或将颜色鲜艳的玩具、食品放于眼前,让患儿用患手抓握爬行(注意手指伸展),来促进和加强患儿肩关节周围肌群的运动,强化肩关节后伸、外展和屈肘、伸腕、抓握的能力。

对于年龄较大、理解较好、肌力 3 级以上的患儿,进行最佳的抗阻主动运动训练,可有效提高肌力。可运用PNF:①选择上肢 D2 屈模式(图 5-8b),再根据患儿病情,选择节律性稳定、动态反转、稳定反转、等张组合等技术来训练三角肌、肱二头肌、喙肱肌、冈上肌、冈下肌和小圆肌;②通过肩胛骨后下模式训练前锯肌、菱形肌和背阔肌;③通过肩胛骨前下模式训练菱形肌、胸大肌和胸小肌;④通过肩胛骨后上模式训练斜方肌和肩胛提肌。前臂肌群和腕背伸肌的训练还可结合神经肌肉关节促进技术(neuromuscular joint facilitation,NJF),运用肘关节

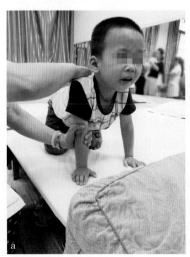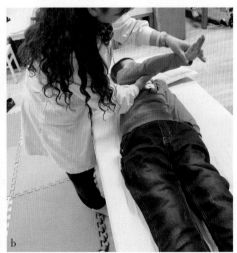

图 5-8　肌力训练

a. 俯卧位双手支撑;b. PNF-D2 屈模式

凹和腕关节凸的法则,训练屈肘肌群和腕背伸肌。

五、手功能训练

臂丛神经损伤的患儿,手功能训练也宜早期介入。当患肢处于软瘫期,给予感觉促通训练,可以用 Rood 技术来诱发肌肉的收缩活动,给患儿温水洗澡、抹婴儿润肤油、抚触等;用颜色鲜艳的玩具、拨浪鼓吸引患儿,使其产生抓握意识;当患肢有主动运动、肌力大于 3 级,且能进行腕关节背伸、手指伸展时,治疗师可将布袋或长筒袜内放置不同颜色的乒乓球(10~20个),引导孩子用患手掏袋子、抓乒乓球、扔乒乓球。随着患肢能力的增大,训练患儿用双手扔带刺的波波球或进行投篮训练、爬行训练、攀爬圆筒等障碍物,来训练患肢的力性抓握,同时也训练了患肢肩关节的屈伸、外展和屈肘、伸腕、伸指的功能,促进了患肢手功能的发育。

六、限制 - 诱导运动疗法

限制 - 诱导运动疗法适合 2 岁以上、理解力较好且患手的功能程度与健手的差异在20%~80%,同时腕关节背伸 20° 以上,掌指关节伸展达 10° 以上,并且有一定抓握能力的患儿。方法:运用随时可以解除,透气及舒适感较好的可调节性限制用具,如连指手套、半长手套、夹板等限制健手的活动;用石膏、悬吊带来限制健侧上肢的活动;也可直接让监护者限制患儿的健侧肢体。对于站立步行平衡能力欠佳的儿童,建议限制腕关节的活动为主,以便在紧急情况下可以用健侧上肢维持平衡,进行保护性支撑,避免摔倒受伤。时间以每天连续性限制 6 小时,持续 2 周为宜。限制期间要同步进行患手的功能训练。患手的功能训练,可以使用塑形技术、重复训练或学习等方法,诱导患手学习并掌握新的运动模式,提高患手玩耍活动的能力。根据患手的功能程度设计相应的方案,先从基础的近端肩肘关节控制到腕背伸的活动范围训练,再逐步训练精细的手部活动,如抓握、对指等。训练活动包括手部运动操、舞蹈、棋牌游戏、画画、书写、陶艺等。在设计活动、使用活动用具及训练环境时,应考虑患儿的兴趣爱好、依从性,同时还要注意时长,还可使用情景模拟系统、角色扮演、日常生活活动训练、小组训练等。注意训练应从易到难,训练过程中观察患儿的情绪。建议手功能训练时间:每天 3 小时,每周 5 天,连续 2 周。

七、软组织贴扎技术

近年来,软组织贴扎技术常用肌内效贴的方法,作为一种人体力学互动的应用技术被广泛应用。肌内效贴除了有消肿、止痛、运动支持等作用外,还可以促进感知觉输入、改善运动控制能力,对改善运动模式、加强运动控制有不错的效果。在新生儿臂丛神经损伤方面,可促进淋巴、血液组织的回流,消除水肿,减轻疼痛,促进肌肉收缩,增强肩关节的稳定性,促进上臂上抬,促进腕背伸,诱发对指动作、促进抓握。

对全臂损伤中后期或手术后的患儿,稳定肩关节,改善局部循环可用灯笼形贴布,具体方法:两端分别固定于锁骨中段和三角肌粗隆下方,另一条贴布与第一条贴布方向垂直,中部剪成两条,包绕肩峰,两端分别固定于胸背部(图 5-9a)。前臂和手腕部的贴扎,可采用爪形贴布,以促进组织液的回流和腕关节的背伸,具体方法:将肘关节伸直,腕关节背伸,锚固定于肘关节外侧,尾端沿前臂手背以多尾延展至手指根部,采用自然拉力(图 5-9b)。贴扎治疗过程中应及时处理贴布因出汗或洗澡脱落、患儿皮肤过敏等情况,以提高贴扎疗效。

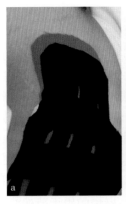
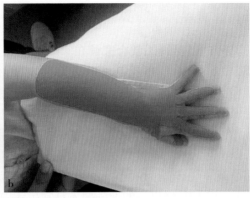

图 5-9 软组织贴扎技术

a. 肩部肌内效贴法；b. 前臂手腕肌内效贴法

八、矫形器

由于损伤的神经恢复慢、患儿病程长，使用矫形器可以辅助手术治疗的效果，或对非手术治疗部位的外固定，以维持关节在良好位置、预防脱位和变形。对于全臂型臂丛神经损伤的患儿，多采用肩肘腕手矫形器，将上肢固定保持在功能位，减轻肩关节周围肌肉、韧带负荷；动态肩肘腕手矫形器可以允许上肢关节有部分活动，或控制、帮助肢体运动，有促进康复的作用；腕手矫形器将腕关节固定于功能位，可支持、固定、稳定腕关节，预防变形，延缓手内在肌萎缩和挛缩（图 5-10）；对于上臂型臂丛神经损伤的患儿，由于肩部肌肉张力降低，尤其是肩袖、三角肌和肱二头肌肌肉功能丧失，可运用肩袖带或布兜，将患肢放入布兜中，以减轻上肢的重量，防止肩关节半脱位。

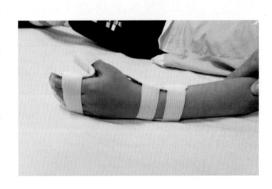

图 5-10 腕手矫形器

九、其他疗法

（一）针灸

选穴以阳明经穴为主，取天鼎、肩髃、臂臑、手三里、偏历、曲池、合谷、颈夹脊、内关、外关、足三里、三阴交、太溪、血海。根据患儿的依从性选择是否留针、提插补法或留针 20~30 分钟，平补平泻，隔日 1 次，10 次为 1 个疗程。对于症状重、年龄大（3~5 岁以上）、配合好的患儿，可进行电针治疗，剂量比患儿的耐受量略小。

（二）手术

虽然新生儿臂丛神经损伤修复/重建手术的适应证和时机存在着争议，但是如果综合康复治疗 3 个月效果不明显，手功能恢复进展不大，应与患儿父母或监护人沟通，请外科会诊，评估臂丛神经损伤的严重程度，讨论是否适合进行修复/重建手术。修复/重建手术的主要目的是恢复患肢的手部抓握功能、屈肘的功能、肩关节的全范围活动以及患肢的伸腕、伸指功能。术后的康复主要包括功能评估、物理治疗、作业治疗、定期复诊及长期的家庭康复指导。

十、家庭康复指导

家庭康复指导方案包括:①教会家长在家里给患儿进行肢体全关节范围的被动运动,注意睡觉时良姿位的摆放,间断抬高患肢防治水肿等;②对于使用辅具的患儿,指导家长正确使用辅具,防止皮肤摩擦伤;③每日穿脱衣服时注意先穿患侧,再穿健侧,脱衣服时相反;④当发现患肢肌肉有主动运动时,可以在室内用丝线悬挂颜色多样的气球,根据患儿手臂抬高的情况调节气球的高度,诱导孩子用患手拍打;⑤肌力3级以上的患儿,可玩抓沙包、丢沙包等游戏,以进行患肢的功能性力量训练;⑥强调主动活动练习,可训练孩子用患手吃饭,勺子柄可用纱布缠绕,防止因抓握无力导致勺柄滑落;⑦鼓励患儿用患手穿衣、洗脸、写字、在黑板上画画、如厕等,将患手的训练融入日常生活中,以提高患手活动能力。

第四节　小　　结

轻度NBPP,90%能恢复到生活自理,而全臂型NBPP和治疗3个月以上效果不理想者,建议外科会诊决定是否手术。NBPP早期家庭护理非常重要,如调整卧位和扶抱姿势以防患手受压、注意患肢穿衣、保暖、防牵拉伤等。早期的物理因子治疗,应根据患儿情况,选择合适的物理因子联合治疗。对于肌力大于2级以上的患者,重点训练主动运动辅以助力训练。另外,家里日常生活活动的训练也要积极配合,定期评估,确定新的目标。对于重症者,功能恢复较慢的患儿,要与家长说明可能会留有后遗症,与患儿一起积极面对,坚持功能训练。同时指导家长帮助患儿坚持有利于患肢功能提高的活动,防止健手代偿。设计活动要多样化,增强训练的趣味性,让患儿感觉到每日是不一样的游戏,而不是枯燥无味的功能训练,必要时使用矫形器。

第五节　案例解析

一、左臂丛神经损伤(难产后)

患儿,女,29天,左臂丛神经损伤。孕40周,肩难产,出生体重4.9kg。出生后发现左上肢不能主动上抬,左上肢及左手活动较右上肢明显减少而就诊(图5-11a)。经检查诊断为:左臂丛神经损伤。专科体格检查:患儿左侧上肢不能上抬,左手呈屈腕握拳拇内收状,左肘、腕及各指可被动伸直不全,左手能抓握,但抓握力量较右侧差。右手和双下肢肌力、肌张力正常。左侧肱二头肌肌腱反射、肱三头肌肌腱反射、桡骨膜反射较右侧弱。膝腱、跟腱反射可引出。家长拒绝行神经肌电图检查。首次评估:①左上肢肌力,近端(肩前屈肌群、肘屈曲肌群)1级,远端(腕背伸肌群)0~1级;②左上肢被动关节活动度,肩前屈0°~100°,肘屈曲0°~100°,腕背屈0°~40°;③左上肢围度,左上臂、左前臂近端与远端围度与右侧无明显差别,但左侧肌肉松软。

短期治疗目标:维持左上肢关节活动范围,提高左上肢肌力,防止肌肉萎缩。

物理治疗内容:

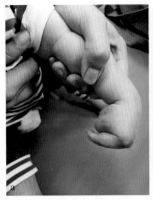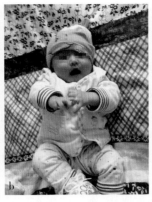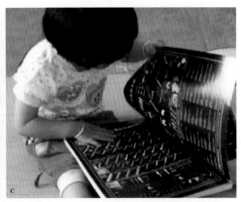

图 5-11　左臂丛神经损伤（难产后）
a. 治疗初期；b. 治疗中期；c. 随访

1. 左上肢良姿位的摆放。
2. 左肩部无热量超短波、磁热治疗。
3. 左肩部低频脉冲电刺激治疗
4. 左上肢、肩、肘、腕关节无痛全范围内的被动运动。
5. 用软刷在患肢皮肤上刷擦进行感觉刺激促通。
6. 对患肢肌肉进行轻柔向心性按摩。
7. 配合营养神经药物。
8. 详细告知患儿家属病情、可能的预后和诊疗计划。

经治疗 2 个月后，患儿 3 个月龄时专科情况为：左肩可触及明显的肌肉收缩。①左上肢肌力：近端（肩前屈肌群、肘屈曲肌群）2 级，远端（腕背伸肌群）1 级，可主动背伸；②左上肢被动关节活动范围不受限；③双上肢围度：左上臂较右侧细 0.5cm，左前臂远端与近端围度与右侧无明显差异。为提高左上肢肌力及抓握能力，防止肌肉进一步萎缩，在原来运动治疗的基础上，加用力性训练如治疗师控制患肢肘关节，患儿坐于治疗师前面，侧方位单手支撑，或在 Bobath 球上进行姿势控制等训练，以及诱导患儿患手的主动抓握，并且加用针灸。

患儿 5 个月龄时，可伸手抓物，患手能入口。①上肢肌力：肩前屈肌群 3 级，肘屈曲肌群 3 级，腕背伸肌群 2 级；②左肩、肘、腕被动关节活动范围无受限；③双上肢的围度：左上臂较右上臂细 0.5cm，左前臂近端与远端围度与右侧无明显差异。为提高左上肢肌力及抓握能力，防止肌肉萎缩，在原来治疗方案的基础上加强了手功能的主动抓物训练及俯卧位双前臂支撑控制训练。患儿 5 个半月龄时回家，给予家庭康复训练指导并加上网络远程指导，主要指导患肢肌力、关节被动活动范围、患侧手功能的训练，同时注意不能让健手代偿，观察双上臂围度的变化。

患儿 8 个月龄时，复诊结果：患儿能双手支撑四点后退爬行，用患手完成进食，做恭喜动作（图 5-11b）；患肢与对侧关节被动活动范围无差异，但外展上举耐力比对侧弱；双上臂围度一样大小，患手抓握的物品容易拉出，健侧较难，即患手抓握力度较对侧差。为提高患肢肌力及抓握力量，家庭康复指导主要加强患肢力性训练和关节活动度的主动训练以及主动背伸抓握力性训练，2 个月后随访。

患儿 11 个月龄时，随访：患儿能双手四点支撑向前爬行，能拍手，用患手抓薯条放入口中。患肢与对侧关节被动活动范围无差异，双上臂围度、双上肢长短无明显差别，患手抓握较好,家长很满意。目前患儿3岁半,已上幼儿园小班,能参加幼儿园的班级活动,独立进食、阅读等(图5-11c)。

二、左臂丛神经损伤(锁骨骨折)

患儿,女,14个月龄。孕40^{+2}周,肩难产,出生体重5.4kg。出生后发现左臂活动受限,无力,经神经科诊断:左侧锁骨骨折,左臂丛神经损伤。患儿3个月龄时行肌电图检查,诊断意见:肌电图(EMG):左侧臂丛神经支配肌见自发电活动,主动募集反应偏弱或消失。神经传导速度(NCV):左侧臂丛神经中干支配肌复合肌肉动作电位(CMAP)未引出,正中神经、尺神经NCV减慢,波幅降低。提示:上臂丛神经电生理表现,上中干严重损伤,下干部分损伤(图5-12a)。在外科行显微神经重建手术,手术较成功,术后回家未行康复治疗。患儿6个月龄时,行软组织松解手术,术后回当地医院康复。

患儿14个月龄时就诊,复查肌电图,提示神经功能较前有明显改善(图5-12b)。专科情况:患儿坐位,左肩可主动外展0°~40°、前屈0°~70°,上臂及肩部可触及轻微的肌肉收缩,左腕下垂,可稍稍背伸。①左上肢肌力:肩前屈肌群2级,肘屈肌群1级,腕背伸肌群0~1级;②左肩、肘、腕被动关节活动范围不受限;③双上肢围度:左上臂较右上臂细1cm,左前臂近端与远端围度较右侧无明显差异,左上肢肢体长度较对侧短1.5cm。

肌电图报告单

门诊号/住院号

肌电号

姓名　　　　性别　　　年龄 3月　　科别　　　病区　　　床号　　　　检查者

检查日期

肌电图检测

检查肌肉	左/右	插入电位	放松				轻收缩				重收缩	
			纤颤	正锐	束颤	肌强直	多相电位	短棘波多相	时限ms	峰值mv	募集相	峰值电压
	左											
冈下肌			+	+							偶见MUP	
三角肌			+	+							无MUP,无CMAP	
肱二头肌			+	+							无MUP,无CMAP	
肱三头肌外侧头			+	+							无MUP,无CMAP	
肱桡肌			+	+							无MUP,无CMAP	
拇短展肌											单纯相	
小指展肌											单纯相	
伸指总肌											无MUP,无CMAP	

运动传导测定

神经名称	自—至	刺激	记录	传导速度m/s		潜伏期ms		波幅mv	
				左	右	左	右	左	右
正中神经(M)	腕—肘	腕	拇短展肌	34.3		1.9		2.0	
		肘				4.3		2.0	
尺神经(M)	腕—肘	腕	小指展肌	48.0		2.5		0.3	
		肘				4.2		6.8	

诊断意见:

EMG:左侧臂丛神经支配肌见自发电活动,主动募集反应偏弱或消失。

NCV:左侧臂丛神经上中干支配肌CMAP未引出,正中神经、尺神经NCV减慢,波幅降低

a　提示:左臂丛神经损伤电生理表现,(上中干严重损伤,下干部分损伤)

肌电图报告单

| 门诊号/住院号 |
| 肌电号 |
| 检查者 |
| 检查日期 |

姓名　　　性别 女　年龄 14月　科别 手外科　病区　　　床号

肌电图检测

检查肌肉	左/右	插入电位	放松				轻收缩				重收缩	
			纤颤	正锐	束颤	肌强直	多相电位	短棘波多相	时限ms	峰值mv	募集相	峰值电压
	左								宽大		单纯相	
小指展肌			-	-					宽大		单纯混合相	
拇短展肌			-	-					宽大		单纯相	
尺侧屈腕肌									宽大		单纯相	
桡侧屈腕肌									宽大		单纯相	
伸指总肌									宽大		少量MUP	
肱桡肌			+	+					宽大		单纯相	
肱三头肌长头									宽大		少量MUP	
肱二头肌				+					宽大		单纯相	
三角肌			+	+					宽大		单纯相	
背阔肌			-	-								
冈下肌									宽大		单纯相	

运动传导测定

神经名称	自—至	刺激	记录	传导速度m/s		潜伏期ms		波幅mv	
				左	右	左	右	左	右
正中神经(M)	腕—肘	腕	拇短展肌	36.4		2.5		4.0	
		肘				4.7		4.0	
尺神经(M)	腕—肘	腕	小指展肌	50.0		2.0		5.8	
		肘下5cm				3.8		5.0	
桡神经	外侧肌间隔—锁	外侧肌间隔	伸指总肌	47.1		2.8		6.0	
		锁				4.5		6.0	
肌皮神经		锁	二头肌			4.7		2.1	
腋神经		锁	三角肌			3.3		5.7	
肩胛上神经		锁	冈下肌			2.4		2.3	
胸背神经		锁	背阔肌			2.0		3.8	

神经电图测定

神经名称	自—至	刺激	记录	传导速度m/s		潜伏期ms		波幅mv	
				左	右	左	右	左	右
尺神经F反应实测		腕	小指展肌			22.3			

诊断意见:

与前次EMG比较:

左侧臂丛神经上、中、下干功能均较前明显改善:

下干支配肌主动募集反应明显增强,远端MNCV均近正常,支配肌CMAP波幅较前明显增大
上中干支配肌MUP均见重现,CMAP均能引出,但部分肌潜伏期延长、波幅偏低

b

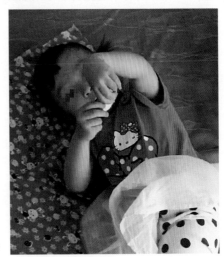

图 5-12　左臂丛神经损伤(锁骨骨折)
a. 术前肌电图;b. 14 个月龄时肌电图;
c. 24 个月

c

康复治疗短期目标:①改善左肩关节的关节活动度;②提高患肢肌力;③促进腕背伸及抓握功能。长期目标:提高日常生活自理能力,正常上学。

物理治疗内容:

1. 左肩部磁热疗法。

2. 左肩部、前臂低频脉冲电刺激治疗。

3. 左上肢运动治疗。

4. 左上肢肌力训练。

5. 左手手功能训练。

6. 周末进行肌内效贴治疗。

7. 休息时间或夜间佩戴矫形器。

8. 家庭康复指导。

9. 告知家属病情及可能的后遗症。

患儿 16 个月评估情况:患儿能行走,坐位左肩外展 0°~60°,前屈 0°~80°,上臂及肩部能上抬,可见明显肌肉收缩,左腕仍下垂,但可去抓物。左上肢肌力:肩前屈肌群 3 级,肘屈肌群 2 级,腕背伸肌群 1⁺ 级。由于患儿能行走,依从性好,试着在原来的康复计划中加用电针,剂量以能引起肌肉收缩为宜,周末行肌内效贴,家庭康复指导也增加设计能诱导患儿主动运动的活动,嘱夜间戴矫形器。

患儿 20 个月复评结果:患儿坐位,左肩外展 0°~70°,前屈 0°~90°,肩部能上抬,左腕能背伸 10° 左右,仍下垂,可去抓物。左上肢肌力:肩前屈肌群 3~4 级,肘屈肌群 3 级,腕背伸 10°~15°。治疗方法基本同上。

患儿 24 个月,评估情况:患儿坐位,左肩前屈 0°~100°,外展 0°~90°,左腕背伸 0°~20°,仍下垂,能伸腕、伸指、伸手抓物放嘴里吃(图 5-12c)。左上肢肌力:肩前群肌 4 级,肘屈肌群 3~4 级。患儿依从性较好,在原来的基础上加用生物反馈治疗和限制-诱导疗法。新的治疗计划实施不到 1 个月,患儿因家庭原因回家治疗。

由于患肢肌力仍低下,腕主动背伸弱,肌力恢复进展缓慢,且住边远县城,不能长期坚持在外地做康复治疗,所以指导家庭康复、定期复诊评估,非常重要。鼓励家长和监护者,重视患儿日常生活活动能力的训练,训练患儿独自吃饭、洗手、唱儿歌表演等,观察手功能的变化并定期复诊评估,接受康复指导,只要患肢的运动能力在进步,就不能放弃康复训练。

(林秋兰　孔　瑛　马红鹤)

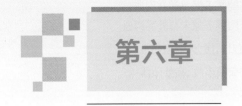

第六章

脊髓损伤

第一节 概　述

一、定义

脊髓损伤(spinal cord injury,SCI)是各种致病因素(外伤、发育、炎症、肿瘤等)引起脊髓损害,造成损害平面以下的脊髓神经功能(运动、感觉、自主神经功能)障碍。本章节主要讨论创伤性 SCI 的康复,对其他原因引起的 SCI,在治疗原发疾病的基础上,康复原则基本一致。

二、流行病学

SCI 是严重的致残性疾病,常发生在青壮年人群中,在儿童期较少发生,约占所有脊髓外伤的 2%~5%。3 岁儿童 SCI 的男女受累情况相同,但随着年龄增长,男孩更易受累。儿童期引起 SCI 的原因以交通事故、坠落伤和运动相关的损伤为主,舞蹈训练的下腰和倒立所致的 SCI 逐渐增多。据中国康复研究中心 1989—2009 年所有 SCI 病例进行分析,导致患儿 SCI 的原因中,交通事故占 30.4%,非外伤脊髓功能障碍占 26.1%,体育运动占 20.7%,高处坠落 6.5%,加害 4.3%,其他外伤原因 12%。下腰动作导致的 SCI 占 19.6%,主要发生在 6~11 岁。婴幼儿头部相对较大,颈部肌肉未发育成熟,容易发生颈椎损伤;8 岁以上小儿脊髓损伤类型与成人损伤相近。

三、病因

SCI 可根据病因、损伤程度、神经功能障碍等方面进行分类(表 6-1)。

四、临床表现

1. 脊髓震荡　表现为外伤后立即发生的损伤平面以下肢体软瘫、肌张力松弛、深浅反射消失、尿潴留,一般数小时后开始恢复,如无其他实质损害,在 2~4

表 6-1　脊髓损伤的分类

类别		分类
外伤性 SCI	按照与外界沟通情况	开放性损伤:蛛网膜下隙与外界沟通
		闭合性损伤:蛛网膜下隙未与外界沟通
	按照着力点与损伤的关系	直接性损伤:如刀刺伤、火器损伤
		间接性损伤:如交通事故、高处坠落
	按照损伤程度	完全性损伤
		不完全性损伤
	按照病因	脊髓原发伤:受伤瞬间外力或骨折脱位造成脊髓的损伤
		脊髓继发伤:包括出血、水肿、微循环障碍等
非外伤性 SCI	发育性病因	包括脊柱侧凸、脊柱裂、脊柱滑脱等
	获得性病因	感染(脊柱结核、脊柱化脓性感染、横贯性脊髓炎等)
		肿瘤(脊柱或脊髓的肿瘤)
		脊柱退化性疾病
		代谢性疾病
		医源性疾病等

周内可恢复正常。

2. 脊髓休克期后　SCI 在度过脊髓休克期后,损伤平面以下肌张力增高,腱反射亢进,出现病理反射,运动或感觉功能的恢复程度取决于损伤的程度。部分性损伤时,损伤平面以下的肢体仍可有部分运动和感觉;完全性损伤后,损伤平面以下肢体感觉及运动完全消失,早期的一些低位自主反射可出现。

3. 脊髓不同部位损害的临床特点　①脊髓半侧损害:表现为损伤同侧的运动和深感觉障碍,对侧的痛温觉障碍,两侧触觉均保留。②脊髓横贯性损害:a. 高颈段(C_1~C_4)损伤表现为四肢呈上运动神经元瘫痪,平面以下深浅感觉缺失或减退,大小便障碍,C_2~C_4 的损伤可使膈神经和其他呼吸肌支配神经麻痹,导致患者呼吸困难;b. 颈膨大(C_5~T_2)的损伤表现为四肢瘫痪,上肢出现下运动神经元瘫痪,下肢呈上运动神经元瘫痪,损伤平面以下的深浅感觉缺失,大小便功能障碍;c. 胸部中下段(T_3~T_{12})损伤表现为双上肢正常,双下肢为上运动神经元瘫痪(截瘫),伴平面以下感觉缺失,大小便功能障碍、出汗异常,感觉障碍平面是确定脊髓损害节段的重要依据;d. 腰膨大(L_2~S_2)损伤的表现与 T_{10}~L_1 椎体相对应,主要为双下肢下运动神经元瘫痪,双下肢及会阴感觉缺失,大小便功能障碍;e. 脊髓圆锥损伤的临床表现与马尾综合征类似,但损伤位置更高,常见于胸腰段骨损伤,根据损伤的平面不同,损伤类型可以同时具有上运动神经元损伤(脊髓损伤)和下运动神经元损伤(神经根损伤)的表现,某些病例临床上很难与马尾综合征区分,圆锥高位损伤可能保留某些骶段反射(即球海绵体反射和肛门反射);f. 马尾神经的损伤,涉及马尾部腰骶神经根,而脊髓本身可能无损伤,神经根损伤为下运动神经元损伤,常导致下肢软瘫(肌肉受累情况取决于损伤平面)及肠道和膀胱无反射,感觉受损程度类似,且感觉功能可以消失或部分保留。骶反射即球海绵体反射和肛门反射可消失。

五、诊断

通过了解病史,经过全面的神经系统检查,结合影像学检查及其他必要的辅助检查,SCI 的诊断并不困难。

(一)病史

明确的外伤史,外伤后在损伤的神经平面以下,突发或迟发的神经系统症状,存在尿便潴留或失禁。小年龄儿童脊柱解剖和生物学特性表现为脊柱弹性较大、脊髓弹性小,发生 SCI 时,可不伴有脊柱的骨折脱位,称为无放射影像骨折脱位 SCI;而脊髓炎的诊断也常无特异性,这使得在临床上对二者进行鉴别比较困难,往往造成一部分外伤性 SCI 被误诊为脊髓炎。详细、全面的询问病史和查体是做出正确诊断的关键。

(二)体格检查

进行全身体检(仔细检查脊柱、髋关节、皮肤)和神经系统检查[参照美国脊髓损伤协会(American Spinal Injury Association,ASIA)神经学检查]。

(三)辅助检查

1. 脊柱 X 线平片　可以显示椎体及附件有无骨折或脱位、椎间隙或椎管有无狭窄、关节有无绞锁等。但因儿童脊柱独特的解剖和生物力学特征可出现 X 线平片未见异常表现的 SCI。

2. CT　可见损伤平面椎体和小关节的骨折,骨折碎片可突入椎管内造成脊髓的压迫移位,脊髓可见点片状挫伤出血灶,严重时见脊髓密度降低,外形肿胀,蛛网膜下腔受压闭塞,CT 可以反映骨骼损伤的严重程度。

3. MRI　能够清楚地显示脊髓的受压移位、挫伤出血和水肿,MRI 可以反映脊髓受损的严重程度。

六、预后

神经功能恢复有赖于 SCI 的程度,不完全性 SCI 预后较好,大多数不完全损伤患儿如 ASIA 分级 C 者都能恢复站立或行走。但完全性 SCI 预后较差,仅 20% 的患儿可有不同程度的恢复。较一般人群而言,脊髓损伤者预期寿命降低,SCI 程度越轻微,预期寿命越长。职业困境常见,所以家庭和社会对儿童和青少年职前教育很重要。

第二节　康复评定

一、脊髓损伤的神经分类、性质及损伤程度

目前,评价 SCI 造成的脊髓神经功能障碍的国际标准是由美国脊髓损伤协会(ASIA)制定的 SCI 神经功能分类标准。下面我们重点摘录了 SCI 神经学分类国际标准(2011 年修订,第 7 版)相关 SCI 水平的判定和 SCI 程度判定等内容。图 6-1 为 2011 年版记录单,该记录单可以在 ASIA 网站进行下载(www.asia-spinalinjury.org)。

(一)神经学检查

1. 感觉检查(必查项目)　检查身体左右侧各 28 个皮节的关键点(C$_2$ 至 S$_{4/5}$,见表 6-2)。关键点应为容易定位的骨性解剖标志点。每个关键点要检查 2 种感觉:轻触觉和针刺觉

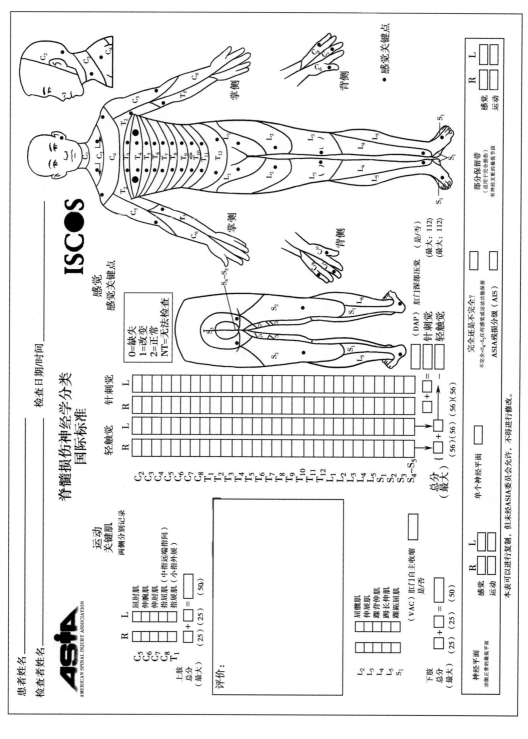

图 6-1 ASIA 2011 年版记录单

表 6-2　关键感觉点

脊髓损伤平面	关键感觉点	脊髓损伤平面	关键感觉点
C_2	枕骨粗隆外侧至少 1cm（或耳后 3cm）	T_8	锁骨中线第 8 肋间（$T_6 \sim T_{10}$ 的中点）
C_3	锁骨上窝（锁骨后方）且在锁骨中线上	T_9	锁骨中线第 9 肋间（在 $T_8 \sim T_{10}$ 的中点）
C_4	肩锁关节的顶部	T_{10}	锁骨中线第 10 肋间（脐水平）
C_5	肘前窝的外侧（桡侧）（肘横纹近端）	T_{11}	锁骨中线第 11 肋间（$T_{10} \sim T_{12}$ 的中点）
C_6	拇指近节背侧皮肤	T_{12}	锁骨中线腹股沟韧带中点
C_7	中指近节背侧皮肤	L_1	T_{12} 与 L_2 连线中点处
C_8	小指近节背侧皮肤	L_2	大腿前内侧，腹股沟韧带中点（T_{12}）和股骨内侧髁连线中点处
T_1	肘前窝的内侧（尺侧），肱骨内上髁近端	L_3	膝上股骨内髁处
T_2	腋窝的顶部	L_4	内踝
T_3	第 3 肋间锁骨中线和第 3 肋间（IS），后者判定方法是触诊胸前部，确定第 3 肋骨，其下即为相应的 IS*。	L_5	足背第 3 跖趾关节
T_4	锁骨中线第 4 肋间（乳线）	S_1	足跟外侧
T_5	锁骨中线第 5 肋间（$T_4 \sim T_6$ 的中点）	S_2	腘窝中点
T_6	锁骨中线第 6 肋间（剑突水平）	S_3	坐骨结节或臀下皱襞
T_7	锁骨中线第 7 肋间（$T_6 \sim T_8$ 的中点）	S_{4-5}	肛门 1cm 范围内，皮肤黏膜交界处外侧（作为 1 个平面）

* 确定 T_3 的另一个方法是触诊胸骨柄，该处为第 2 肋骨水平。自该点向外可触及第 2 肋，远端为第 3 肋，其下即为第 3 肋间

（锐／钝区分）。

每个关键点的轻触觉和针刺觉分别以面颊部的正常感觉作为参照，按 3 个等级评分。

0= 感觉缺失

1= 感觉改变（受损或部分感知，包括感觉过敏）

2= 正常或完整（与面颊部感觉类似）

NT = 无法检查

轻触觉检查需要在患者闭眼或视觉遮挡的情况下，使用棉棒末端的细丝触碰皮肤，接触范围不超过 1cm。针刺觉（锐／钝区分）常用打开的一次性安全别针的两端进行检查：尖端检查锐觉，圆端检查钝觉。在检查针刺觉时，检查者应确定患者可以准确可靠地区分每个关键点的锐性和钝性感觉。如存在可疑情况时，应以 10 次中 8 次正确为判定的准确标准，因这一标准可以将猜测的几率降低到 5% 以下。无法区分锐性和钝性感觉者（包括触碰时无感觉者）为 0 分。

若锐／钝感知发生改变则为 1 分。这种情况下患者可以可靠地区分锐性和钝性感觉，但关键点的针刺程度不同于面部正常的针刺强度。其强度可以大于也可以小于面部感觉。

可以使用下列身体两侧的关键点来检查 $C_2 \sim S_{4/5}$ 的皮节感觉。肛门深部压觉（DAP）：DAP 检查方法是检查者用示指对患者肛门直肠壁轻轻施压（该处由阴部神经 $S_{4/5}$ 的躯体感觉部分

支配),还可以使用拇指配合示指对肛门施加压力。感知的结果可以为存在或缺失(在记录表上填是或否)。该部分检查如发现肛门处任何可以重复感知的压觉即意味着患者为感觉不完全损伤。在$S_{4/5}$有轻触觉或针刺觉者,DAP评估不是必须检查的项目,因患者已经可以判定为感觉不完全损伤。即便如此,仍应建议完成检查表上该部分项目的检查。肛门指诊必查的另一个原因是判定运动功能的保留(即肛门括约肌自主收缩)。

2. 感觉检查(选择项目) 关节运动觉和位置觉以及深部压觉/深部痛觉的感知(可在检查表上的评注部分记录此项)。关节运动觉和位置觉的分级方法与感觉分级法相同(缺失、受损、正常)。0分(缺失)说明患者无法正确报告关节大幅运动时的关节运动情况。1分(受损)说明患者10次中有8次能够正确报告关节运动情况——但仅在关节大幅度运动情况下,而无法正确报告关节小幅度运动情况。2分(正常)说明患者10次中有8次能够正确报告关节运动情况,这其中包括关节大幅度运动和关节小幅度运动(运动大约为10°)。可检查的关节包括拇指指间关节、小指近端指间关节、腕关节、足大踇趾趾间关节、踝关节和膝关节。对轻触觉和针刺觉检查为0分(缺失)患者的肢体可以进行深压觉检查(对腕、指、踝、趾的不同部位皮肤施加3~5秒稳定的压力)。因为这项检查主要用于轻触觉和针刺觉缺失的患者,因此以拇指或示指对患者下颌稳定施压获得的感觉为参照,将检查结果分为0分(缺失)或1分(存在)。

3. 运动检查(必查项目) 通过检查10对肌节($C_5 \sim T_1$及$L_2 \sim S_1$,表6-3)对应的肌肉功能来完成。推荐每块肌肉的检查应按照从上到下的顺序,使用标准的仰卧位及标准的肌肉固定方法。体位及固定方法不当会导致其他肌肉代偿,并影响肌肉功能检查的准确性。各肌肉的肌力均分为6级(表6-4)。

表6-3 损伤平面关键肌的确定

脊髓损伤平面	关键肌	脊髓损伤平面	关键肌
C_5	屈肘肌(肱二头肌、肱肌)	L_2	屈髋肌(髂腰肌)
C_6	伸腕肌(桡侧伸腕长和短肌)	L_3	伸膝肌(股四头肌)
C_7	伸肘肌(肱三头肌)	L_4	踝背伸肌(胫前肌)
C_8	中指屈指肌(指深屈肌)	L_5	踇长伸趾肌(踇长伸肌)
T_1	小指外展肌(小指外展肌)	S_1	踝跖屈肌(腓肠肌和比目鱼肌)

表6-4 肌肉肌力分级

等级	标准
0	完全瘫痪
1	可触及或可见肌收缩
2	主动活动,去重力状态下全关节范围的活动
3	主动活动,对抗重力和肌肉特定体位的中等阻力情况下全关节范围的活动
4	在中度抗阻下进行全关节范围的主动活动
5	(正常)主动活动,对抗重力和肌肉特殊体位的最大阻力情况下全关节范围的活动
5*	(正常)主动活动,假定抑制因素(即疼痛、废用)不存在情况下,对抗重力和一定程度阻力情况下全关节范围的活动,即认为正常
NT	无法检查(即由于制动、导致无法分级的严重疼痛、截肢或关节活动度受限大于50%的关节挛缩等因素导致)

国际标准检查的肌力分级不使用正负评分法,也不推荐在比较不同机构的数据时使用该方法。某些病例如因关节挛缩导致 ROM 受限大于正常值的 50%,则肌力检查可以参照 0~5 分的分级方法,如 ROM 小于正常的 50%,则应记录为 "NT"。应用上述肌力分级法检查的关键肌(双侧)。选择这些肌肉是因为它们与相应节段的神经支配相一致,至少接受 2 个脊髓节段的神经支配,每块肌肉都有其功能上的重要性,并且便于仰卧位检查。

在检查 4 级或 5 级肌力时应使用特殊体位。0~3 级肌力检查的详细情况请参照 InSTeP 培训项目:

C_5 屈肘 90°,上肢置于身体一侧,前臂旋后;

C_6 充分伸腕;

C_7 肩内收、屈曲 90°、无旋转,肘屈曲 45°;

C_8 指关节近端固定于伸展位,指远端充分屈曲;

T_1 手指充分外展;

L_2 髋屈曲 90°;

L_3 膝屈曲至 15°;

L_4 踝充分背伸;

L_5 第 1 足趾充分伸展;

S_1 髋旋转中立位、屈 / 伸中立位、外展 / 内收中立位,膝充分伸展,踝充分跖屈。

对脊柱不稳的患者,进行徒手肌力测定时要小心。对 L_8 以下怀疑急性创伤的患者髋主动或被动屈曲均应不超过 90°,以降低对腰椎的后凸应力。检测时应保持等长收缩并单侧检查,这样对侧髋部就可以保持伸展位以稳定骨盆。

肛门自主收缩(VAC):肛门外括约肌(S_2~S_4 阴部神经的躯体运动部分支配)检查应在检查者手指能重复感受到自主收缩的基础上,将结果分为存在和缺失(即检查表上记录为是或否)。给患者的指令应为"向阻止排便运动一样挤压我的手指"。若 VAC 存在,则患者为运动不完全损伤。要注意将 VAC 与反射性肛门收缩鉴别;若仅在 Valsalva 动作时出现收缩,则为反射性收缩,应记录为缺失。

4. 运动检查(选查项目) SCI 评定还可包括其他非关键肌的检查,如膈肌、三角肌、指伸肌、髋内收肌及腘绳肌。非关键肌检查结果可记录在检查表评注部分。虽然这些肌肉功能不用于确定运动平面或评分,但本版国际标准允许使用非关键肌功能来确定运动不完全损伤状态,ASIA 为 B 级还是 C 级(见后文)。

(二)感觉和运动评分 / 平面

1. 感觉平面 为针刺觉和轻触觉的最低正常平面。该平面由一个 2 分的皮节确定。由 C_2 开始,向下至轻触觉或针刺觉小于 2 分的皮节为止。位于其上且与该皮节最近的节段即为感觉平面。因左右侧可能不同,感觉平面左右应分开确定。检查结果将产生 4 个感觉平面:R- 针刺觉、R- 轻触觉、L- 针刺觉、L- 轻触觉。所有平面中最高者为单个感觉平面。若 C_2 感觉异常,而面部感觉正常,则感觉平面为 C_1。若身体一侧 C_2 至 S_4~S_5 轻触觉和针刺觉均正常,则该侧感觉平面应记录为 "INT",即"完整",而不是 S_5。

2. 感觉评分 必查部分身体两侧每个皮节的针刺觉和轻触觉评分相加即产生两个总分,针刺觉总分和轻触觉总分。每种状态的正常情况为 2 分,每侧 28 个关键点,则身体一侧针刺觉总分为 56 分,轻触觉总分为 56 分,二者共为 112 分。若有任何关键点无法检查,则无法计算感觉评分。感觉评分反映感觉功能的量化改变。

3. 运动平面　运动平面通过身体一侧 10 个关键肌的检查确定,肌力为 3 级及以上(仰卧位 MMT)的最低关键肌即代表运动平面,前提是代表其上节段的关键肌功能正常(5 级)。身体左右侧可以不同。二者中的最高者为单个运动平面。

每个节段的神经(根)支配一块以上的肌肉,同样大多数肌肉接受 1 个以上的神经节段支配(常为 2 个节段)。因此,用 1 块肌肉或 1 组肌肉(即关键肌功能)代表 1 个脊神经节段支配旨在简化检查。我们可以理解某一块肌肉在丧失一个神经节段支配但仍有另一神经节段支配时肌力减弱。按常规,如果 1 块肌肉肌力在 3 级以上,则该肌节的上一个肌节存在完整的神经支配。在确定运动平面时,相邻的上一个关键肌肌力必定是 5 级,因为预计这块肌肉受 2 个完整的神经节段支配。例如,C_7 支配的关键肌无任何活动,C_6 支配的肌肉肌力为 3 级,若 C_5 支配的肌肉肌力为 5 级,那么,该侧的运动平面在 C_6。检查者的判断依赖于确定其所检查的肌力低于正常(5 级)的肌肉是否有完整的神经支配。许多因素可以抑制患者充分用力,如疼痛、体位、肌张力过高或废用等。如果任何上述或其他因素妨碍了肌力检查,则该肌肉的肌力应被认为是无法检查(NT)。然而,如果这些因素不妨碍患者充分用力,检查者的最佳判断为排除这些因素后患者肌肉肌力为正常(仰卧位 MMT 为 5 级),那么,该肌肉肌力评级为 5 级。对于那些临床应用徒手肌力测定无法检查的肌节,如 $C_1 \sim C_4$、$T_2 \sim L_1$,及 $S_2 \sim S_5$,运动平面可参考感觉平面来确定。如果这些节段的感觉是正常的,其上的运动功能正常,则认为该节段的运动功能正常。举例如下:

例 1:如感觉平面为 C_4,且 C_5 无运动功能(或肌力小于 3 级),则运动平面为 C_4。

例 2:如感觉平面为 C_4,且 C_5 关键肌肌力大于等于 3 级,则运动平面为 C_5。因为 C_5 关键肌肌力至少为 3 级,其上一节段运动功能正常:因 C_4 感觉正常,假定存在 C_4 关键肌,其运动功能应为正常。

例 3:如感觉平面为 C_3,且 C_5 关键肌肌力大于等于 3 级,则运动平面为 C_3。因为 C_4 节段运动功能无法假定为正常(因 C_4 皮节功能不正常),因此平面以上所有功能均正常这一条无法满足。

类似原则也适用于下肢,其中 L_2 为第一个关键肌。只有在 L_1 及以上节段感觉功能均正常时,L_2 才有可能成为运动平面。

例 4:如果上肢关键肌功能均正常,感觉至 T_6 均正常,则感觉平面和运动平面均为 T_6。

例 5:如病例情况与例 4 类似,只是 T_1 肌力为 3 级或 4 级,而非 5 级,则 T_6 仍为感觉平面,但运动平面为 T_1,因 T_6 以上的肌肉功能不是都正常。

4. 运动评分　运动检查结果分为两组成对肌节的运动功能:右侧和左侧。如图 6-1 所示,身体肌节的运动得分按上肢和下肢分别汇总得分。运动评分可反映运动功能的量化改变。每块肌肉的正常功能得分为 5 分。每个肢体有 5 个关键肌,因此每个肢体总分为 25 分,双上肢的总分为 50 分。每个下肢 5 个关键肌,情况相同,双下肢总分为 50 分。任何一块必查肌肉无法检查时即无法计算运动评分。虽然既往将所有肢体得分总分计为 100 分,但已不推荐将上下肢得分相加。运动评分检查的计量特征要求上肢 10 个关键肌功能和下肢 10 个关键肌功能应分开计算,总分各为 50 分。

5. 神经损伤平面(NLI)　NLI 是指具有正常感觉功能的皮节平面和肌肉力量能抗重力的肌节平面中的最低者,要求该平面以上的感觉和运动功能正常。根据检查者对关键点和关键肌的检查结果,感觉和运动平面应左右侧分别确定。因此结果可能为四个独立的平面:右感觉平面、左感觉平面、右运动平面、左运动平面。单个 NLI 是指这四个平面中的最高者,在分类过程中使用此平面。如果感觉平面高于运动平面,则推荐上述平面分别记录,因为单个 NLI 会误导功能评估。与 SCI 无关的神经学病变导致的无力也应在检查表上进行记录。如某患者 T_8 骨折,伴左侧臂丛神经损伤,应说明左侧上肢感觉和运动障碍由臂丛神经损伤引起,而不是由 SCI 引起。这对于患者的正确分类很重要。

(三) ASIA 残损分级

损伤一般根据鞍区功能保留程度分为神经学"完全损伤"或"不完全损伤"。"鞍区保留"指查体发现最低段鞍区存在感觉或运动功能(即 S_4~S_5 存在轻触觉或针刺觉,或存在 DAP 或存在肛门括约肌自主收缩)。鞍区保留消失(即最低骶段 S_4~S_5 感觉和运动功能)即定义为完全损伤,而鞍区保留[即最低骶段 S_4~S_5 感觉和(或)运动功能]存在则定义为不完全损伤。修订的 Frankel 分级(2011 年)见表 6-5,对 SCI 的评定有较大的实用价值。

表 6-5　ASIA 修订的 Frankel 分级(2011 年)

功能损害分级	临床表现(体征)
A 完全损伤	鞍区 S_4~S_5 无任何感觉或运动功能保留
B 不完全感觉损伤	神经平面以下包括鞍区 S_4~S_5 无运动但有感觉功能保留,且身体任何一侧平面以下无三个节段以上的运动功能保留
C 不完全运动损伤	神经平面** 以下有运动功能保留,且单个神经损伤平面以下超过一半的关键肌肌力小于 3 级(0~2 级)
D 不完全运动损伤	神经平面** 以下有运动功能保留,且 NLI 以下至少有一半以上(一半或更多)的关键肌肌力大于或等于 3 级
E 正常	使用脊髓损伤神经学分类国际标准(ISNCSCI)检查所有节段的感觉和运动功能均正常,且患者既往有神经功能障碍,则分级为 E。既往无 SCI 者不能评为 E 级

** 若患者需要评为 C 或 D 级,即不完全运动损伤,则需要满足下列之一:肛门括约肌自主收缩或鞍区感觉保留,同时身体一侧运动平面以下有三个节段以上的运动功能保留。本标准允许根据运动平面以下非关键肌是否保留运动功能来确定运动损伤完全与否(确定 ASIA 为 B 还是 C)。当根据平面以下运动功能保留的程度来区分 ASIA 为 B 或 C 的时候,需要使用的平面为身体一侧的运动平面;而区分 C 级和 D 级的时候(根据肌力为 3 级或以上关键肌数量),使用的平面为单个神经平面

部分保留带(ZPP)仅用于完全损伤(ASIA 为 A 级),指感觉和运动平面以下保留部分神经支配的皮节和肌节。保留部分感觉或运动功能的节段即为相应的感觉或运动 ZPP,且应按右侧和左侧以及感觉和运动分别记录。检查表上有指定位置记录这些情况,记录内容为单个节段(而非节段范围)。例如,右侧感觉平面为 C_5,从 C_6 至 C_8 有感觉保留,则检查表上右侧感觉 ZPP 应记录为"C_8"。如果运动或感觉平面以下无部分支配的节段,则应将运动和感觉平面记录在检查表上 ZPP 部分。注意记录 ZPP 时运动功能与感觉功能不一定一致,且运动平面以下记录为 ZPP 的肌肉运动应为主动收缩。某病例根据运动和感觉平面,得出 NLI 为 T_4,左侧感觉保留至 T_6 皮节,则左侧感觉 ZPP 应记录为 T_6,但运动 ZPP 仍为 T_4。ZPP 中不包括非关键肌。对不完全损伤,ZPP 不适用,因此在检查表上应记录"NA"。

二、肌张力评定

上下肢肌张力增高及肌痉挛对上肢和手的精细动作和行走功能有明显影响,故上下肢功能评定时应对肌张力及痉挛状态进行评定。

（一）肌张力分级评定

一般按对关节进行被动运动时所感受的阻力进行肌张力及肌痉挛状态的评价（表6-6）。

表6-6　肌张力分级评定

等级	肌张力	标准
0	软瘫	被动活动肢体无反应
1	低张力	被动活动肢体反应减弱
2	正常	被动活动肢体反应正常
3	轻、中度增高	被动活动肢体有阻力反应
4	重度增高	被动活动肢体有持续阻力反应

（二）痉挛评定

痉挛是SCI患者常出现的并发症之一，目前临床上通常采用改良Ashworth量表（表6-7）。

表6-7　改良Ashworth量表

等级	标准
0	肌张力不增加,被动活动患侧肢体在整个范围内均无阻力
1	肌张力稍增加,被动活动患侧肢体到终末端时有轻微的阻力
1⁺	肌张力稍增加,被动活动患侧肢体时在前1/2ROM中有轻微的"卡住"感觉,后1/2ROM中有轻微的阻力
2	肌张力轻度增加,被动活动患侧肢体在大部分ROM内均有阻力,但仍可以活动
3	肌张力中度增加,被动活动患侧肢体在整个ROM内均有阻力,活动比较困难
4	肌张力高度增加,患侧肢体僵硬,阻力更大,被动活动十分困难

（三）踝关节痉挛评定

Ashworth量表和改良Ashworth量表评定上肢痉挛的信度优于下肢，对下肢痉挛，可以采用综合痉挛量表（composite spasticity scale,CSS），CSS包括3个方面：跟腱反射、肌张力及踝阵挛。评定方法及评分标准如下：

1. 跟腱反射　患者仰卧位，髋外展，膝屈曲。检查者使踝关节稍背伸，保持胫后肌群一定的张力，用叩诊锤叩击跟腱。0分：无反射；1分：反射减弱；2分：反射正常；3分：反射活跃；4分：反射亢进。

2. 踝跖屈肌群肌张力　患者仰卧位，下肢伸直，放松。检查者被动全范围背伸踝关节，感觉所受到的阻力。0分：无阻力（软瘫）；2分：阻力降低（低张力）；4分：正常阻力；6分：阻力轻到中度增加，尚可完成踝关节全范围的被动活动；8分：阻力重度（明显）增加，不能或很难完成踝关节全范围的被动活动。

3. 踝阵挛　患者仰卧位，下肢放松，膝关节稍屈曲。检查者手托足底快速被动背伸踝关节，观察踝关节有无节律性的屈伸动作。1分：无阵挛；2分：阵挛1~2次；3分：阵挛2次以上；4分：阵挛持续，超过30秒。

结果判断：7分以下无痉挛；7~9分（不含7分）轻度痉挛；10~12分中度痉挛；13~16分

重度痉挛。

三、肌力评定

肌力评定常采用徒手肌力测定(manual muscle test,MMT)法。

四、关节活动度评定

关节活动度(range of motion,ROM)评定是在被动运动下对关节活动范围的测定,具体测量方法及正常值见表6-8~表6-10。

表6-8 上肢主要关节活动度的评定

关节	运动	受检体位	测角计放置方法			正常值
			轴心	固定臂	移动臂	
肩	屈	坐或立位,臂置于体侧,肘伸直	肩峰	与腋中线平行	与肱骨纵轴平行	屈 0°~180°
	伸					伸 0°~50°
	外展	坐和站位,臂置于体侧,肘伸直	肩峰	与身体中线平行	同上	0°~180°
	内旋	仰卧,肩外展90°,肘屈90°	鹰嘴	与腋中线平行	与前臂纵轴平行	各 0°~90°
	外旋					
肘	屈	仰卧或坐或立位,臂取解剖位	肱骨外上髁	与肱骨纵轴平行	与桡骨纵轴平行	0°~150°
	伸					
桡尺	旋前	坐位,上臂置于体侧,肘屈90°,前臂中立位	尺骨茎突	与地面垂直	腕关节背面(测旋前)或掌面(测旋后)	各 0°~90°
	旋后					
腕	屈	坐或站位,前臂完全旋前	尺骨茎突	与前臂纵轴平行	与第2掌骨纵轴平行	屈 0°~90°
	伸					伸 0°~70°
	尺侧偏移	坐位,屈肘,前臂旋前,腕中立位	腕背侧中点	前臂背侧中线	第3掌骨纵轴	桡偏 0~25°
	桡侧偏移					尺偏 0°~55°

表6-9 下肢主要关节活动度的评定

关节	运动	受检体位	测角计放置方法			正常值
			轴心	固定臂	移动臂	
髋	屈	仰卧或侧卧,对侧下肢伸直	股骨大转子	与身体纵轴平行	与股骨纵轴平行	0°~125°
	伸	侧卧,被测下肢在上	同上	同上	同上	0°~15°
	内收	仰卧	髂前上棘	左右髂前上棘连线的垂直线	髂前上棘至髌骨中心的连线	各 0°~45°
	外展					
	内旋	仰卧,两小腿于床缘外下垂	髌骨下端	与地面垂直	与胫骨纵轴平行	各 0°~45°
	外旋					

续表

关节	运动	受检体位	测角计放置方法			正常值
			轴心	固定臂	移动臂	
膝	屈	俯卧、侧卧或坐在椅子边缘	膝关节或腓骨小头	与股骨纵轴平行	与胫骨纵轴平行	屈:0°~150°
	伸					伸:0°
踝	背屈	仰卧,踝处于中立位	腓骨纵轴线与足外缘交叉处	与腓骨纵轴平行	与第5跖骨纵轴平行	背屈:0°~20°
	跖屈					跖屈:0°~45°
	内翻	俯卧,足位于床缘外	踝后方两踝中点	小腿后纵轴	轴心与足跟中点连线	内翻0°~35°
	外翻					外翻0°~25°

表 6-10　脊柱活动度的评定

关节	运动	受检体位	测角计放置方法			正常值
			轴心	固定臂	移动臂	
颈部	前屈	坐或立位,在侧方测量	肩峰	平行前额面中心线	头顶与耳孔连线	0°~60°
	后伸	同上	同上	同上	同上	0°~50°
	左旋	坐或仰卧,于头顶测量	头顶后方	头顶中心矢状面	鼻梁与枕骨结节的连线	各0°~70°
	右旋					
	左侧屈	坐或立位,于后方测量	第7颈椎棘突	第7颈椎与第5腰椎棘突的连线	头顶中心与第7颈椎棘突的连线	各0°~50°
	右侧屈					
胸腰	前屈	坐位或立位	第5腰椎棘突	通过第5腰椎棘突的垂线	第7颈椎与第5腰椎棘突连线	0°~45°
	后伸	同上	同上	同上	同上	0°~30°
	左旋	坐位,臀部固定	头顶部中点	双侧髂棘上缘连线的平行线	双侧肩峰连线的平行线	0°~40°
	右旋					
	左侧屈	坐位或立位	第5腰椎棘突	两侧髂嵴连线中点的垂线	第7颈椎与第5腰椎棘突连线	各0°~50°
	右侧屈					

　　ROM 测定的目的:①确定有无关节活动障碍及障碍程度;②确定治疗目标,为选择治疗方法提供参考;③评价治疗训练效果。

五、日常生活活动能力评定

　　SCI 活动水平的评定一般多通过对患者的 ADL 能力评定来进行。对于截瘫患者可采用 Barthel 指数;对于四肢截瘫患者可用四肢瘫功能指数(quadriplegic index of function,QIF)来评定。

第三节 物 理 治 疗

SCI 的康复治疗中,物理治疗需要在急性期早期介入,在恢复期充分运用,才能发挥最大作用。

一、急性期的物理治疗

SCI 急性期的康复应与临床治疗同步,在不影响临床治疗及脊柱稳定性下进行,并且需注意训练强度不宜过量。该阶段的康复训练目的是预防和治疗一些严重的并发症,如控制呼吸系统并发症、预防压疮、下肢深静脉血栓、关节挛缩等。主要内容包括:良好的体位、关节活动度训练、残留肌肌力的加强、呼吸功能训练、大小便功能训练。

(一)保持正确的体位

最基础的是按照正确体位摆放患儿,每 2 小时翻身 1 次。仰卧位:髋关节伸展并保持轻度外展、膝伸展但不能过伸,踝关节背曲,可使用足踝支具,两腿间可放软枕相隔,可以保持髋关节轻度外展,并预防内侧髁及内踝骨突起部位受压。双肩下可垫软枕防双肩后缩,肘伸展,前臂保持旋后位,腕背屈,大约 45°,拇指外展背伸,手指应处于微屈位。侧卧位:侧卧位时位于下侧的髋、膝关节伸展,上侧髋屈曲 20°、膝关节屈曲 60° 左右,放在软枕上与下侧腿隔开,踝关节自然背伸。双肩均应向前,呈屈曲位,下侧上肢放于垫在头下与胸背部的两个软枕之间,肘关节屈曲 90°,上侧上肢的肘关节伸展,手与前臂保持中立位,腕关节自然伸展,手指自然屈曲。上肢与胸壁间也应以软枕相隔。

(二)关节被动运动

入院开始第 1 天就要开始关节被动运动,脊髓休克期内每天可进行 2 次,以后可每天做 1 次,患儿每个肢体每次大约活动 5 分钟。在被动运动过程中,速度应缓慢而有节奏,力量应由小到大,避免活动范围过大,不得出现异常的运动模式,从而可以防止发生肌肉拉伤、关节脱位、骨折等并发症。SCI 最容易产生挛缩的关节有足下垂、屈膝、屈髋、腰骶前屈。被动运动需要注意以下几方面:髋关节屈曲时要同时外展;膝关节不得出现过伸。患儿仰卧位时被动屈曲膝关节,需要同时外旋髋关节。患儿下段胸椎或腰椎有骨折时,屈膝、屈髋时要小心,勿使其腰椎活动。在对颈椎损伤的患儿进行腕关节和手指被动活动时,禁止同时屈曲腕关节和手指,以免造成伸肌肌腱的损伤。

(三)残留肌肌力的加强

原则上所有能主动运动的肌肉都应当鼓励尽早运动,可以防止肌肉萎缩、肌力下降。四肢瘫患儿,重点训练三角肌前部、肩伸肌、肱二头肌、斜方肌下部,如果有主动活动,桡侧腕伸肌、肱三头肌、胸大肌也需训练;截瘫患儿,重点训练所有上肢骨骼肌和躯干肌群,包括肱三头肌、背阔肌、腹肌等。

(四)呼吸及排痰训练

SCI 时,损伤平面以下所支配的呼吸肌发生麻痹,低水平 SCI 患儿的呼吸功能几乎不受影响,高位尤其是颈髓损伤患儿最容易发生呼吸系统并发症。呼吸功能训练包括胸式呼吸训练、腹式呼吸训练、体位排痰训练。所有急性 SCI 患儿均需坚持呼吸功能训练、鼓励咳嗽,从而减少坠积性肺炎的发生。

(五) 大小便处理

在脊髓休克期间多采用留置导尿的方法,在停止静脉补液后开始采用间歇清洁导尿术;间歇清洁导尿术操作程序为洗手、适当体位、湿纸巾擦手、尿道口清洗、取尿管、涂凝胶、插管、引流小便、记录小便量。脊髓休克期,多数患儿表现为大便失禁,需局部注意清洁卫生,进入脊髓恢复期后,多表现为便秘,排便训练方法为在确认直肠内有大便后,给予直肠刺激,坚硬的大便可用手抠出,软便需戴上手套,抹上润滑剂,手指轻柔地插入直肠做环形运动刺激排便反射出现,或运用开塞露灌肠等方法处理;另外,应多吃含纤维素多的蔬菜和水果利于大便排出。对患儿及家长进行正确的健康教育,尽早建立起自主性膀胱与直肠功能。

二、恢复期的物理治疗

SCI 恢复期的康复治疗为了通过康复训练获得最大程度的功能独立,这些功能独立需要的技能包括床上活动、转移、轮椅、步行。

(一) 持续急性期康复治疗

进入恢复期康复后,体位的摆放、体位适应性训练(电动起立床训练,图 6-2)、关节活动度的维持和改善、呼吸训练等仍应继续进行,特别是肌力强化训练意义重大。因为受神经支配的肌肉需要代偿瘫痪肌肉的功能,对肌力的要求较高,为以后应用轮椅、拐或助行器做准备,0~1 级肌力可选择电刺激、传递神经冲动的训练、被动关节活动度训练及肌力训练;2~3级肌力可选择肌电生物反馈疗法、主动 - 辅助训练、免负荷主动运动(悬吊、水中步态等)等训练;4~5级肌力可选择抗阻训练。肌力训练的目标是使肌力达到 3 级以上,恢复其使用功能,主要针对背阔肌、上肢肌群和躯干肌的训练。图 6-3 为利用彩色弹力胶带训练上肢肌群肌力。

(二) 垫上 / 床上训练

1. 翻身训练　翻身是垫上运动的开始,翻身训练中,患儿要学会利用损伤平面以上肢体肌群的肌力以及旋转带来的惯性,带动损伤平面以下的机体来完成。翻身训练从仰卧位

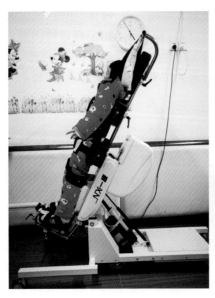
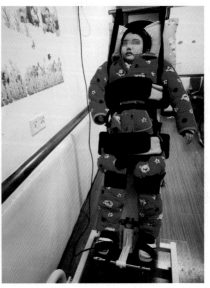

图 6-2　电动起立床

开始,可以在肩胛和骨盆下垫置枕头帮助翻身(图6-4)。如果患儿身体两侧力量不同,可以选择从力量较强的一侧翻向较弱的一侧;对翻身困难较大的患儿,可以从侧卧位开始。对术后6~8周患儿训练翻身时应极其谨慎,必须保证脊柱的稳定性,避免颈椎和腰椎活动引起的继发性SCI。

2. 牵伸训练　主要牵伸下肢的内收肌、腘绳肌和小腿三头肌及跟腱。牵伸内收肌是为了避免患儿因内收肌痉挛而造成会阴部清洁困难及剪刀步态;牵伸腘绳肌是为了使患儿直腿抬高角度大于90°,从而实现独坐;牵伸小腿三头肌及跟腱是为了防止跟腱挛缩、尖足及足内翻,以利于后续的步行训练。

3. 肘支撑俯卧位训练　肘支撑俯卧位可以为四点位、坐位做准备。该体位需要强化头颈、肩关节和肩胛的力量和稳定性(图6-5)。

4. 手支撑俯卧位训练　手支撑俯卧位对于坐位、站立、使用拐杖等有重要意义。该体位需要胸大肌、三角肌力量。在实现独立的手支撑俯卧位前,强化训练上肢近端关节力量和控制,还可使用悬吊等装置训练(图6-6)。

5. 坐位训练　独立实现长坐位(膝关节伸直)和端坐位(膝关节屈曲90°)并稳定地维持躯干平衡在患儿的日常生活中意义重大,可以实现穿衣、穿鞋、转移、轮椅、截瘫矫形器等功能活动。坐位的实现需要躯干有一定的控制能力,双侧下肢各关节活动范围,特别是双侧髋关节活动范围接近正常。不同损伤平面的坐姿是不同的,下胸段及腰段损伤的患儿可以实现直立坐位,上胸段及下颈段损伤的患儿可以前倾坐位。患儿可以从肘支撑仰卧位变换为坐位(图6-7),也可以从肘支撑俯卧位实现。坐位平衡训练也是训练重点,分为静态平衡训练和动态平衡训练。静态平衡训练:患儿取长坐位,在前方放一姿势镜,患儿和治疗师可随时调整

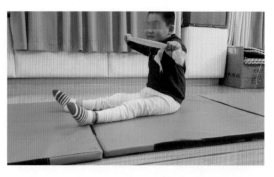

图6-3　利用彩色弹力胶带训练上肢肌群肌力

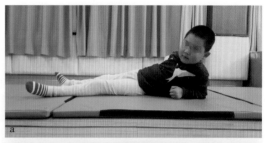

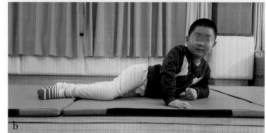

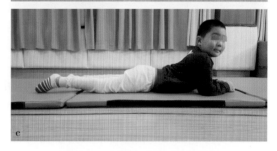

图6-4　截瘫患儿的翻身训练

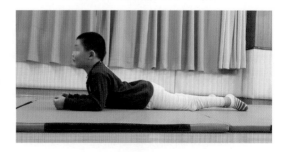

图6-5　截瘫患儿的肘支撑训练

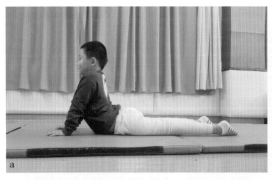
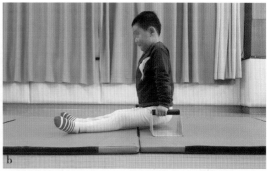

图 6-6　截瘫患儿的手支撑训练

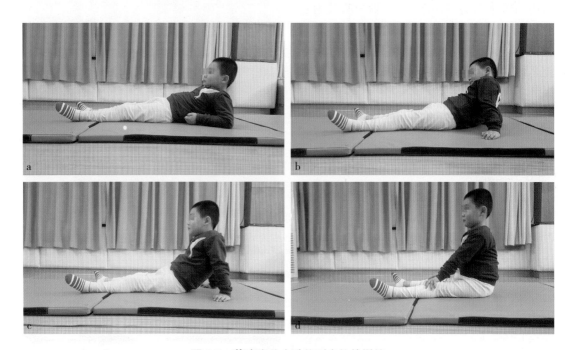

图 6-7　截瘫患儿由卧位到坐位的训练

坐位的姿势。当患儿在坐位能保持平衡时,再指示患儿将双上肢从前方、侧方抬起至水平位(图 6-8);动态平衡的保持:治疗师可与患儿进行抛球、传球的训练,不但可加强患儿的平衡能力,也可强化患儿双上肢从前方、侧方抬起至水平位。坐位时还要继续加强双上肢支撑训练,例如垫上坐位移动训练(图 6-9),为转移、运用辅具、步行等做准备。

　　6. 四点位训练及移动训练　　四点位的前提是肘支撑俯卧位,然后通过双肘之间的重心转移交替后行,逐渐用手承重,然后通过头、颈、上躯干的快速屈曲将重心后移,屈曲髋关节实现。该体位下,髋关节开始负重,所以需要训练髋周肌肉的力量和控制。四点位下可以通过抬起一侧上肢减少支撑面积而强化该体位下的控制,还可以进行爬行训练,强化肢体力量。四点位是从卧位变换为站位的过渡阶段。

　　7. 膝跪位训练及移动训练　　实现膝跪位最简单的方式是从四点位过渡,进一步屈曲髋、膝关节,直至骨盆坐落于双踝关节上即完成(图 6-10)。

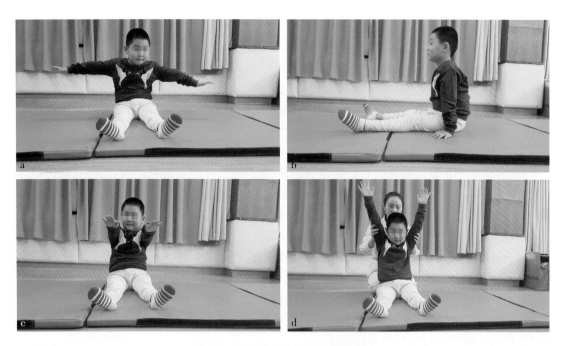

图 6-8　截瘫患儿坐位静态平衡训练

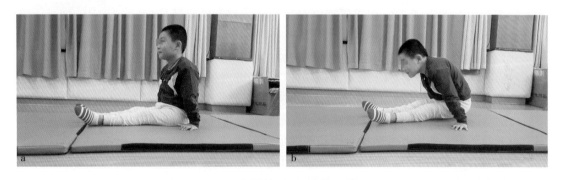

图 6-9　截瘫患儿坐位移动训练

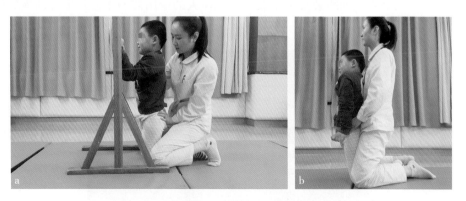

图 6-10　截瘫患儿的膝跪位训练及移动训练

（三）转移训练

转移技能对于 SCI 的功能独立具有极其重要的意义。转移是 SCI 患儿必须掌握的技能。包括他人帮助转移和独立转移。转移训练包括床与轮椅之间的转移、轮椅与坐便器之间的转移、轮椅与汽车之间的转移以及地面到轮椅的转移等。尽早借助辅助器具和矫形器训练患儿独立移动能力，逐渐减少患儿对家属的依赖，从而提高患儿生活质量和减轻家庭的负担。

（四）轮椅训练

绝大多数 SCI 患儿需要依靠轮椅进行移动，轮椅是 SCI 患儿的腿，所以轮椅技能的训练显得尤为重要。手动轮椅包括普通型轮椅、高靠背轮椅、站立轮椅、运动轮椅、坐便轮椅、单侧驱动轮椅、手摇轮椅等；动力轮椅包括电动轮椅、机动轮椅（残疾人摩托车）等。SCI 患儿不仅要选择尺寸合适，而且要根据 SCI 水平来选择适宜的轮椅（表 6-11）。基本的手动轮椅训练包括：制动闸的使用，轮椅减压，前后驱动、左右转移，上下楼梯等。

（五）步行训练

包括治疗性步行、家庭功能性步行和社区功能性行走。

1. 治疗性步行　一般适合于 T_6~T_{12} 平面脊髓损伤患儿，佩戴骨盆托矫形器或膝踝足矫形器，借助双腋杖进行短暂的步行训练。

2. 家庭功能性步行　一般适合于 L_1~L_3 平面脊髓损伤的患儿，可在室内行走，但步行距离不能达到 900m。

3. 社区功能性行走　L_4 以下平面脊髓损伤患儿穿戴踝足矫形器，能上下楼，能独立进行日常生活活动，能连续行走 900m。

SCI 患儿要实现功能性步行需要具备足够的肌肉力量、关节活动度、良好的躯干对线、身体耐力等。对于完全性 SCI 患儿实现功能性步行非常困难，需要借助下肢矫形器和辅助工具的帮助，且下肢的摆动力完全来源于上肢和躯干的代偿。不完全性 SCI 者，则要根据残留肌力的情况确定步行能力。功能性步行首先要求患儿具有从轮椅上站起和在步行后能够安全坐下的能力。平地上可选择双拐和膝踝足矫形器（knee-ankle-foot orthosis，KAFO），训练行走的方式有平衡的训练、四点步、迈至步、迈过步、后方侧方迈步；小年龄患儿可以选择助行架代替双拐（图 6-11）。耐力增加之后可以练习跨越障碍、上下楼梯、摔倒及地面站起等训练。助动功能步行器以交互式步行矫形器为代表（图 6-12），它的出现使 SCI 患儿步行功能获得更大改善；减重步行训练装置和下肢康复机器人的应用使 SCI 患儿步行训练变得更加容易（图 6-13）。

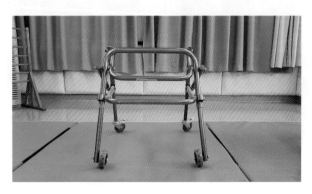

图 6-11　儿童轮式助行架

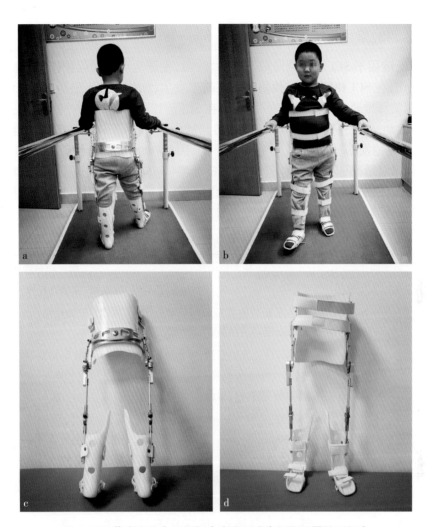

图 6-12 截瘫患儿在平行杠内穿交互式步行矫形器练习行走

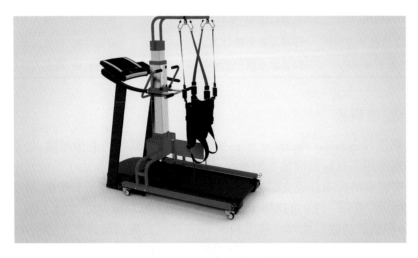

图 6-13 减重步行训练装置

三、矫形器的应用

矫形器广泛运用于 SCI 的各个阶段,在急救阶段,主要为固定和保护作用,避免转运过程中的二次损伤;在 SCI 初期,可以预防和矫正畸形发生,如使用短下肢矫形器(AFO)防止关节挛缩,使用胸腰椎矫形器可矫正脊柱侧凸;在 SCI 治疗的后期应用矫形器的主要目的是帮助患儿实现移动,辅助患儿进行站立、步行,参与社会,减少由于长期卧床而可能出现的并发症。SCI 患儿脊髓损伤平面不同,残存功能不同,因此在临床康复治疗中,我们主要根据患儿 SCI 平面,康复情况选择合适的、个体化的矫形器(表 6-11)。注意培训患儿和家属如何正确穿脱、保养及使用矫形器,充分发挥矫形器作用。随着矫形器知识的进一步普及和材料、技术的进步,矫形器在 SCI 康复治疗中将变得日益重要。

表 6-11　不同脊髓损伤平面适用的矫形器

脊髓损伤平面	矫形器适配	辅助器具适配
第 3 颈髓节段损伤	无	呼吸机、高靠背轮椅
第 4 颈髓节段损伤	上肢平衡式前臂矫形器(BFO)、长对掌矫形器、背侧腕手矫形器	高靠背电动轮椅
第 5 颈髓节段损伤	背侧弹性伸腕矫形器、对掌矫形器	高靠背电动轮椅、吹吸气控制的环境控制器
第 6 颈髓节段损伤	恩根型矫形器(WHO)、万能生活袖带	普通手动轮椅
第 7 颈髓节段损伤	万能袖带	手动式轮椅或手控式电动轮椅、按键式环境控制系统
第 8 颈髓节段损伤	躯干髋膝踝足矫形器(THKAFO)(双拐治疗性小步幅步行训练)	普通轮椅、残疾人专用汽车
第 1~2 胸髓节段损伤	髋膝踝足矫形器(HKAFO)(双拐治疗性大步幅步行训练)	普通轮椅、残疾人专用汽车
第 4~9 胸髓节段损伤	交互式步行矫形器(RGO、ARGO)	普通轮椅、残疾人专用汽车
第 10~11 胸髓节段损伤	截瘫行走器(WALKABOUT)	普通轮椅、残疾人专用汽车
第 12 胸髓至第 2 腰髓节段损伤	膝踝足矫形器(KAFO)	普通轮椅、残疾人专用汽车
第 3 腰髓至第 2 骶节段损伤	踝足矫形器(AFO)	普通轮椅、残疾人专用汽车

四、功能性电刺激

功能性电刺激(functional electrical stimulation,FES),属低频电刺激范畴,是利用预先设定程序的电刺激作用于目标肌肉的支配神经,从而诱发肌肉收缩。由于功能性电刺激的作用对象要求具有完整的周围神经支配,SCI 的末梢第二级运动神经元未受损,故功能性电刺激能很好地发挥治疗作用。FES 可以用于脊髓损伤患儿上肢功能训练、躯干控制、步行训练、呼吸训练、直肠和膀胱功能训练等。利用 FES,使失神经支配的肌肉产生被动性收缩,可以减轻局部肌肉萎缩、变性、压疮、下肢水肿、深静脉血栓、骨质疏松等因长期肢体活动缺失带来的不利影响。传统的单通道或双通道电刺激只能刺激一组或两组肌群,产生单一方向、单一关节的活动,而多通道 FES 可按照正常肌群收缩时的先后次序及时间刺激,诱发出肢体产生正常的运动,达到功能性活动的目的。例如基于人体行走模式的四通道 FES,工作时按照正常行走的时序刺激股四头肌膝伸、刺激腘绳肌膝屈、刺激胫前肌踝伸、刺激小腿三头肌踝跖屈,使瘫痪的下肢产生行走的动作。功能性电刺激踏车系统通过有顺序的功能性电刺激,控制膝关节和踝关节的大的肌肉群(包括股四头肌、臀肌、腘绳肌),从而实现下肢的周期性运动(图 6-14)。

五、康复机器人

康复机器人是国际前沿技术,在临床上有广泛的应用前景。按照功能目的可分为康复训练型和辅助型机器人,康复训练型机器人是一类新型的交互式机器人,主要是帮助患儿完成各种主、被动康复训练,缓解治疗师压力,能够在一定程度上减轻社会负担;辅助型康复机器人帮助患儿完成各种动作,如智能假肢、矫形(支具形)机器人、智能轮椅、助行机器人、服务机器人等。康复机器人按照躯体部位可分为上肢机器人、下肢机器人(图 6-15)和手部机器人。下肢康复机器人的发展为 SCI 患儿的下肢功能重建带来了希望。

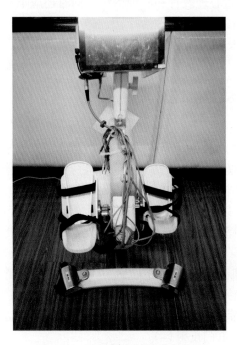
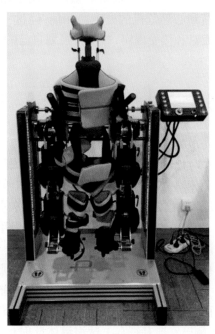

图 6-14　功能性电刺激踏车系统　　　　图 6-15　下肢机器人

第四节　小　　结

SCI 的致残性严重,给患儿生理和心理带来了沉重的打击,给家庭和社会带来了巨大的负担。我们医务工作者面临 SCI 的患儿,首先要对其进行认真的检查和全面的评估,在康复训练前,康复目标的设定必不可少;在康复过程中也不会一帆风顺,易伴发的各种内外科并发症会阻碍康复训练,影响患儿生活质量,甚至导致患儿残疾或死亡;康复训练良好效果的保证是患儿出现的心理问题不断被解决,能够积极主动参与到康复训练中。

(一) 康复目标的设定

SCI 的功能重获需要漫长而艰苦的训练,康复目标的设定尤为重要。通过康复目标的设定,医患双方可以明确整个康复流程的方向。①不同阶段设定相应的康复目标,如在早期治疗中,注重脊髓功能的恢复,减少脊髓功能的丧失;恢复期重点在对残存肌的再训练,最大限度地利用残存功能。②根据解剖生理基础和损伤平面、程度,进行量化、循序渐进和长期的训练。

(二) 并发症的重视

在康复过程中我们会面临很多挑战,其中包括预防和治疗并发症。常见的并发症有呼吸功能障碍、深静脉血栓、自主神经功能障碍、神经源性膀胱、神经源性直肠、疼痛、肌痉挛、压疮、异位骨化、骨质疏松等。

(三) 心理问题的关注

在康复训练中,我们不仅要治疗患儿身体上的残疾,更应该关注 SCI 带来的一系列心理问题。沙盘游戏不仅提供了儿童喜欢的沙、水和各种物件,还提供了一个自由、安全、包容、受尊重的环境,所以沙盘游戏被广泛用于儿童心理教育和心理治疗。同时还应早日介入家长的情绪和心理危机的处理。相信,经过一段时间的心理治疗,大部分患儿能够重塑自信,勇敢地面对和接受现实,并重新规划自己的未来,逐渐回归到正常的社会生活中去。

第五节　案 例 解 析

患儿小林,女,6 岁,SCI(脊髓损伤)。2 个月前(2017 年 7 月 14 日)患儿在舞蹈学校完成下腰动作时出现腰部疼痛,约 1 分钟后出现双下肢无力、站立不稳,呈进行性加重,伴双下肢感觉运动障碍及大小便障碍。7 月 15 日胸、腰、骶尾椎 CT+ 三维成像:脊柱 CT 未见明显异常。7 月 15 日胸、腰椎 MRI 平扫:约平 T_5 椎体水平以下脊髓长节段异常信号,脊髓中央管稍扩张。于 7 月 14 日至 7 月 17 日在神经外科予以甲泼尼龙冲击、甘露醇治疗。7 月 17 日转入康复科进行诊治。

体格检查:胸式呼吸,双上肢肌力 5 级,肌张力正常;双下肢肌力 0 级,肌张力降低。双踝、膝关节、髋关节被动活动范围基本正常,不能完成仰卧位至坐位的体位转换,不能独坐,双侧感觉平面位于 T_6 水平,T_7 开始减退,T_8 以下消失,双侧上、中、下腹壁反射未引出,腱反射未引出,双侧巴宾斯基征(-),球海绵体反射(-),肛门反射(-)。

康复评定结果

(1) ASIA 评分:①运动:上肢右侧 25 分、左侧 25 分,总分 50 分,下肢 0 分;②感觉:轻触觉右侧 27 分、左侧 27 分,针刺觉右侧 27 分、左侧 27 分;③感觉部分保留带:双侧 T_7 水平;③脊髓损伤平面的判断:第 6 胸髓节段水平,完全性,A 级,SCI(T_6-ASIA-A)。

(2) ADL:Barthel 指数 25 分。

实验室检查:7 月 17 日尿常规:潜血 3+,白细胞 1+,红细胞 292 个 /μl↑,白细胞 67 个 /μl↑;双份尿培养:大肠埃希菌。

近期康复目标:增强上肢力量和耐力,实现床上活动,控制尿路感染,进行清洁间断导尿。

康复治疗方案:呼吸训练器进行呼吸训练 5~10 分钟;体位适应性训练 15~30 分钟;双下肢各关节被动活动,翻身训练、肘支撑俯卧位训练、手支撑俯卧位训练、四点位训练、坐位训练、彩色弹力胶带训练上肢肌群肌力等,时间约 45 分钟,每天 2 次,训练过程中强调患儿收腹;神经肌肉电刺激约 30 分钟;针灸治疗 30 分钟;沙盘游戏 1 小时进行心理干预。同时指导家长体位摆放、皮肤护理和选择适合患儿的轮椅。因患儿考虑尿路感染,继续留置导尿,并予抗感染治疗。

康复训练 1 周后,患儿适应了目前的运动模式,能够完成翻身和卧位到坐位的转换,但独坐欠稳,长坐位较端坐位差,继续坐位训练,加强坐位平衡训练,增加 T 椅辅助下膝跪位训练、垫上坐位移动训练。尿路感染得到控制,予以制订并执行饮水计划,予以清洁间断导尿 4~6 次,完善泌尿系超声和尿动力学检查,随访尿常规和尿培养。

康复训练 2 周后独坐较稳,能完成床面移动,清洁间断导尿顺利,未出现尿路感染,骨密度正常,双下肢血管超声未见血栓结构。康复目标:进一步加强上肢力量和耐力训练,加强躯干控制能力,实现床和轮椅、轮椅和坐便器的转移活动,轮椅操作,部分 ADL 自理,继续预防并发症。康复方案增加踏车系统训练、床和轮椅转移的模拟训练(如运用楔形垫模拟不同的高度进行训练),并逐渐开展实战训练。

康复训练 1~3 个月后,患儿能完成床和轮椅的转移,增加轮椅和坐便器训练、轮椅训练和生活自理训练。训练过程中,鼓励患儿积极主动配合,尽可能减少家长的帮忙。查体:双下肢肌力 0 级,肌张力降低。左侧针刺觉平面位于 T_9 水平,T_{10} 开始减退,T_{11} 以下消失,轻触觉位于 T_{10} 水平,T_{11} 开始减退,T_{12} 以下消失;右侧针刺觉平面位于 T_{10} 水平,T_{11} 开始减退,T_{12} 以下消失,轻触觉位于 T_{10} 水平,T_{11} 开始减退,T_{12} 以下消失,双侧上腹壁反射引出,中、下腹壁反射未引出,腱反射未引出,双侧巴宾斯基征(−),球海绵体反射(−),肛门反射(−)。康复评定:①ASIA 评分。运动:上肢右侧 25 分、左侧 25 分,总分 50 分,下肢 0 分。感觉:轻触觉右侧 35 分、左侧 35 分,针刺觉右侧 35 分、左侧 33 分。感觉部分保留带:右侧 T_{11} 水平,左侧 T_{10} 水平。脊髓损伤平面的判断:第 9 胸髓节段水平,完全性,A 级,SCI(T_9-ASIA-A)。②ADL:Barthel 指数 45 分。③皮肤完整性:无压疮,未出现皮肤烫伤等。影像学检查:8 月 15 日胸腰椎 MRI 平扫＋增强:与前片(7 月 15 日)比较:原脊髓长节段异常信号影未见显示,约平 T_8 椎体水平以下脊髓变细,增强强化明显,提示软化萎缩改变可能;脊髓胸腰段中央管仍稍扩张,请随访。10 月 17 日颈胸腰骶椎 MRI 平扫:约平 T_8 椎体水平以下脊髓仍变细,仍提示软化萎缩改变,脊髓 T_3 椎体以下胸段中央管仍稍扩张,较前略改善。

本例患儿为损伤平面在 T_9 水平的完全性脊髓损伤,经过约 1 年的康复训练,下肢感觉、运动功能、膀胱功能、直肠功能未能恢复,但患儿上肢、部分躯干功能、心肺功能保存好,主要通过轮椅移动、佩戴交互式步行矫形器达到治疗性步行,ADL(梳洗、进食、穿衣、洗澡)完全自理,平时注意膀胱的管理,预防并发症的发生,预后相对较好。

(肖农 唐香)

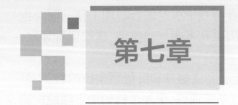

第七章

唐氏综合征

第一节 概 述

唐氏综合征(Down syndrome, DS)即21-三体综合征,又称先天愚型,是由于21号染色体异常而导致的疾病,分为三体、易位、嵌合三种类型,60%的患儿在胎儿早期即夭折流产,存活者发生率约1/(600~800)。目前最大因素为孕妇年龄,高龄产妇所生胎儿患有DS儿率要明显高于年轻产妇,因此35岁以上妇女产前检查是非常必要的;致畸物质、药物等也可以使染色体出现异常。染色体核型分析和荧光原位杂交技术可作为诊断DS的主要实验室检查技术,结合典型的特殊面容、手足的特点及智能障碍,诊断此病并不困难。

DS患儿临床上具有典型的特殊面容,如眼距宽,眼裂小,眼外侧上斜,内眦赘皮,鼻根低平,外耳小,舌胖,常伸出口外,流涎多,出牙延迟且常错位。头围小,前后径短,枕部平,呈扁型头,前囟闭合晚,顶枕中线可有第三囟门,头发细软而较少,颈短。身材矮小,骨龄常落后于同龄儿。

四肢及手指粗短,小指中节骨发育不良使小指向内弯曲,手掌三叉点向远端移位,常见通贯掌纹(图7-1)、草鞋足,踇趾球部约半数患儿呈弓形皮纹。由于韧带松弛,全身皮肤宽松,关节可过度弯曲。早期运动发育延迟,随年龄增长,智能发育落后逐渐明显,常见智商25~50。常呈现嗜睡和喂养困难。性发育延迟,男童长大后很少会有生育能力,女童长大后有月经,且有可能生育。伴有甲状腺疾病,患病率为3%左右。常伴有先天性心脏病,患病率高达40%,最常见的是房室管缺损和室间隔缺损。白血病的发生率比一般人增高10~30倍。因免疫功能低下,易患各种感染,伴有先天性心脏病者往往因此早期死亡。

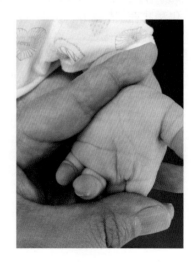

图 7-1 通贯掌纹

婴儿时期表现为"乖孩子",儿童时期情绪多表现为愉快,对人亲切,但情感调控能力差,波动较大,有时相当固执和调皮。肌张力随年龄增长逐渐改善,而生长发育进度与正常儿差距逐渐加大。15 岁时已停止长高,身材矮,智商低。成人期,则常在 30 岁以后即出现老年性痴呆症状。

第二节　康复评定

DS 患儿的康复评定应具有整体观,多个角度观察患儿,早期可从运动能力特点和康复训练需求出发,以运动功能为基础评估其综合发展能力。同时,必须意识到此病共存的临床问题,尤其警惕那些 DS 的典型特征,如心脏结构和功能、寰枢关节稳定性、听觉和视觉状态,以及癫痫发作的存在与否。由于患儿言语障碍和认知落后,可能会在检查和随后的干预中遇到沟通的挑战,语言认知评估必不可少。从《国际功能、残疾和健康分类》(ICF)的核心观点"个体 - 任务 - 环境"出发,DS 患儿的康复评定包括个体因素(发育水平、语言认知、肌张力评定等)、任务因素(协调、步态、日常生活活动能力评定等)及环境因素(一般状况评定)。评估的结果既可以指导专业人员进行有目的、有针对性的康复功能训练,又可促进家长开展家庭康复,满足患儿的日常生活、学习及安全的需要。

一、发育水平评定

DS 患儿一个标志性特点是发育性运动迟缓,包括粗大运动和精细运动的双重落后,主要原因是广泛的肌张力降低,包括四肢、颈部、躯干的肌肉群等。另一方面,原始反射的持续存在也制约了 DS 患儿学习更复杂的运动模式,使之更容易出现代偿性的异常运动模式。当这种代偿性的异常运动模式持续存在时,就会使 DS 患儿在姿势控制、协调反应、抗重力伸展、平衡控制等方面出现问题。因此,DS 患儿的运动缺陷主要表现为姿势控制和平衡障碍,患者可执行简单的运动,如穿衣、吃饭等,但动作笨拙、不协调、步态不稳。

由于 DS 儿童的功能障碍主要表现在运动、智能落后及肌张力低下,因此需对各个方面的发育水平进行评估,通常采用以下量表:粗大运动功能测评、Peabody 运动发育量表、Gesell发育量表。

(一) 粗大运动功能测评

该量表适用于 0~6 岁儿童,按照不同体位的反射、姿势和运动模式分为 88 项评定指标,列出卧位与翻身、坐位、爬与跪、站立位、行走与跑跳 5 个功能区。可计算每个能区的原始分、各能区百分比(原始分 / 总分 ×100%)、总百分比(各能区百分比相加 / 5)、目标区分值(选定能区百分比相加 / 所选能区数)。根据需要评定患儿粗大运动功能状况。

(二) Peabody 运动发育量表

该量表适用于 0~6 岁儿童,是一种同时具有定量和定性功能的评估量表,包括了两个相对独立的部分——粗大运动评估量表和精细运动评估量表,可以分别对儿童的粗大运动和精细运动发育水平进行评估。粗大运动评估包含反射、姿势、移动、实物操作 4 个能区,精细运动包含抓握、视觉运动整合 2 个能区。整个量表采用 3 级评分,即 0、1、2 分,最后得出 5 种分数:各个分测试的原始分、相当年龄、百分率、标准分(量表分),以及综合计算得出的粗大运动商、精细运动商和总运动商。

(三) Gesell 发育量表

该量表适用于 4 周~3 岁儿童,为婴幼儿智能测试的经典方法。测试内容包含适应行为、大运动行为、精细动作行为、语言行为、个人-社交行为 5 个方面,体现儿童动作、应物、言语、应人 4 种能力。其中,动作能分为粗动作(姿态的反应、头的平衡、坐立、爬走等)和细动作(手指抓握),构成了儿童成熟程度的起点;应物能是儿童对外界刺激物分析和综合的能力(对物体、环境的精细感觉),是后期智力的基础。最终结果用发育商表示儿童的生长发育程度。

二、语言认知评定

DS 患儿开始学说话的平均年龄为 4~6 岁,95% 有发音缺陷、口齿含糊不清、口吃、声音低哑;1/3 以上有语音节律不正常,甚至呈爆发音。

认知障碍在 DS 患儿中各不相同,从轻度到重度都有受损,中轻度至中度损伤是最常见的。评估过程中,治疗师必须学会互动、仔细检查和教学,以适应这些共同的缺陷。DS 患儿通常表现出注意力困难和信息处理困难等特定的认知问题,包括在连续的语言处理、社会认知技能、听觉记忆和运动规划方面的困难。在言语运动交互中有明显的障碍,表现为不会应答或能听但不能表达。因此,治疗师应用频繁的视觉表现、练习和排练,以及尽可能的多感觉输入途径,以便最好地与 DS 患儿互动,这样患儿才有可能记住新活动的规则和模式。

智能评估参照我国 2011 年颁布的《残疾人残疾分类和分级》国家标准,分别以发育商(development quotient,DQ)、智商(intelligence quotient,IQ)、适应行为(adaptive behavior,AB)三者综合体现。具体标准见表 7-1。

表 7-1 《残疾人残疾分类和分级》国家标准:智力障碍分级标准

分级标准	分类级别	发育商(DQ)	智商(IQ)	适应行为(AB)	WHO-DAS Ⅱ 分值
按 0~6 岁 与 7 岁及以上年龄段发育商、智商和适应行为分级	四级,轻度障碍	55~75	50~69	轻度	52~95 分
	三级,中度障碍	40~54	35~49	中度	96~105 分
	二级,重度障碍	26~39	20~34	重度	106~115 分
	一级,极重度障碍	≤25	<20	极重度	≥116 分

0~6 岁儿童发育商小于 72 的直接按发育商分级,发育商在 72~75 之间的按适应行为分级。7 岁及以上按智商、适应行为分级;当两者的分值不在同一级时,按适应行为分级。世界卫生组织残疾评定量表分值(WHO-DAS Ⅱ 分值)反映的是 18 岁及以上各级智力残疾的活动与参与情况。

三、听觉功能评定

听觉障碍在 DS 患儿中很常见,这种损伤可能是传导性的,也可能是神经性的,或者两者兼而有之;可以发生的在一侧,也可能两侧都有问题。患儿由于外耳及内耳都很小,耳道狭窄,很容易出现耳膜积水,造成液体潴留和中耳炎,引发感染,从而出现传导性听力障碍。因此,DS 患儿更需重视听力筛查,做到早发现早介入。

四、视觉功能评定

视力缺陷包括先天性和成人白内障(2%)、近视(50%)、远视(20%)、斜视和眼球震颤。其他较少临床意义的眼部发现包括虹膜上的虹膜斑点和经典的内眦褶皱。在评估患儿的视觉功能时,应该注意到患儿对视觉刺激的定向、集中和追踪的能力。头控不良的患儿可能缺乏对眼部运动的支持,因此改善姿势机制的干预措施可以改善视觉定向功能。前庭-动眼神经通路有助于视觉的集中及眼睛的熟练运动,前庭的输入可以提高视觉的聚焦和处理能力。前庭反射与视觉和紧张的颈部反射相结合,当头部和身体运动时,在视网膜上保持一个稳定的图像。在定向和集中发展的基础上才会有更高级的视觉追踪能力,一般来说,水平追踪比垂直追踪更容易,而对角跟踪是最困难的。

五、肌张力评定

肌张力是维持身体各种姿势以及正常活动的基础,其评定的指标量化比较困难,需要从多方面进行评估。对于 DS 患儿来说主要是从机体受损方面,尤其是骨骼与肌肉的解剖学特征改变状况来评估。患儿刚出生时一般表现为软瘫或低张力状态,韧带松弛,关节过度伸展,表现为蛙状姿位、"W"状上肢、对折现象、围巾征等临床症状。随着年龄的增长,肌张力也逐渐增加,姿势肌张力及运动肌张力逐渐接近正常,但关节活动范围仍偏大,韧带较正常儿童松弛。

肌张力一般以手法评估为主,主要是通过对患儿进行关节的被动运动时所感受到的阻力进行分级。具体有以下两种方法。

(一)被动运动评定

被动活动患儿关节时感受肌肉的抵抗程度,可分为以下几种类型,见表 7-2。

表 7-2　肌张力分级

等级	肌张力	标准
0	软瘫	被动活动肢体无反应
1	低张力	被动活动肢体反应减弱
2	正常	被动活动肢体反应正常
3	轻、中度增高	被动活动肢体有阻力反应
4	重度增高	被动活动肢体有持续性阻力反应

(二)摆动运动评定

操作者一手固定患儿的近端关节,另一手摆动远端关节,通过观察其摆动振幅的大小来了解肌张力情况。摆动振幅增大表示肌张力低下;摆动振幅减小表示肌张力较高。

六、日常生活活动能力评定

由于 DS 患儿普遍存在智力障碍,使其日常生活活动能力及社会适应能力都有问题。日常生活活动能力的评估包含了自理、转移、行走、认知等方面的内容。一般 DS 患儿在以上两个或者更多的方面存在问题,评估应该从多方面考察患儿的整体活动及适应能力。推荐以下两种量表。

(一)日常生活活动能力评定

日常生活活动(activity of daily living,ADL)能力评定包含评定各种日常生活活动的自理能力,如进食、转移、大小便、活动等。满分 100 分,低于 20 分则生活完全需要依赖。在 DS 患儿中,一般上下楼梯、活动、转移三方面没什么问题,其他七项依智能水平导致障碍程度不一。

（二）儿童功能独立性评定量表

儿童功能独立性评定量表（functional independence measure for children，WeeFIM）是从实用角度对在独立生活中反复进行的最有必要的基本活动进行评定，是对患儿综合活动能力的测试，可评定躯体、语言、认知和社会功能。WeeFIM 满分 126 分，低于 18 分则完全依赖。WeeFIM 主要分运动功能和认知功能两大部分，DS 患儿在运动功能区的评定结果和 ADL 能力评定差别不大，认知功能中的交流和社会认知是 DS 患儿最大的弱项，也是DS 患儿智能障碍及日常生活活动能力差的主要影响因素，康复干预应重点关注这方面的内容。

（三）婴儿 - 初中生社会生活能力量表

婴儿 - 初中生社会生活能力量表适用于 6 个月至 14 岁的儿童，分为 7 个年龄阶段，6 个领域（独立生活、运动、作业操作、交往、参加集体活动和自我管理）共 132 小项。测试方式为问答式，一般由家长回答，原始分满分 132 分。将得出的原始分根据年龄范围换算成标准分。根据标准分进行社会生活能力评价，从低到高依次为极重度低下（≤5）、重度低下（6）、中度低下（7）、轻度低下（8）、边缘（9）、正常（10）、高常（11）、优秀（12）、非常优秀（≥ 13）。凡评定结果为边缘或以下者需再做智力测试。

第三节　物理治疗

DS 儿童康复治疗的终极目标是帮助 DS 儿童最大限度地恢复其功能，使其尽可能生活自理，回归社会。在全面、系统的评估基础之上，治疗师应采用更多的治疗方法来帮助 DS 儿童在运动、认知、心理行为等各个方面能力的提高。这也是 DS 儿童康复的主要长期目标。而运动功能的训练则主要体现在限制肌肉骨骼的过度运动，预防心肺损伤，减少功能限制，预防继发性损伤等方面。

一、不同发育阶段的运动功能训练

不同年龄段的 DS 儿童的运动发育水平不一样，其功能状态、障碍表现、个体需求及环境因素亦不相同。因此，需要根据各个时期患儿的现有运动功能水平制订相应的康复目标及干预策略。

（一）婴幼儿期

此期重点围绕对 DS 患儿身心发育的全面促进，正常运动发育里程碑的建立以及预防出现异常姿势和运动模式。通过诱导矫正反射及平衡反射的建立，多维度的感觉 - 运动刺激，引导患儿建立初级的运动功能。主要的干预策略如下：

1. 参照正常儿童运动发育里程碑，让患儿尝试不同的运动体验，促进不同的感觉发育，诱发自主运动。治疗的重点在于发展良好的姿势稳定性，以及平稳的机动性，从而促进运动功能的出现，如抬头、翻身、坐、爬、站立和行走（图 7-2、图 7-3）。运动能力包括躯干旋转、分离、负重、体重转移和手眼协调等（图 7-4）。由于患儿的运动缺陷主要表现为姿势控制和平衡障碍，因此，其干预策略更应侧重于肌肉力量的增加、抗重力伸展、运动过程中矫正反应和姿势反应的建立及平衡能力的促通，鼓励患儿做更多动态反应的运动探索。

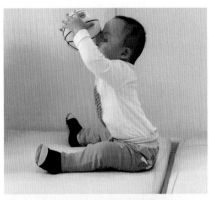

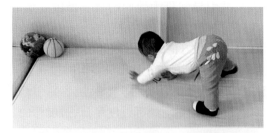

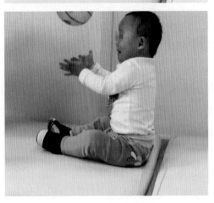

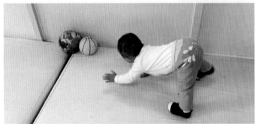

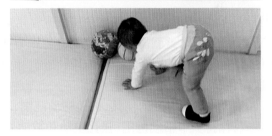

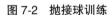

图 7-2　抛接球训练　　　　　图 7-3　高爬训练

2. 指导家长做好家庭护理和康复管理,比如:喂养、洗澡、穿衣、体位的摆放。尤其是体位的摆放,可以促进对线对位,双侧协调,避免继发脊柱畸形、关节挛缩等二次损伤。家庭康复管理的基本原则是鼓励患儿用各种动作和姿势去感受和探索外界环境,增强其肌肉张力和耐力,从而达到功能性自主运动的目的。

3. 辅具及矫形器适配　辅具技术一般包含辅助器具和辅助治疗两部分,对于 DS 患儿来说,两者缺一不可。在辅助器具方面,依据患儿日常生活活动能力水平的不同,可以有包括进食、洗

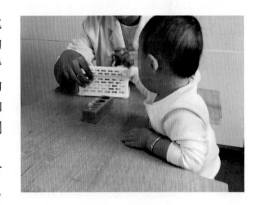

图 7-4　手的精细操作

漱、穿衣、如厕、转移、交流等各方面的辅助器具。而治疗性质的辅具则更多地体现在预防、矫正畸形、补偿功能等方面。如坐位姿势辅具可以保持患儿骨盆的稳定性,增加对躯干稳定的支持,解放上肢,提高摄食能力。立位姿势辅具可以维持患儿立位,预防或矫正其髋关节及下肢的异常姿势,让患儿体会立位平衡的感觉,强化抗重力能力的发展。矫形鞋及鞋垫可以保护踝关节,促进足弓发育。同时,也要尽可能地利用周边的环境设施辅助患儿进行身体的移动;充分应用玩具、食物,激发孩子的兴趣,加快其运动感觉发育进程。

4. 以家庭为中心　由于婴儿时期是 DS 患儿建立与父母信任关系的关键时期,增强父

母的信心,并引导父母为他们的孩子提供有效的支持,是整个康复过程中不可或缺的一部分。家庭是 DS 患儿康复的根据地,是一所没有围墙、永久的康复学校,家长是家庭康复的主要角色,是患儿最好的老师。因此,只有将康复的技能最大化地应用到家庭中去,应用到日常生活中去,才可能使 DS 患儿最终走向独立,回归社会。

5. 患儿肌肉张力降低,韧带松弛、容易引起外伤。如寰枢关节间距增宽,易叠加弯曲变形甚至脱位。因此避免颈部过度牵拉,过度弯曲、旋转,以及反向位置摆放。

（二）学龄前期

此阶段的 DS 患儿一般都具备了一定程度的主动运动能力,开始学会主动控制自身的运动和姿势以适应环境。但由于受智能的影响,其运动范围和模式又存在一定的局限性。因此,主要干预措施是最大限度地发挥功能,同时尽量减少继发性损害或进一步的残疾。重点扩大到包括对日常生活活动能力的支持,如穿衣、梳洗、喂养以及玩耍、交流和社会互动,为入学接受教育做好准备。学会正确、安全的转移方式,以及对辅助设备/适应设备的应用。

1. 增强功能性力量的训练　在实现正常儿童的发育里程碑之后,患儿应尽快转入到运动技巧方面的训练,这就需要有一定的耐力作为基础,即功能性的力量。运动训练要融入日常生活及环境中去,如穿衣、如厕、吃饭、交流、社会参与等。同时,功能性力量的强化也可以抑制肌肉痉挛。

2. 辅具的应用　借助辅具,扩大移动范围,增加负重,加强不同体位的对线,促发正常运动模式;保持关节活动范围,强化主动和被动方面的伸展活动,必要时可以夜间使用夹板维持关节长时间的伸展运动。

3. 家庭参与　以家庭为中心的管理表明,治疗师和家人公开沟通,并仔细讨论了解彼此的想法,以便最有效地满足孩子和家庭的独特需求。

4. 日常活动注意　可能导致颈椎损伤的运动和体育活动一般都应慎重。比如体操、翻筋斗、跳水、跳高、足球、蝶泳、运动中增加头部和颈部的压力、高风险的活动,包括可能的头部和颈部创伤等。

（三）学龄期

此阶段是生长发育快速期,注意角色转换、社会参与,不断学习技能。主要目标是适应学校的环境,以学会独立、建立计划和处理自我面对问题及需求能力为主。干预的措施应该从初级运动学习转向认知与文化的学习,应逐渐减少运动功能康复训练的频率或不进行连续的康复训练。重点强化如何使用辅助器具,如何增强自理能力和学校学习能力等。从治疗师的角度来说必须支持儿童及其家庭受教育的权利,同时促进与学校的沟通和联系,向学校介绍 DS 患儿的特殊性,为其争取尽可能多的生活和运动便利,创造良好的学习环境。这个阶段的目标和干预措施是学龄前阶段的延伸,应继续强调最大限度地发挥一定程度的运动功能和预防继发性损伤。适当限制一些运动或体育活动,如体操、翻筋斗、跳水、跳高、踢足球等。

二、物理因子治疗

DS 患儿表现为低张力的持续状态,因此,物理因子治疗就偏向于增强患儿的肌力上面,如神经肌肉电刺激和功能性电刺激等。另外,水疗对 DS 患儿的协调性、平衡性及感知觉能力的提高也有一定的作用。

第四节　小　结

DS 属于常染色体染色病,目前医学上没有有效的预防手段和治疗方法,因此,必要的产前检查,尽早发现并采取相应措施是非常重要的。

DS 患儿由于智能发展水平不一,康复过程漫长而艰辛。在整个康复周期中,评估与治疗两方面相互联系,密不可分,一切始于评估,亦终于评估。及时的精准评估是制订有效合理的治疗方案的坚实基础。要根据患儿情况进行全面的、周期性的、可持续的发育评估,为以后的康复方案提供依据。

治疗师的任务和挑战是帮助 DS 患儿最大限度地发挥其在各种环境中的最佳功能。因此,DS 患儿的康复治疗应该是持续的、整体的、全面的,不仅要符合患儿的功能发展水平,还要以功能为导向,持续增强患儿适应环境的能力;不仅要关注运动方面的,更应关注其语言、认知和行为情绪方面的内容,促进患儿全面康复。

第五节　案 例 解 析

一、唐氏综合征(标准型)案例一

患儿,男,8 个月龄,生后至今不会翻身,头控不稳,确诊 DS。病史:患儿足月顺产,出生体重 2850g,生后无异常,Apgar 评分 10 分。查体:患儿呈特殊面容:眼距宽,眼裂小,鼻根低平,外耳小,舌胖,伸出口外,流涎多,头发细软而较少,颈短,通贯掌纹。外院染色体检查确诊为唐氏综合征(标准型)。家长主诉患儿运动发育一直落后于正常同龄儿童。患儿预防接种史正常,曾做过心脏手术,无食物、药物过敏史,无家族史。父母运动能力正常,对 DS 认知不足,但对康复比较积极。

体格检查:患儿全身肌张力低下,腱反射减低,原始反射基本消失,俯卧位抬头 45°,头控不稳,不会翻身,独坐不能,双手不能主动抓握,被动以大把握为主,触觉低敏,流涎,伸舌,追视、追听尚可,不能发音,易逗笑。GMFM 5.70%,DQ34。

康复目标:增强四肢肌张力,促进头控、翻身、手功能和认知能力的发育。

康复方案:

1. 肌力训练　增强头颈、躯干、四肢的肌肉力量。
2. 头控训练　Bobath 球上俯卧位肘支撑,促进头颈的抗重力伸展。
3. 翻身训练　体干回旋,主动诱导,被动翻身。
4. OT 训练　促进上肢肩胛带的稳定,增强双手抓握及中线位保持的能力。
5. ST 训练　口腔按摩,促进口腔闭合,诱导发声,增强认知训练。
6. 理疗　神经肌肉电刺激,水疗。
7. 感知觉训练　重点强化触觉、前庭、本体觉的训练。
8. 家庭康复指导　家长心理疏导,指导家长强化功能训练,将功能训练尽量应用到日常生活中,并提高患儿的认知。

二、唐氏综合征(标准型)案例二

患儿,男,5岁8个月,生后6个月确诊为DS标准型,遂入苏州大学附属儿童医院康复科进行康复治疗。21个月时可独立步行,智力落后(DQ为47),无语言。4周岁时进入正常幼儿园(上午幼儿园,下午在医院进行康复治疗),入园时表现为胆子很小,排斥外界环境,适应性差,喜欢熟悉的人与环境,拒绝陌生老师任何接触;说话时气息比较短,仅能发有限的几个含糊不清的单音节,完整说一句话比较困难;走路不稳,上下楼梯不能交替进行,而且要扶着人或扶梯。

问题分析:

胆小:患儿进幼儿园前没有经历过集体生活,家人也很少带他到公共场所玩,他没有积累与同伴、其他人相处的经验。

无语言:智能问题影响较大,家长没有和患儿进行过有效沟通,不知道怎样引导孩子发言。

大动作与精细动作发展滞后:家长过度保护,很少让患儿练习技巧性的动作,所有的事都由成人包办代替。

康复干预:

1. 对新环境适应的训练

(1)患儿不肯离开教室参与户外活动,老师先让其由家长陪着坐在操场上看大家运动,然后过渡到由家长带他去喜欢的运动区玩,再过渡到老师带他运动。

(2)患儿拒绝老师对他的任何接触,不愿离开他熟悉的生活区,老师了解患儿喜欢五角星,用奖励五角星的办法鼓励他到各个区域接受训练。

2. 对语言能力的训练

(1)康复训练:口腔知觉训练(脱敏、按摩、咀嚼训练等);构音器官运动功能训练;理解训练。

(2)患儿喜欢看书,但不愿与同伴合作看一本书,老师先提供人手一本同样的小图书,再制作大图书,从看小图书过渡到看大图书,从一个人看过渡到俩人合作看。

3. 以感觉统合训练为主的大动作训练　通过滑板、大滑梯、晃板、大龙球、平衡台、平衡木、滚筒、布筒等训练项目,提高他的前庭平衡能力、触觉、平衡、协调能力,增强上下肢的力量,提高运动能力,增强体质。

4. 精细动作的训练　通过串珠珠、捡豆豆、涂色、插画版、剪刀等多种游戏材料,提高手眼协调能力,发展精细动作。

5. 融合活动　积极鼓励患儿参加幼儿园的各种融合活动,如亲子早操活动、融合区域体育活动、全园融合混龄体育活动、亲子春秋游、消防演练等,培养他的合作、遵守规则的意识,发展社会性,为早日融入社会打下基础。

6. 家庭康复指导

(1)家庭中培养他的生活自理能力,尽量自己的事情自己做。

(2)上下楼梯自己走,大人不要抱。

(3)利用家庭资源开展转椅子、推小车、照镜子、抬轿子等游戏增加触觉刺激、前庭平衡及空间方位知觉的训练,增进亲子关系。

(4)带幼儿到社区图书馆、儿童乐园玩,让他与社区中的幼儿多接触、多交流。

目前情况:

1. 适应性方面 能参与幼儿园安排的早操,融合与全园混龄体育活动,不需要家长的陪同;能到班中的各个区域参与个训活动,不再排斥班中的其他老师与幼儿。

2. 语言能力方面 能与老师、同伴做简单语言的交流,会对老师简单讲述家中发生的事情;喜欢听歌曲,能唱 2~3 首儿歌;能叫出班中三分之一孩子的名字及他们的性别;认识常见的动物、植物、物品等。

3. 动作训练方面 会自己独立上下楼梯,但还不能双脚交替走;会趴在滑板上从滑梯上滑下来;会跳羊角球、走晃板、抛接球等,身体协调与手眼协调增强;会自己穿鞋、拉拉链,会插雪花片、穿木珠,能较好地进行精细动作的游戏。

（顾 琴 梁冠军 张何威）

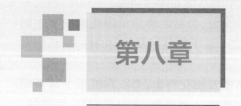

第八章

脊 柱 裂

第一节 概　述

一、定义

脊柱裂(spinal bifida)是常见的出生缺陷,又称椎管闭合不全,经典定义为脑脊髓膜突出和脊髓脊膜突出,但是脊柱裂是神经管在胚胎期闭合失败所造成的。这是一种复杂的疾病,会对患儿产生生理上、心理上和社会性的影响。

二、病因

脊柱裂的病因复杂,目前没有一个明确的原因,最新研究结果主要是基因因素和环境因素。

基因会影响代谢、核苷酸合成、细胞编程,而这些以及细胞 - 细胞信号的基因改变又会影响神经发育的各个方面。基因突变会对神经发育产生重大影响,而且这都在啮齿动物实验和人类临床中得到证实。而遗传易感性的存在可能会受到许多环境的影响,孕妇使用丙戊酸、抗惊厥剂、抗抑郁药物也会增加脊柱裂的几率。

外部环境对胚胎发育和脊柱裂的发生有显著影响:在妊娠早期的前28天,即神经胚形成期处于高热环境已被证实会增加脊柱裂的发生率。具体来说,产妇发热以及桑拿、热水浴缸的使用增加了脊柱裂的风险;父母的职业被证明对脊柱裂的发生有决定性的影响,包括接触到化学溶剂的油漆工、农民等;营养因素对脊柱裂具有广泛的影响,并在许多方面与环境和遗传因素相互作用,叶酸代谢就是其中一个关键因素。有研究表明脊柱裂的发生或许与染色体异常有关,只是尚未确定。

目前临床多采用加强孕妇营养、进行先进的产前筛查、择期终止妊娠等措施使得脊柱裂的患病率逐渐下降。

三、发生率

目前,脊柱裂的发生率为0.1%,不同种族发生率不同。而在美国,这个数字现在已经稳定在0.034%。尽管发生率在全球范围内不同,但是如果第一胎患脊柱裂,则第二胎患脊柱裂的风险是2%~5%。当家庭中有了两个患脊柱裂的孩子,那么这个风险就增加到10%~15%。当父母中有一个患了脊柱裂,那么他们的下一代患相似疾病的风险是4%。

四、分类与临床表现

根据其椎骨缺损与脊髓损伤的严重程度,可以分为以下几种类型:

(一)隐性脊柱裂

即椎板呈不同程度的闭合不全,脊膜脊髓保持完整,通常发生在腰骶段L_5、S_1。表面皮肤大多正常,少数显示下背部中线部位的小撮毛发、皮肤脱色和表皮窦道,通常是在腰骶部出现脂肪瘤、血管瘤、皮肤异常及神经症状者才被发现。这种类型占脊柱裂患儿的10%~20%,通常没有功能障碍。

(二)囊性脊柱裂

囊性脊柱裂又可分为以下类型:①脊髓脊膜膨出,最常见的脊柱裂类型,75%发生在腰骶段,临床表现为脑积水和小脑扁桃体下疝Ⅱ畸形,神经源性肠道和膀胱,异常运动和感觉缺失;②脊膜膨出,但不含神经组织,神经检查结果正常,没有脑积水或小脑扁桃体下疝畸形,此类型不常见,发生率小于10%;③脊髓膨出,是囊性脊柱裂最严重的一类,神经板没发育成管状,直接暴露于体表,非常罕见。脊柱X线可见棘突、椎板缺损;MRI检查可见膨出物内的脊髓、神经。临床表现为肌肉骨骼畸形和相关中枢神经系统畸形、感觉功能障碍,骨质疏松及骶尾部和足跟部的压疮。

(三)尾部退化综合征

尾部退化综合征,临床表现为骶骨和腰椎的部分缺失,与母体糖尿病有关,导致脊髓空洞症、肛门直肠狭窄、肾功能异常、外生殖器异常和心脏问题,运动、感觉异常。

五、诊断

隐性脊柱裂可依据X线或CT检查确诊。囊性脊柱裂的脊柱X线可见棘突、椎板缺损,MRI可见膨出物内的脊髓、神经,并结合临床表现来确诊。

六、预后

在过去三十年,脊柱裂患儿的长期生存率不超过1%,而治疗后的生存率仅为50%。如今当患有脊柱裂及其相关问题的患儿通过积极治疗后,预期存活率超过90%。

第二节 康 复 评 定

一、发育水平评定

对于发育水平的判定可以应用Gesell发育量表、Alberta婴儿运动量表、Peabody运动发育量表(PDMS-2)等评定患儿整体发育,包括运动、智力、语言等方面。

二、肌力评定

对下肢髂腰肌、股四头肌、腘绳肌、小腿三头肌和胫前肌等肌肉进行肌力的评估。对于婴幼儿可通过刺激相应肌肉，观察患儿相应肌肉运动的方法来评估肌力；对于年龄较大的患儿，可采用徒手肌力测定法。

三、关节活动度评定

关节活动度的评估，我们需要记录主动关节活动度及被动关节活动度，包括髋关节屈曲、外展、外旋，膝关节的屈曲、伸展以及踝关节的背屈、跖屈。足月患儿在髋关节有高达30°的屈曲挛缩，膝关节有10°~20°的屈曲挛缩，踝关节的背屈挛缩可以达到40°或50°。关节活动度的评估在发病早期对于减轻患儿痉挛程度，降低患儿骨折风险有重要作用。

四、感觉功能评定

治疗人员要对患儿进行感觉评估，以确定患儿下肢反应迟钝或不敏感的部位。通过这些感觉信息，以及肌力测试的结果，可以更准确地确定脊髓损伤的水平。这项评估还可以确定患儿躯干和腿部的完整感觉区域。但是早期的感觉评估结果是不准确的，且在早期进行触觉、压力觉、温度觉的评估也是较难的。更全面的评估需要在患儿长大之后进行。

五、肢体围度测量

根据脊柱裂受损神经平面，患儿相应肢体会存在运动功能障碍，继而引发肌肉萎缩。需要记录患儿的肢体围度来判断肌肉萎缩情况和评价康复治疗效果。测量患儿时应充分放松被测患肢的肌肉；对于较长的肢体可分段测量，以皮尺在皮肤上可稍移动的松紧度为宜（上下移动不超过1cm）。皮尺的放置应与肢体的纵轴垂直，测量点应放在肌肉最强壮处。如测量大腿围度时，下肢稍外展，膝关节伸展位。分别从髌骨上缘起向大腿中段每隔6cm、8cm、10cm、12cm处测量围度，并在记录测量结果时应该注明测量的部位。

六、膀胱功能评定

膀胱功能检查，大多数患儿有排尿障碍，可进行尿流动力学检查。

七、确定受损运动神经平面

脊髓损伤后，以保持运动功能（肌力3级或以上）的最低脊髓神经节段来确定受损运动平面。可分为胸髓水平、上腰髓水平、下腰髓水平以及骶髓水平。这是制订康复计划的依据，并且是患儿选择支具的参考之一。

八、日常生活活动能力评定

评估患儿的日常生活活动能力和社会参与能力，对其治疗方案的实施和修订有指导性意义。采用临床应用最广泛、研究最多的改良Barthel指数评定。包括大便、小便、修饰、如厕、吃饭、转移、活动、穿衣、上楼梯、洗澡10个方面。

九、步态功能评定

现临床上多采用三维步态分析,根据患儿的步行功能选择合适的支具和矫形器。

十、认知反应检查

大多数脊柱裂患儿的智力低于正常人平均水平。婴幼儿可通过发育量表中相关能区的能力来推测认知水平,入龄儿童可通过韦氏幼儿智力量表、韦氏儿童智力量表等工具进行评定。部分脊柱裂患儿有高度的注意力缺陷或注意力分散,可进行注意能力的评估。认知反应的检查对脊柱裂儿童的教育干预有很大意义。

第三节 物理治疗

对于脊柱裂患儿实施物理治疗的主要原则是根据患儿的年龄和损伤节段采取相应的治疗方法,提高患儿运动功能水平,防止肌肉萎缩、关节畸形、脊柱侧凸、尿路感染、压疮等并发症的发生。并通过矫形器、辅助设备的应用来提高患儿的生活质量。

针对脊柱裂患儿的功能障碍,我们需要注意的是:在运动训练前,对于存在神经源性肠道和神经源性膀胱的患儿,应该在训练前排空肠道和膀胱;对于存在乳胶过敏反应的患儿,需要事先检查训练辅助设施的材料不含乳胶。在运动训练期间,对于存在体温调节障碍的患儿,需要随环境温度增减衣物;对于双下肢无力的患儿,可能存在骨质疏松,故训练手法切忌暴力。在运动训练后,对于下肢出现肿胀的患儿,可将小腿抬高或者穿戴弹力长裤,若水肿持续存在,要立即找医生咨询。

一、术后及婴儿时期的康复

在大多数情况下,患有脊柱裂的婴儿会在出生后尽早进行手术,治疗人员可以鼓励家庭成员在住院期间参与婴儿的护理。对婴幼儿的康复训练计划主要包含以下几个方面:①维持瘫痪下肢的良姿位;②下肢髋、膝、踝关节全关节被动活动;③粗大运动功能训练,包括肘支撑、坐位、翻身、跪位(图8-1)、站立等;④肌力训练,包括髂腰肌、股四头肌、腘绳肌、胫前肌等;⑤关节松动,应用Maitland Ⅳ级手法改善髋、膝、踝关节的关节活动度;⑥物理因子治疗,包括中频电治疗、神经肌肉电刺激等。

二、幼儿时期的康复

在这一时期,治疗的重点转向了运动和步行训练。包括:①关节活动度训练,包括髋关节屈曲、伸展、旋转,膝关节屈曲、伸展,踝关节背屈、跖屈(图8-2)。②肌力训练,包括髂腰肌、股四头肌、腘绳肌、胫前肌等。③牵伸技术,采取被动牵伸中最常用的手法牵伸进行髂腰肌、股四头肌、腘绳肌、小腿三头肌等肌肉的牵伸。被动牵伸持续时间为每次10~15秒,也可达

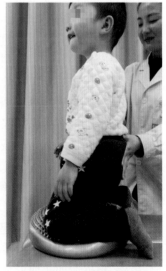

图8-1 平衡垫跪位训练

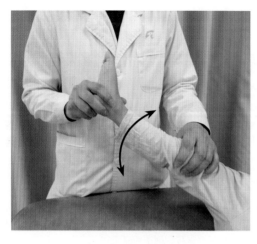
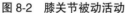
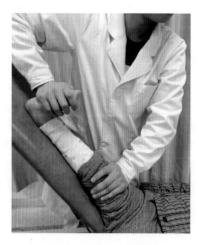

图 8-2　膝关节被动活动　　　　　图 8-3　腘绳肌牵伸术

30~60秒,然后重复10~20次,反复使被牵伸肌肉在长度上延伸,局部有紧张牵拉感(图8-3)。④步行训练,可能大多数孩子的步行是在矫形器或者支具的帮助下进行,所以应当加入矫形器运用的训练。⑤膀胱功能训练,大多数脊柱裂患儿有排尿障碍,所以应当定时饮水,学会间歇性导尿。通过轻叩和揉按下腹部,刺激阴茎、阴囊、阴唇和肛门周围等方法亦能诱发排尿。

三、学龄期至成年期

患儿不断成长,在这一时期,他们将独立完成自己的生活、学习等。因此我们需要进行以下训练:① ADL 训练,如吃饭、洗脸等;②学会使用轮椅并进行转移训练,包括从床上到轮椅、从轮椅到课堂座位上等;③上肢力量及肌耐力的训练,以保证能够在轮椅上进行日常活动;④膀胱功能训练,以减少尿路感染;⑤对部分患有心理疾病的患儿,应当进行心理康复。

在患儿学会独立完成关节活动前,被动的关节活动练习必须一直存在于康复训练计划中。因为一旦停止关节被动活动,运动平面以下失去神经支配的肌肉就会出现挛缩。对部分孩子来说,被动关节活动可能需要持续几年的时间。

在脊柱裂患儿出生并进行评估后就应当进行矫形器的使用,以防止关节周围肌肉不平衡或骨骼畸形的发生。骨科手术和早期矫形器的协调配合,可能使患儿在 12~15 个月的发育年龄接近正常的发育年龄。矫形器的选择取决于脊髓损伤的节段,分为胸髓水平、上腰髓水平、下腰髓水平和骶髓水平。

胸髓水平损伤的患儿双上肢的功能正常,而躯干功能会受到不同程度的损伤,表现出不同程度的肌肉无力,下肢多表现为完全性的麻痹。在婴儿期的治疗以康复训练为主,这类患儿多在 1~1.5 岁时可以手支撑坐或者用一种躯干向前弯或向后弯的姿势保持坐位。这种情况需要应用坐姿保持器或胸腰骶矫形器(TLSO)。为了促进 1~1.5 岁患儿的发育,也为了解放双上肢而便于进行功能活动,需要选用站立架帮助患儿站立。

上腰髓水平损伤会引起髋外展肌、内收肌的无力,肌力不平衡会引起髋关节的屈曲、内收挛缩畸形和早期的髋关节脱位。L_{2-3}节段损伤的患儿,需要注意预防髋关节屈曲、内收畸形,另外,根据股四头肌的肌力情况和躯干、下肢的整体生物力学选择正确的下肢矫形器也是非常重要的。比如 L_2 损伤的患儿会保留部分伸膝肌肌力,但髋后伸肌群和踝趾屈肌群无力,就需要选择 KAFO(图 8-4)来辅助站立和步行。L$_3$ 损伤的患儿一般保留了相当好的伸膝肌力,可能只使用 AFO 即可步行。

下腰髓水平损伤主要的功能障碍、畸形位于髋部和足部。L$_4$ 损伤多表现为垂足畸形、马蹄足畸形,需要佩戴 AFO 防止踝关节过度跖屈、帮助踝背屈。L$_5$ 损伤多表现为小腿三头肌无力,造成跟足畸形、站立不稳、跟足步态,需要佩戴 AFO 防止踝关节过度背屈,延缓跟足畸形的发展,改善步行功能(图 8-5)。

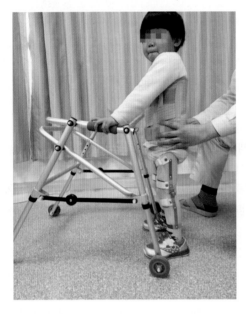

图 8-4　KAFO 辅助下站立训练

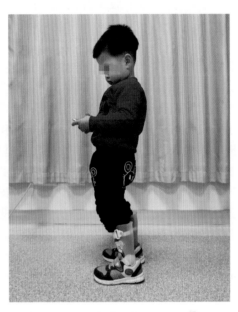

图 8-5　AFO 防止踝过度跖屈,防止畸形发生

骶髓水平损伤常表现为不同程度的弓形足、爪状趾畸形,需要选用矫形鞋、矫形鞋垫,减轻畸形的发展,分散局部压力。

第四节　小　结

脊柱裂是一种常见的先天畸形,其病因复杂,涉及基因与环境因素,根据临床表现又可分为隐性脊柱裂、囊性脊柱裂和尾部退化综合征。隐性脊柱裂椎体后方附件椎板裂开,脊膜脊髓保持完整,其预后一般较好。囊性脊柱裂常并发脑积水和小脑扁桃体下疝Ⅱ型畸形,其预后较差。脊柱裂患儿康复治疗从出生时开始最好,应根据患儿的不同情况制订个性化的康复治疗计划,并且需要与骨科、神经外科等多科室进行协作,积极的康复训练将有助于提高患儿的生活质量。

第五节　案例解析

患儿,男,3 岁,囊性脊柱裂术后。患儿家长于出生后不久发现骶尾部包块,未破溃,无分泌物,同时有右足内翻畸形,未留意下肢运动、感觉情况,2个月龄时发现双足出现内翻。后行"脊髓栓系松解、神经探查、终丝切断、硬膜扩大修补、硬膜囊重建术、引流管置入术",术中植入人工硬膜、人工椎板,引流管术后3天拔除。术后在骨科因"右先天性马蹄内翻足,左后天性马蹄内翻足"行序列石膏矫形5次。腰骶椎MRI示:腰骶部脊髓脊膜膨出,腰段脊髓(约平L_1~L_3水平)中央管扩张,脊髓栓系,椎管内脂肪瘤形成。患儿母亲孕期生产时无异常,无类似遗传病史。

8个月龄时因"双下肢无力、足部畸形"到康复科就诊。腰骶部可见手术瘢痕。双下肢可短暂支撑,双下肢被动活动无明显受限。双侧下肢肌张力正常,踝跖屈肌力0级,股四头肌、臀大肌肌力3级,髂腰肌肌力4级,小便功能障碍。双下肢围度无明显差异。为提高双下肢肌力,预防踝关节畸形,促进运动功能正常发育,设定以下治疗方案:双下肢髋关节、膝关节、踝关节被动活动,双下肢臀大肌、股四头肌、髂腰肌肌力训练,双侧踝关节背屈肌群肌肉牵伸。指导患儿家属诱导患儿下肢伸髋伸膝动作,双下肢小腿感觉功能刺激,改善坐位平衡和手膝位四点支撑稳定性(坐位主动够物和辅助下的手膝位四点支撑)。小腿三头肌的神经肌肉电刺激预防肌肉萎缩,定量饮水,定时排尿。嘱家属1个月左右定期复查,主要监测双下肢关节活动度、肌力以及运动发育情况,以便调整治疗方案。

1岁龄时,患儿可独坐,四点爬行,双下肢可支撑体重,双下肢髋关节、膝关节被动活动正常,双下肢肌张力正常,踝跖屈肌力1级,股四头肌、臀大肌肌力4级,髂腰肌肌力4级,小便功能障碍。为进一步提高双下肢肌力,预防关节畸形,促进运动功能正常发育,改善小便功能,治疗方案调整为:以任务为导向的双下肢臀大肌、股四头肌、髂腰肌肌力训练,躯干核心稳定性训练,继续行双侧小腿三头肌神经肌肉电刺激,膀胱治疗仪刺激膀胱功能恢复。

1岁6个月龄时,患儿可扶站,双下肢髋关节、膝关节活动范围无明显受限,臀大肌肌力5级,股四头肌肌力4级,髂腰肌肌力4级,小腿三头肌肌力2级,双下肢肌张力正常,双下肢围度无明显差异,小便功能较前有好转,残余尿量仍较多。为进一步提高双下肢肌力,维持正常的关节活动度,预防关节畸形,改善小便功能,现将治疗方案调整为:双下肢臀大肌、髂腰肌、股四头肌肌力训练,辅助下的站立位训练,配戴AFO预防踝关节畸形,小腿三头肌低频电刺激。

2岁龄时,患儿可扶行,独站不稳,双下肢髋关节、膝关节活动范围无明显受限,臀大肌肌力5级,股四头肌肌力4级,髂腰肌肌力5级,小腿三头肌肌力3级,双下肢肌张力正常,双下肢围度无明显差异,排尿功能有轻微好转。为进一步提高双下肢肌力,维持正常的关节活动度,预防关节畸形,促进患儿运动功能正常发育,提高步行能力,改善小便功能,现将治疗方案调整为:站立平衡训练,跪位到站立位的体位转换训练,配戴AFO,小腿三头肌低频电刺激,踝背屈肌群牵伸训练,定时定量饮水,定时排尿。

由于患儿目前小腿三头肌肌力3级,步行时蹬地无力,有足背屈步态,步行缓慢,小便功能障碍,所以嘱患儿家属继续康复治疗,定时复查,监测其运动发育水平,步行姿势,下肢肌力和关节活动范围,膀胱功能等情况的变化,以便及时调整治疗方案。

(张华杰　李国洋　何炜　杨光显)

第九章

创伤性脑损伤

第一节 概 述

一、定义

创伤性脑损伤(traumatic brain injury,TBI)是指机械性外力作用于头部时发生的损伤,导致一个或者多个病变,如颅内损伤、神经病学或者神经心理学改变、意识障碍甚至死亡。TBI 是儿科常见急重症之一,是导致儿童死亡和残疾的首要原因。

二、流行病学

TBI 是一个全球性的公共卫生问题,美国范德比尔特大学医学院 2016 年全球儿童 TBI 流行病学调查研究显示:1995—2015 年全球儿童 TBI 年发病率为47/10 万 ~280/10 万,有两个高发的年龄段,第一个年龄段为婴幼儿期(2 岁以内),第二个年龄段为青春期中、晚期(15~18 岁);3 岁以上男性儿童的脑外伤发病率高于女性。在美国,每年约有 47.5 万的 0~14 岁儿童因各种原因导致 TBI,其中有接近 6 万患儿需要住院治疗,接近 7000 例患儿死亡。2017 年,中国疾病控制和预防中心与湘雅公共卫生学院等机构的联合调查研究报道:2006—2013 年我国疾病监测系统数据显示,年龄调整后的儿童 TBI 死亡率从 2006 年的 13.23/10 万增加到 2008 年的 17.06/10 万,然后开始略有下降,2013 年为 12.99/10 万;儿童TBI 死亡病例男女比例为 2.57∶1,农村与城市比例为 1.71∶1。

三、病因及病理机制

TBI 的致伤原因具有其独特的年龄相关性。新生儿主要为产伤;4 岁以下儿童主要以非意外性脑损伤为主,如摇晃婴儿综合征(shaken baby syndrome)及虐待等,其损伤往往具有"重复性";而在意外性脑损伤中,车祸伤及坠落伤等是其主要致伤原因。4~8 岁儿童常见原因为坠落、交通事故。14 岁以上少年创伤的原因与成人类似,主要原因是交通事故、打架斗殴及与体育运动相关的损伤。

　　与上述致伤因素相对应的病理机制也存在相应的年龄相关性,并与儿童特殊的解剖生理特点相关。其病理机制存在以下特点:①儿童期颅缝或囟门未完全闭合及骨化,颅骨薄软,抗暴力打击能力差,易出现"乒乓球样骨折"致无骨折性硬膜外血肿;②儿童颅底和蝶骨嵴等部位相对较平坦,外伤时脑组织与颅底的摩擦较轻,且儿童 TBI 多为加速性脑损伤,脑损伤常发生于受伤着力部位,对冲性脑损伤发生率低;③儿童硬脑膜、脑组织及脑血管弹性较大,颅腔内脑脊液含量比例高于成人,蛛网膜下腔间隙大,脑组织移动空间大,易导致严重的原发性脑损伤。因此,在婴儿期及幼儿期,以弥漫性脑肿胀及硬膜下血肿为主要表现的弥漫性脑损伤较局灶性脑损伤(如脑挫裂伤)更为常见,且缺氧性脑缺血在非意外性脑损伤中易出现。

　　充分认识到儿童 TBI 常见致伤原因及病理生理机制,可据此制订应急措施及预案,减少儿童 TBI 发生率及致残、致死率。

四、分类

　　TBI 在病理学上分为原发性和继发性脑损伤。原发性脑损伤是指弥散性或局灶性的大脑皮层挫伤和轴突延伸部分的弥散性损伤。继发性脑损伤是 TBI 之后,由于缺血、大面积脑损害和颅内压增高继发的中枢神经系统损伤。按照伤后脑组织是否与外界相通可分为开放性和闭合性脑损伤。

(一)头皮创伤

　　头皮创伤包括头皮挫裂伤、头皮血肿和头皮撕脱伤(图 9-1)。新生儿头皮血肿的原因主要是产伤,多见于高龄初产或用产钳助产的新生儿。分娩时胎儿通过产道时头颅受挤压,子宫收缩使骨与骨膜之间互相摩擦;产钳助产的损伤,使骨与骨膜下血管破裂形成血肿。头皮血肿按头皮解剖可分为头皮下血肿、帽状腱膜下血肿和骨膜下血肿三种类型。

(二)颅骨骨折

　　颅骨骨折可分为:线形骨折、凹陷性骨折、粉碎性骨折(图 9-2)。婴幼儿颅骨薄而柔韧,富有弹性,而新生儿颅骨无内板、外板、板障之分,仅为一层,骨缝间以纤维和骨膜链接,可塑性大,易发生颅骨移动重叠、颅骨撕裂及凹陷性骨折。新生儿及婴儿颅骨骨折一般为线形骨折和凹陷性骨折(图 9-3)。

(三)颅内血肿

　　颅内血肿包括:硬膜外血肿、硬膜下血肿(图 9-4)、蛛网膜下腔出血、颅内出血。产伤及维生素 K_1 缺乏是导致新生儿颅内血肿的主要原因。

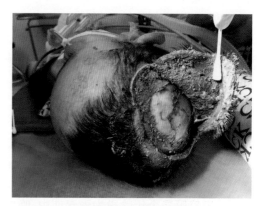

图 9-1　头皮撕脱伤

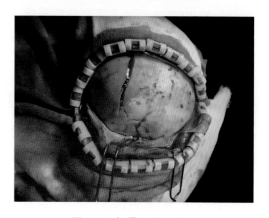

图 9-2　颅骨粉碎性骨折

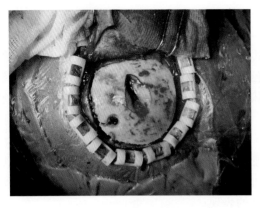

图 9-3　颅骨凹陷性骨折

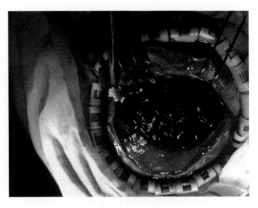

图 9-4　硬膜外血肿

(四) 弥漫性脑损伤

弥漫性脑损伤主要包括:弥漫性轴索损伤和弥漫性脑肿胀。弥漫性轴索损伤的特点是神经功能的广泛性异常,而患儿入院时的 CT 显示正常或稍有异常。弥漫性轴索损伤是创伤的能量分散于整个脑部的结果,其严重程度差别很大。而弥漫性脑肿胀是一种创伤性反应,特点是因脑血流显著增多而导致颅内压增高,婴幼儿特别容易出现弥漫性脑半球肿胀,偶尔可伴有硬膜下薄层出血,尤其是非意外性创伤。

(五) 非意外性颅脑损伤

摇晃婴儿综合征是由于猛烈摇晃婴儿时,婴儿脑部在颅内来回撞击颅骨或产生一个足够大的角减速度,引起的严重的脑部创伤,硬膜下出血是最常见的颅内病变。

五、临床表现

颅脑损伤后,由于不同患儿受伤部位、致伤机制、伤情轻重、就诊时机等因素的不同,临床表现差异较大,本部分仅介绍伤后常见的症状、体征,既包括神经系统本身的异常情况,也描述继发于颅脑损伤的全身系统性改变。

(一) 意识障碍

意识障碍是 TBI 患儿伤后最为常见的症状,按照轻重程度可以分为 4 级:

1. 嗜睡　表现为对周围刺激的反应性减退,但患儿可以被唤醒,能基本正确地回答简单问题,停止刺激后很快又入睡,各种生理反射和生命体征正常。

2. 昏睡　对周围刺激的反应性进一步减退,虽能被较响的言语唤醒,但不能正确回答问题,语无伦次,旋即又进入昏睡。生理反射存在,生命体征无明显改变。

3. 浅昏迷　失去对语言刺激的反应能力,但疼痛刺激下可有逃避动作,此时浅反射通常消失,深反射减退或消失,生命体征轻度改变。

4. 深昏迷　对外界的一切刺激失去反应能力,深浅反射消失,瞳孔对光反射迟钝或消失,四肢肌张力极低或呈强直状态,生命体征也出现紊乱,患儿病情危重,预后不良。

(二) 头痛和呕吐

头痛一般见于所有神志清楚的 TBI 患儿,可以由头皮或颅骨损伤所致,也可由颅内出血颅内压增高引起。如患儿全头剧烈胀痛,且逐渐加重,并伴有反复的呕吐,应高度警惕颅内血肿的发生。伤后早期呕吐可以由迷走或前庭结构受损伤所致,反复的喷射性呕吐是颅内高压的特征性表现。

（三）瞳孔改变

瞳孔由动眼神经的副交感支和交感神经共同支配。伤后立即出现一侧瞳孔散大，对光反射消失，而患儿神志清楚，可能为颅底骨折导致动眼神经损伤所致。若伤后双侧瞳孔不等大，一侧瞳孔缩小，对光反射灵敏，同时伴有同侧面部潮红无汗，眼裂变小，应考虑是否存在脑干的局灶性损伤。

（四）眼底改变

TBI 早期眼底改变不明显，如存在明显的脑挫裂伤、蛛网膜下腔出血时，眼底检查可见到玻璃体下火焰状出血。当出现脑水肿、颅内血肿时，颅内压显著升高，可见到双侧视盘水肿。头痛、喷射性呕吐和视盘水肿是颅内压增高的表现。

（五）锥体束征

锥体束行程中任何部位的损伤都会表现出锥体束征。位于中央前回的脑挫裂伤可以导致对侧肢体程度不等的瘫痪，如病变局限，可以只表现为单瘫，可伴有病理征（+）；位于脑干部位的损伤，如部位局限，会引起对侧肢体完全瘫痪，病理征（+）；如脑干广泛受损，则患儿出现昏迷，伴有双侧肢体瘫痪，去大脑强直，双侧病理征（+）。

（六）脑疝

脑疝是指颅内压增高后，颅内各腔室内出现压力差，部分脑组织被挤压向靠近的解剖间隙移位，而危及患儿生命的综合征。常见的有小脑幕切迹疝和枕骨大孔疝。

（七）全身性改变

临床上以脑部损伤表现为主，但严重的还可以出现全身脏器功能紊乱，以致威胁生命。包括：生命体征的改变、水和电解质代谢紊乱、脑性肺水肿、应激性溃疡、凝血机制障碍等。因此，在救治严重 TBI 患儿时，一定要注意其全身情况，对可能出现的并发症做到早期预防、早期发现、及时治疗。

第二节　康　复　评　定

TBI 患儿应采取适当的三级预防措施，采取早期综合康复防止并发症，以最大程度地减轻脑外伤引起的某些缺陷和残疾。理想情况下，受伤 24 小时内就应由康复医师对脑外伤患儿进行初次康复评估，而不是将康复仅作为恢复过程最后阶段的治疗，应将其作为脑外伤急性期评估和治疗的内容，将综合康复评估与治疗贯穿于整个恢复过程，使患儿达到最好的康复结局。

康复医师对中重度 TBI 患儿进行初次评估需要考虑：①目前遗留功能障碍的评估；②预后的判断；③开始早期康复介入，预防并发症；④根据患儿情况制订长期康复计划。

一、意识状态评定

（一）儿科昏迷量表

格拉斯哥昏迷评分（Glasgow coma score，GCS）是用于评价神经系统状态的标准化工具，为了适应儿童人群的应用，有研究者修订为儿科昏迷量表（pediatric coma scale，PCS），具体参考第二十八章第二节。

(二) 婴幼儿创伤后的神经系统评分

Beni-Adani L 于 1999 年介绍了一种专门针对婴幼儿创伤后的神经系统评分(trauma infant neurologic score,TINS)。TINS 是一种针对婴幼儿的全面且简单易行的颅脑创伤评分方法,较 GCS 更加具有客观性,TINS 与临床表现、疾病预后之间具有较好的相关性。检查项目包括受伤原因、是否气管插管、意识状态、瞳孔外形及对光反射和头皮损伤情况 6 个方面,最后得分为 6 个方面分值总和(表 9-1)。但由于婴幼儿颅脑发育尚未成熟,意识反应相对缓慢,单纯的意识变化并非与伤情程度完全一致,需结合头颅影像学特别是 CT 或 MRl 等检查结果综合判断。

表 9-1 婴幼儿创伤后神经系统评分

项目	得分:0 分	得分:1 分	得分:2 分
受伤原因	—	<1m 坠落伤,轻度打击伤	≥1m 坠落伤,车祸撞伤,贯通伤
气管插管	否	是	—
意识	清楚	嗜睡	昏迷
运动障碍	无	一侧障碍	无运动
瞳孔	双侧等大、灵敏	不等大或无反应	散大、无反应
头皮损伤	无	帽状腱膜下血肿	—

二、功能评定

(一) 运动功能评定

目前常采用的是:粗大运动功能测评(GMFM)、精细运动功能评定量表(FMFM)、Peabody 运动发育量表(PDMS-2)等。

(二) 认知功能评定

1. Rancho Los Amigos 认知功能分级量表 Rancho Los Amigos 认知功能分级量表(Rancho Los Amigos levels of cognitive function scale,RLA)是一个认知行为功能的描述性量表,用于评价颅脑损伤后的神经行为功能,能够指导康复治疗师根据患儿的认知功能进行相应的、适宜的物理治疗。有研究显示,RLA 分级在 I~Ⅲ级的 TBI 患儿,损伤后 1 年内都有十分明显的恢复;颅脑损伤后 1 年,认知功能恢复至 RLA 分级Ⅷ级的患儿达 40%,伤后 2 年恢复到 RLA 分级Ⅷ级的增加至 61%,伤后 3 年恢复到 RLA 分级Ⅷ级的达 67%;损伤后 1 年,79% 能够恢复至独立步行能力,其中包括 46% 无须辅助工具独立步行的患儿,仅有 17% 的 TBI 患儿仍处于 RLA 分级Ⅳ级以下(表 9-2)。

表 9-2 Rancho Los Amigos 认知功能分级量表(RLA)

分级	特点	描述
I	没有反应	患儿处于深昏迷,对任何刺激完全无反应
Ⅱ	一般反应	患儿对无特定方式的刺激呈现不协调和无目的反应,与出现的刺激无关
Ⅲ	局部反应	患儿对特殊刺激起反应,但与刺激不协调,反应直接与刺激的类型有关,以不协调延迟方式执行简单命令
Ⅳ	烦躁反应	患儿处于躁动状态,行为古怪,毫无目的,不能辨别人与物,不能配合治疗,词语常与环境不相干或不恰当,无选择性注意,缺乏短期和长期的回忆

续表

分级	特点	描述
V	错乱反应	患儿能对简单命令取得相当一致的反应,但随着命令复杂性增加或缺乏外在结构联系,反应呈无目的、随机或零碎性;对环境可表现出总体上的注意,但精力涣散,缺乏特殊注意能力,用词常常不恰当并且是闲谈,记忆严重障碍,常显示出使用对象不当;可以完成以前常用结构性的学习任务,如借助外力帮助可完成自理活动,在监护下可完成进食,但不能学习新的任务
VI	适当反应	患儿表现出与目的有关的行为,但要依赖外界的传入与指导,遵从简单的指令,过去的记忆比现在的记忆更深、更详细
VII	自主反应	患儿在医院和家中表现恰当,能主动地进行日常生活活动,很少出现差错,但比较机械,对活动回忆肤浅,能进行新的活动,但速度慢,借助结构能够启动社会或娱乐性活动,判断力仍有障碍
VIII	有目的反应	患儿能够回忆并且整合过去和最近的事件,对环境有认识的反应,能进行新的学习,一旦学习活动展开,不需要监视,但仍未完全恢复到发病前的能力,如抽象思维,对应激的耐受性,对紧急或不寻常情况的判断等

2. Rancho 儿科量表 Rancho 儿科量表(Pediatric Rancho Scale)是 Rancho Los Amigos 认知功能分级量表的改良版,适用于婴儿期至 7 岁的儿童(表 9-3)。

表 9-3   Rancho 儿科量表

分级	特点	描述
V	没有反应	对视觉、听觉、疼痛刺激完全没反应或没有可见的变化
IV	一般反应	对刺激无特定反应,反应是无意识、自然的,表现与刺激类型无关。反应可能会延迟。反应包括生理改变,整体运动,发出声音。第一次反应大多是来自疼痛。对响亮的声音表现为总体惊吓。对重复的声音刺激表现兴奋增加或减少。疼痛刺激可诱发一般反射
III	局部反应	对刺激有特定表现。反应和现有的刺激类型有关。反应包括强烈光源靠近视野,快速经过视野时眨眼睛;转向或远离响亮的声音,离开疼痛刺激。反应可以是不协调或延迟的。可能伴有不协调的简单控制,如闭眼、移动手臂。限制肢体活动时可以表现出微弱的自我意识。相对他人,对家人更有反应
II	对周围环境有反应	出现警觉,对名字产生反应。识别家长和其他家庭成员。模仿检查者的手势和面部表情。参加相应年龄的简单声音游戏。总体注意但是极易分心。需要经常引导注意力在任务上。行为控制接近相应年龄的,能够程序化地执行之前学过的任务。但缺乏外部程序性,反应表现为随意的、无目的性的。易被外界刺激激怒。对自我、家庭、基本需求的意识逐渐增强
I	对刺激或环境反应	主动对周围环境产生兴趣,可以发起社交活动。对自我、环境、定向、现有刺激能够产生相应年龄的准确反应

(三) 语言功能评定

常用的评估方法有:①丹佛发育筛查试验中的语言能区:适用于 6 岁以下儿童;②Gesell 发育量表:适用于 4 天到 3 岁的婴幼儿;③汉语版语言发育迟缓检查法(CRRCS-S 法):适用于 1~6.5 岁的儿童。

(四) 肌张力、肌力评定

肌张力评估目前常用的有改良 Ashworth 量表、改良 Tardieu 量表和临床痉挛指数(clinic spasticity index,CSI)。肌力评估主要使用徒手肌力测定。

(五) 日常生活活动能力评定

TBI 患儿的日常生活活动能力常会受影响,导致活动受限,常用的评价指标有改良 Barthel 指数、儿童功能独立性评定量表(WeeFIM)、婴幼儿 - 初中生社会生活能力量表等。

三、预后评定

(一) 格拉斯哥预后分级

格拉斯哥预后分级(GOS)为目前国内外所公认,具体为:Ⅰ级,死亡(death,D);Ⅱ级,持续性植物状态(persistent vegetative state,PVS),长期昏迷,呈去皮质或去大脑强直状态;Ⅲ级,重度残疾(severe disability,SD),不能独立生活,需他人照顾;Ⅳ级,中度残疾(moderate disability,MD),患者不能恢复到原来的活动水平,但生活能自理;Ⅴ级,恢复良好(good recovery,GR),可以恢复到原来的社会活动和职业活动,学生能上学,成人能工作。

(二) 残疾分级量表

残疾分级量表(disability rating scale,DRS)主要用于定量评定严重脑损伤患者从昏迷到回归社会整个康复过程中的残疾程度。DRS 对发现和评估严重脑创伤患者的临床变化较 GOS 敏感,也可用于筛选最有可能由康复治疗获益者,总分 29 分(0~3 分:部分无功能;4~11 分:中度残疾;12~29 分:严重残疾)。

总的来说,95% 的 TBI 儿童可以存活下来,但严重 TBI 儿童的存活比例下降为 65%。相关研究表明 TBI 生存率与年龄呈双相性相关,死亡率最高的是 <2 岁的儿童,在 2~12 岁死亡率逐渐降低,但到 15 岁时又呈现一新的高峰。随着医学技术的不断进步,越来越多的 TBI 患儿幸存下来,有的完全治愈,有些则遗留或多或少肢体及认知方面的障碍。

第三节　物　理　治　疗

虽然儿童 TBI 的发病率高于成人,但关于儿童 TBI 急性期救治标准以及此类患儿康复问题的针对性的研究相对薄弱,而且儿童 TBI 相对于成人具有与年龄相关的特殊性,治疗也存在不同。2003 年第一版《婴儿、儿童及青少年严重创伤性颅脑损伤急性期治疗指南》的发表规范了 TBI 患儿的诊治。2012 年发表的第二版治疗指南从相关的文献研习中总结出一些指导性意见提供给临床医务人员。

一、急性期的处理

(一) 院前急救和伤情评估

重型颅脑损伤患儿的现场急救及伤情评估十分重要,是提高救治水平的第一步。院前急救过程中,需尽早纠正患儿呼吸循环紊乱 ABC 原则,A 代表呼吸道(airway);B 代表呼吸(breathing);C 代表血液循环(circulation);并排除其他器官的致命性损伤,及时将患儿转运至最临近的具备神经外科专科的医院。全面和准确的伤情评估,对预测病情严重度和预后有一定的临床指导意义。此外,无论受伤程度轻重都需要严格的神经系统查体及必要的影像学检查,以免导致诊断的延误。

（二）常规治疗

2012 年美国第二版《婴儿、儿童及青少年严重创伤性颅脑损伤急性期治疗指南》建议对颅脑创伤患儿进行监护和治疗时,应注意预防受伤脑组织的继发性创伤。治疗旨在控制颅内压,维持脑灌注压在正常范围。按照儿童颅脑创伤治疗原则,目前采用的是一种理性的递进式的治疗方法,针对颅内压的控制提供了两级救治方案:第一级救治方案主要包括保持与年龄相应的脑灌注压、避免发热和低氧血症、维持正常呼吸、保持适当的颈静脉引流量和恰当的镇静镇痛措施;第二级救治方案主要针对顽固性颅内高压,包括高渗疗法、过度换气、巴比妥药物治疗、亚低温治疗及开颅去骨瓣减压术等。

二、康复早期介入

大量研究早已证明康复介入时间越早越好。婴幼儿大脑发育较年长儿不成熟,大脑更容易受到严重的损伤,再加上婴幼儿时期是脑部快速发育的时期,因此除其本身造成的脑损害外还干扰了正在进行的脑发育,因此,TBI 对正在发育的大脑损害是二重性的。尽量减轻急性期的继发性脑损伤,同时通过康复训练使可塑性最大化是关键性治疗策略。

目前国际上一致强调脑外伤的康复应从急性期介入,患者生命体征一旦稳定,特别是颅内压持续 24 小时 <2.2kPa 即可进行。总之,抓紧时机给予早期康复治疗,可加速相关神经细胞轴突的发育,促进病灶周围组织或健侧脑部细胞的重组或代偿,预防并发症的出现,促进患儿正常运动模式的形成,降低患儿致残率、改善生活质量,达到最大的功能恢复。

（一）良姿位的摆放

由于 TBI 儿童多需要长时间卧床,有的会因颅脑损伤而产生一些异常姿势,继发性关节挛缩会增加恢复期康复训练的难度,因此急性期的康复重点在于预防压疮以及软组织挛缩。

1. 仰卧位　仰卧位时由于紧张性颈反射和迷路反射的影响,异常反射活动较强,可加重异常痉挛模式,所以要尽量缩短仰卧位的时间。头部稍转向患侧,患侧肩胛骨下垫一小枕,防止肩胛后瘫,肩关节置于外旋、外展位,腕与肘均伸直;前臂中立位或旋后,手心可握一毛巾卷以防止手指屈曲。患侧臀部及大腿下垫软枕,防止骨盆后缩,注意防止髋关节外展外旋,腘窝后方可放一小枕,使膝关节略屈并向内,踝关节处于中立位,足尖向上(图 9-5)。

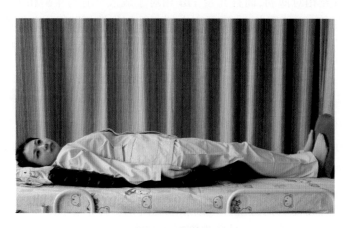

图 9-5　仰卧位

2. 患侧卧位 是较提倡的一种体位。患侧在下,患侧上肢前伸,与躯干角度不小于90°,肘关节伸展,前臂旋后,手指伸开,掌心向上。健侧上肢置于身上或身后的枕上。下肢呈迈步位,患侧下肢在后,髋膝关节均微屈,足底蹬支撑物或用足托板。健侧下肢在前,屈髋、屈膝放置。利用紧张性腰反射促进患儿患侧肢体伸展,改善患侧肢体肌张力。同时可增加患侧本体感觉信息输入和皮肤触压觉感觉信息输入,尽量减少单侧忽略的严重程度(图9-6)。

3. 健侧卧位 健侧在下,患侧上肢下垫自制软枕,肩关节屈曲90°~130°,肘、腕伸展,前臂旋前,腕微背伸,手指自然伸展。患侧下肢在前,髋部处于内旋、屈曲位,膝自然屈曲,踝关节尽量背屈;健侧下肢轻度伸髋,稍屈膝。此体位可使躯干向健侧伸展,抑制紧张性颈反射(图9-7)。

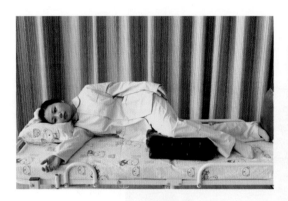

图 9-6 患侧卧位

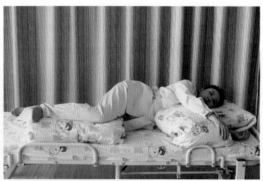

图 9-7 健侧卧位

(二) 按摩和神经促通技术

患儿病情稍稳定后,早期可进行床上按摩,略晚可使用神经促进技术。通过按摩可以舒通经络,改善血液循环,尽量保证患儿身体功能的新陈代谢接近于正常水平,缓解疼痛,预防压疮,预防关节僵硬及深静脉血栓。通过神经促通技术可以使软弱无力的肌肉收缩,提高肌张力,增强患侧肢体肌肉功能,防止患侧肢体废用(图9-8)。

(三) 高压氧治疗

高压氧治疗脑外伤原理有:①增加血氧含量,提高血氧分压;②高压氧环境下脑血管收

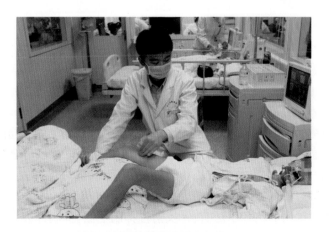

图 9-8 重症监护室康复早期介入

缩,脑水肿减轻,颅内压降低;③高压氧促进侧支循环形成;④增加脑干网状激活系统供血量,提高上行性网状系统兴奋性,有利于觉醒;⑤高压氧状态下,脑组织的氧供也增加,使变性脑组织缺氧区的缺氧状态解除,水肿消退,脑组织的有氧代谢恢复,有利于病灶区脑细胞生理功能恢复,使脑外伤后综合征症状减轻或消失。

TBI 不同时期的高压氧康复治疗的主要方法:①急性期:对于急性期脑外伤患者应积极尽早实施高压氧治疗。一般认为,治疗时机应在伤后 2 周以内,否则会失去抢救机会或影响治疗效果。8~10 次为 1 个疗程,一般治疗 2~3 个疗程。②恢复期:颅脑外伤恢复期高压氧可促进侧支循环的建立,有助于神经功能的恢复及促进觉醒。因此,对脑外伤恢复期患者或长期昏迷者均有一定疗效。治疗疗程相对偏长,视具体情况而定(图 9-9)。

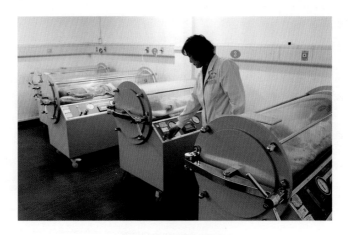

图 9-9　高压氧治疗

(四) 促醒治疗

对于重度 TBI 昏迷的患儿,除药物和手术治疗降低颅内压、改善脑内血液循环外,可采用一些外周的信息刺激,以帮助患儿苏醒,如声、光、电等多种刺激,音乐疗法,鼓励父母与患儿多交流,肢体被动运动和皮肤感觉刺激,肢体按摩和针灸治疗,低频率激光血管内照射,高压氧治疗等。

三、恢复期的处理

(一) 运动功能训练

颅脑损伤后,常并发肢体运动功能障碍,其性质在一定程度上取决于损伤的位置,可表现为单瘫、偏瘫或双瘫等。因此,改善和恢复肢体的运动功能便成为康复工作的一项重要任务。运动治疗是 TBI 患儿康复治疗中应用最广泛的方法,能显著改善患儿的运动功能和ADL 能力,同时,运动训练可以向中枢提供感觉、运动和反射性刺激,随着运动重复性增加,大脑皮质能建立更多暂时性联系和条件反射,提高神经活动的兴奋性、灵敏性和反应性,促进大脑皮质受损功能的重组,形成新的神经通路,从而提高中枢神经对全身的协调作用。

1. Bobath 技术　Bobath 技术的核心是抑制异常模式,促进患儿主动运动,增加动作难度,降低肌张力和预防畸形。Bobath 治疗活动反应的目的是通过抑制异常运动模式以达到维持协调性的作用。常用的治疗手法有:①反射性抑制手法:抑制伸展姿势和抑制屈曲姿势手法;②关键点调节:治疗师在患儿身上的特定部位进行调节,缓解痉挛,促进正常姿势和运动的手法;③促进姿势反射的手法:诱导患儿出现正常的动作姿势,缓解痉挛,引发自发的随意动作;④叩击法:在四肢躯干上交替性叩击保持患儿正常姿势的促进手法。

2. Brunnstrom 技术　Brunnstrom 技术就是综合应用中枢促进、外周和本体刺激,从诱发共同运动入手,逐渐脱离共同运动,最终脱离异常运动模式向功能性运动模式过渡,结合基本动作与平衡训练,逐步恢复躯体的功能运动。其治疗原则要求任何治疗性的活动都必须依据患者的恢复阶段而异,在无随意运动时利用反射、本体感觉刺激和皮肤触觉刺激增加肌张力,促进运动的出现;当随意运动出现后,要求患儿先做等长收缩,使肢体定位并保持,然后做离心收缩,最后做向心性收缩;一旦出现随意运动后,应尽快停止各种刺激。

3. Rood 技术　其理论核心是正确应用感觉刺激,又称为多种感觉刺激方法或皮肤感觉输入法,特点是强调选用有控制的感觉刺激,按照个体的发育顺序,通过应用某些动作引出有目的的反应,适用于偏瘫和有其他运动障碍的患儿,包括吞咽和发音训练。常用于 TBI 患儿缓解痉挛的方法,包括各种皮肤刺激法,如触摸、擦刷、冰块刺激等,临床治疗时,一般会与牵伸、挤压等技术一起抑制痉挛。对于伴有一些主动运动控制的痉挛集群,可应用以下技术缓解肌张力:①轻度擦刷:可促进痉挛肌的拮抗肌活动,即可通过使用软刷或指尖刺激神经根;②缓慢牵伸技术:可调节肌纤维的敏感性,有降低张力的作用,但双关节的肌肉不适合此技术;③敲击法:可利用手或敲击锤对痉挛肌肉实施敲击、拍打等,使患儿放松;④对肌腱止点处加压缓解痉挛。如可让患儿抓握较大的圆锥形物体,治疗师通过对患儿腕关节尺侧,即豌豆骨部位,用手指从圆锥体的内部施压,抑制手指的屈曲痉挛(图 9-10)。

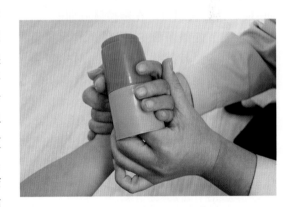

图 9-10　对肌腱止点处加压

4. 本体感觉神经肌肉促进技术　本体感觉神经肌肉促进技术(PNF)是基于正常运动和运动发育模式创立的,作为 PNF 运动模式,要求多关节、多肌群的参与,认为在运动中适当增加阻力更能增加肌力的恢复。可以使用 PNF 的对角螺旋运动模式,对患儿输入运动本体感觉信息,促进患儿建立正确的运动模式。在使用 PNF 过程中,应根据患儿的能力和异常运动模式特点,有针对性地采用节律性启动、节律性稳定、收缩 - 放松、保持 - 放松及重复收缩等技术。

5. 肌力训练　目前有证据表明脑损伤后肌力减弱的主要原因是脑损伤后中枢神经系统的下传冲动减少、原动肌的活化受损,而并非由拮抗肌痉挛引起。肌力训练可以增加肌力而不加重痉挛及异常模式,而肌力增加是功能改善的必要因素。在肌力很弱的时候肌力的增加可能不会引起功能的显著变化,而仅仅作为肌力的积累;当肌力达到一定的阈值后,随着肌力的增加功能会提高很快,在此阶段肌力作为功能提高的重要因素;当肌力增加到一定程度后,肌力的增加可能不会引起功能的显著变化,此时需要进行功能相关性的肌力训练以维持肌力、提高肌肉收缩的质量及肌群间的协调,促进中枢神经系统对肌肉自主控制能力的恢复,从而改善患儿的功能。

TBI 儿童的肌力训练应该注意以下几点:①肌力训练是为了促进中枢神经系统对肌肉

自主控制能力的恢复；②按照肌力增加的超量恢复机制设计肌力训练方案中的强度、频率、持续时间等；③肌力训练的最终目标是改善功能，当肌力增加到一定程度后应结合功能性训练；④综合考虑患儿基本情况（年龄、心肺情况等）、脑损伤的严重程度、有无相关的继发或适应性因素（失用性肌萎缩、挛缩等），设计个体化的训练方案。

6. 关节牵伸训练　可作为处理痉挛治疗的首选技术，用于维持软组织柔韧性以防止挛缩，其主要目的是恢复缩短肌肉至正常长度和促进拮抗肌活动以抑制痉挛肌肉，在保持肌腱受到张力的同时牵伸痉挛肌。牵伸运动主要通过治疗师徒手、借助外力、器械等方法来完成。牵伸时注意力度的施加应缓慢进行，在感觉到阻力处应稍停顿，保持数秒直至阻力下降，然后再将肢体移动至疼痛范围内并保持数分钟；对于跨越两个或多个关节的肌群，应先对每一个关节进行牵伸，再对整个肌群进行牵伸。例如治疗师计划牵伸腘绳肌、腓肠肌及趾长屈肌，应首先牵伸腘绳肌，然后是腓肠肌，最后是趾长屈肌。在牵拉腓肠肌时，应注意在膝关节处给予保护，避免诱发出膝反张（图 9-11）；若牵伸持续时间缩短，对痉挛会导致暂时性抑制效果，但不能够将软组织恢复到想要的长度，因此，对于重度痉挛的肌肉，可做多次牵伸，直至肌肉痉挛得到缓解。

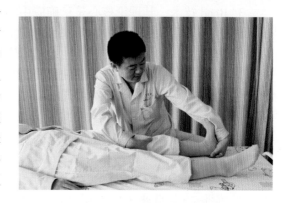

图 9-11　腓肠肌牵伸训练

7. 平衡功能训练　对于 TBI 患儿，维持正常平衡功能的三大因素都有可能受损，表现为保持姿势、调整姿势及保持动态稳定的功能均下降。正常情况下，当人体失去平衡时，身体会自然产生平衡反应，如身体向相反方向倾斜时，上肢将伸展或下肢保护性支撑，以保持身体平衡防止跌倒，这些复杂的反应是由中枢神经和骨骼肌肉体统来完成的。而 TBI 患儿因中枢神经系统损伤，则会出现明显的平衡功能障碍。平衡训练可以加强关节的本体感觉，刺激姿势反射，从而改善平衡功能，是康复训练的一项重要内容。

患儿进行平衡功能训练时，应遵循以下基本原则：①支撑面积由大到小；②由静态平衡到动态平衡；③身体重心由低到高；④从自我保持平衡至破坏平衡时维持平衡；⑤从有意识地刻意保持平衡到遇到突发情况能下意识地保持平衡。平衡训练时应按照坐位平衡→手膝位平衡→双膝跪位平衡→立位平衡有顺序地进行，从最稳定体位向不稳定体位逐渐过渡。

康复治疗师在指导患儿进行平衡训练前，要清楚地了解平衡训练时的要点：①偏瘫患儿坐位出现身体向患侧倾斜（图 9-12a），训练时可引导患儿通过镜子进行姿势矫正；②患儿身体稍一倾斜，治疗师就要用口令，如"向左、向右"等来指导矫正（图 9-12b）；③指导矫正不能完全改善时，治疗师可在其肩关节处稍向倾斜方向轻推，诱发患儿姿势反射使其恢复直立（图 9-12c）；④偏瘫患儿坐位训练时，如果容易向后方或侧方倾斜，可在其患侧臀部下方垫一小枕；⑤如患儿因下肢肌张力高导致屈髋运动受限或腘绳肌短缩情况时，进行长坐位训练时身体易后倾，训练时应首先进行髋膝关节的伸张训练，然后再进行长坐位平衡的训练。

8. 精细运动功能发育　手部的活动是儿童完成日常生活功能的重要因素，在 TBI 患儿的康复训练中不可忽视。由于手部独特的结构和骨骼，关节及肌肉之间的关系，我们可以做出抓握、伸直、内收、外展、屈曲、对掌等手的精细动作。如果细看大脑皮质的各区示意图，我们会发现手部、拇指及手指的控制区占据大脑皮质很大部分，因此，TBI 儿童精细运动功能

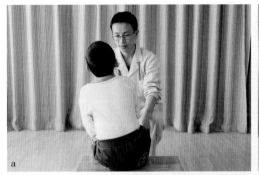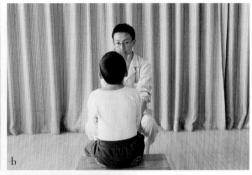
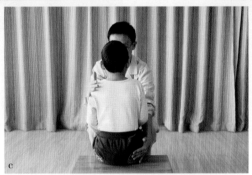

图 9-12　坐位平衡训练

的障碍与颅脑损伤的部位有关。

　　手在人体不是一个孤立的部分,它通过手臂和人的躯干相连,因此影响 TBI 患儿手部活动能力的不仅仅是手的问题,还要考虑患儿躯干的稳定性、肩部的稳定性及活动能力和手臂的活动。TBI 儿童精细运动功能训练应该把握以下要点:①为了促进手指活动和手指功能恢复,简单的关节活动从中枢向末梢尖端方向进行,基本的手的抓握、握紧及放手动作训练最为重要,这是将来进行日常动作的基础。②强化和坚持训练最重要的是诱发儿童的兴趣,训练时应注意多通过玩具、游戏诱发患儿的主动活动。③当患儿能完成某一动作后,不管多简单,为增加患儿的自信心和积极性,应当多表扬和鼓励。④可进行小组集体课,将年龄相仿、障碍程度相近的患儿集合到一起,增加其互相竞争心理,提高训练的主动性。

　　针对手指控制的训练,应注意选择一些和感觉输入有关的活动,无论是本体感觉还是触觉的感觉输入,都要根据患儿的能力、目标、年龄和兴趣来设计选用,要考虑物品的性状,包括大小、形状、颜色、重量和质地等。①可进行俯卧位手支撑、四爬位保持、桥式运动等训练提高上肢的负重能力,增加躯干的稳定性和控制能力。②全身肌张力增高的患儿在进行手技巧活动前,需要抑制增高的肌张力,可先进行手部各关节的松动训练(图 9-13 a、b),然后在指间关节伸展状态下反复进行腕关节背伸和掌指关节屈曲的训练(图 9-13 c、d)。③利于更好地控制手指触觉活动的疗法:用布或刷子来摩擦手或手臂及每个手指,使每个手指都能更好地控制本体感觉活动。④应用适当的玩具训练:先从简单的动作,如抓、握、放下、抓到的东西拿到远处等开始,以后逐渐用双手顺序训练。⑤训练时要注意姿势,可用辅助座椅、三角椅、带扶手的椅子等协助保持正确的体位。

　　9. 日常生活活动能力训练　包括吃饭、穿衣、大小便能力的训练,有些患儿需要配合一些辅助支具才能完成。主张把 TBI 儿童的康复治疗与功能活动特别是日常生活活动能力结

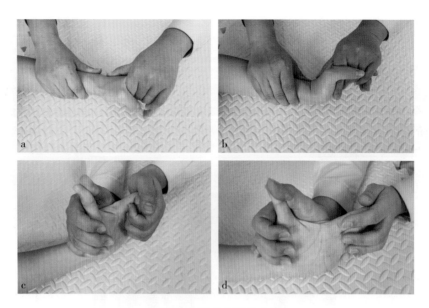

图 9-13 腕关节活动方法

合起来,在治疗环境中学习适宜的运动模式,提高运动协调,在实际环境中使用已经掌握的动作并进一步发展技巧性动作,使患儿尽早获得日常生活活动能力,逐渐减轻对辅助支具的依赖。

(二) 言语及语言功能训练

迄今为止,人们对 TBI 所致的语言障碍大多关注在成年人,对于处于身体发育和获得认知功能技巧重要阶段的儿童来说,却研究甚少。TBI 儿童的语言功能障碍通常被描述为"亚临床失语症",更确切地说,是不符合传统失语症基本特征的临床综合征。以往研究中报道的特殊类型有言语流畅性、对立性命名、言语重复和书面表达等方面的障碍,虽然不能直接代表失语症的缺陷,可以反映出发生在优势阶段的脑外伤对语言加工过程的影响。TBI 儿童往往表现为高级语言功能障碍与神经心理学功能障碍,如记忆、注意力、视觉空间能力和执行力紊乱等。有研究表明,TBI 儿童可存在明确的句子生成分数降低,以及形象化的语言解释能力下降。

儿童脑外伤的病理生理机制与发生在成年大脑的创伤不同,主要表现在他们的发育状况和神经可塑能力,因此其恢复速度也明显要快于成年 TBI 患者。直到最近,人们才开始对儿童脑外伤所致构音障碍生理性特征开始研究。虽然现代医学研究表明,儿童 TBI 构音障碍与成人 TBI 所致的构音(如与言语产生有关的韵律、共鸣、发声和发音等)异常表现有一定的相似性,但仍有必要在未来的研究中进一步调查发育和后天获得性因素之间的相互关系,以便更好地研究儿童构音障碍的机制,制订更合理的康复方案。

尽管 TBI 儿童与成年患者的语言功能障碍存在许多相似之处,但儿童的功能缺陷还存在身体发育的背景,可能对评估和治疗产生较大的影响。但多数资料表明,受伤时患儿年龄越小,对语言功能的影响越明显。言语功能训练主要包括口语表达、言语理解、恢复和改善构音、提高语音清晰度等。此外,TBI 儿童日后可能表现出的行为异常,对今后的教育和职业潜力造成一定影响,因此建议对 TBI 儿童进行评估和制订治疗计划时一定要仔细,要注意尽早发现患儿的言语功能障碍,全面地进行言语功能评定,了解言语障碍的程度和类型,制订出有针对性的训练方案,早期介入言语训练,尽可能提高其交流能力,以及最大限度地提高其目前的生活质量和未来的生活机会。

（三）认知功能训练

认知障碍是儿童 TBI 致残的一个主要因素,可以体现在儿童的诸多方面,包括行为、注意力与记忆力等,这些障碍通常与潜在的脑内神经化学变化有关。由于此时儿童的大脑尚处在发育阶段,所以 TBI 所致的不良后果有近期和远期之分,当一个孩子因为脑部的损伤无法获取新的能力(身体上和智能上)时,这对于孩子将来的成长是极为不利的。受伤后注意力和觉察能力的障碍,常会使患儿获取新知识的能力下降,从而影响患儿的整个康复过程。神经心理学测试可以协助对孩子的认知水平进行评价,对智力缺陷的类型进行评估,为下一步康复治疗提供依据,通过测试获取的认知缺陷取决于患儿伤后病情的演变、大脑半球受损程度和病变部位。儿童受伤当时有些知识、智能尚未具备,这在当时可能关系不大,但当大脑变得成熟起来的时候,其损伤造成的认知缺陷就会显现出来。

颅脑损伤后的认知障碍常包括觉醒障碍、记忆障碍、注意力障碍、学习障碍、知觉障碍、交流障碍、大脑信息处理功能障碍等。常用的认知障碍康复训练方法有:①记忆力训练;②注意力训练;③思维能力训练。训练时可根据认知功能恢复的不同时期(RLA 分级标准),采取相应的治疗策略。

1. 早期(Ⅱ、Ⅲ) 对患儿进行躯体感觉方面的刺激,提高觉醒能力,使其能认出环境中的人和物。

2. 中期(Ⅳ、Ⅴ、Ⅵ) 减少患儿的定向障碍和言语错乱,进行记忆、注意、思维的专项训练,训练其学习能力。

3. 后期(Ⅶ、Ⅷ) 增强患儿在各种环境中的适应能力,提高在中期获得的各种功能的技巧,并应用于日常生活中。

（四）辅助器具和矫形器

1. 辅助器具 对于 TBI 的患儿应尽早使用辅助器具,训练患儿使用坐姿矫正椅、轮椅、腋杖、手杖等辅助支具完成姿势维持、移动、进食、清洁等各种日常生活活动能力。

2. 矫形器 TBI 的患儿存在肌张力异常,导致关节变形和肌肉挛缩。应使用矫形器以抑制异常肌张力,防止关节变形和肌肉挛缩。根据患儿肌张力异常部位、性质及严重程度不同,可在综合评定的基础上给患儿使用上肢矫形器、分指板、踝足矫形器、膝踝足矫形器和髋膝踝足矫形器等。

（五）物理因子及其他治疗

对于弛缓性瘫痪患儿,可利用低频脉冲电刺激增强肌力,兴奋支配肌肉的运动或感觉麻痹的神经,以增强肢体运动功能;对于合并肢体痉挛的患儿,可以采用石蜡疗法、中药熏蒸、水疗等治疗降低肌张力,缓解肌紧张,肌电生物反馈提高拮抗肌肌力等,必要时可给予巴氯芬等药物口服、A 型肉毒毒素(BTX-A)痉挛肌内注射缓解肌痉挛。

四、后遗症期的处理

TBI 患儿经过临床正规的急性期处理、恢复期康复治疗后,各种功能已有不同程度的改善,多数可回归社区和家庭,但部分患儿仍可能遗留程度不等的功能障碍,需要进入后遗症期康复。此期康复目标是尽可能使患儿能学会用新的方法来代偿功能不全,提高患儿在各种环境中的独立和适应能力,回归社会。

康复训练主要包括:①继续加强日常生活活动能力的训练,提高生活自理能力。②矫形支具与轮椅的训练:当患儿的功能无法恢复到理想状况时,有时需要矫形支具或轮椅的帮助,如足下垂内翻的患儿可佩戴短下肢矫形器。年长的患儿如行走非常困难时,应帮助其学会轮椅或助行器的使用。③继续维持或强化认知、语言障碍的功能训练:充分利用家庭、幼儿园或学校的环境,尽可能加强认知及语言的教育,提高患儿与他人的交流能力。④应用物理因子治疗与传统疗法等:如针灸、按摩、中药等仍有一定的作用,高压氧也可考虑应用。

一般来说,儿童 TBI 的恢复情况要好于成人,但与成人相比,儿童也有其不利的方面。如果患儿存在不同程度的认知障碍,其今后的学习能力将受到影响。

第四节　小　　结

创伤性脑损伤是引起儿童死亡和致残的首位危险因素,由于小儿活动多,且危险意识及保护机制差,颅脑损伤的发生率较高。因儿童的神经系统尚未发育成熟,故颅脑损伤后的表现及预后与成年人有很大区别,因而对伤情程度的判断及预后的预测就显得尤为重要,故无论小儿受伤轻重都需要严密观察,以免导致诊断的延误。由于小儿大脑处于发育进程中,可塑性大,神经功能的代偿与恢复能力较强,伤后如能度过威胁生命的严重阶段,往往恢复迅速,后遗症亦较成人少。改善预后的关键除了早期诊断、正确选择治疗方法及手术方式,积极防治并发症,加强营养支持及神经营养药物治疗之外,早期康复干预和针对创伤后不同功能障碍进行综合康复治疗是儿童颅脑创伤康复的关键。

TBI 儿童的康复应遵循早期康复介入、全面康复、循序渐进、个体化治疗、持之以恒的原则,为患儿制订相应合理的诊疗计划,促进其运动、语言、认知等各项功能最大程度的恢复,使其能回归家庭和社会。

第五节　案 例 解 析

患儿,男,3 岁 5 个月,因"外伤昏迷 2 天"诊断为"右侧额颞叶脑挫裂伤、创伤性脑梗死、左侧颞枕骨多发骨折"收入山东大学齐鲁儿童医院神经外科。患儿入院前 2 天车祸受伤,出现昏迷,在当地医院住院 2 天,病情未改善,入院当日即行"左侧脑室外引流术加右侧去骨瓣减压术"(图 9-14),术后 11 天病情稳定,经康复科会诊后行推拿等康复早期介入,术后 3 周伤口愈合良好,转入康复科治疗。

入康复科后初期康复评定:Brunnstrom 分期:左上肢Ⅰ期,左手Ⅰ期,左下肢Ⅰ期;MMT:右侧上下肢肌力 5 级,左侧上下肢肌力 2⁻级;ADL:改良的 Barthel 指数 20 分,极重度缺陷;

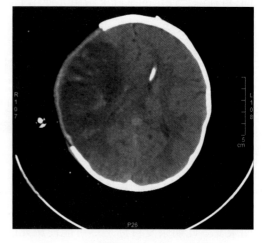

图 9-14　去骨瓣减压术后 1 周头颅 CT

认知及语言能力:基本正常,能区分生熟人,记忆力可,能回答简单问题,说话吐字清晰。制订康复目标:提高左侧肢体肌力,能拱背坐短暂保持,左手能抓握放入手中物体。头颅 MRI:右侧脑梗死并右侧基底节区出血,左侧小脑半球局部脑软化;头颅 MRA:右侧后交通动脉局部显示欠佳,矢状窦及右侧横窦显示较宽。康复方案包括被动关节活动,体位转换能力训练,翻身,直臂支撑,坐位训练,Bobath 球上训练(坐位),四点跪,直跪,手精细功能训练,站立架,神经肌肉仪,肌电生物反馈仪,推拿,针灸、高压氧治疗。康复治疗每天 1 次,每次 30 分钟,每周 6 次,连续 4 周。

经过 4 周康复治疗,进行中期康复评定:Brunnstrom 分期:左上肢 Ⅱ 期,左手 Ⅱ 期,左下肢 Ⅲ 期;MMT:右侧上下肢肌力 5 级,左上肢三角肌、肱二头肌、肱三头肌肌力 2$^+$ 级,腕伸肌、指屈肌肌力 2 级;ADL:改良的 Barthel 指数 35 分,重度缺陷;头颅 CT:脑外伤术后,右侧脑软化灶、钙化斑 CT 表现。制订康复目标:提高左侧肢体肌力,提高直腰坐能力,左上肢活动范围扩大。康复方案包括关节被动活动及辅助主动运动,牵伸痉挛肌群、左跟腱,坐位平衡,搭桥,四爬,手精细功能训练(诱导左手主动抓握,双手协作),站立架(抑制左侧尖足、膝反张),神经肌肉仪,肌电生物反馈仪,推拿,针灸,高压氧治疗,佩戴左侧 AFO。康复治疗每天 1 次,每次 30 分钟,每周 6 次,连续 4 周。同时指导家长学习家庭康复。

经过 8 周康复治疗,一般情况良好,考虑准予出院,出院前康复评定:Brunnstrom 分期:左上肢 Ⅱ 期,左手 Ⅲ 期,左下肢 Ⅳ 期;MMT:右侧上下肢肌力 5 级,左上肢三角肌、肱二头肌、肱三头肌肌力 3 级,腕伸肌、指屈肌肌力 2 级;肌张力:改良 Ashworth 量表:左上肢 Ⅱ 级,左下肢 Ⅰ$^+$ 级;ADL:改良 Barthel 指数 45 分,中度缺陷。制订康复目标:降低右侧肢体肌张力,进一步提高站立步行能力及右手功能。康复方案包括各关节主、被动活动,牵伸痉挛肌群,如斜坡牵伸配合左下肢单腿负重,左下肢蹲起,左侧搭桥,手精细功能训练,如双手协作性 ADL 训练,神经肌肉仪,肌电生物反馈仪,推拿,针灸,左侧佩戴 AFO。加强 ADL 训练。康复治疗每次 30 分钟,每周 5 次。并嘱其每 4 周定期复查,以便调整康复方案。转诊患儿回当地康复治疗,定期复查。

随访:该患儿出院后 1 个月余于山东大学齐鲁儿童医院神经外科行"颅骨修补术"(图 9-15),指导进行家庭康复训练,外伤后半年电话随访患儿独走稳定,能独自上下楼梯,右手能捏小物品,灵活性差,智力及语言基本同正常同龄儿,预后较好。

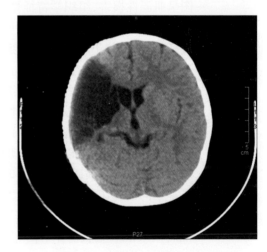

图 9-15 颅骨修补术后头颅 CT

(黄 艳)

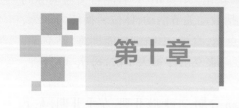

第十章

肌营养不良

第一节 概 述

肌营养不良(muscular dystrophy,MD)是一组骨骼肌遗传性进行性变性疾病,可有多种遗传方式,其共同表现是由进行性肌纤维丢失所导致的缓慢进展的肌无力和肌萎缩,近端肌肉受累较远端明显,肌酸激酶会呈不同程度的升高,肌电图呈肌源性损害,组织学特征性改变可见肌纤维缺失、残留肌纤维较正常肌纤维大或小、肌纤维排列无规律、脂肪细胞增多、肌纤维变性等,继发性损害主要包括关节挛缩、姿势不良、呼吸功能障碍、易疲劳等。肌营养不良的一个重要特征是进行性残疾,因而需要一个多学科管理团队使得患者能够最大程度的参与到日常生活活动中。物理治疗的实施可以延长肌营养不良患儿的独立活动时间,延缓并发症的进展,提高生存质量。

依据不同的临床表现、体征、生化检测、电生理检查、肌肉活检以及基因检测等进行综合分析,可以协助明确肌营养不良的诊断。根据遗传方式、基因定位、发病年龄、病程、预后、肌萎缩和假性肥大肌肉分布等的不同,肌营养不良可分为多种不同的临床类型。在儿童中较为常见的肌营养不良类型包括 Duchenne 型肌营养不良、Becker 型肌营养不良、面肩肱型肌营养不良、先天性肌营养不良、Emery-Dreifuss 型肌营养不良等。

一、Duchenne 型肌营养不良

Duchenne 型肌营养不良(Duchenne muscular dystrophy,DMD)又称为假肥大性肌营养不良(pseudohypertrophic muscular dystrophy,PMD),是肌营养不良中最常见的临床类型。DMD 是由抗肌萎缩蛋白基因突变引起的一种 X 连锁隐性遗传性骨骼肌疾病,其在男性新生儿中的发病率高达 10.71/10 万 ~27.78/10 万。DMD 患者早在婴幼儿期就会出现运动发育迟滞、进行性近端肌无力等表现。在 2~5 岁的幼儿期及学龄前期,患儿逐渐出现跑跳能力落后于同龄儿、足尖走路、行走易摔、蹲下站起困难、上楼费力等症状,约 90% 的患儿会在疾病早期即出现双

侧腓肠肌假性肥大、跟腱挛缩等;下肢为主的近端肢体力弱使得患儿出现典型的 Gower 征:即在由卧位站起时,需先翻身呈俯卧位,而后双足分开、双手支撑地面,继而双手交替撑腿、缓慢直起躯干,最后站立。在 6~9 岁的学龄期患儿,上述表现进行性加重,并可见四肢近端肌肉萎缩、走路时腰腹部前凸、鸭步等体征;而逐步出现的上肢近端无力则使患儿出现上举无力、翼状肩胛等症状和体征。在 10~12 岁的学龄晚期,患儿因足尖走路、跟腱挛缩等原因出现马蹄内翻足畸形,髋关节、膝关节亦出现挛缩,未经治疗的患儿会在 13 岁之前失去独立行走能力,步行能力的过早丧失会导致患儿活动能力快速降低、活动量明显减少,进而逐渐出现心功能不全、呼吸衰竭等表现,疾病晚期患者的生活质量受到严重损害,多在 20 岁左右死亡。

二、Becker 型肌营养不良

Becker 型肌营养不良(Becker muscular dystrophy, BMD)是较少见的良性肌营养不良。BMD 同样是由抗肌萎缩蛋白基因突变引起的一种 X 连锁隐性遗传性疾病,在男性新生儿中的发病率约为 3/10 万 ~6/10 万。与 DMD 不同的是,BMD 的发病年龄相对较晚、疾病进展缓慢,可于 7~50 岁出现症状,多数患者 20 岁后仍可保留行走能力,其生命可持续到 50~60 岁。BMD 的临床表现变异性较大,可表现为痛性肌痉挛、肌红蛋白尿、近端肌无力、股四头肌肌病、孤立的心肌病等,病程可长达 25 年以上。尽管肌无力症状在 BMD 中程度较轻且表现形式各异,但心肌病变引起的心功能不全在 BMD 中发病率很高,约 72% 的 BMD 患者存在心肌病,随着疾病进展约 50% 的 BMD 患者因心脏功能衰竭而死亡。

三、面肩肱型肌营养不良

面肩肱型肌营养不良(facioscapulohumeral muscular dystrophy, FSHD),也是较为常见的遗传性肌病,多为常染色体显性遗传,发病率约为 5/10 万。FSHD 的患者早在儿童期就可出现面部表情肌无力、萎缩等症状,常表现为眼睑闭合无力,不能吹哨、噘嘴、鼓腮,呈"斧头脸"面容。而后肩带肌和上臂肌群逐渐受累,表现为上抬手臂困难,试图上举时可见"翼状肩胛";疾病早期肌无力可不对称,如出现一侧翼状肩胛。随着疾病进展,胸锁乳突肌、前锯肌、菱形肌、骶棘肌、背阔肌会出现进行性萎缩。骨盆带肌受累较晚,且程度较轻,可引起轻微的脊柱前凸和骨盆不稳;但部分患者的躯干和骨盆带肌肉无力会进行性加重,造成严重的脊柱前凸和无法行走。本病可随时变为停止进展状态,而持续性肌痛的出现常为肌无力进展状态的标志,心肌受累较为少见。FSHD 进展缓慢,预后较好,一般不影响正常寿命,但致残率高,约 20% 患者最终需坐轮椅。

四、先天性肌营养不良

先天性肌营养不良(congenital muscular dystrophy, CMD)是一组常染色体隐性遗传性肌营养不良,与抗肌萎缩蛋白 - 营养不良糖蛋白复合物功能缺陷有关。CMD 患者出生时或出生后数月即出现肢体近端肌无力和肌张力低下,可伴有关节挛缩和不同程度的中枢神经系统受累表现。国际上依据致病基因的定位及编码蛋白功能不同,将 CMD 分为四种亚型。

(一)基底膜或细胞外基质蛋白缺陷型

1. 层粘连蛋白缺失型先天性肌营养不良　　层粘连蛋白缺失型先天性肌营养不良,是由编码层粘连蛋白的 LAMA2 基因突变所致。本型患者在出生后即出现严重的肌张力低下、肌无力、吸吮困难、呼吸困难等症状,并伴有肘、髋、膝、踝等关节挛缩,可伴有中枢神经系统受累表现。本型患者常可无支持地独坐,约 1/4 的患儿能站立及行走,多死于呼吸衰竭。

2. Ullrich 型先天性肌营养不良 Ullrich 型先天性肌营养不良(Ullrich congenital muscular dystrophy,UCMD),是由编码Ⅵ型胶原蛋白的基因突变所致。本型患者在出生时或婴儿早期即出现肌无力和肌张力低下,四肢近端关节挛缩、远端关节过度伸展,多伴先天性髋关节脱位。可出现典型的体型细长、圆脸、小颌、高腭弓、斜颈、脊柱后凸、跟骨突出等体征,伸侧皮肤易出现毛囊角化过度。本病患儿的最大运动能力因人而异,一部分患儿行走延迟,而另一部分患儿完全不能独立行走。大部分患者会在几岁至十几岁时出现呼吸功能障碍。

(二)α- 肌营养不良相关糖蛋白糖基化异常型

1. 福山型先天性肌营养不良 福山型先天性肌营养不良(Fukuyama congenital muscular dystrophy,FCMD)是由于参与 α- 肌营养不良相关糖蛋白糖基化修饰的福山蛋白基因突变所致。本型日本多见,临床表现严重,多在生后 6 个月内发病,表现为生后肌张力低下、呈"松软儿",抬头、独坐时间延迟,支持下可站立,多数不能行走;同时存在眼部受累和中枢神经系统严重受累表现。疾病早期常见髋、膝、踝关节进行性挛缩和脊柱侧凸等体征。FCMD 常伴呼吸衰竭、扩张型心肌病、充血性心力衰竭等,多在 15 岁左右死亡。

2. 肌 - 眼 - 脑病 肌 - 眼 - 脑病(muscle-eye-brain disease,MEB)是由编码蛋白 - 甘露糖转移酶 1 的基因突变所致。MEB 可在新生儿期发病,表现为骨骼肌、脑及眼部受累症状。其中肌无力严重程度不一,轻者可独坐及行走,重者则不能,可伴肌肉肥大和关节挛缩。多在 20 岁前死亡,但有部分患者可以活到成年。

3. 沃瓦综合征 沃瓦综合征(Walker-Warburg syndrome,WWS)是先天性肌营养不良中最严重的类型,本型患者出生时即有非常严重的肌无力,早期出现关节挛缩,主要特征为脑、眼、耳畸形,往往在生后几年内死亡。

(三)肌膜相关蛋白缺陷型

肌膜相关蛋白缺陷型先天性肌营养,是由致病基因缺陷导致整合蛋白 -α7 缺失所致。本型罕见,主要表现为婴儿期肌张力低下、运动发育迟滞,伴智力发育迟滞、关节挛缩和呼吸衰竭。

(四)内质网相关蛋白缺陷型

内质网相关蛋白缺陷型先天性肌营养不良伴脊柱强直(congenital muscular dystrophy with rigid spine,RSMD1),是由编码内质网硒蛋白 N1 的基因突变所致。本型在婴儿期即有躯干肌张力低下表现,患儿早期出现的脊柱伸肌挛缩会引起腰椎和颈椎屈曲受限,进而导致脊柱强直和脊柱侧凸,常伴有需要辅助通气的呼吸功能衰竭,一些严重患儿讲话带有鼻音。本型患儿肌无力的严重程度存在差异,常见特征性的大腿内侧肌肉萎缩,但通常可以行走,并维持到成年。

五、Emery-Dreifuss 型肌营养不良

Emery-Dreifuss 型肌营养不良(Emery-Dreifuss muscular dystrophy,EDMD)是一种相对良性的肌营养不良,以 X 连锁隐性遗传为主,常染色体显性和隐性遗传少见,发病率约为 1/10 万。EDMD 患者多在儿童期发病,其临床特点为早期关节挛缩、肱 - 腓型肌病、心脏受累三联症,进展缓慢。通常早期表现为屈肘肌、颈伸肌、小腿后部肌挛缩。肌无力首先累及上肢和肩带肌;逐渐发展至骨盆带肌和下肢远端肌肉;通常 X 连锁遗传者能保留独立行走能力,

而许多常染色体显性遗传者在 10 岁前会丧失独立行走能力。心脏受累症状常随肌无力的进展而加重,可表现为心悸、晕厥、运动耐力差、充血性心力衰竭、心律失常等,严重者可猝死。因此对 EDMD 患者应定期监测心律和心功能情况,必要时尽早采取起搏器植入等措施。

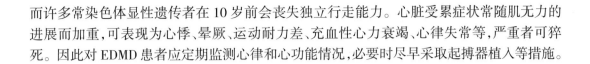

第二节　康复评定

对于肌营养不良患者来说,详细的康复评定十分重要,因为需要根据患者在不同时期的表现对康复治疗方案进行及时的调整。当患儿从一种功能状态转换至另一种功能状态时,或者当患儿及其家庭需求增多时,对疾病进展过程的详细记录有助于及时调整康复策略。具体的康复评定内容包括:病史采集、体格检查、辅助检查、活动能力量表评测及其他相关功能评定等。

一、病史采集

询问家长患儿生后运动发育情况、目前运动功能情况和阅读相关的病历资料,是获取患儿肌营养不良类型、肌无力分布情况以及继发性损害情况等信息的第一步。通过与患儿家长的沟通来了解其在家庭和学校生活中遇到的问题和障碍,进而可分析影响患儿自我护理和良好家庭管理的因素,如是否与家长对疾病的理解和患儿对康复治疗的配合程度相关,这些都需要病史采集结合体格检查来进一步明确。因此,病史采集、聆听患儿及其家长的描述和诉求,有助于临床思路的展开、对体格检查的指导以及对病情的判断,也是对 ICF 框架中身体结构和功能、环境与个人因素等全面了解的重要途径。

二、体格检查

通过病史采集可对患儿和家长的目前情况有初步了解,而后依据上述信息进行有针对性的体格检查是临床分析和评估的重要环节。康复医学的核心是解决功能问题,因此,记录功能障碍和残疾进展程度的体格检查十分必要。对肌营养不良患儿进行肌力检查、关节活动范围测量以及姿势评估,有助于协助制订个体化的康复治疗方案。

(一) 肌力检查

肌营养不良患者的共同表现是缓慢进展的肌无力和肌萎缩,近端肌肉受累较远端明显。因此肌力检查是对患者全身肌力减退分布情况的基本了解,是体格检查中重要的一方面。目前,国际上普遍采用医学研究学会(Medical Research Council,MRC)制定的 0~5 级徒手肌力测定(manual muscle test,MMT)评估肌营养不良患者肌力,并采用医学研究会百分比肌力(%MRC)将不同部位的肌力评定结果整合为一个单一分值,以便于分析患者整体肌力下降情况,计算公式为:%MRC= 被测肌群肌力总和 ×100/(被测肌群数 ×5)。但 MMT 的缺点在于对远端肌群如腕周、踝周肌力测定的信度较低,而定量肌力测定法(quantitative muscle testing,QMT),如:手持式肌力测定仪、电子握力器和捏力器等,对于远端肌力测定较为敏感,可反映出单块肌肉的微小肌力变化,是对 MMT 不足之处的补充。

(二) 关节活动范围测量

关节挛缩是肌营养不良常见的继发性损害,它会严重损害患者的日常生活活动能力,维持良好的关节活动范围(range of motion,ROM)是物理治疗的主要目标之一。因此,准确评估患者 ROM 受限程度非常重要。目前测量肌营养不良患者关节活动范围的主要方法与其他疾病患者相同,仍是通过量角器测定各关节的主动和被动活动范围。而不同的方面则在于,不同类型的肌营养不良患儿其关节挛缩出现的先后顺序和分布是有差异的,相同类型的肌营养不良患儿在疾病的每个阶段其关节挛缩的严重程度也有差异(详见本章第一节)。因此,对不同类型以及处于疾病不同时期的肌营养不良患儿进行关节活动范围测量时,重点关注的关节应有所侧重。

（三）姿势评估

因为肌无力和关节挛缩分布情况的不同,每种类型的肌营养不良都会表现出具有特征的姿势体态,而对于各种姿势的正确认识有助于针对性的进行姿势管理。对姿势的评估主要从卧位、坐位、站立、行走和上下楼等不同的体位进行观察。DMD、BMD、CMD 患儿在卧位时易呈双髋外展、外旋及双踝跖屈、内翻姿势,即蛙式体位(图 10-1)。部分 CMD 患儿在坐位时脊柱易后凸,随着疾病进展,多数肌营养不良患者都会出现不同程度的脊柱侧凸畸形。DMD 及 BMD 患儿在由卧位站起时会出现典型的 Gower 征。FSHD 患儿站立时脊柱易向侧方偏移(图 10-2)。EDMD 患儿站立时会出现颈部强直、低头困难、腰腹部明显前凸。DMD 及 BMD 患儿行走时会呈现腰腹部前凸、髋部左右摇摆(鸭步)、足尖走路、双足内旋等异常姿势;上楼时需要手扶栏杆或撑腿,下楼时易呈侧向下楼姿势。

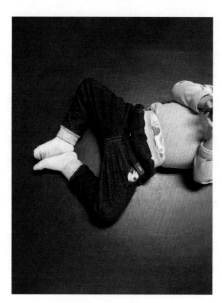 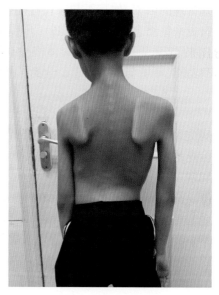

图 10-1　蛙式体位　　　　图 10-2　FSHD 患儿站立时脊柱容易向侧方偏移

三、辅助检查

在病史采集和体格检查基础上,进行相关方面的辅助检查,如血清肌酸激酶、肌电图、骨骼肌 MRI、肌肉活检、基因检测、心电图检查、肺功能检查等,有助于对病史、体格检查分析思路的验证以及对骨骼肌受累程度的初步评估。辅助检查可以从客观方面揭示器官系统层面的病理性问题,但对于活动功能状态的评估以及家庭和社会环境因素的分析,仍需依靠详细

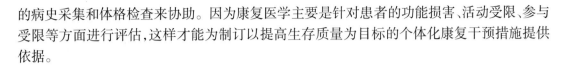

的病史采集和体格检查来协助。因为康复医学主要是针对患者的功能损害、活动受限、参与
受限等方面进行评估,这样才能为制订以提高生存质量为目标的个体化康复干预措施提供
依据。

四、常用活动能力评估工具

活动能力主要反映患者在日常生活中完成任务的能力,是评估肌营养不良患者生存质
量的重要方面之一。活动能力评估工具是对体格检查不足之处的补充,并可协助制订物理
治疗方案。目前临床上常用的肌营养不良患者活动能力评估工具包括神经肌肉病运动功能
评价量表、北极星移动评价量和 6 分钟步行试验等。

(一)神经肌肉病运动功能评价量表

神经肌肉病运动功能评价量表(motor function measure,MFM)是由法国 Carole Berard 团
队编制用于评价神经肌肉病患者运动功能的量表,目前该量表包括 MFM-32 和 MFM-20 两
个版本。MFM-32 最初于 2004 年发表使用,适用于 6~60 岁的患者;MFM-20 是将 MFM-32
中正常儿童不能完成的项目删除后确定的,于 2010 年最初发表使用,适用于 2~7 岁的儿童。
MFM-32 和 MFM-20 的评估项目分为三个分区:D1:站立和转移;D2:轴向和近端运动功能;
D3:远端运动功能。每项测试按 4 个等级计分:0 分,不能启动任务或不能维持初始姿势;1
分,启动任务;2 分,部分完成任务,或全部完成任务但质量不高;3 分,完全且以正确的方式
完成任务。评测过程需按项目顺序完成,不可跳项。评估过程通常需要 20~30 分钟,评价结
果包括分区评分和总评分,分别代表相应分区以及整体运动功能,最终分数用相对于最高得
分的百分比来表示(用该区实际得分除以该区最高得分再乘以 100)。MFM 最大的优势是评
价全面,可以在不受疾病严重程度的影响条件下,追踪评价患者功能的改变。Vuillerot 等采
用 MFM-32 量表观察 DMD 患者运动功能,结果显示,总评分 <70% 和 D1 区评分 <40% 具有
预测 1 年后是否丧失行走能力的价值。

(二)北极星移动评价量表

北极星移动评价量表(north star ambulatory assessment,NSAA)最早由 Scott 于 2006
年发表,专门用于评估可步行神经肌肉病患儿的运动功能。包含 17 个项目,大多来自
Hammersmith 运动功能评价量表,每一项目分为 0~2 分:0 分,不能独立完成目标;1 分,改变
活动完成的方式,但未借助其他帮助而独立完成目标;2 分,正常,无明显活动改变。满分为
34 分,内容包括抬头、从地面坐起和站起、从椅子站起、保持站立、左右脚跨越、单腿站、足跟
站、步行和跑跳等,此外,还包括 2 项不纳入评分的计时测试(从地面站起和 10m 跑)。该量
表评测使用的工具简单,评测平均用时不超过 10 分钟。Mazzone 等的研究发现 NSAA 具有
良好的信度和效度,但对于小于 3 岁的低龄肌营养不良患儿来说,其信度和效度并不明确。
NSAA 主要用于评价移动功能,不能完全适用于评估上肢受累较早的 FSHD 患儿以及丧失步
行能力的肌营养不良患儿。

(三)6 分钟步行试验

6 分钟步行试验(6 minute walking test,6MWT)是用于评价可步行肌营养不良患儿有氧
运动能力的经典方法,近年来被越来越广泛地应用肌营养不良相关的国际多中心临床实验
和纵向自然病程观察研究。其具体方法是:嘱受试者以尽可能快的步速在 30~50m 的步道
上连续往返步行 6 分钟,而后测定步行距离。在儿童和青少年中,6MWT 与年龄、身高、体
重、下肢长度、体重指数等因素均具有相关性。因此,鉴于儿童生长发育的特点,在对肌营

养不良患儿进行6MWT测试时,建议可参考Geiger等人对不同年龄段的儿童和青少年进行6MWT所得的结果,从而进一步分析患儿目前的有氧运动能力情况。

五、其他相关功能评定

其他相关功能如心肺功能、认知功能、心理状态、日常生活活动能力、社会参与能力、生存质量等方面的评定,对于全面评估和了解肌营养不良患儿的功能状态也十分重要,可以协助指导制订更加全面的物理治疗方案,从而提高患者的生存质量,使得患者最大程度地参与到日常生活活动中。

第三节　物理治疗

一、治疗原则

肌营养不良的一个重要特征是进行性残疾,对于这一类疾病患者实施物理治疗的主要原则是依据患儿的疾病进展和功能障碍分布特点,通过采取相应治疗方法,尽可能维持残存肌肉力量,预防关节挛缩、脊柱侧凸畸形等并发症的发生,延缓功能衰退的速度,改善患儿的整体功能,并通过提供矫形器、辅助设备以及心理疏导等方面支持来代偿患儿丧失的功能,从而使得患者最大程度地参与到日常生活活动中,以提高生存质量。

二、治疗目标

肌营养不良的共同表现是缓慢进展的肌无力和肌萎缩,继发性损害主要包括关节挛缩、姿势不良、易疲劳、呼吸功能障碍等。因此,对肌营养不良进行物理治疗的共同目标包括:①维持残存肌肉力量、预防和避免关节挛缩加重,尽量延长独立行走时间;②做好脊柱姿势管理,避免脊柱畸形加重;③提高有氧运动能力和活动耐力;④做好呼吸功能储备,预防呼吸系统感染,延缓呼吸功能恶化速度;⑤提高独立日常生活活动能力和社会参与能力。但不同类型的肌营养不良其功能障碍分布和疾病进展情况会有所差异,因而,针对不同类型的肌营养不良还需要依据具体功能情况制订个体化治疗目标。

三、常用治疗方法

正如前文所述,DMD是肌营养不良中最常见的临床类型,也最具有代表性。因此,在接下来的物理治疗方法中会重点介绍DMD的治疗方法,其他类型肌营养不良的物理治疗方法可参考DMD,具有特异性的问题会具体提出。

(一) 关节活动范围管理

1. 牵伸技术　维持良好的关节活动范围对于优化运动方式、维持步行能力、预防关节固定畸形等方面来说都十分重要。维持关节活动范围的主要方法是被动和主动牵伸技术。依据不同类型肌营养不良的临床特点,通常可以预测到肌营养不良患儿出现关节挛缩的先后顺序和部位。因此,治疗师在充分了解疾病特点的情况下,对即将出现或已出现关节挛缩的部位应进行被动和(或)主动牵伸治疗。一般建议每次缓慢牵伸至受限处维持10秒左右,每个牵伸动作重复5~10次,部分学者建议每次牵伸治疗的总时间控制在10~20分钟。牵伸时应注意动作缓慢,避免引起疼痛。

DMD/BMD 最开始的关节活动范围管理应包括腓肠肌 - 比目鱼肌和阔筋膜张肌的牵伸;当屈髋肌出现功能受限的时候,也应该采取针对屈髋肌的特异性牵伸方法。

腓肠肌 - 比目鱼肌可采取如下牵伸方法:①被动徒手牵伸:患儿取仰卧位,膝关节完全伸直(腓肠肌)或屈曲(比目鱼肌),治疗师一手握住足跟部,并用前臂抵住患儿前脚掌,另一手固定小腿前方,通过重心移动缓慢使踝关节背屈。②主动弓步牵伸(配合度较好的患儿可以采取此方法):患儿双手扶墙,一侧下肢在前呈弓箭步,另一侧(被牵伸侧)下肢在后且伸髋伸膝,双足尖朝前,身体重心前移,足跟不能离地,通过减少小腿与地面的夹角来牵伸腓肠肌;这一姿势同时也能帮助维持屈髋肌的延展性。③主动站斜板牵伸:身体直立,双足分开与肩同宽,膝伸直,双足跟落在斜板低侧上,足尖向前;站立时可以靠墙,斜板角度以小腿出现牵拉感为宜;为避免训练枯燥,患儿在站立时上肢可玩游戏、写字、画画等。④其他牵伸方法:包括双手扶栏杆深蹲位维持、上小斜坡、踩跷跷板等主动牵伸方法。

针对阔筋膜张肌可采取如下被动牵伸方法:患儿取仰卧位,被牵伸侧屈髋、屈膝交叉放在对侧膝关节外侧,治疗师一手固定骨盆,另一手在被牵伸侧的膝关节外侧,向髋内收、内旋方向用力。

针对屈髋肌可采取如下被动牵伸方法:①患儿取俯卧位,大腿处于髋外展位,而后予以最大范围的被动伸髋(图 10-3)。②患儿取仰卧位,被牵伸的腿置于床垫边缘,另一条腿抱胸(Thomas 试验所用姿势)。

对于难以完成主动牵伸的 DMD/BMD 患儿来说,腓肠肌 - 比目鱼肌、阔筋膜张肌、屈髋肌的被动牵伸尤为重要。当 DMD/BMD 患儿失去独立移动能力时,应该在维持大关节被动牵伸的同时,也应进行肩、肘、腕等上肢关节的被动牵伸治疗。针对易出现脊柱屈伸活动范围受限的 FSHD 患儿,可进行脊柱主动屈曲及伸展活动训练(图 10-4、图 10-5)。

2. 矫形器的使用 除了被动和主动牵伸治疗,矫形器在预防关节挛缩中也是必不可少的。夜间固定支具的使用有助于延缓踝关节挛缩的进展,需要注

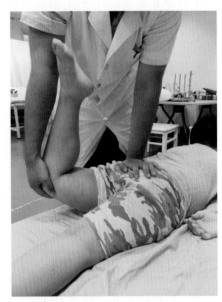

图 10-3 屈髋肌的被动牵伸方法

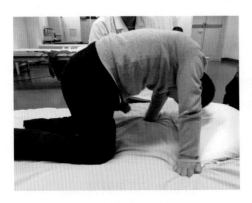

图 10-4 脊柱主动屈曲训练

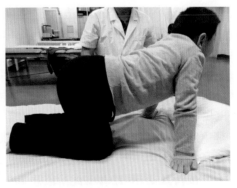

图 10-5 脊柱主动伸展训练

意的除 EDMD 外其余类型的肌营养不良患儿并不一定需要早期使用夜间踝足矫形器(ankle-foot orthosis，AFO)。对于小月龄的 CMD 患儿，可以尝试应用肌内效贴将踝关节相对固定于背屈 90°位。对于行走时足跟可着地的 DMD 患儿，可尝试采取弹力绷带或软性护踝预防足下垂。对于行走时足跟不能完全着地的肌营养不良患儿，应在夜间使用 AFO。对于逐渐丧失步行能力肌营养不良患儿，可以尝试使用膝踝足矫形器(knee-ankle-foot orthosis，KAFO)或轮式助行器来辅助行走以延长独立行走时间，但同时也应考虑到残存的肌肉力量、关节挛缩严重程度、残存的行走能力、患儿和家长的主动参与性、患儿智力受损程度以及肥胖程度等方面对成功性的影响。

(二) 肌力训练及有氧运动

在肌营养不良患儿中进行适度肌力训练的主要目的是增加肌肉储备和防止肌肉废用，但肌力训练对肌营养不良患儿所起到的作用充满争议。高强度抗阻肌力训练和离心收缩训练会诱发肌纤维损伤，完全不动则会产生废用性肌萎缩。当患儿主观感觉疲劳或肌肉出现酸痛时，则提示肌力训练应该停止。尽早开始进行次极量的功能性有氧运动训练对于肌营养不良患儿来说是有益的，但对于部分处于疾病早期、尚未出现明显肌无力的肌营养不良患儿来说，患儿及其家长可能不太容易理解和接受运动训练，这就需要治疗师制订个性化的、富有趣味性的、融合于日常活动中的运动训练方案。

目前国际上普遍达成共识的是，低、中强度(最大耗氧量的 65% 以下)的有氧运动训练及适度肌力训练有助于维持肌营养不良患儿的肌力、耐力和心肺功能。常用的有氧训练方式包括慢走、骑车、游泳等。具体的肌力训练和有氧运动方法要依据患儿的肌营养不良类型、肌肉受累程度、就诊时的功能状态来制订。训练时要密切关注患儿的肌肉疲劳状态和生命体征等，如果出现喘憋或肌肉酸痛应立即停止训练。下面分别介绍不同类型肌营养不良患儿的肌力训练和有氧运动要点。

1. 依据 DMD 患儿所处的疾病阶段不同，肌力训练和有氧运动方法会有所不同。

(1) 无症状期(0~2 岁)：对于处于这一时期的 DMD 患儿，可鼓励其进行自主性的活动和探索性的行为，同时家长要注意保护、避免其摔倒。也可采取本书第三章所讲述的婴幼儿早期干预训练方法，采用少量多次、循序渐进的原则，促进患儿的运动功能发育。

(2) 可步行早期(3~7 岁)：通常患儿在 3~5 岁确诊为 DMD 时就应该开始进行物理治疗干预。此阶段患儿活动能力处于上升期，这个时期物理治疗的主要目的是提供家庭支持和家庭教育，并进行适量下肢肌力训练的指导。最初的物理治疗不应给患儿及其家庭造成过多的负担，因为通常 5 岁前的 DMD 患儿可独立完成日常生活相关活动。物理治疗团队应与患儿家长、学校老师沟通，制订最合适而且不会引起乏力的个体化训练方案。

这一阶段可进行的肌力训练方式包括：仰卧位桥式运动、仰卧位直腿踢球、侧卧位侧抬腿踢球、直跪抛球、不同起始高度的坐站转移、双腿夹球、立位下弹力带固定训练腿向前或内收踢球(图 10-6)、上下矮台阶、蹲位玩玩具、踩跷跷板等。在进行上述训练时，应尽量保证正确的生物力线。如果患儿能力不足以完成相关动作，可降低难度，选择患儿自愿配合的活动形式，以保证有质量地完成训练动作，训练中给予动作要点引导。各项肌力训练活动可穿插进行，避免反复训练某项单一动作。这一时期建议患儿每日可进行 2~3 小时的站立活动或行走训练。

(3) 可步行晚期(8~12 岁)：此阶段患儿处于功能平台期和下降早期，行走易摔和乏力感逐渐频繁出现。因此在患儿上下楼梯和行走过程中应给予保护以保证安全。该阶段运动

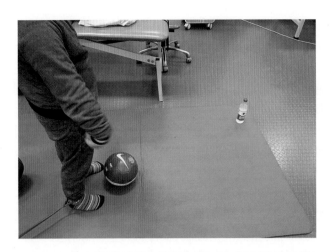

图 10-6　站立位下,将弹力带固定于踝部,训练腿踢球时抗阻内收

训练的主要目标是尽量维持下肢肌力、延长独立步行时间,加强上肢近端肌肉和核心肌群力量。

　　这一时期可进行的肌力训练方式包括:核心肌群肌力训练:从不同起始高度的坐起,四点支撑收腹(图 10-7),三点支撑够玩具,立位靠墙顶球、接抛球(图 10-8),坐位向上顶球等。上肢近端肌力训练:拍球,向高处抛球,高处够物,画板位于高位时画画等。下肢肌力训练:训练方法与可步行早期相同,对于完成困难的动作可以减量或去除,避免引起疲劳和肌肉疼痛。

　　(4) 不可步行早期(13~17 岁):对于已经丧失行走能力 DMD 患儿,不建议进行下肢肌力训练。此阶段的运动训练目标是通过站立架、膝关节控制系统或 KAFO 来尽可能维持站立姿势,重点是适度的上肢肌肉和核心肌群力量训练,并与日常生活活动相结合,这需要作业

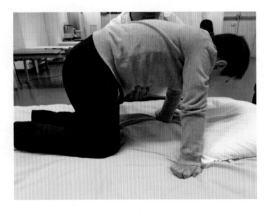

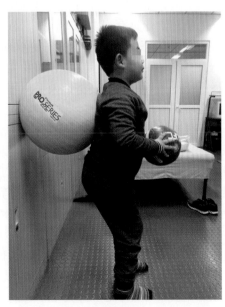

图 10-7　四点支撑位时,引导收腹　　　　图 10-8　站立位靠墙顶球,同时练习接、抛球

治疗师的参与和协助。

这一时期可进行的肌力训练方式包括:上肢远端肌力训练:捏夹子、握软球、写字、敲键盘、拼积木等。上肢近端肌力训练以及核心肌力训练方法同前。

(5) 不可步行晚期(>18 岁):这一时期运动训练基本停止,主要目标是维持日常生活中上肢和手的功能活动。

2. BMD 的运动训练方式　可参照 DMD 的可步行期训练方式,训练强度和难度可适当增加,疾病早期下肢肌力训练方式中可增加:"8"字往返跑、向高处跳、单足跳跃、单足跪位下站起等。

3. 因不同类型 CMD 的临床表现差异较大,制订运动训练方案时,应针对其可达到的最高功能进行有目的性的训练。例如:如果层粘连蛋白缺失型先天性肌营养不良患儿的最高功能水平是坐位,运动训练的重点应是腹肌、腰背肌力量训练和上肢肌力训练。UCMD 患儿的最大运动能力也因人而异,一部分患者可独立行走,训练方法可参考 DMD 的可步行期。

4. 对于 FSHD 患儿来说,运动训练主要包括面部表情肌和上肢近端肌力训练,其次为骨盆带肌的肌力训练。在面部表情肌力量训练前可先进行局部手法按摩放松治疗,而后再进行每块肌肉的单独肌力训练,如用力闭目、皱眉、闭唇鼓腮、微笑示齿、对着镜子做鬼脸等。四肢肌力训练方法均可参考 DMD。但因 FSHD 患儿的肩胛带肌明显无力,使其肩胛骨难以维持在固定的位置,故而在进行上肢开链运动训练时,可让患儿取仰卧位、使得双侧肩胛骨靠在垫子上固定。训练上肢多点等长收缩时,可让患儿每间隔 20° 手碰玩具并维持。此外,FSHD 患儿疾病早期即可出现不对称性肌无力,训练时应注重加强力弱侧的肌力训练。

5. 针对 EDMD 的运动训练方法可参照 DMD 的可步行阶段,训练强度和难度可适量增加。

(三) 脊柱姿势管理

对肌营养不良患儿进行脊柱姿势管理并不是纠正运动时的脊柱代偿动作(如行走时一定要收腹等),因为纠正这类代偿动作意味着加重力弱肌肉的负荷,进而诱发二次损伤,这与中枢神经系统损伤的物理治疗具有很大的不同。脊柱姿势管理更关注如何在静态位置维持良好的脊柱对位对线,预防脊柱前凸、后凸或侧弯等畸形的发生。治疗师可以通过指导正确的脊柱姿势以及使用辅助器具来进行综合脊柱管理。

在仍能独立行走的肌营养不良患儿中脊柱侧凸并不常见,但为了预防脊柱侧凸的发生,也应对这个时期的患儿进行常规的脊柱检查。当疾病进展到行走困难时应该定期检查脊柱是否出现侧弯,推荐采用"前屈试验"。为了延缓脊柱侧凸的发生,建议将脊柱维持在中立位或轻度伸展位(图 10-9),这样可以通过椎间关节来增加脊柱的承重能力,使得躯干旋转或侧屈程度减小。对于已丧失步行能力的患儿,使用站立架或起立床,保持每天 1 小时的脊柱被动后伸位站立也可延缓脊柱侧凸的发生。

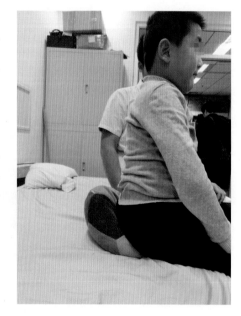

图 10-9　臀后部垫高,以维持脊柱在中立位

对于已经使用轮椅的患儿,轮椅的支撑面应平整、稳固,以支撑躯干确保脊柱和骨盆的对位对线,必要时可使用定制的配件或对轮椅进行改造。配件的选择包括:结实的支撑靠背和坐垫、躯干侧方支撑垫、内收肌护具、安全带、胸带等;轮椅的脚踏应能保证踝关节处于中立位。如果需要在轮椅上安装坐垫,应能保证患儿坐于轮椅中时骨盆处于水平位置。

（四）呼吸管理

呼吸衰竭是导致 DMD 患儿和部分 CMD 患儿死亡的首要因素,因此良好的呼吸管理对于上述患儿来说十分重要。物理治疗可通过呼吸肌训练、咳嗽和排痰训练以及维持胸廓与肺的顺应性等方面进行呼吸功能管理。

呼吸肌训练可通过吹气球、吹蜡烛、大声唱儿歌等游戏类活动来进行,也可通过卧位时腹部加适当重量的沙袋来训练膈肌,上述方法较容易被患儿及其家长接受,这些活动将会减轻或减少感冒或其他肺部感染的程度和发生。

尽早开展自主咳嗽训练有助于养成自主清理气道分泌物的习惯,常用方法为叠加吸气咳嗽法:即让患儿用鼻快速吸气 2~3 次后用力咳嗽 1 次,可反复进行上述动作直至把痰排出。当患儿无力自行排痰时,可指导家长辅助轻压下胸廓进行排痰训练的方法:治疗师或家长的双手置于患儿胸廓下部,令其深吸气并保持数秒,患儿咳嗽的同时向内下方轻压胸廓(图 10-10)。

肋间肌的牵伸和肋骨的松动以可以有效维持胸廓的顺应性,宜早期进行,尤其对于伴有胸廓畸形的患儿。通过舌咽呼吸法进行换气可维持肺的顺应性,具体方法如下:张嘴大口吸气后闭嘴,将气体保持在口腔中;而后抬高下颚、舌头和喉头部,用舌头将空气压入气管;最后尽量压入足够的空气后进行吞咽。

（五）物理因子治疗

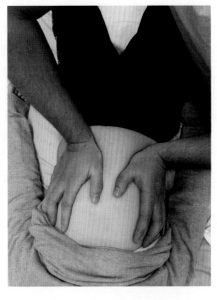

图 10-10 轻压胸廓辅助排痰训练

温水浴治疗可缓解肌营养不良患儿的易疲劳感,促进低月龄患儿的主动运动发育,并可借助于水的浮力进行一些在地面上不能进行的日常生活动作训练。Vry 以及 Myers 等人的研究表明全身振动训练对于 DMD 患儿来说耐受性好而且较为安全,具有维持或提高 DMD 患儿运动功能和肌肉力量的可能。

（六）进食管理

处于疾病晚期的 DMD 患儿及部分 CMD 患儿会存在咀嚼和吞咽障碍等问题,进而导致营养摄入不足。针对咀嚼障碍,可采取咬肌训练来增加咀嚼力量。针对吞咽障碍,可采取如下干预措施:矫正进食姿势;通过反复吞咽动作将残存的食物送入食管;尽量选择密度均一、有适当黏稠度等容易吞咽的食物;因吞咽时呼吸道会关闭,有导致呼吸暂停的风险,故而应分少量多次进食,并尽量缩短每次进食的时间。

（七）家庭指导和社会支持

对肌营养不良患儿进行物理治疗的目标之一是回归家庭和社会生活,因此,对患儿及其家庭的指导以及心理、社会等方面的支持也是物理治疗的重要方面。目前常用的物理治疗模式是物理治疗指导 - 家庭训练 - 定期随访。物理治疗计划能否在家庭中被良好地实施直接决定了物理治疗的效果,首次接诊时不仅要帮助患儿的家庭建立信心,还要明确患儿的直接家庭照顾者,并对其进行物理治疗方法的指导,或可让患儿家长留下录像资料以便于随时复习治疗方法。同时建议治疗师要充分了解患儿的家庭和学校环境,例如:所在楼层、家与学校间的距离、常规体育课项目、学校卫生间是否有坐式马桶等,根据具体情况,给予相应建议。当涉及社会志愿者和环境改造方面的问题时,需要寻求政府和社会的帮助。

第四节　小　结

　　肌营养不良的一个重要特征是进行性残疾,随着肌无力和继发性损害的进展,照顾者需要给予患儿越来越多的帮助来完成日常生活活动。物理治疗实施的主要原则是辅助改善患儿的整体功能、延长独立活动时间、延缓并发症的进展,从而提高生存质量。在实施物理治疗之前,对患儿进行详细的病史采集、康复评定以及与患儿家长的良好沟通十分重要,只有了解到患儿的整体功能状态以及周围环境,才能针对不同的患儿制订个体化的物理治疗方案。肌营养不良的共同表现是缓慢进展的肌无力和肌萎缩,继发性损害主要包括关节挛缩、姿势不良、呼吸功能障碍、易疲劳等。针对上述共性问题,可以应用个体化的肌力训练方式维持残存肌力,采取可适应的被动和主动牵伸方法预防或避免关节挛缩加重,利用辅助器具和矫形器协助纠正不良姿势,通过趣味性的呼吸肌训练提高呼吸功能储备,进行适度的有氧运动训练提高活动耐力。而针对不同类型的肌营养不良以及患儿所处的疾病不同阶段,需要制订个体化训练目标和计划,及时调整康复训练的时间、强度、频率等。此外,依据患儿家庭所处的不同环境,还需要采取患儿及其家长可接受的治疗方法,才能使得康复训练的效果得到最大体现。

第五节　案 例 解 析

一、Duchenne 型肌营养不良

(一) 案例一

病史:患儿,男,5 岁。自幼运动发育落后,1 岁半会独立行走,自幼蹲起及上下台阶费力,跑步速度慢。近 1 个月家长发现其上下台阶费力较前加重而就诊。经基因检查确诊为 DMD。

查体:双侧腓肠肌肥大,双侧跟腱轻度挛缩。双上肢功能基本正常;双下肢近端肌力 3⁺级、远端肌力 4 级。可独立下蹲,维持蹲位时双足跟不能完全着地,提示下可着地。由蹲位站起时需双手撑地辅助,Gower 征阳性。站立及行走时腰腹部前凸。独立连续平地行走时双足跟不能完全落地,提示下可着地,易摔倒。

评测:NSAA:23 分;6WMT:330m。

基于 ICF 病例分析:优势:患儿认知功能良好,能与治疗师互动,上肢功能正常,家长参与康复态度积极,与治疗师沟通良好,经济支持可。劣势:患儿双下肢肌力差,双侧跟腱挛缩,影响蹲起、行走等日常活动。患儿是外地患者,不能每周来医院进行训练和指导。

短期治疗目标:维持或改善关节活动范围,提高下肢肌肉及核心肌群力量。长期治疗目

标:避免关节挛缩加重,提高有氧运动能力及日常生活活动能力。

物理治疗方式:家长在治疗师指导下学习物理治疗方法,确保学习满意后回家,在家里进行相关训练,3~6个月后复诊。

物理治疗内容:

1. 指导家长腓肠肌和比目鱼肌的被动徒手牵伸方法,指导患儿及其家长站斜板牵伸、弓步牵伸、双手扶栏杆深蹲位维持等主动牵伸方法,以维持或改善踝关节活动范围,避免跟腱挛缩加重。

2. 指导游戏导向性功能性肌力训练方法:如桥式运动、直跪抛球、坐站转移、双腿夹球、立位下弹力带固定训练腿向前或内收踢球等,以提高双下肢近端肌肉力量和核心肌群力量;并告知患儿家长注意训练强度要适度,避免劳累或诱发肌肉疼痛。

3. 指导每天进行适度的有氧运动训练,如适度距离的连续行走、游泳等,以提高活动耐力;

随访:经家庭训练半年后复查:独立连续平地行走时速度明显加快,且不易摔倒。可不扶栏杆独立连续上三层楼梯。评测:NSAA:28分;6WMT:400m。

(二)案例二

病史:男,9岁。足月顺产,自幼运动发育迟滞,行走不稳、易摔倒,跑、跳能力落后于同龄儿,蹲下站起困难,近2年家长发现其行走不稳进行性加重而就诊。经基因检查确诊为DMD。

查体:双侧腓肠肌明显肥大。双侧跟腱挛缩、被动踝背屈至0°,双髂腰肌紧张、被动伸髋至15°。双上肢肌力:肩前屈3$^+$级、外展3$^-$级、屈、伸肘4级、握力5级。双下肢肌力:屈髋2$^+$级、伸髋2级,伸膝3$^-$级、屈膝3$^+$级,踝背屈、跖屈4级。蹲下站起时需双手撑地辅助。Gower征阳性。行走时速度慢,腰腹部前凸,呈鸭步步态,双足尖走路伴双足内旋。

基于ICF病例分析:优势:患儿认知功能良好,能与治疗师互动,患儿及其家长可积极配合家庭康复训练。劣势:患儿双上肢、双下肢功能均存在问题,影响学习、生活及日常生活自理能力。患儿是外地患者,不能每周来医院进行指导。

评测:NSAA:16分;6WMT:201m。

短期治疗目标:维持双侧踝关节、髋关节活动范围,提高核心肌群和上肢近端肌肉力量,维持下肢近端肌肉力量。长期治疗目标:延长维持独立行走能力的时间,维持目前的呼吸功能,预防脊柱侧凸,提高日常生活自理能力。

物理治疗内容:

1. 指导家长腓肠肌、比目鱼肌、髂腰肌等的被动徒手牵伸方法,指导患儿及其家长站斜板牵伸、弓步牵伸、双手扶栏杆深蹲位维持等主动牵伸方法;同时告知患者及其家长注意维持双上肢各关节及双侧膝关节的活动范围、避免发生挛缩可能。

2. 指导游戏导向性功能性肌力训练方法:如从不同起始高度的坐起、四点支撑收腹、三点支撑够玩具、立位靠墙顶球、接抛球、拍球、高处够物等,以提高核心肌群和上肢近端肌肉力量;同时告知患儿及其家长训练强度要适度,可分少量、多次进行训练,避免劳累或诱发肌肉疼痛。

3. 指导每天进行适度的有氧运动训练,如每天行走20~30分钟或蹬车30分钟等,以提高活动耐力。

4. 指导患儿呼吸肌训练方法:吹气球、吹蜡烛、大声唱儿歌等游戏类活动,以保证有一定的呼吸功能存储。

5. 指导脊柱姿势管理方法,包括自主及借助辅助设备维持正确的坐位、站立及行走姿势,以预防发生脊柱侧凸可能。

随访:经家庭训练半年后复查:双侧被动踝背屈至 5°,双侧被动伸髋至 25°。双侧肩前屈肌力 4 级、外展肌力 3 级。蹲起动作完成较前费力,行走耐力较前增强。评测:NSAA:12 分;6WMT:250m。

二、面肩肱型肌营养不良

病史:患儿,女,14 岁。患儿自幼运动发育正常,9 岁时出现不能鼓腮、噘嘴,微笑时口角不能上扬,睡眠时眼睑不能完全闭合,症状进行性加重,并逐渐出现双上肢上举困难,无法独立梳头、洗头,穿套头衫困难,遂就诊。经基因检查确诊为 FSHD。

查体:神清,精神反应可。嘱患者完成闭目、皱眉、鼓腮、噘嘴等动作时,仅可触及肌肉收缩;不能完成示齿动作。双上肢肌力:肩前屈、外展 2 级,屈肘 4 级、伸肘 3 级,握力 5 级。双侧踝背屈肌力 4 级,余双下肢肌力均为 5 级。双上肢需利用身体惯性完成上举够物,动作控制稳定性差。需依靠起始角度为 80° 的斜板方可完成仰卧起坐。可独立蹲起,维持蹲位时以左侧负重为主。

基于 ICF 病例分析:优势:患儿认知功能良好,患儿及其家长能够配合治疗师完成物理治疗方法的学习并进行家庭康复训练。劣势:患儿目前存在面部表情肌无力及双上肢近端、核心肌群明显无力,影响日常学习、生活及自理能力。患儿是外地患者,不能每周来医院进行指导。

短期治疗目标:增加面部自主表情,提高双上肢近端肌肉力量及核心稳定性,维持争取的脊柱姿势。长期治疗目标:提高日常生活自理能力和社会参与能力。

物理治疗内容:

1. 指导家长面肌按摩方法,每次治疗时间 5~10 分钟。

2. 指导患儿自主进行面部表情肌动作训练,包括闭目、皱眉、示齿、鼓腮、噘嘴等。

3. 指导任务导向性双上肢近端肌力训练,如双侧肩关节、肘关节周围肌肉多点等长肌力训练。

4. 指导进行肩胛骨稳定训练,包括前锯肌、菱形肌等肌肉的力量训练;指导进行核心肌群力量训练。

5. 指导脊柱姿势管理方法,包括自主及借助辅助设备维持正确的坐位、蹲位、站立及行走姿势,以保证双侧负重的对称性,预防发生脊柱侧凸可能。

随访:经过家长每周 3 次左右的家庭训练,患儿半年后复诊。面部表情及独立活动能力有所提高,可独立梳头、洗澡,较容易穿套头衫。查体:面部自主表情较前有所改善,可见自主闭目动作,但不能抵抗阻力;嘱患者示齿时可触及唇周肌肉收缩。双上肢肌力:肩前屈 3 级,伸肘 4 级,余四肢力量基本同前。双上肢上举够物时,动作稳定性较前明显增强。可依靠起始角度为 30° 的斜板方完成仰卧起坐。独立维持蹲位时双侧负重基本均衡。

(李文竹　秦伦　黄真)

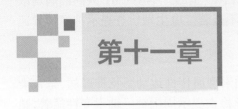

第十一章

腓骨肌萎缩症

第一节 概 述

一、定义

腓骨肌萎缩症（Charcot-Marie-Tooth disease，CMT）又称遗传性运动感觉神经病（hereditary motor-sensory neuropathies，HMSN），是一组常见的具有临床和遗传异质性的周围神经系统疾病，包括多种临床病理类型，主要累及下肢远端，以进行性四肢肌无力为主要表现，后期伴有日益明显的感觉和自主神经症状。根据临床和电生理特征大致可将 CMT 分为脱髓鞘性（CMT I、III、IV 和 X 型）和轴索性（CMT II）以及轴索损害为主的其他类型（CMT V~IX）。

二、流行病学

1886 年 Charcot 和 Marie 在法国，Tooth 在英国报道过此病，故命名为 Charcot-Marie-Tooth 病。本病见于世界各国，发病率为 17/10 万 ~40/10 万，本病 80.9% 为单基因遗传，散发病例约占 20%。

三、病因

基因突变是 CMT 的主要病因，目前已被证实的致病基因包括 1、17 号和 X 染色体。CMT 多为常染色体显性遗传，少部分是常染色体隐性遗传、X 染色体连锁显性遗传和 X 染色体连锁隐性遗传。不同类型 CMT 的致病基因各不相同。

（一）脱髓鞘性 CMT

该类型以周围神经的髓鞘损害为主，呈常染色体显性和隐性遗传两大类型。其中 CMT I 型又称显性遗传肥大性神经病，70% 由位于 17p11.2-12 区域的基因突变所引起，少数由第 1 对染色体或 X 染色体所引起。CMT III 型包括不同的亚型，CMT IIIa 与 17 号染色体上周围神经髓鞘蛋白 22 基因相关，CMT IIIb 与 1 号染色体上髓鞘蛋白 0 基因相关，CMT IIIc 与 10 号染色体上早期生长反应蛋白 2 基因相关。CMT Ⅳ型也包括两个亚型,CMT Ⅳ a 由 8q13-21.1 的神经节苷脂诱导分化相关蛋白 1(GDAP1)基因突变所致,CMT Ⅳ b1 为位于 11q22.1 的肌管素相关蛋白 2 基因突变所致,而 CMT Ⅳ b2 的致病基因为位于 11p15 的肌管素相关蛋白 13 基因。本型 CMT 共同的病理改变特点是以周围神经的髓鞘形成障碍为主,轴索损害不显著。电生理检查提示神经传导速度下降[运动神经传导速度(MNCV)<38m/s]。

(二) 轴索性 CMT

以轴索损害为主的 CMT 主要是 CMTⅡ型,又称轴索型遗传性运动感觉神经病,呈常染色体显性和隐性遗传,共 19 个亚型。电生理和组织学检查提示周围神经轴索变性显著,髓鞘损害不明显。运动神经传导速度正常或轻度减慢(MNCV>38m/s),运动或感觉神经电位可能降低甚至缺失。

(三) X-CMT

性连锁的 CMT 也包括五个亚型,呈 X 连锁半显性和隐性遗传。X-CMT1 型属于半显性遗传,致病基因位于 Xq13.1 的连接蛋白 32 基因;X-CMT2 型致病基因位于 Xp22.2;X-CMT3 型致病基位于 Xq26.3-q27.1;X-CMT4 型致病基因位于 Xq24-q26.1;X-CMT5 由位于 Xq21.32-q24 的基因突变所引起。多数电生理检查和病理检查提示存在比较明显的轴索损害。

四、临床表现

(一) 脱髓鞘性 CMT

儿童或青春期起病,部分类型(CMT Ⅲ型)发病年龄更早(生后前两年内),甚至出生时已发病(先天性髓鞘发育不良性神经病)。男性居多,发病隐袭,首先是腓肠神经最先受累,出现进行性加重的行走不便,易跌倒和双足跛行,不能用足跟行走,严重时出现足下垂。四肢近端肌肉萎缩较轻,多在疾病严重时才较明显。小腿前外侧部肌群和腓肠肌显著萎缩,造成该病常见的双下肢"鹤腿样"表现(图 11-1)。由于足部肌肉失神经性萎缩,逐渐发展成弓形

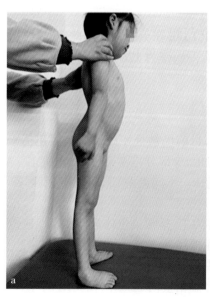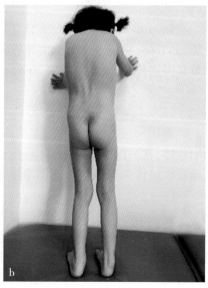

图 11-1　腓骨肌萎缩症"鹤腿样"表现

足畸形。10%~20% 患者同时又因椎旁肌肉的无力导致脊柱侧凸或前凸畸形。手和前臂肌肉萎缩不如下肢严重，到后期出现腕部和手指肌肉挛缩并形成爪形手。感觉障碍中以本体感觉、震动觉和两点鉴别觉的减退多见，痛、温觉阈值增高，个别诉足部针刺或烧灼样感觉异常。自主神经功能障碍大多不严重，主要表现为血管舒缩功能障碍，如足部皮温低、苍白等。所有的患儿跟腱反射丧失，其他腱反射可能不受影响。部分类型患者有脑神经受累包括：眼震、耳聋或双侧轻度面瘫，形成粗糙面容和厚唇噘嘴。约 25% 的患儿在颈部或上肢可见到或扪及增粗的浅表神经。病情呈终生慢性进行性加重过程。双侧对称或有轻度差异。有些患者可在某一段时期，如 1~2 年期间有明显加重过程。实验室检查：血清肌酸激酶(CK)正常。部分患者脑脊液蛋白增高。

（二）轴索性 CMT

发病大多在青少年时期，25% 的患者在 10 岁前发病。不会有增粗能被扪及的浅表神经。易见弓形足和下肢远端肌肉萎缩，下肢肌肉痉挛也多见于此型。脑脊液蛋白浓度正常。

（三）X-CMT

一般主要累及男性患者，但女性也可以出现轻度的临床症状。除周围神经损害外，还可以伴随视神经和听神经的损害，其他类型 CMT 患者智力大多正常，但在 X-CMT 型可存在智力发育障碍。

五、诊断与鉴别诊断

儿童和青少年期发病，出现下肢为主的缓慢进行性无力和轻度的肢体麻木，查体可见大腿以下 1/3 肌肉萎缩，弓形足。血清肌酶正常。电生理检查发现周围神经传导速度下降和(或)周围神经轴索变性、运动或感觉神经电位降低甚至缺失，可以初步诊断。病理检查发现有髓神经纤维脱髓鞘改变和(或)周围神经轴索变性显著可以进一步支持诊断，基因检查可以确诊以及协助确定疾病的亚型。对短期内发病者应当通过病理检查排除炎性周围神经病。

本病应与以下疾病鉴别：

1. 脊肌萎缩症　发病年龄范围广；临床主要表现为进行性四肢迟缓性瘫痪、肌萎缩，近端重于远端，下肢重于上肢；查体可见四肢近端肌肉萎缩，无感觉障碍；肌电图为神经源性损害；肌肉活检为神经源性肌萎缩；有家族史，呈常染色体隐性遗传；病情进行性加重；SMA 相关基因缺失助诊。

2. 进行性肌营养不良　是一组遗传性肌肉变性疾病。临床以缓慢进行性加重的对称性肌无力和肌萎缩为特征，可累及肢体和头面部肌肉，少数可累及心肌，无感觉障碍。大多有家族史；查体可见 Gower 征阳性；血清 CK 显著升高；肌电图为肌源性损害，肌肉活检可见肌纤维变性、坏死，DMD 基因检测助诊。

3. 重症肌无力　一种主要累及神经肌肉接头突触后膜上乙酰胆碱受体的自身免疫性疾病；临床主要表现为部分或全身骨骼肌无力和易疲劳，活动后症状加重，晨轻暮重，经休息和胆碱酯酶抑制剂治疗后症状减轻；确诊依靠细致准确的新斯的明试验。

4. 吉兰 - 巴雷综合　一种自身免疫性周围神经病，以周围神经和神经根的脱髓鞘改变及小血管炎性细胞浸润为病理特点，临床多以对称性双下肢无力为首发症状，继而累及躯干、上肢。脑脊液检查可见蛋白细胞分离现象，电生理检查提示远端神经传导速度减慢。免疫球蛋白和激素治疗有效。

六、预后

本病患者大多长期生存,对预期寿命影响较小,主要表现为逐渐加重的运动功能损害,因患者近端肌肉受累较轻,故很少完全丧失行走能力。目前尚无特殊治疗方法,可选用神经营养药物,如 B 族维生素、维生素 E、胞磷胆碱、ATP、辅酶 A 以及神经生长因子等药物,促进神经功能的改善。对影响运动功能的骨骼畸形应考虑矫形手术或穿矫形鞋,并进行肢体的功能训练。患者常有皮肤营养障碍和肌肉萎缩,后者同时减少了对四肢神经的软组织保护,护理中应防治皮肤或周围神经创伤的发生。

第二节　康复评定

一、评定目的与原则

CMT 作为一种终身性退行性疾病,目前尚无特殊治疗方法,康复治疗能在一定程度上延缓病情进展,改善生活质量。康复评定是康复治疗的重要环节,在 ICF-CY 框架下定期对患儿的功能、活动和参与评估尤为重要,同时也要注重个人和环境因素的影响及患儿整体发育、日常生活活动能力等方面的表现,收集、整理和分析患者各方面的信息,包括患儿的家庭、社会环境等,从而对病情变化及身体功能状态进行动态观察,掌握患者功能障碍的特点和损伤范围,为设计出合理的康复治疗方案、判定康复治疗效果提供依据。在整个康复过程中应贯穿以评定为开始,以评定为结束的原则。

二、肌力评定

由于腓骨肌萎缩症可累及运动神经元,影响患儿四肢的运动功能,所以,要先对患儿四肢进行肌力测定,主要采用徒手肌力测试。检查时要求受试者在特定的体位下,分别在减重力、抗重力和抗阻力的条件下完成标准动作。评测时可分为上下肢和近远端,采用 0~5 级的评分方法。CMT 患儿由于先累及长的、粗的神经纤维,导致肢体远端肌无力及肌萎缩,所以主要检测足背曲、跖曲的肌力,以及手固有肌、指伸肌的肌力。

三、肌张力评定

正常肌张力有赖于完整的外周神经系统机制和中枢神经系统机制以及肌肉收缩能力、弹性、延展性等因素。CMT 患儿随着运动单位的丢失,出现肌无力和肌萎缩,早期可表现为肌张力低下。通常可用改良 Ashworth 量表评定肌张力。

四、关节活动度评定

CMT 患者的足部形态会由正常向高弓内翻畸形发展,进行关节活动度的测定可了解踝运动轴是否正常。通常主要测定踝背曲、跖曲、内翻及外翻的活动度。

五、感觉功能评定

CMT 患儿由于周围神经受损,会出现四肢末梢型感觉障碍。进行感觉评定时可分为浅感觉检查、深感觉检查和复合感觉检查。检查时患儿必须清醒,并要向患儿说明目的和检查方法,先检查浅感觉,然后检查深感觉和复合感觉。浅感觉检查又可4分为触觉、痛觉、温度觉及压觉,检查痛觉时由于CMT患儿感觉减退或缺失,要从障碍部位即四肢远端向正常部位逐渐移行,使用针尖的力量要均匀。深感觉的检查包括运动觉、位置觉和振动觉,复合感觉则包括皮肤定位觉、两点辨别觉等。通过感觉的评定可判断神经损伤的范围并对治疗提供依据。

六、运动功能评定

CMT患儿最初表现为肢体远端肌肉的萎缩,随着病情进展逐渐累及近端,所以要评估患儿肢体的围度,上肢及手的功能以及下肢的运动功能。

(一)肢体围度测量

通常用软尺测量肢体的围度,测量时要选用肢体围度变化最明显的部位,两侧肢体要在同一水平测定。测定CMT患儿可选取小腿最大围度和小腿最小围度、大腿围度、前臂最小围度和最大围度、上臂围度。可将前后多次同部位的测量进行对比,判断肢体有无肌肉萎缩。

(二)上肢功能评定

可选用Carroll上肢功能试验量表,该量表将与日常生活活动有关的上肢动作分为6大类,前I~IV类主要评定手的抓握和对捏功能,V、VI类主要检查整个上肢的功能和协调性。

(三)手部功能灵敏度评定

可选用九孔插板试验,计算患儿完成的时间,可评定手指的协调和手的灵巧性。九孔插板试验的方法是在板旁测试手的一侧放一浅皿,将9根插棒放入其中,让患儿用测试手一次一根地将木棒放入洞中,插完9根再每次一根地拔出放回浅皿内,计算共需的时间,测定时先利手后非利手。

(四)移动能力评定

可选用功能障碍评分(function disability score,FDS),包括行走、跑跳、踝足矫形器等的应用情况。分为0~8分,0分:无任何行走异常的症状;1分:行走易摔跤或易疲劳;2分:不能跑;3分:行走困难;4分:可借助单拐行走;5分:可借助双拐行走;6分:需借助助行器行走;7分:依赖轮椅;8分:瘫痪卧床。其中,0~1分为轻度;2分为中度,3分及3分以上为重度。

七、步态分析

CMT患儿肢体远端的肌肉最先受累,最常见的为胫前肌和腓骨短肌,这使得腓骨长肌和胫后肌丧失正常拮抗作用,导致前足的跖屈肌内收,而为了使足跟着地,后足代偿性向下跖屈,逐渐出现高弓内翻足。畸形可累及后足、中足、前足和足趾,如任其发展,可出现足部胼胝、疼痛及肌力减弱和骨骼畸形导致的步态不稳,表现为在摆动相踝背屈肌不能进行有效的离心性收缩控制踝跖屈的速率,过度屈髋、屈膝,提起患腿,完成摆动。在支撑相晚期,踝关节跖屈力量减弱,步态周期出现延长。整个行走过程身体左右摆动、骨盆侧位移动幅度增大。

目前常用的步态分析方法包括观察性步态分析和三维步态分析技术。观察步态性步态分析简单易行,主要观察患者的步行节奏是否对称,有无肩关节的下沉或上抬、躯干的屈曲或摇摆、骨盆的前倾或后倾及膝、踝关节的稳定性,因CMT患者足部畸形明显,须重点观察步行时足底与地面的接触。三维运动捕捉系统采用复杂的硬件和软件来采集和转换行走的图像,通过专业的步态分析软件进行三维重建与模型分析,得到人体运动时的步态参数,用量化的数据来描述各个关节的运动。通过对 CMT 患儿进行具体地步态分析,可完善治疗方案,改善预后。

八、功能障碍评定

采用 CMT 神经病评分量表第二版(CMT neuropathy score-version 2,CMTNS2),对 CMT 患儿进行功能障碍的评估,有利于观察患儿病情变化及指导治疗。量表主要由 3 部分组成,包括神经系统症状、神经系统体征及肌电图方面的神经电生理学检查结果。肌力的检查采用 MRC 分级方法,感觉的检查包括针刺觉及振动觉检查,振动觉的评估使用的是 128Hz 的音叉,振动觉在所检查关节处持续时间 <8 秒为减弱,感觉不到为消失。CMTNS2 根据患儿的得分情况分为轻度(≤10 分),中度(11~20 分),重度(≥21 分)。见表 11-1。

表 11-1　CMT 神经病评分量表

评分	0	1	2	3	4
神经系统症状	无	症状在踝关节或踝关节以下	症状扩展到小腿的远端	症状扩展到小腿的近端,包括膝关节	症状扩展到膝关节以上(髌骨的上方)
运动症状(腿)	无	走路易绊倒,采用鞋垫	踝关节支撑或稳定(踝足矫形器),足部手术	使用助行器(拐杖、助行架)	大部分时间使用轮椅
运动症状(手)	无	解、扣纽扣稍有困难	解、扣纽扣很困难或不能解扣纽扣	不能切大部分食物	手臂近端肌无力(影响肘关节及以上的运动)
针刺敏感性	正常	踝关节或以下减退	扩展到小腿远端出现减退	扩展到小腿的近端,包括膝关节出现减退	扩展到膝关节以上(髌骨的上方)出现减退
振动觉	正常	踇趾减退	扩展到踝关节	扩展到膝关节(胫骨粗隆)	膝关节和踝关节缺失
肌力(腿)	正常	足背屈、跖屈 4^+、4 或 4^-	足背屈或跖屈≤3	足背屈和跖屈 ≤3	近端肌肉力量减弱
肌力(手)	正常	手固有肌 4^+、4 或 4^-	手固有肌≤3	伸腕肌≤5	肘关节以上力量减弱
尺神经 CMAP (正中神经)	≥6mV (≥4mV)	4~5.9mV (2.8~3.9mV)	2~3.9mV (1.2~2.7mV)	0.1~1.9mV (0.1~1.1mV)	消失 (消失)
桡神经 SAP 振幅,逆向测试	≥15μV	10~14.9μV	5~9.9μV	1~4.9μV	<1μV

九、日常生活活动能力评定

CMT 患儿的日常生活活动能力可受到不同程度的影响,目前我们可以使用婴儿 - 初中生社会生活能力量表进行评估。此量表的回答人可以是孩子的父母或是每天照料孩子的人,包括老师。量表由 132 项构成,分为独立生活(SH)、运动(L)、作业操作(O)、交往(C)、参加集体活动(S)、自我管理(SD)六个领域。

第三节　物理治疗

CMT引起严重的肌肉功能障碍,日常生活活动能力受限,甚至重度残疾,目前尚无治愈方法,研究表明物理治疗是一种有效的CMT管理工具,能最大限度地改善患儿运动和生活质量,延缓疾病进展。物理治疗的重心主要围绕改善肌肉力量、关节活动度及平衡功能,以维持患儿的步行功能,采用肌力训练、肌肉耐力训练、平衡训练、步行训练、家庭训练方案、ADL训练、辅助器具及矫形器、低频脉冲电刺激、水疗等综合手段。

一、设定康复目标

根据患儿的年龄和疾病的进展情况作出可靠的目标预期设定。其康复目标可设定为:增加肌肉力量,改善步行功能,如独站独走、独自上下楼梯、室内外运动等;改善平衡功能,如能跨越障碍物、在复杂路况下行走等;防止或减少继发性损伤,如肌肉萎缩、足下垂、高弓内翻足、髋关节脱位/半脱位和脊柱侧凸等;纠正异常步态;提高日常生活活动能力,如尽可能地独立如厕、洗漱和转移等;尽可能提高参与能力,包括集体活动、游戏等;减轻疼痛,提高生活质量;维持积极健康的心理。

二、肌力及肌耐力训练

CMT患儿强调肌力训练,轻度至中度的运动锻炼对CMT患儿安全有效,可增加受累肌肉的力量,防止关节挛缩,改善运动功能,但应尽量避免高强度的训练。肌肉耐力训练则能提高肌肉的瞬间爆发力和耐久力,在提高运动能力的同时有助于促进心肺功能。根据CMT的不同类型特点,制订个体化的治疗方案。

(一)脱髓鞘性CMT

该类患儿常见腓肠神经最先受累,出现进行性加重的行走不便,易跌倒和双足跛行,不能用足跟行走,严重时出现足下垂。四肢近端肌肉萎缩较轻,多在疾病严重时才较明显。肌力训练主要针对肢体末端的肌肉。可进行的肌力训练方法主要包括:①上肢肌力训练:手指关节主被动活动,腕关节主被动活动,前臂旋前或旋后肌群训练,肘关节屈曲的徒手/抗阻训练等(图11-2)。如在进行肘关节抗阻训练时,患儿前臂旋后放于桌面上,可根据患儿具体情况选用合适的沙袋,将沙袋放置在前臂远端,嘱患儿与台面呈垂直方向抬起前臂,达到最大屈曲位,坚持2~3秒,重复进行。②下肢肌力训练:膝关节伸展的徒手抗阻训练,蹲起训练,上下楼梯训练,踩跷跷板等。如在进行膝关节伸展的徒手训练时可嘱患儿在椅子上进行端坐位,小腿下垂,治疗师一手放在小腿远端处,另一只手放在大腿处,令患儿尽量抬起小腿,使膝关节伸展,治疗师

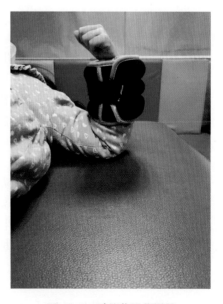

图11-2　肘关节屈曲训练

在小腿处施加抵抗(图11-3)。在进行训练的过程中要掌握好训练强度,循序渐进,避免引起疲劳和肌肉疼痛等问题。

(二) 轴索性 CMT

该类发病大多在青少年时期,易见弓形足和下肢远端肌肉萎缩。肌力训练主要针对膝关节及踝关节,被动牵伸主要针对踝关节。膝关节训练同脱髓鞘性CMT,踝关节的训练主要针对踝背伸肌群、踝跖屈肌群、踝内翻或外翻肌群进行训练。如进行踝背伸肌群训练时,可嘱患者仰卧位下屈膝(需下垫一枕头),踝中立位,治疗师面向患者站立,上方手放在小腿近端,固定胫骨,下方手握住足跟,前臂掌侧抵住足底并向足背方向施加阻力。

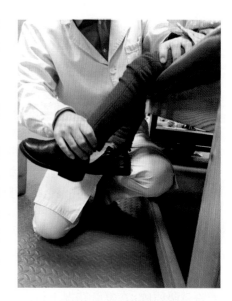

图 11-3   下肢肌力训练

(三) X-CMT

一般主要累及男孩,除周围神经损害外,还可以伴随视神经和听神经的损害。物理治疗主要针对感觉训练。余治疗同上。

三、平衡训练

大多数的 CMT 患者常存在平衡功能障碍,导致步态不稳、易跌倒。因此应强化平衡功能训练,提高步行稳定性,纠正异常姿势。针对患者不同的功能水平,可采用前臂支撑下的俯卧位重心转移训练、四点支撑位平衡训练、跪位平衡训练、坐位平衡训练、站立位平衡训练等训练方法。借助平衡板,先进行静态平衡训练,再上升到动态平衡训练,逐步增加难度。在进行上述训练过程中,要引导患儿主动参与训练,可与游戏相结合,提高积极性。

四、步行训练

CMT 患儿因下肢肌肉力量差,步行能力落后,肌力训练达到步行要求时,应加强步行能力训练,常见的训练方法包括:单腿负重、靠墙伸髋、患腿上下台阶、靠墙伸髋踏步、侧方迈步、原地迈步,此外,还可进行减重步态训练、悬吊训练等。平时注意良姿位的摆放,无行走功能患儿的站立位维持,预防髋关节脱位和骨质疏松,促进肺功能及消化功能。站立时间:一周5次,每次至少60分钟以上才能影响骨骼生长和髋关节稳定,站立45分钟可改善下肢关节活动度,站立30分钟可减轻下肢痉挛。

五、辅助器具及矫形器

鞋托、矫形鞋和辅助设备能够防止畸形进展并改善行走能力。鞋托常用来维持脚的正确位置,从而避免压疮;踝足矫形器定制安装通常用于克服足下垂,减少跌倒以方便行走,能减轻弓形足的痛苦,有较好的依从性;手部支撑矫形器用于上肢严重受累的病例;躯干支架,预防和治疗脊柱侧凸,后期使用电动轮椅及坐姿矫正椅。

六、物理因子治疗

CMT 患儿可以使用低频脉冲电刺激及水疗等物理因子进行治疗。

　　CMT 患儿使用低频脉冲电刺激来刺激失去神经控制的横纹肌,引起肌肉收缩,以获得有益的功能性运动,使肌肉产生被动的、节律性收缩。同时低频脉冲电刺激可以控制瘫痪肢体的运动及运动量,如使足下垂的患儿做足背屈、外翻。

　　CMT 患儿通过水中的温度刺激、机械刺激和化学刺激来缓解痉挛,改善循环,调节呼吸频率,增加关节活动度,增强肌力,改善协调性,提高平衡能力,纠正步态等。尤其对儿童还可增加对训练的兴趣,树立自信心,改善情绪,参与娱乐活动,对于智力、语言、个性的发展等均有好处。需要注意的是,要掌握好训练时间和运动量,发现患儿疲劳时,要停止训练,适当休息。

七、日常生活活动训练

　　ADL 训练包括衣、食、住、行及个人卫生等各个方面,训练目的是使 CMT 患儿掌握日常生活活动的技能,达到最大限度的生活自理。ADL 训练的内容主要包括:床上与站立、床上与椅子,床上与轮椅间的往返转移;上下楼梯训练;穿脱衣物;如厕;大小便控制、个人卫生如洗澡、洗脸、梳头、剪指甲等。ADL 训练需要与其他康复治疗相结合,并要求家人的参与和配合,从而使患儿者得到最大限度的康复,早日融入社会。

八、家庭训练方案

　　CMT 患儿的康复是一个漫长的过程,训练很大程度上取决于家长的努力与坚持,医院康复的时间非常有限,所以家长要重视家庭康复训练的重要性。医生和治疗师可指导家长制订针对 CMT 患者的家庭训练计划,将康复训练融入日常生活中,如在家中进行双下肢力量训练时,可将沙袋缠在下肢并进行跨越障碍物及上下楼梯训练,家长可在家中设置一些障碍物,训练患儿步行的稳定性,通过做家务训练上肢拿取及手的精细功能等。家庭康复一定要根据患儿的年龄体质,避免粗暴的手法,尽量在轻松愉快的环境下进行。

第四节　小　　结

　　CMT 是最常见的遗传性周围神经病之一,具有明显的遗传异质性,呈常染色体显性遗传、常染色体隐性遗传、X 连锁隐性遗传和 X 连锁显性遗传,临床主要特征是双下肢对称性肌肉无力和萎缩,多伴有弓形足和马蹄内翻足畸形及感觉障碍。本病患儿大多能长期生存,但运动功能随病情进展而下降,甚至完全丧失行走能力;本病尚无特殊治疗,但给予康复治疗和合理的护理可以改善行走和生活质量,延缓疾病进展,改善预后。

第五节　案 例 解 析

　　患儿,男,8 岁 10 个月,因“双下肢进行性力量减退 4 余年”收入康复科治疗。患儿足月顺产,出生体重 2.8kg,无缺血缺氧史,4 周岁前运动发育较同龄儿稍落后,否认药物食物过敏史,否认外伤手术史,按时预防接种,家族中无类似疾病患者,父母受教育程度良好。

　　体格检查:神清,反应可,心肺听诊未见明显异常,可独站独走,双足下垂,用足跟行走困难,易跌倒;手功能活动不灵活,指指关节伸展困难,精细动作完成困难。双下肢"鹤腿样"表现,四肢近端肌力4级,四肢远端肌力3级,四肢肌张力偏低,指间关节屈曲畸形,伸展困难,以远端指指间关节明显,指趾末端感觉麻木,痛温觉不敏感,双侧膝腱反射(++),双侧跟腱反射(-)。康复评定:步行参数中步长23.6cm,步宽14.4cm,步速0.37m/s,CMTNS2评分13分,婴儿-初中生社会生活能力量表评分7分。肌电图示:腓肠肌肌力差,腓肠肌左侧110μV,右侧112μV;头颅MRI:未见明显异常;基因检测示:Charcot-Marie-Tooth疾病A型相关基因GDAP1发现两处杂合突变,家系验证结果显示此两处突变分别来自于其父母。临床确诊:腓骨肌萎缩症。遂开展康复治疗,康复近期目标:增加双下肢肌力,改善异常步态,延长步行距离,提高步行稳定性,防止足部畸形进展,改善近端指指关节活动度,提高手的精细功能;远期目标:提高日常生活活动能力,达到生活自理,能正常入学,融入社会。康复治疗方案包括:①运动治疗:主要以肘关节和膝关节肌力训练为主,踝关节、腕关节及指间关节被动活动为主;30min/次,5次/周。②物理因子:采用低频脉冲电刺激,20min/次,5次/周。③水疗,30min/次,5次/周。④辅助器具:主要佩戴踝足矫形器、腕关节及指间关节矫形器;⑤中医推拿:以放松推拿为主,30min/次,5次/周。⑥平衡与协调能力训练。⑦家庭康复与环境指导。

治疗6个月余,患儿各方面运动功能及肌力较前改善,四肢近端肌力4级,四肢远端肌力4级,下肢畸形未见进展。步行参数:步长26.6cm,步宽16.4cm,步速0.47m/s,CMTNS2评分10分,婴儿-初中生社会生活能力量表评分9分。现患儿独站独走,尖足支持,平衡协调能力尚可,双手精细动作完成欠佳。

(阮雯聪　王　慧　李海峰)

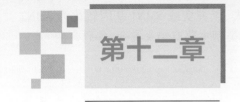

第十二章

脊肌萎缩症

第一节 概　述

一、定义

脊肌萎缩症（spinal muscular atrophy, SMA）是遗传性进行性运动神经元病，是一类由脊髓前角细胞和脑干运动性脑神经核的进行性变性为主要特征的遗传疾病。活产婴儿的发病率约为 1/10 000~1/6000。临床表现为进行性对称性肢体近端和躯干肌肉无力、萎缩和瘫痪。四肢无力表现为近端重于远端、下肢重于上肢。重症患儿的呼吸肌常受累，出现呼吸困难、肺炎等症状，最后常死于呼吸衰竭。智力发育及感觉均正常。

二、流行病学

SMA 分为 I~IV 型，其中 I~III 型 SMA 均在儿童期发病，也称为儿童型 SMA，群体发病率为 1.67/ 万。SMA I 型约 1/3 病例在宫内发病，其母亲可注意到胎动变弱，半数在出生 1 个月内起病，几乎所有病例均在 6 个月内发病。SMA II 型发病较 SMA I 型稍迟，通常于 1 岁内起病，极少于 1~2 岁间起病。SMA III 型一般于幼儿期至青春期起病，而多数于 5 岁前起病。20~30 岁以上起病的 SMA，归为第 IV 型，约占 SMA 的 10% 或稍高，其群体发病率约为 0.32/ 万。

三、发病机制

SMA 的致病基因为运动神经元生存（survival motor neuron, SMN）基因，于 1995 年由法国学者 Lefebvre 等首次克隆成功。该基因定位于 5q13，其区域结构复杂，存在的重复序列及众多假基因簇导致其结构不稳定，易引起基因缺失、转换。SMN 被发现定位于 5 号染色体长臂 1 区内，SMN 蛋白缺失会导致胚胎早期细胞大量凋亡，大部分细胞可以耐受低水平的 SMN 蛋白，但脊髓前角细胞无法耐受低水平的 SMN 蛋白，从而导致 SMA 疾病。SMN 蛋白普遍存在于各种体细胞的细胞质和细胞核的双子中,尤其在脊髓运动神经元中高度表达。SMN1 和 SMN2 是 SMN 的两个高度同源基因,二者共有 5 个碱基的差异。决定性基因 SMN1 位于端粒侧,修饰性基因 SMN2 位于着丝粒侧。SMA 患儿中,约 95% 为 SMN1 基因第 7 和第 8 外显子纯合缺失或第 7 外显子纯合缺失所致,5% 为 SMN1 杂合缺失、点突变或 SMN1 基因转化为 SMN2 基因所致。目前国际上共发现约 50 余种点突变,突变类型主要有错义突变、移码突变、无义突变和剪接位点突变等。

四、临床分型及临床表现

根据 SMA 的发病时间和临床病情进展,国际 SMA 协会将其分为 4 种类型:①SMA I 型,又称 Werdnig·Hoffmann 病,为婴儿型脊肌萎缩症,是最严重的亚型(重型),约占确诊 SMA 患儿的一半。此型发病急、进展快,部分病例在胎儿期已有症状,胎动减少,出生后即有明显四肢无力,喂养困难及呼吸困难。一般在出生 6 个月之内发病,患儿由于严重的肌张力减退及肌无力,因此导致无法支撑自己头部,主动运动减少,不能独坐、站立、行走,卧位时两下肢呈蛙腿体位、髋外展、膝屈曲的特殊体位,腱反射减低或消失。肌肉萎缩,可累及四肢、颈、躯干及胸部肌肉,由于婴儿皮下脂肪多,故肌萎缩不易被发现。通常于 2 岁内死于吸入性肺炎。②SMA II 型,又称 Dubowitz 病,为慢性婴儿型(中间型),通常在 7~18 个月内发病,多数病例表现以近端为主的严重肌无力,下肢重于上肢,患儿能独坐但不能站立、行走,伴有关节挛缩和脊柱后突,随着病情进展需要呼吸机维持呼吸,大多可存活至 10~20 岁。③SMA III 型,又称 Kugelberg-Welander 病,为青少年型(轻型)。其症状表现具有很大的异质性,根据发病时间和行走能力再分型,例如在出生后 3 年内发病为 a 型,有 44% 的患儿 20 岁之前可以行走;出生 3 年后发病为 b 型,90% 的患儿能够在 20 岁前站立和行走。但姿势异常,表现为蹒跚步态,腰椎前突,腹部凸起,伴有脊柱侧凸和骨质疏松。腱反射可有可无。生存基本不受影响,可选择轮椅或者行走,此型病情发展缓慢,患儿肌肉无力,但寿命不受影响。④SMA IV 型为成年型(极轻型),一般于 20~30 岁以后发病,主要表现为缓慢发生的上下肢近端无力和肌肉萎缩,可伴肌束震颤。本型预后良好,成年期都能够行走,无消化系统和呼吸系统症状,寿命正常。

五、诊断

(一)血清肌酶谱检测

SMA I 型血清肌酸磷酸激酶(creatine phosphokinase,CPK)均为正常。II 型偶见增高,其 CPK 同工酶 MB 常有升高。III 型 CPK 水平常增高,有时可达到正常值 10 倍以上,且同工酶变化以 MM 为主;一般 CPK 常随着肌肉损害的发展而增加,至晚期肌肉严重萎缩时,CPK 水平才开始下降。

(二)肌电图

肌电图(electromyography,EMG)所见纤颤电位在本病出现率极高,甚达 95%~100%。轻收缩时,运动单位的电位时限延长,波幅增高,重收缩时运动单位数量减少,神经传导速度(NCV)正常,提示神经源性受损。电生理(NCV 和 EMG)检查可反映 SMA 的严重程度和进展程度,但各型 EMG 改变相似,包括纤颤电位、复合运动单位动作电位(MVAPS)波幅时限增加,以及干扰相减少。纤颤电位及正锐波在各型 SMA 均可出现,但 SMA I 型更明显。随意运动时,各型 SMA 均见干扰相减少,尤其是 I 型 SMA 仅呈单相。在较晚期 III 型 SMA 可见类似于肌源性损害的低波幅多相电位。以上各型感觉神经传导通常均正常。

(三) 肌肉活体组织检查

肌肉活体组织检查对确诊 SMA 具有重要意义,其病理表现特征是具有失神经和神经再支配现象。各型 SMA 有不同的肌肉病理特点,病程早期有同型肌群化,晚期可有肌纤维坏死。

(四) 基因诊断

目前临床上诊断 SMA 的金标准是基因诊断。研究发现,约 95%SMA 患儿是由于 SMN1 基因第 7 外显子纯合缺失造成的,其他 5% 患儿是 SMN1 基因点突变造成的。因此,检测 SMN1 基因第 7 外显子是否存在纯合缺失或 SMN1 基因是否存在影响功能的点突变,可以对 SMA 进行明确诊断。SMA 的基因诊断方法包括 PCR- 单链构象多态性分析法、PCR- 限制性片段长度多态性技术、荧光定量 PCR 法、变性高效液相色谱法、多重连接探针扩增技术等,其中多重连接探针扩增技术定量准确,操作简便,适用于 SMN1 基因缺失型 SMA 患儿、携带者的基因诊断及产前诊断,是目前临床上 SMA 的基因诊断的主要方法。

六、鉴别诊断

根据本病仅累及下运动神经元,四肢呈进行性弛缓性瘫痪,近端重于远端,下肢重于上肢等临床表现,结合血清肌酶谱、肌电图、肌肉病理检查等特点,一般不难作出诊断。如有阳性家族史则更支持诊断。基因检测可为确定诊断提供可靠的证据。依据患儿发病年龄及所获得的最大运动功能(如坐、站、行)将 SMA 再作出分型诊断。一般在本病早期或不典型病例,应注意与下列疾病鉴别:

(一) 新生儿型重症肌无力

其母均为重症肌无力患儿,与母亲血液中抗乙酰胆碱(acetylcholine,ACh)受体抗体通过胎盘到达胎儿体内有关。一般于出生后即表现为吸吮困难、哭声无力、四肢运动减少等症状。多数患儿于 2~6 周内症状逐渐好转,且用胆碱酯酶抑制剂治疗有效。

(二) 先天性肌张力不全

出生后出现肌张力低下,未见肌肉萎缩,肌电图及肌肉活检均无异常。

(三) 进行性肌营养不良

一般在 SMA Ⅱ、Ⅲ型患儿中需注意与 Duchenne 型或 Becker 型肌营养不良进行鉴别。后者几乎均有假性肥大征象,其血清 CPK 极高,特别在病程的早期阶段,EMG 和肌肉活检均呈肌原性损害,故一般鉴别并不困难。SMA Ⅳ 型易与肢带型肌营养不良和多发性肌炎等混淆,但从临床表现、血清酶学、EMG 以及肌肉活检等方面的特点分析,也不难区别。

(四) 弛缓型脑性瘫痪

弛缓型脑性瘫痪应与婴儿型 SMA 相鉴别,两者均表现肌张力低下,但前者腱反射存在,常伴智力低下,后者腱反射消失,智力正常。

(五) 其他

此外,本病应与慢性炎症脱髓鞘多神经病、先天性肌病、线粒体肌病等鉴别。除各自疾病临床特征外,肌电图及肌活检结果是重要诊断依据。

七、预后

目前为止 SMA 尚未有治愈的方法,预后主要与疾病的类型有关,发病越早,预后越差,

SMA I 型患儿一般生存期在 2 岁以内,SMA II 型患儿生存期在 20 岁以内,SMA III 型患儿可存活至成人,病情进展较慢,最终常死于呼吸肌麻痹,或全身衰竭。SMA IV 型患者预后良好,寿命正常。近年来,随着分子生物学技术的不断发展,可以对孕期夫妇进行产前筛查,如果夫妻双方均为携带者,在孕中期抽取羊水提取胎儿 DNA 检测 SMN 基因,可明确诊断胎儿是否为患儿、携带者或健康人。因此,通过基因检测可以进行正确的遗传咨询和婚育指导,实施有效的产前诊断和干预,对于减少患儿的出生有重要意义。

第二节　康复评定

通过评定可以收集到有关病史的资料,可以全面了解身心功能,为其设计合理的康复方案。

一、身体状况评定

(一) 一般状态评定

生命体征检查(体温、脉搏、呼吸、血压);意识状态;面容表情;发育与体型;营养状态,观察皮下脂肪充实程度,有无营养不良或者营养过度的状况;体位,患儿是自主体位还是被动体位;步态等。

(二) 呼吸评定

呼吸是否正常,有无呼吸过缓(<12 次 /min)或呼吸过速(>24 次 /min)。

(三) 神经反射评定

以腱反射的检查为主,肱二头肌反射、肱三头肌反射、膝腱反射、跟腱反射。

二、肌力评定

通常采用的肌力检查的方法为徒手肌力测定,分级标准常采用六级分法。

三、关节活动度评定

因肌肉无力,进而主动活动减少,被动活动正常,被动活动大于主动活动。

四、日常生活活动能力评定

采用婴儿 - 初中生社会生活能力量表进行评定,评定结果(表 12-1)。此项检查各分项目包括:独立生活(SH)、运动(L)、作业操作(O)、交往(C)、参加集体活动(S)、自我管理(SD)。

表 12-1　检查评定结果

标准分	评定结果	标准分	评定结果
6分	重度	10分	正常
7分	中度	11分	高常
8分	轻度	12分	优秀
9分	边缘		

第三节　物理治疗

一、物理治疗原则

在症状比较轻时,应每天做运动;在所有的关节可动的范围内都要做运动;牵伸时要注意力度,要小心,不要弄伤患儿;以不流汗、缓慢进行训练为标准;运动要适量,避免运动过量和疲劳;尽量避免动作代偿。

二、目标

预防关节变形、挛缩;维持或改善患儿的日常生活活动能力,提高患儿的生活质量。

三、常用的治疗方法

(一) 胸腔理疗

①用杯状手轻拍:手指并拢形成杯状,使手形和胸壁形状吻合。拍打时应当有力但不引起疼痛。②振动:将手掌摊开紧贴孩子胸壁适当的位置,然后使上臂和肩部肌肉收缩,同时孩子要尽可能慢慢呼吸发"fu"或"si"的音。此方法比拍打要难,但可以刺激分泌物的流动。③深呼吸:深吸气之后有意识地尽量呼气使之咳嗽,咳嗽是清理气道的一个重要组成部分。以上方法根据患儿的具体情况选择合适的方法使用,具体情况具体分析,并不是每一种方法都适用。

(二) 肌力训练

以下根据 SMA 患儿不同的分型特点,简单介绍一些肌力训练的方法。

肌力训练应该采取什么方法进行,这要根据肌力测评的结果和个体情况而定。对于只有 0 级、1 级肌力的肌肉组织,采用电刺激法、被动运动或者轻微的助力运动等方法进行肌力训练,并且这些方法,往往与其他疗法结合使用。对于有 2 级肌力的肌肉组织,除了采用电刺激疗法以外,还可以进行助力运动,如徒手助力运动或者悬吊助力运动,以减轻肢体的自身重量,使患肢在阻力极小的状态下运动。对于有 3 级以上肌力的肌肉组织,其中运用最广的是抗阻训练。

1. SMA I 型　一般头控能力较差,无法独坐,吞咽、喂养困难,同时也会出现呼吸肌无力的情况。在给此类型的患儿做训练时,以头部控制训练为主,配合做一些呼吸训练。

(1) 眼球的追视训练:在进行此训练时,患儿取仰卧位,治疗师用颜色鲜艳并且能发声的玩具在离患儿眼睛 30cm 处,水平上下左右缓慢移动,观察患儿的眼睛是否跟着玩具转动。

(2) 仰卧位下头部左右转动:此训练为追视训练的下一步,这也是追视训练最好的结果,同时对颈部肌肉力量的要求更高(图 12-1)。

(3) 俯卧位抬头:治疗师在进行训练时,一手控制髋关节,用玩具诱导患儿抬头,尽量让患儿头部可在正中位保持 10~30 秒或者保持更长时间(图 12-2)。

2. SMA II 型　可以独坐,有些孩子需要帮助才可完成独坐。在辅助支具和他人帮助的情况下,可以完成站立位,但不可以行走,需要轮椅来移动。此型的患儿也可能出现呼吸肌无力、吞咽障碍的情况。

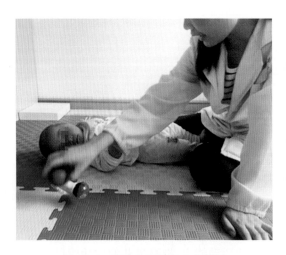

图 12-1　仰卧位下头部左右转动

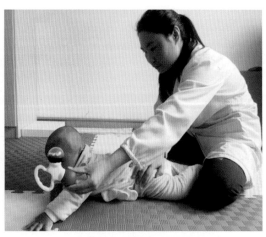

图 12-2　俯卧位抬头

（1）四爬位的训练：患儿取手膝跪位，治疗师控制患儿的髋部，用玩具诱导患儿，前后移动，在髋部给予压力，让髋关节负重，提高髋关节的负重能力。使患儿的上下肢肌肉得到一定的力量训练（图 12-3）。

（2）膝立位的训练：患儿取膝立位，治疗师在患儿的髋部前后左右叩击，使患儿的重心向前后左右移动，然后再使患儿自主调整至膝立位。

（3）双膝立位训练：患儿的髋关节要充分伸展，腰背部挺直，可让患儿扶持梯背椅，治疗师可以辅助患儿控制髋关节，帮助他们保持正确的双膝立位和维持身体平衡。

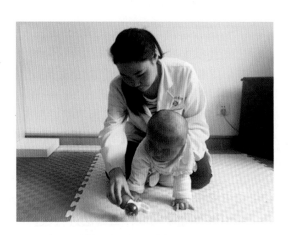

图 12-3　四爬位的训练

患儿在治疗师或者家长的辅助下，我们应该多鼓励患儿做一些站立位的训练，多一些关节的负重，每天 1~2 小时的站立训练，可以避免骨质疏松。

3. SMA Ⅲ型　可以独自站立并行走，但随着病程的发展，可能在某一时刻出现行走困难。在此型的患儿当中，患儿出现无力的情况更明显的会在髋部和肩胛部，从而使患儿的步基较宽，出现不稳定的步态。在行走的患儿当中，有些患儿会出现关节的挛缩，挛缩最常出现在髋关节和踝关节。除了对患儿做肌力的保持训练外，结合牵伸手法可以预防和延缓关节的挛缩。

（1）腘绳肌的牵伸：患儿取仰卧位，将髋关节和膝关节都置于 90° 的位置，将小腿上抬。尽量保持，逐渐牵拉，每次牵拉时间 20~30 秒。重复 3 次（图 12-4）。

（2）腓肠肌的牵伸：患儿取仰卧位，将髋关节和膝关节屈曲，尽量将足踝放置于一个正常的位置做牵伸，患儿小腿处一般变紧张的是腓肠肌（图 12-5）。

（3）髋关节的牵伸：患儿取侧卧位或者俯卧位，治疗师一手置于髋部，另一手置于膝处，使患儿的髋呈后伸的动作做牵伸（图 12-6）。

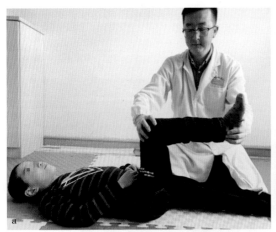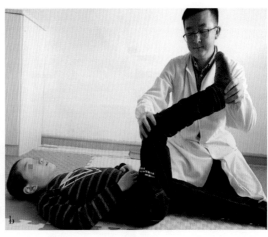

图 12-4 腘绳肌的牵伸

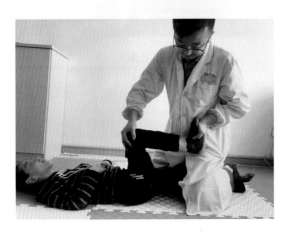

图 12-5 腓肠肌的牵伸

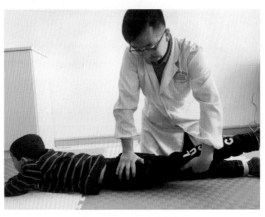

图 12-6 髋关节的牵伸

（4）针对肌力较差的肌肉进行训练：①长距离行走：如需要步行较长距离时建议使用轮椅，距离较短时步行，可用助行器等辅助器具步行，不要用轮椅完全取代步行。②上下楼梯：上下楼梯其实也是一个不错的训练机会，不要把这个机会当成一种障碍。③游戏与训练相结合：在做训练时，要根据患儿的兴趣制订一些项目，而不要让患儿感到枯燥乏味。比如：可以跟着有节奏的韵律跳一些动作简单的舞蹈；也可以组织一些患儿一起进行游戏（击鼓传花、警察抓小偷）等。④上肢肌力训练：用一些重量较轻的哑铃或沙袋，做一些节律性的动作，增加上肢的肌力。

四、矫形器与辅具

（一）站立架

通过辅助站立增强患儿骨密度；促进呼吸、胃肠功能；避免腿部关节挛缩；减缓脊柱侧凸的进程（图 12-7）。

（二）坐姿矫正椅

帮助患儿保持良好的坐姿，避免过早出现脊柱侧凸、关节挛缩等骨骼并发症（图 12-8）。

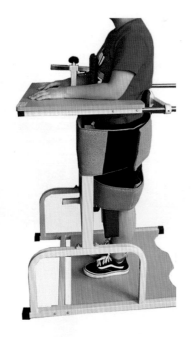

图 12-7　站立架

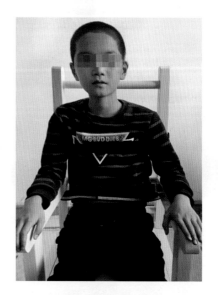

图 12-8　坐姿矫正椅

（三）固定背心

帮助改善患儿坐姿，延缓脊柱侧凸发展的进程（图 12-9）。

（四）踝足矫形器

避免患儿出现踝关节挛缩（图 12-10）。

（五）游泳脖圈

患儿水疗、游泳锻炼时使用（图 12-11）。

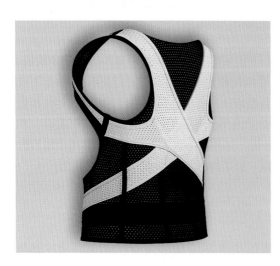

图 12-9　固定背心

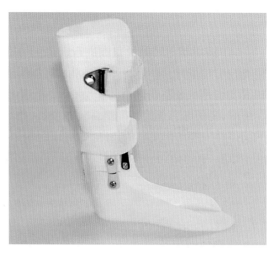

图 12-10　踝足矫形器

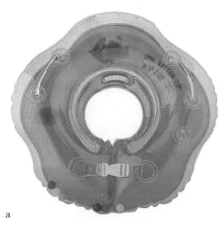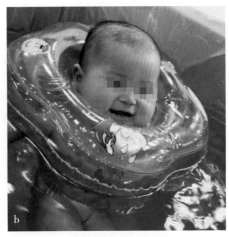

图 12-11 游泳脖圈

五、物理因子治疗

一般可以用生物反馈治疗、低频脉冲电刺激等，对深层肌肉进行刺激；如果有振动仪，可以运用振动仪的振动平台左右交替倾斜，从而带动下肢引起两侧骨盆的交替倾斜，此运动刺激可以模拟步态对人体肌肉、骨骼和神经刺激，通过调整振动幅度和频率改变对人体的刺激强度和方式，从而达到不同的康复治疗目的。

SMA 患儿的振动训练，以增强肌肉力量为主，频率在 18Hz 以上，可编排 3 个动作，如站立位、站立位时上下台阶、坐位下双手支撑。每个动作振动 3 分钟，每次 3 个动作，动作间隙可适当的休息。

六、支持治疗

保证患儿足够营养和改善全身状况颇为重要。严重吞咽困难需给予半流食，通过胃管道鼻饲或经皮胃造瘘术维持正常营养和水分摄入。当患儿出现呼吸困难时，呼吸支持可延长患儿生命，家庭可用经口或鼻正压通气缓解症状较轻患儿的高碳酸血症和低氧血症，晚期严重呼吸困难患儿需依靠气管切开维持通气。新近发明的可产生人工咳嗽的呼吸装置对患儿非常有益，可有效地帮助患儿清理呼吸道，防止吸入性肺炎发生。应积极预防肺部感染。

七、其他治疗

国外报道用丙戊酸、锂剂等药物或者手术治疗本病，可不同程度地缓解疾病进展，但对临床症状的改善意义不大。2016 年 12 月美国食品药品监督管理局（FDA）批准 Spinraza（nusinersen）作为治疗 SMA 患者的首个药物，这是首个获准用于治疗这一罕见但往往致命的遗传性疾病的药物，Spinraza 为注射剂，直接注入脊髓周围的脑脊液，目前研究提示可延长 SMA 患者的寿命，长期疗效还需进一步研究。确诊后的 SMA 患者，可利用神经保护剂、神经营养因子、改善肌肉功能等常规治疗方法来延长运动神经元的生存时间。此外，小分子 SMN 增强剂、诱导多能干细胞（iPSC）技术、反义寡核苷酸纠正 SMN2 的剪接错误等治疗方法，目前尚处于体外实验阶段。

第四节　小　结

脊肌萎缩症的主要临床表现为进行性运动障碍,目前仍无特效治疗方法,主要是对症康复治疗,应针对不同类型的 SMA 患儿制订个体化的康复目标和计划,康复方案的选择应与患儿的兴趣及社会的活动参与性相结合。充分认识 SMA Ⅰ~Ⅳ 型患者的临床特征及相关实验室特点,早期诊断、早期介入康复及系统管理呼吸及消化功能能够改善患儿的营养状况及生活质量,延缓疾病进程。根据 SMA 患儿的不同分型及相应问题,制订个性化的康复方案,如肌力训练以增加维持肌力,被动牵伸防止关节挛缩等。此外,需要让家长参与到治疗当中,让家长能够积极主动地配合康复治疗,尽可能提高 SMA 患儿及其家庭的生活质量。相信随着基因治疗和药物临床试验研究的不断深入,SMA 的治疗必将有新的前景。

第五节　案 例 解 析

一、脊肌萎缩症案例一

患儿,女,11 个月龄。因运动发育落后 3 个月来诊。查体:认生明显,出声笑多,发 "baba、mama" 音,视听探究反射已建立,唤名回头,双手有抓物动作,可换物、对敲。仰卧位不能翻身,俯卧位抬头 30°~45°,肘支撑,坐位竖头不稳,半前倾 - 托腰坐,立位扶站不支撑体重,四肢肌张力低下,双膝反射未引出,双踝阵挛阴性。基因检测示:SMN1 基因 exon7 和 exon8 大片段缺失。肌力评定:双上肢肌力 3 级,双下肢肌力 2 级,躯干肌力 2 级。短期康复目标:患儿可完成俯卧位下,肘支撑抬头 90°,保持 3~5 秒。康复治疗包括:①牵伸训练:维持各关节活动度,防止挛缩。②玩具诱导肌力训练:主要诱导患儿主动抬头及左右转头,针对患儿颈长肌、头长肌、胸锁乳突肌等颈部肌肉进行训练,提高患儿的头控能力;俯卧位下,用玩具诱导患儿抬头,并保持尽可能长的时间;同时也可以在坐位下,玩具诱导患儿,使患儿头部保持在正中位。③推拿按摩、电针:选穴,肩髃、肩内陵、足三里、完骨等。④直流电刺激、中频脉冲电刺激、肌电生物反馈:电极放置于胸锁乳突肌处。经上述综合康复治疗,好转出院。

出院后,该患儿间断进行康复治疗 4 个月,双下肢肌力及躯干肌力改善,双下肢肌力 3 级,躯干肌力 3 级。

二、脊肌萎缩症案例二

患儿,男,6 岁。因运动功能进行性倒退 4 年来诊,该患儿母孕期胎动较少,近 4 年进行性肢体无力,逐渐独走困难,运动障碍进行性加重,丧失行走功能。查体:语言交流正常,可独坐,可扶站,不能独走,四肢肌张力低,双膝反射未引出,站立时呈 "突肚" 姿势,有足下垂。行基因检测:SMN1 基因 exon7 和 exon8 大片段缺失。短期康复目标:维持各关节活动度,提高肌肉力量,佩戴矫形器可独站 3~5 秒。康复治疗包括:①牵伸训练:主要针对腘绳肌、腓肠肌及髂腰肌的牵伸,维持关节活动度,防止挛缩。②游戏诱导功能性肌力训练:如靠墙站立抛接球(佩戴矫形器)、单手扶物 - 手取过头的玩具、不同体位下取玩具等,来提高核心肌群的肌肉力量,在此训练中以患儿不出汗为宜,避免过度疲劳;抗阻呼吸训练:吹乒乓球、吹蜡烛、推撑疗法同时大声发"a"音等训练,提高患儿呼吸肌肌力。③推拿按摩、电针:选穴,合谷、手三里、足三里、阳陵泉、三阴交等。④直流电刺激、中频脉冲电刺激、肌电生物反馈:电极置于股四头肌、胫前肌处。⑤心理干预等。经上述综合康复治疗,好转出院。

出院后,该患儿间断进行康复治疗 7 个月,可在家长的辅助下上 3~5 级楼梯,可独自扶物完成坐和站的体位转换。患儿比入院时开朗,与人的交流增多。

(金红芳 郭隆辉)

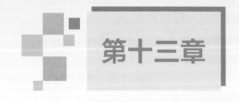

第十三章

儿童运动软组织损伤

第一节 概 述

一、定义

软组织损伤(soft tissue injury)是指人体皮肤以下除骨骼外的组织,包括肌肉、肌腱、筋膜、韧带、滑膜、关节囊、周围血管、周围神经等,由于外伤、劳损等原因而引发的一系列损伤。儿童的好奇心重、自控力不强,且缺乏自我保护意识,从生理到心理都处于不断发育的阶段。由于这样的生理特征及性格特点,儿童软组织损伤多为运动性创伤,儿童常在游戏或室外活动中因突然不慎跌扑、挤压、碰撞、坠落等情况导致急性挫伤、肌肉拉伤、关节韧带扭伤等。

二、临床表现

儿童运动软组织损伤多为急性,患儿即刻出现局部疼痛和肌紧张,压痛点明显,并出现损伤部位发红、发热、肿胀、皮下瘀斑、活动受限等一系列临床症状,X线检查无骨折及小关节脱位。可分为急性开放性运动软组织损伤和急性闭合性运动软组织损伤,其中以闭合性多见,受伤部位皮肤完整,损伤为皮下组织的病理性改变。

三、常见损伤

(一) 口腔颌面部创伤

儿童口腔颌面部创伤是急诊常见病,以行走、玩耍时跌倒损伤最为多见,还可见于坠落、碰撞等意外。发生部位多为颏部、唇及颧部。发生创伤后迅速水肿、发红,可见皮下瘀斑,后期可出现皮下硬结。儿童正处于生长发育阶段,低龄儿童身体结构尚未平衡,颅脑发育迅速,头身比例较大,运动协调性不完善,视觉与视域有局限性,且儿童好奇心重,学习模仿能力强,精力旺盛,喜欢追逐打闹,缺乏自控能力,自我保护意识和应变能力差,故此阶段特殊的生理和心理特点决定其口腔颌面部创伤的多发性。男孩普遍较女孩更调皮好动,故更易遭受创伤,男女比例为 1.4∶1。随着身体的增长,运动平衡能力的增强,身体协调性的提高,神经系统发育的成熟,口腔颌面部损伤的发生率会明显降低。

需要注意的是儿童发生口腔颌面部创伤后,可能并发颅脑损伤,尽管一般情况下颅脑损伤多为轻微脑震荡,但因患儿受伤后常不能配合检查,且不能清晰地表述病情,所以接诊时应注意观察儿童神志情况,仔细查体,避免贻误病情。

(二) 肘关节扭挫伤

儿童上肢运动软组织损伤以肘关节扭挫伤较为常见。肘关节超过正常活动范围运动,可引起关节内、外的软组织损伤,骨折、脱位发生时也可并发肘关节的扭挫伤。儿童肘关节扭伤的发生多由间接暴力导致,如摔倒时手掌撑地,传导暴力使肘关节过度伸直、扭转,造成肘关节扭伤。初起时关节肿胀、疼痛、活动受限,若关节囊、韧带或筋膜有撕裂性损伤,则关节被动活动时有关节松动的不稳定感,并引起肘部剧烈疼痛。由于关节的稳定性主要依靠关节囊和韧带约束,故临床以桡侧韧带损伤最为常见,尺侧次之,后侧较少。肘关节挫伤多由直接撞击或跌倒磕碰所致,表现为局部疼痛,有明显压痛点,可伴轻度水肿,一般关节活动不受影响。

(三) 股四头肌损伤

儿童在活动中可因撞击、挤压或跌摔致股四头肌损伤。股四头肌位于大腿前侧,负重大,位置浅,易因突然用力过猛、过度牵拉或碰撞打击而致伤。伸膝时若股四头肌抗阻力过大,超过其所能承受的力量就可能造成肌肉的损伤或肌纤维的断裂,损伤部位多位于肌肉附着点或肌腱交界处,其中股直肌作为股四头肌中唯一的双关节肌肉最易受损。肌肉损伤后表现为疼痛、肿胀,局部有青紫瘀斑、压痛和牵拉痛,受累肌肉收缩活动受限。

(四) 膝关节韧带损伤

膝关节韧带是保护膝关节,维持其稳定性的重要结构,主要包括前交叉韧带、后交叉韧带、内侧副韧带、外侧副韧带等,其中内侧副韧带最为薄弱,因此最易发生损伤。一般内侧副韧带损伤是由外翻暴力使膝过度外展所致;外侧副韧带损伤主要是因为膝内翻暴力使膝过度内收;膝关节伸直位内翻损伤和屈曲位外翻损伤都可以使前交叉韧带断裂;来自前方的使胫骨上端后移的暴力可使后交叉韧带断裂。发生急性韧带损伤时损伤处疼痛剧烈,压痛明显,可伴有撕裂感,有皮下淤血并迅速肿胀,出现功能障碍,活动受限。内、外侧副韧带损伤膝关节分离试验呈阳性;前、后交叉韧带损伤时抽屉试验、轴移试验阳性。若恢复状况不佳,患儿行走时会出现膝关节松动,失去稳定性。

(五) 踝关节外侧副韧带损伤

踝关节扭伤,是最常见的儿童运动软组织损伤之一。由于外侧副韧带比内侧副韧带薄,当下楼梯或台阶时踏空、跳起后落地不稳或被绊时,身体失去重心,关节突然向一侧活动且超过正常活动度,足内翻、内旋,从而导致外侧副韧带发生损伤,所以踝关节损伤以外侧副韧带损伤最为常见。儿童踝关节扭伤后出现局部疼痛、肿胀,可见瘀斑,伤处明显压痛,关节不稳,活动受限,严重者韧带断裂,受伤时有撕裂感。患儿受伤的足部不敢用力着地,呈跛行步态。大部分患儿经保守治疗即可恢复,但仍有部分患儿因伤情较重或伤后不注意休息和功能锻炼,而出现踝关节反复扭伤,最后发展为慢性踝关节不稳,因此家长及医务人员应对儿童踝关节扭伤提高重视,做好充分的康复治疗。

（六）急性髋关节滑膜炎

急性髋关节滑膜炎（transient synovitis of the hip,TSH）又称髋关节一过性滑膜炎,是儿童时期常见的急性髋关节疾病。好发于2~12岁儿童,多为单侧发病,男女比例为(4~5)∶1.8。本病急性发作,常表现为髋部或膝部疼痛,跛行或拒绝行走。TSH起病较急,临床表现与股骨头缺血性坏死较相似,是儿童髋部疼痛的常见原因之一,病因目前尚不清楚。一方面可能与上呼吸道、消化道等感染或变态反应有关,另一方面可能是由运动量过大或损伤引起。髋关节长时间单一动作超量运动,滑膜组织反复被吸入或挤出关节,造成髋关节滑膜充血、水肿,使关节囊积液,关节腔内压力升高,氧分压降低,最终发生慢性无菌性炎症,导致关节局部疼痛、关节活动受限。

四、并发症

儿童运动软组织损伤常因家长的疏忽或认识程度不足而导致患儿不能及时、充分接受康复治疗,使损伤转为慢性,产生并发症。

（一）关节不稳

关节周围韧带损伤可直接导致关节的机械稳定性降低,由于应力状态下的控制能力变差,关节再次受损的概率增加。此外,在关节活动时,主动肌和拮抗肌协调作用以使动作平稳,如果协调作用受损,则会造成关节不稳。

（二）关节僵硬

软组织损伤后往往会选择局部制动,制动后关节周围纤维组织的挛缩及关节内外组织的粘连是导致关节僵硬的一个重要原因。关节囊、韧带、肌腱和疏松结缔组织缺乏必要的牵拉而逐渐挛缩,使关节活动受限。关节在制动时其内滑膜纤维、脂肪组织增生,侵蚀软骨;损伤后局部血肿和渗出物吸收不完全,致使纤维化;滑囊内滑液减少甚至干涸,滑囊闭合或消失等均可导致关节内粘连,进而发生关节僵硬。

（三）慢性疼痛

伤害性刺激的损伤已经痊愈,但依然伴有疼痛且在特定情况下不能自行缓解,持续时间超过3~6个月,即为慢性疼痛。它会降低生活质量,产生躯体功能障碍,严重者可对患儿心理造成影响。

五、诊断和预后

（一）运动或外伤史

询问患儿有无运动或外伤史,如扭伤、挫伤等。扭伤指在外力作用下,使关节超过其生理功能活动范围而引起的韧带、肌肉、肌腱等软组织的损伤。挫伤,为钝力或重物打击所致的软组织损伤。

（二）症状和体征

伤处疼痛剧烈,局部迅速肿胀,压痛明显,可出现局部青紫淤血、瘀斑,严重者可出现皮下血肿,波动征阳性,可伴关节功能障碍。

（三）X线检查

排除骨折、脱位。

儿童运动软组织损伤常为急性闭合性软组织损伤（如挫伤、扭伤、肌肉拉伤等）,皮肤完整,受伤部位软组织的病理变化都在皮肤之内,家长容易忽视内出血和软组织肿胀而导致损伤急性期的处理不充分,可能产生不良后果,造成不同程度的并发症或后遗症。少数损伤较重的患者,恢复期较长,局部仍有肿胀或硬结,伴隐痛,肢体活动有不同程度的受限。

第二节　康复评定

评定内容:X线检查确定是否有骨折,如涉及面神经等神经分布区域需进行神经电生理检查是否合并有神经损伤;通过浅表彩超检查肿块,以确定其大小、肌肉纹理等;如怀疑涉及韧带损伤则需进行MRI检查以判断韧带的损伤部位及程度;涉及四肢,需检查肌力,一般采用徒手肌力评价法,该方法对肌腱损伤的诊断和疗效评定有着很重要的作用,对肌腱断裂的临床诊断,可配合使用特殊器械进行肌群的等速肌力测定和等张肌力测定。

通过肢体围度测量(与健侧进行比较)以确定肿胀程度。关节活动范围评定,用于判定受影响关节伤后障碍程度及康复治疗后关节功能的恢复情况。通常用视觉模拟评分(visual analogue scale, VAS)评定疼痛程度,该方法比较灵敏,有可比性;具体做法是:在纸上面划一条10cm的横线,横线的一端为0,表示无痛;另一端为10,表示剧痛;中间部分表示不同程度的疼痛。让患者根据自我感觉在横线上划一记号,表示疼痛的程度。轻度疼痛平均值为2.57±1.04;中度疼痛平均值为5.18±1.41;重度疼痛平均值为8.41±1.35。如有肌腱损伤,可选择性使用加利福尼亚大学洛杉矶分校(the University of California-los Angeles, UCLA)肩关节评分系统(表13-1),或着重于疼痛方面的特定医院检查(hospital for special survey, HSS)肩关节评分系统(表13-2)。髋、膝和足的功能可采用Harris髋关节功能评分(Harris hip score)(表13-3)、HSS膝关节评分、Maryland足功能评分(Maryland foot score)(表13-4)。Harris评分是一个广泛应用的评价髋关节功能的方法,常常用来评价保髋和关节置换的效果。满分100分,90分以上为优良,80~89分为较好,70~79分为尚可,小于70分为差。Maryland足功能评分,由Sanders于1993年在评价关节内跟骨骨折手术疗效时提出,主要用于对足和踝关节损伤后的疼痛、功能、外观及活动度进行客观评价。该评分满分为100分,其中疼痛占45分,功能评价占40分,包括步态、行走距离、稳定性、支撑工具、跛行、穿鞋、上楼梯及行走时对地面的要求,外观和活动度分别占10分和5分。步态分析及平衡和协调功能评定;日常生活活动能力评定可采用婴儿—初中生社会生活能力量表。

表13-1　UCLA肩关节评分系统

功能/治疗反应	评分	年 月	年 月	年 月
疼痛				
持续性疼痛并且难以忍受;经常服用强镇痛药物	1			
持续性疼痛可以忍受;偶尔服用强镇痛药物	2			
休息时不痛或轻微痛,轻微活动时出现疼痛,经常服用水杨酸制剂	4			

续表

功能／治疗反应	评分	年　月	年　月	年　月
仅在重体力劳动或激烈运动时出现疼痛,偶尔服用水杨酸制剂	6			
偶尔出现并且很轻微	8			
无疼痛	10			
功能				
不能使用上肢	1			
仅能轻微活动上肢	2			
能做轻家务劳动或大部分日常生活	4			
能做大部分家务劳动、购笔、开车;能梳头、自己更衣,包括系乳罩	6			
仅轻微活动受限;能举肩工作	8			
活动正常	10			
向前侧屈曲活动				
>150°	5			
120°~150°	4			
90°~120°	3			
45°~90°	2			
30°~45°	1			
<30°	0			
前屈曲力量(徒手)				
5 级(正常)	5			
4 级(良)	4			
3 级(可)	3			
2 级(差)	2			
1 级(肌肉收缩)	1			
0 级(无肌肉收缩)	0			
患者满意度				
满意、较以前好转	5			
不满意、比以前差	0			
总分				

总分为 35 分。优 34~35 分,良 29~33 分,差 <29 分

表 13-2　HSS 肩关节评分系统

指标	分值
疼痛(30 分)	
无 =6 分,轻 =3 分,中 =2 分,重 =0 分。在以下活动中	
1. 运动	
2. 非手过头顶运动	
3. 日常活动	
4. 坐直休息	
5. 睡眠	
总计	
功能受限(28 分)	
无 =7 分,轻 =4 分,中 =2 分,重 =0 分。在以下活动中	
1. 做手过头顶的运动	
2. 不使用肩关节的运动	
3. 手能摸到头顶	
4. 日常生活中一般性活动	
总计	
压痛(5 分)	
无 =5 分,在 1~2 个部位压痛 =3 分,2 个以上部位 =0 分	
否则满分	
1. 撞击征(15 分)	
2. 外展征(12 分)	
3. 内收征(5 分)	
总计	
活动度(5 分)	
在任一平面每丢失 20°减 1 分,最多减 5 分	
总分	

优 90~100 分,良 70~89 分,可 50~69 分,差 50 分以下

表 13-3   Harris 髋关节功能评分

项目	得分	项目	得分
Ⅰ. 疼痛		2. 功能活动	
无(44 分)		(1) 上楼梯	
轻微(40 分)		正常(4 分)	
轻度,偶服止痛药(30 分)		正常,需扶楼梯(2 分)	
轻度,常服止痛药(20 分)		勉强上楼(1 分)	
重度,活动受限(10 分)		不能上楼(0 分)	
不能活动(0 分)		(2) 穿袜子,系鞋带	
Ⅱ. 功能		容易(4 分)	
1. 步态		困难(2 分)	
(1) 跛行		不能(0 分)	
无(11 分)		(3) 坐椅子	
轻度(8 分)		任何角度坐椅子,大于 1h(5 分)	
中度(5 分)		1h(5 分)	
重度(0 分)		高椅子坐半小时以上(3 分)	
不能行走(0 分)		坐椅子不能超过半小时(0 分)	
(2) 行走时辅助		上公共交通(1 分)	
不用(11 分)		不能上公共交通(0 分)	
长距离用一个手杖(7 分)		Ⅲ. 畸形(4 分)	
全部时间用一个手杖(5 分)		有如下情况可记 4 分:	
拐杖(4 分)		a. 固定内收畸形 <10°	
2 个手杖(2 分)		b. 固定内旋畸形 <10°	
2 个拐杖(0 分)		c. 肢体短缩 <3.2cm	
不能行走(0 分)		d. 固定屈曲畸形 <30°	
(3) 行走距离		Ⅳ. 活动度(屈 + 展 + 收 + 内旋 + 外旋)	
不受限(11 分)		210°~300° (5 分)	
1000m 以上(8 分)		160°~209° (4 分)	
500m 左右(5 分)		100°~159° (3 分)	
室内活动(2 分)		60°~99° (2 分)	
卧床或坐椅(0 分)		30°~59° (1 分)	
		0°~29° (0 分)	

评分标准:优 90~100 分,较好 80~90 分,尚可 70~79 分,差 <70 分

表 13-4　Maryland 足功能评分

评估内容	得分
1. 疼痛	
无疼痛,包括运动时	45
轻微疼痛,日常生活或工作能力无变化	40
轻度疼痛,日常生活或工作能力仅有微小的变化	35
中度疼痛,日常生活活动明显减少	30
明显疼痛,在很轻的日常活动中,如洗澡、简单家务劳动中即出现,经常需服用较强的镇痛剂	10
残疾,不能工作或购物	5
2. 功能	
步态	
行走距离	
不受限	10
轻度受限	8
中度受限(2~3 街区)	5
重度受限(1 街区)	2
仅能在室内活动	0
稳定性	
正常	4
感觉无力——不是真正的打软腿	3
偶尔打软腿(1~2 个月 1 次)	2
经常打软腿	1
需要使用矫形支具	0
支撑工具	
不需要	4
手杖	3
腋杖	1
轮椅	0
跛行	
无	4
轻度	3
中度	2
重度	1
不能行走	0
穿鞋	
不受限制	10

续表

评估内容	得分
很小的妨碍	9
只能穿平底、有带子的鞋子	7
穿矫形鞋	5
穿加垫鞋	2
不能穿鞋	0
上楼梯	
正常	4
需要扶楼梯扶手	3
使用其他任何方法	2
不能	0
对地面的要求	
任何地面均能行走	4
在石头地面和山丘行走有问题	2
在平地行走有问题	0
外观	
正常	10
轻度畸形	8
中度畸形	6
重度畸形	0
多种畸形	0
活动度(踝关节、距下关节、中跗关节、跖趾关节)与健侧对比	
正常	5
轻度减少	4
明显减少	2
僵直	0

评定标准:优 90~100 分;良 75~89 分;中 50~74 分;差 <50 分

第三节　物　理　治　疗

一、分期治疗

结合儿童运动软组织损伤的病理过程可分为急性期、亚急性期和恢复期。

(一) 急性期

一般是指儿童发生运动软组织损伤的 0~48 小时内,急性期的病理变化主要是软组织的毛细血管破裂出血与渗出的组织液共同导致血肿,表现为损伤部位的疼痛、红肿和功能障碍。此时的治疗目的主要是止血、止痛、促进渗出物吸收、抑制炎症反应。传统的处理方法是 PRICE 原则,即保护(protection)、制动休息(rest)、冷疗(ice)、加压包扎(compression)和抬高患肢(elevation)。随着现代运动医学和康复医学的发展,有学者提出了代替 PRICE 原则的 POLICE 原则,即保护(protection)、最适负荷(optimal loading)、冷疗(ice)、加压包扎(compression)和抬高患肢(elevation)。从 R(制动休息)到 O(最适负荷)更突出了现代康复医学发展中早期介入和个性化等理念。运动软组织损伤后长时间制动休息不利于受损组织的康复,并且可能会对受损组织的生物力学特性和形态产生不利影响。最适负荷通过一个针对患儿具体损伤情况的适度递增的康复计划进行早期活动,代替单纯制动休息,更有利于恢复胶原组织的力学和形态学特征。如踝关节扭伤后早期关节活动及在支撑保护下进行负重练习,与完全制动休息相比,可以加快康复进程,并且康复效果明显。冷疗是 POLICE 原则中最为重要的环节,可促进毛细血管收缩,从而减少出血和渗出,抑制局部充血,防治淤血扩散,减轻炎性反应,降低损伤部位的温度,降低组织代谢率,减轻患儿的疼痛。通常情况下,伤后即刻用冰袋、冰水、冰块浸泡,也可用氯乙烷喷射患处,每 3~4 小时 1 次,每次持续 25~30 分钟,若产生麻木感应停止,注意避免冻伤,缓解后方可继续,如图 13-1 所示。最后,结合患者急性闭合性软组织损伤部位,适当对其进行垫高,减少局部血液循环,避免肿胀。

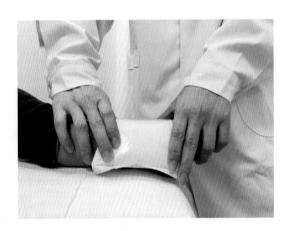

图 13-1　冰敷

(二) 亚急性期

指损伤后 48 小时后至 3 周内,此期出血已停止,治疗目的主要是改善损伤部位血液循环,加速血肿与渗出的吸收,促进修复与再生。常用方法有热敷、适当运动、推拿按摩、针灸等。热敷疗法是运动软组织损伤亚急性期的重要方法,软组织损伤部位的温度提高,使皮下血管扩张,血液循环加快,促进血肿、渗出的吸收,缓解肌肉痉挛,提高损伤部位组织代谢率,加快恢复进程。热敷时还可以配合药物,通过热敷的作用促进药物在受损组织的吸收,发挥热敷和药物的双重作用,达到更好的治疗效果。儿童运动软组织损伤可以利用热毛巾、热水袋、蜡疗等热源敷于损伤部位,每天 3~4 次,每次 15~20 分钟。热敷后实施推拿按摩,从损伤部位的边缘开始,由远及近,力度由轻到重,频率由慢到快,使患儿逐步接受并配合,可达到活血化瘀、促进修复再生的目的。

(三) 恢复期

这一时期为软组织受伤后 3~8 周,淤血、肿胀等均已消失,软组织功能逐渐恢复,在恢复过程中,新生组织会产生粘连,使肢体活动受限,故治疗目的主要为促进组织修复、瘢痕软化,减少或消除瘢痕粘连,促进患儿肢体功能的恢复。常通过肌力、关节活动度、平衡及协调性、柔韧性等训练来实现。开始训练时,软组织损伤部位会出现疼痛,患儿不易配合,应避免强刺激训练,防止破坏新生组织和二次伤害,循序渐进地进行。在患儿可配合的训练程度的基础上可做多角度等长训练或抗阻练习,增加肌肉的耐力及韧带、肌腱的柔韧性,促进粘连组织分离。结合关节活动度的恢复情况,逐步加强受损软组织周围肌肉、肌腱和韧带的力量训练,直至恢复到受伤前的状态。注意不要过度训练,避免产生疲劳、痉挛现象。

二、物理因子疗法

(一)冷疗法

急性期 48 小时内进行局部冷疗,伤后即刻用冰袋、冰水、冰块浸泡,也可用氯乙烷喷射患处,每 3~4 小时 1 次,每次持续 25~30 分钟,冷疗后对受损关节包扎固定,适当制动关节活动。此法可有效减少炎性渗出,有明显的镇痛、消肿作用。

(二)高频电疗法

发生损伤 48 小时后,采用超短波疗法的板极对置法,处方无热量或微热量,10~15 分钟,每日 2 次,10 次为 1 个疗程。分米波或脉冲短波治疗,无热量或微热量,10~15 分钟,每日 2 次,6~10 次为 1 个疗程。有消炎、消肿、促进吸收、止痛、促进组织修复的作用。若为开放性软组织损伤合并感染,可配合紫外线照射以提高疗效。

(三)光疗法

半导体激光:将激光头置于患部,输出功率 400~800mW,每日 2 次,每次 15 分钟,10 次为 1 个疗程。紫外线疗法:紫外线红斑量局部照射,每日 1 次,5 次为 1 个疗程。光疗法尤其适用于开放性软组织损伤合并感染,有助于杀菌消炎、镇痛、加速组织再生。

(四)超声波疗法

伤后 48 小时,将声头置于患处,采用接触移动法,0.6~1.2W/cm²,每次 8~10 分钟,每日 1 次,6~10 次为 1 个疗程,如图 13-2 所示。治疗剂量的超声波具有消肿、止痛、缓解肌肉痉挛、松解粘连的作用。

(五)温热疗法

软组织损伤 48 小时后,可采用蜡疗、红外线等温热疗法,每日 1 次,每次 15~20 分钟,10 次为 1 个疗程。此方法有助于局部静脉回流、促进水肿消退、加强组织再生、松解粘连、软化瘢痕。

(六)中频电疗法

本法适用于闭合性软组织损伤部位。依据每个患儿不同的损伤程度选择不同的电流强度,以患儿耐受不哭闹为度,每日 1

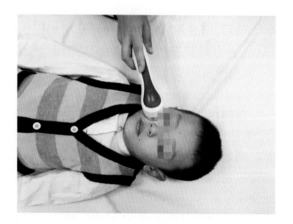

图 13-2　超声波治疗软组织损伤

次,每次治疗 20 分钟,6~10 次为 1 个疗程。瘢痕较大治疗时需注意瘢痕处电流量不要太强,以避免局部烫伤。干扰电、等幅中频电、调制中频电均有较好的镇痛、消肿作用。

(七)毫米波

发生损伤 48 小时后将辐射器置于患处,治疗 15~20 分钟,每日 1 次,6~10 次为 1 个疗程。

(八)中药电熨疗法

应用于恢复期,结合中药作用于损伤部位,更有助于改善局部血液循环,促进组织修复再生。

（九）水疗法

应用于损伤后的功能训练及恢复，但适用于皮肤没有损伤或损伤完全恢复的患儿，局部温水浴，水温在37~38℃，每次治疗时间可根据患儿的情况和治疗要求选择15分钟或20分钟。

（十）肌内效贴

结合不同的损伤部位使用I型、Y型或X型贴，或采用漂流贴，能够有效改善循环、促进淋巴回流、缓解疼痛、改善肌肉功能。

（十一）推拿按摩

从损伤部位的边缘开始，由远及近，力度由轻到重，频率由慢到快，使患儿逐步接受并配合，可达到活血化瘀、促进修复再生的目的。

（十二）针灸疗法

选取软组织损伤部位及周围要穴，或进行围刺，必要时结合电针，可达到活血祛瘀、通络止痛之效。

三、运动治疗

儿童四肢的运动软组织损伤在恢复期应及时介入运动治疗。在肌力弱时，应加强肌力训练，以主动运动、抗阻运动为主；若关节运动功能障碍明显，应进行被动运动、手法松动治疗等，以达到正常关节活动度，如图13-3所示。在关注力量的同时，不应忽视耐力的训练，如膝关节韧带损伤，需先进行关节松动，对膝关节前后向，髌骨左右、上下及前方进行松动

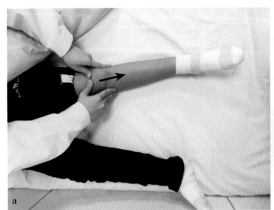
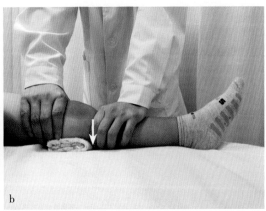
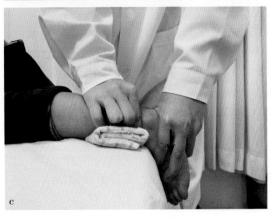

图13-3 胫距关节的后前向滑动

后,再进行膝关节被动屈伸训练,主动抗阻屈伸训练,稳定性训练及耐力训练。在亚急性期通过运用本体感觉神经肌肉促进技术(proprioceptive neuromuscular facilitation,PNF),对本体感受器刺激,以达到缓解疼痛,扩大关节的活动范围,增强关节周围肌肉对关节的稳定作用;在负重体位下提高患者对运动的控制能力。在后期,运用 PNF 更注重运动的技巧性训练,提高关节周围肌群动态收缩的力度,加强肢体的复合运动训练,使之更接近日常生活的动作。

四、作业治疗

恢复期应指导家长和患儿通过游戏、吃饭、穿衣等在日常生活中不断加强锻炼,在操作过程中不断鼓励患儿以树立儿童信心,并促进其功能的良好恢复。可将患儿分组进行比赛以提高患儿的主动性和积极性。

第四节 小 结

儿童运动软组织损伤,多是突然发生意外如跌倒、挤压、碰撞、坠落等情况导致的急性挫伤、肌肉拉伤、关节韧带扭伤等。根据软组织损伤的不同时期,应介入不同的物理治疗方法。要对家长做好康复治疗的宣教工作,儿童运动软组织损伤发生后常因家长认识程度不足而导致患儿不能及时、充分地接受康复治疗,使损伤转为慢性,产生并发症,患儿常会出现关节不稳、关节僵硬和慢性疼痛等,因此要早期介入物理治疗。在早期治疗中应加强制动关节邻近关节的活动,如踝关节侧副韧带损伤,早期应进行足底小肌肉的力量训练。治疗师在做运动治疗的过程中注意动作的力度与幅度,并向家长和患儿交代清楚日常训练中的禁忌动作及其危害性,以避免再次损伤。做好临床医师的沟通和对家长的宣教工作,让家长及时清楚早期介入物理治疗的重要性,给予正确的物理治疗方案,使患儿得到及时有效的治疗从而达到治愈。

第五节 案 例 解 析

一、左侧膝关节前后交叉韧带损伤

患儿,男,7 岁,左侧膝关节前后交叉韧带损伤术后 2 个月余,关节屈曲活动仍明显受限,左下肢无力,不能走路,不能下蹲。左膝及左小腿明显肿胀,左膝皮肤颜色暗。左侧髌骨各方向活动均受限,其中上下方受限显著。左下肢肌力 3 级,左膝关节僵硬,主动关节活动度(active range of motion,AROM)屈曲 10°~95°,被动关节活动度(passive range of motion,PROM)屈曲 10°~98°,左髋、踝及足趾关节活动良好,足背动脉搏动可。

1. 初评

利手:右利手。

患病原因:急速下蹲扭转造成前交叉韧带撕裂、后交叉韧带断裂,腓总神经损伤。

患病日期:2017 年 5 月 23 日。

部位:左膝。

诊断:前交叉韧带撕裂、后交叉韧带断裂,后内侧出现异位骨化,内侧膝间隙变窄。

康复史:无。

家庭环境:家住三楼,小区有电梯。

危险管理:①瘢痕:平于皮肤表面;②肿胀:肿胀明显,皮温升高;③疼痛:主动运动时无疼痛,被动活动时有疼痛,疼痛不明显;④负重:不可负重;⑤支具的佩戴:无;⑥禁忌动作:下蹲,站立。

主诉:左下肢无力,不能走路,不能下蹲。

本人意愿:可以正常走路,上厕所,上学。

家庭成员意愿:同上。

PT 评估:①髋关节:正常;②膝关节:(左侧)AROM 35°~78°;PROM 20°~90°;③肌力:伸展 3⁺ 级;屈曲 4 级;④VAS:被动:3 分;主动:0 分;⑤肌围度:髌上 5cm,左 > 右 4cm;髌下 5cm,左 > 右 5cm;髌中,左 > 右 4cm(肿胀);⑥髌骨活动:欠灵活,左膝屈伸活动均受限,髌骨活动欠灵活,左膝关节肿胀,皮温升高;⑦踝关节:腓总神经损伤,活动异常,不能背伸。

OT 评估:ADL 总分 90 分,需最小帮助。个人卫生、进食、如厕、穿衣、大小便控制、使用轮椅和床椅转移均可独立完成,洗澡需转移到沐浴处或浴缸清洗,上下楼梯需用拐杖,在帮助或监督下步行 50m。

短期目标:①左膝关节 ROM 增加 10°;②左膝关节肌力增加 1 级;③防止左踝关节挛缩,增强肌力;④软化瘢痕,松解粘连,消除肿胀。

长期目标:恢复腓总神经功能,回归家庭、社会。

康复方案:①关节松动:膝关节前后向,髌骨左右、上下及前方的松动,各方向 20 个 / 次,2 次 / 日;②膝关节被动屈伸训练、主动抗阻屈伸训练,10min/d;③超声波治疗:于瘢痕处,10~15min/d;④蜡疗:于左膝关节处,30min/d;⑤中频电疗:于左膝关节及沿腓总神经走行,各 10~15min/d;⑥肌电生物反馈:于左下肢,15min/ 次,2 次 / 日;⑦运动治疗后患肢抬高,冰敷,15min/d;⑧中医针灸,敷药,1 次 / 日。

2. 中评　危险管理:①瘢痕:平于皮肤表面;②肿胀:肿胀明显,皮温升高;③疼痛:主动时无疼痛,被动活动时有疼痛,疼痛不明显;④负重:可轻度负重;⑤支具的佩戴:足托;⑥禁忌动作:无。

主诉:不能正常走路,走路时左膝弯曲,多健侧负重,左下肢无力。

本人意愿:可以正常走路。

家庭成员意愿:可正常走路,回归家庭与社会。

PT 评估:①髋关节:屈曲肌力左 3⁺ 级,右 4 级,其他正常;②膝关节:左侧 AROM 15°~80°;PROM 15°~90°;右侧 AROM −5°~125°;PROM −5°~125°;③肌力:(左侧)伸展 4⁺ 级;屈曲 3⁺ 级;(右侧)伸展 5 级;屈曲 5 级;④VAS:被动:5 分;主动:0 分;⑤肌围度:髌上 5cm,左 = 右;髌下 5cm,左 = 右;髌中,左 > 右:4cm(肿胀);⑥髌骨活动:欠灵活,但僵硬可缓解,髌骨向下活动受限明显,髌周肿胀,皮温升高,屈伸均受限,肌力较差;⑦踝关节:(左侧)跖屈 AROM 65°;PROM 65°;肌力 4 级;背屈 AROM 65°;PROM 75°;肌力 0;(右侧)跖屈 AROM 70°;PROM 75°;肌力 5 级;背屈 AROM 75°;PROM 80°;肌力 5 级;足部肿胀,腓总神经损伤,不能背屈;⑧步态:异常,多健侧负重。

OT 评估:ADL 总分 94 分,需轻微帮助,洗澡需监督,上下楼梯需用拐杖及监督完成。

主要存在的问题：①膝关节屈伸活动度受限；②膝关节屈伸肌力差；③瘢痕明显，部分粘连；④膝关节肿胀，皮温升高；⑤腓总神经损伤，踝关节活动受限，肌力差。

短期目标：①左膝关节 ROM 增加 10°；②左膝关节肌力增加 1 级；③防止左踝关节挛缩；增强肌力；④软化瘢痕，松解粘连，消除肿胀。

长期目标：膝关节活动度、肌力及腓总神经功能恢复，回归家庭、社会。

康复方案：①关节松动：对膝关节前后向，对髌骨左右、上下及前方的松动，各方向 20 个 / 次，2 次 / 日；②膝关节被动屈伸训练；主动抗阻屈伸训练；稳定性训练及耐力；20min/d，2 次 / 日；③超声波治疗：于瘢痕处，5~10min/d；④蜡疗：于左膝关节处，30min/d；⑤中频电疗：于左膝关节及沿腓总神经走行，各 10~15min/d；⑥肌电生物反馈：于左下肢，15min/ 次，2 次 / 日；⑦中医针灸，敷药，1 次 / 日。

3. 末评

危险管理：①瘢痕：平于皮肤表面；②肿胀：肿胀明显，皮温升高；③疼痛：主动时无疼痛，被动活动时有疼痛，疼痛不明显；④负重：可负重；⑤支具的佩戴：无；⑥禁忌动作：无。

主诉：左下肢肌力差，不能下蹲。

本人意愿：可以正常走路，上厕所。

家庭成员意愿：同上。

PT 评估：①髋关节：正常；②膝关节：(左侧)AROM 15°~100°；PROM 15°~110°；(右侧)AROM −5°~125°；PROM −5°~125°；③肌力：(左侧)伸展 4$^+$ 级；屈曲 4 级；(右侧)伸展 5 级；屈曲 5 级；④VAS：被动：3 分；主动：0 分；⑤肌围度：髌上 5cm，左 = 右；髌下，5cm 左 = 右；髌中，左 > 右：2cm(轻度肿胀)；⑥髌骨活动：欠灵活，髌周轻度肿胀，屈伸受限，肌力较差；⑦踝关节：腓总神经损伤，背伸不能。

OT 评估：ADL 总分 95 分，需轻微帮助，洗澡在调节水温或转移时需监督，上下楼梯需用拐杖。

主要存在的问题：①膝关节屈伸活动度受限；②膝关节屈伸肌力差；③瘢痕明显，部分粘连；④膝关节肿胀；⑤腓总神经损伤，左小腿肌肉萎缩。

4. 治疗小结　治疗前，该患者膝关节屈曲，伸展均明显受限，且肿胀明显，主动屈曲 78°，被动屈曲 90°，主动伸展 35°，被动伸展 20°，且主动无疼痛，被动时有轻微疼痛，腓总神经损伤，踝关节不能背伸，不能站立及行走，左侧肌力减弱。

出院前，患者屈曲、伸展均有进展，主动屈曲 100°，无疼痛，被动屈曲 110°，疼痛 3 分，主动伸展 10°，无疼痛，被动伸展 10°，无疼痛，腓总神经损伤有所恢复，足趾出现轻微背伸，踝关节活动无受限。肌力有所增加，伸肌 3$^+$~4$^+$ 级，膝、踝部肿胀减退，瘢痕颜色变淡，患者可独立站立及行走。

治疗建议：①回家后继续主动屈伸，并借助弹力带等进行训练；②避免训练过量，训练后及时冰敷；③训练注意安全，防止发生摔倒等意外。

二、跟腓韧带拉伤

患儿，男，6 岁。左踝关节扭伤手法复位 3 天后踝关节肿胀，行动不便，来河北省儿童医院康复理疗科就诊。X 线检查：关节复位正常；MRI 检查：韧带肿胀，T$_2$WI 信号增高。

1. 初评　踝关节处左 > 右 3cm，左踝主动关节活动度均为 0°，被动关节活动度：踝关节背屈 5°，跖屈 5°，内翻 5°，外翻 0°；VAS 评分被动：6 分；主动：0 分；距胫关节前抽屉试验阳性，旋后位前抽屉试验阳性;内翻应力试验阳性。

诊断:踝关节扭伤;跟腓韧带拉伤。

康复史:无。

家庭环境:家住九楼,小区有电梯。

危险管理:①肿胀:肿胀明显,皮温升高;②疼痛:主动时疼痛,被动活动时有疼痛,疼痛明显;③负重:不可负重;④支具的佩戴:弹力绷带包扎。

主诉:左踝疼痛,不能站立。

本人意愿:可以正常走路,上学。

家庭成员意愿:同上。

OT评估:ADL评分73分,中等依赖,个人卫生、进食、如厕、穿衣、大小便控制、使用轮椅和床椅转移均可独立完成,洗澡需转移到沐浴处或浴缸清洗,上下楼梯不行,步行不行。

主要存在的问题:①踝关节屈伸活动度受限;②踝关节屈伸肌力差;③踝关节肿胀,皮温升高;④跟腓韧带拉伤;⑤左下肢不能负重。

短期目标:①左膝关节ROM增加10°;②左膝关节肌力增加1级;③防止左踝关节挛缩;增强肌力;④止痛,消除肿胀。

长期目标:恢复踝关节功能,回归家庭、社会。

康复方案:①踝关节被动屈伸训练;主动抗阻屈伸训练,10min/d;②超短波:于左踝关节处上下对置,10~15min/d;③运动治疗后患肢抬高,冰敷,15min/d;④中医针灸,敷药,1次/日;⑤肌内效贴:于左踝关节处使用漂流贴,1次/日。

2. 中评　踝关节处左>右1.5cm。左踝主动关节活动度:踝关节背屈10°,跖曲15°,内翻5°;外翻0°;被动关节活动度:踝关节背屈15°,跖曲20°,内翻20°,外翻20°;肌力:踝关节背屈3⁺,跖曲4,内翻3,外翻3;VAS评分:被动2分,主动0分。

OT评估:ADL评分90分轻,需轻微帮助,上下楼梯需用拐杖在监督下完成。

主要存在的问题:①踝关节屈伸活动度受限;②踝关节屈伸肌力差;③踝关节肿胀,皮温升高;④跟腓韧带拉伤;⑤左下肢不能负重。

短期目标:①左踝关节ROM增加10°;②左踝关节肌力增加1级;③防止左踝关节挛缩,增强肌力;④止痛,消除肿胀。

长期目标:恢复踝关节功能,回归家庭、社会。

康复方案:①踝关节被动屈伸训练;主动抗阻屈伸训练,10min/d;②超短波:于左踝关节处上下对置,10~15min/d;③运动治疗后患肢抬高,冰敷,15min/d;④中医针灸,敷药,1次/日;⑤肌内效贴:于左踝关节处使用漂流贴,1次/日;⑥平衡训练:平衡木,交替站立,10min/d。

3. 末评　踝关节处肿胀不明显。左踝主动关节活动度:踝关节背屈25°,跖曲40°,内翻30°,外翻30°;被动关节活动度正常;肌力:踝关节背屈4,跖曲4⁺,内翻4,外翻4;VAS评分:主动0分,被动0分。

OT评估:ADL评分100分,完全独立。

主要存在问题:①功能性运动较差:跑、跳;②左下肢负重较差。

康复方案:家庭康复为主。①回家后继续平衡训练,并借助弹力带等进行训练;②避免训练过量,训练后及时冰敷。

(王　栩　岳　雷)

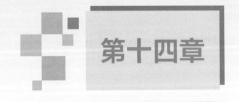

第十四章

肘关节骨折

第一节 概　述

一、定义

骨折是指骨组织因外力或其他因素导致骨的完整性和连续性发生部分或完全的破坏。儿童骨折的产生主要是因为日常生活损伤(包括运动损伤、意外摔伤、挤压、撞击、踩踏伤等)导致,其中多为间接暴力,暴力程度小,青枝骨折多,骨折移位程度小。相较于成人骨折,儿童骨折具有愈合速度快、骨痂丰富、塑形能力强等特点。在儿童骨折部位中,上肢骨折约占70%,且多为肘关节损伤,包括肱骨髁上骨折、髁间骨折、桡骨颈骨折、尺骨鹰嘴骨折等。其中又以肱骨髁上骨折最为常见。因肘关节结构复杂,且损伤多为联合损伤,因此发生后往往不是单纯的骨组织损伤,由于外力作用,常并发肌肉、肌腱、血管、神经等损伤,造成关节活动障碍、肌肉萎缩及肌力下降、创伤性关节炎、肘内翻畸形及心理障碍等。

骨折公认的三大治疗原则是复位、固定和功能锻炼。功能锻炼是康复治疗的主要手段,但若辅以其他物理因子治疗,将对消除肢体肿胀、减轻疼痛、促进骨折愈合等方面有极大的帮助。

二、诊断要点

(一) 局部疼痛和压痛
骨折时,会损伤附近的软组织,从而引起严重的疼痛,并伴有明显压痛。

(二) 局部肿胀、青紫
因局部出血或外伤后组织水肿而引起。由于骨折周围软组织内血管撕裂出血,以及软组织因创伤引起炎症反应,从而在短时间内出现肿胀、青紫。

(三) 功能障碍
因疼痛、痉挛、挛缩、关节构造失常等引起。

（四）畸形

表现为肢体短缩、旋转、成角畸形或肢体的轴线变异，与健侧有差异等。

（五）骨擦音

多见于完全骨折和粉碎性骨折，是由于骨折端相互摩擦、碰撞而发出的粗糙声音。这种症状往往通过局部检查，用手触摸骨折处感觉。

（六）假关节活动

即在没有关节的部位，却出现了关节样的活动，这种情况多见于长管骨完全性骨折。

（七）X线检查

X线检查因其直观、准确性高等特点成为了骨折诊断在临床上最为重要和常用的方法。它不仅能确认骨折存在与否，而且还能清楚地显示骨折类型、移位方向、骨折端形状等局部的变化。

第二节　康复评定

肘关节骨折经骨科常规处理后，全身症状控制，局部症状改善，肿胀和疼痛开始减轻，但仍有疼痛和局部的功能障碍；或经治疗基本痊愈，但仍遗留肌力减退、萎缩、关节僵硬等情况时，开始进行康复评定，介入康复治疗。

对肘关节骨折患儿进行康复评定，首先应从患儿的基本情况入手，包括损伤部位、损伤原因、手术情况等，结合X线等影像学检查确定骨折愈合情况。此外，因为肘关节损伤或者固定后可能对肩关节、腕关节等部位产生影响，因此在进行主动关节活动度和被动关节活动度测定时，除肘关节和前臂活动度测量外，还应包括肩关节和腕关节。同理，肌力的评定也应当注意到这一方面。由于骨折可能造成神经的损伤，所以需要对感觉进行评定，感觉评定主要应用大头针检查痛觉、棉签轻触皮肤测试触觉等方法，如果涉及手部感觉功能还可以运用 Moberg 拾物试验。上肢功能评定主要应用 Carroll 上肢功能试验。

由于肢体的肿胀伴随着整个康复治疗过程，所以这段时间应当对肢体围度进行定期测定，如有必要，应加入超声、X线等影像学检查以确定有无骨化性肌炎等继发问题。

第三节　物理治疗

儿童肘关节骨折固定后，会继发关节活动受限和肌力下降等功能障碍，因此要遵循儿童骨折的病理变化，结合愈合过程，及时地、有计划地实施康复治疗，以达到促进良好愈合并恢复身体正常功能状态的最终目的。临床上将骨折的愈合过程分为外伤性炎症恢复期（2~3周）、骨痂形成期（3~4周）、骨痂成熟期（5~6周）、临床愈合期（7~10周）、骨性愈合与塑形期五个阶段。骨折的愈合是一个连续的过程，虽分为五个阶段，但却不能完全按时间顺序分隔。一般可分为愈合期和恢复期康复两个阶段，愈合期康复主要针对骨折愈合的前三个阶段，此时断端尚未稳定，上肢仍需固定制动，是康复治疗的第一期；恢复期康复包括骨折愈合的后两个阶段，此时外固定去除，断端稳固，是康复治疗的第二期。

一、愈合期(第一期)康复

此阶段主要临床特点是肘部疼痛、上肢肿胀、骨折断端不够稳定,当炎症反应开始减退,疼痛、肿胀减轻时,即可开始愈合期的康复治疗。治疗应以促进淤血、渗出液的吸收,改善局部血液循环,缓解疼痛,防止或减少肌萎缩,促进骨折愈合等为目标。

患儿上肢近端及远端未被固定的关节,即肩、腕、指关节,应在关节所有活动平面上运动,以主动运动为主,必要时加入被动运动,活动范围尽可能接近正常最大限度。每日 2~3 次,每个动作重复 20~30 次。尤其要注意保持肩关节外展、外旋和掌指关节屈曲与拇外展等活动,预防关节挛缩。

骨折固定期间的等长训练可有效保持肌力。当被固定的肘关节骨折断端复位基本稳定,肿胀消退,无明显疼痛时,即可开始进行等长收缩,以预防或减轻废用性肌萎缩,促进肌力恢复。每日 2~3 次,每次约 5~10 分钟。应注意避免做与骨折移位方向一致的运动,防止骨折端再次移位。应注意无痛练习,避免出现代偿运动。

未受伤的肢体应保持正常活动,维持机体整体功能水平。患儿除固定制动的患侧上肢外,其他肢体均可以正常活动,应叮嘱家长不要因患儿受伤而让其长时间卧床休息,同时鼓励患儿正常活动。

关节内骨折固定 3~4 周后,可取下外固定物,指导患儿进行肘关节短时间、不负重的主动活动,患儿采取仰卧位,患侧手靠近身体,向上弯曲手臂尽力接触肩膀后再伸直,活动幅度及重复次数逐渐增加,每日 1~2 次,活动结束后再予以固定。若为局部夹板固定,可提前至伤后 2 周。

根据固定及愈合情况,在肘关节近端与远端未被固定部分或取下外固定物对患侧上肢进行推拿按摩、针刺,疏通患肢经脉,刺激肩髃、肩髎、臂臑、曲池、少海、天井、手三里、外关、合谷等穴位,以行气散瘀,调畅气血,通经活络,改善局部血液循环,达到消肿、预防或减轻粘连、缓解疼痛的目的。

物理因子治疗可帮助减轻疼痛,消除肿胀,改善局部血液循环,促进骨痂形成,防止肌萎缩和粘连等。常用方法如下:

(一) 超短波

患部对置,骨折后 1 周内无热量,1 周以上微热量,每次 15 分钟,每日 1 次,15~30 次为 1 个疗程。用于无内固定的患儿,如果有金属固定物,应慎用电疗法治疗。注意保持治疗部位干燥。

(二) 光疗法

常用激光、红外线等。激光疗法使用小功率,每日 1 次,每次 15 分钟,注意保护眼睛。红外线热疗仪照射肘关节骨折部位,灯与皮肤间的距离为 15~20cm,控制患儿肘部皮肤表面温度 40℃左右,以主观感觉为准,治疗时间为 20 分钟。

(三) 经皮神经电刺激

可促进血液循环,增加感觉输入。

(四) 贴扎疗法

通过弹性贴布的弹性大小、方向、延展性等

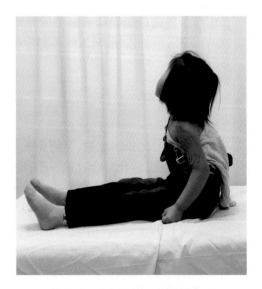

图 14-1   漂流贴治疗肘关节骨折

来影响筋膜、肌肉及其他软组织。其包含Ⅰ型、Ⅹ型、漂流贴等,这里主要是运用漂流贴以达到改善水肿的目的,如图14-1所示。

二、恢复期(第二期)康复

外固定去除后进入恢复期,主要临床表现为肘关节局部无压痛、肿胀,无纵向叩击痛,X线显示骨折线模糊,有连续性骨痂通过骨折线,达到骨性愈合。恢复期康复治疗的主要目的是最大限度地恢复肌力及关节活动度,力求恢复正常功能,回归日常生活。

(一) 运动治疗

1. 主动运动 通过指鼻、触摸肩膀、伸手够物等方式引导患儿进行肘关节各方向的主动运动,以适度牵伸挛缩、粘连的组织,如图14-2所示。训练幅度逐渐增大,以不引起明显疼痛为度。每一个动作重复20遍,每日练习数次。

2. 助力运动 对刚去除石膏的患儿可先采用助力运动,并随着关节活动范围的逐渐增加而减少助力。可以由患儿自己在健侧肢体帮助下进行,如以左手帮助右手进行各方向的活动,也可由治疗师协助进行。

3. 被动运动 被动运动包括关节活动和关节松动术。对肘关节组织挛缩、粘连严重难以进行主动运动或助力运动,或因神经损伤而不能积极活动肢体的患儿,采用关节活动和关节松动术来帮助肘关节在各轴向进行运动,如图14-3~14-5所示。治疗时若过度或暴力牵伸,

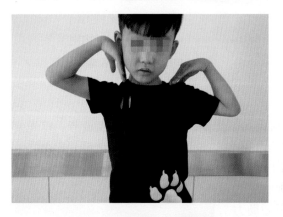

图 14-2 肘关节主动运动

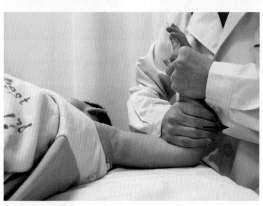

图 14-3 肱桡关节的分离牵引

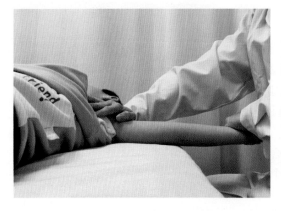

图 14-4 肱桡关节的长轴牵引

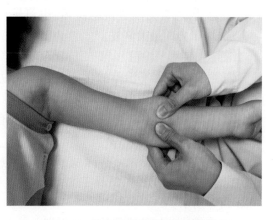

图 14-5 桡尺近端关节的前后向滑动

易导致骨化性肌炎。每次训练前应当先进行关节活动,之后再进行关节松动术,动作宜平稳缓和,不引起明显的疼痛和肌痉挛。

4. 肌肉牵伸　患儿把肘及前臂放在肋木上,下蹲以扩大肩外展或外旋关节活动度;手握肋木,身体后仰以牵伸屈肘肌群;对比较僵硬的关节,可加做关节牵伸,患儿采取仰卧位,患肢外展放松,治疗师面向患儿将肘关节近端固定,在远端按需要用适当力量进行牵引。每次牵伸时间为 10~15 分钟,牵拉的频率应根据患者情况每日进行数次,并且每次牵拉时中间有间隔时间,坚持循序渐进的原则,每周 2~5 次。牵伸力量以引起可耐受的酸痛感觉、不致产生肌肉痉挛为宜。牵伸的形式主要有徒手、机械或自我牵伸,以及被动、助力或主动牵伸,对于儿童骨折的康复,现临床上多采用徒手及机械牵伸如:关节活动系统(joint active system,JAS)辅具牵伸(图 14-6)和低负荷机械牵伸(图 14-7)。

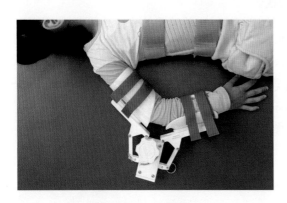

图 14-6　JAS 辅具牵伸

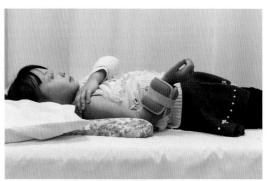

图 14-7　低负荷机械牵伸

(二) 肌力训练

恢复肌力唯一有效的方法就是逐步增强肌肉的工作量,引起肌肉的适度疲劳。首先要确定主要和次要受损肌群,评估该肌群的功能水平,制订切实可行的肌力训练计划。当肌力为 0~1 级时,可进行按摩、低频脉冲电刺激、被动运动、肌肉收缩运动等;肌力为 2~3 级时,以主动运动为主,也可做助力运动、摆动运动、水中运动。当肌力达到 4 级时,应进行抗阻运动,通常为渐进抗阻练习,也可采用等速练习,以争取肌力的最大恢复。

(三) 物理因子治疗

恢复期物理因子治疗的主要作用是促进血液循环、松解粘连、软化瘢痕;还可以起到放松肌肉、缓解痉挛和止痛的作用。功能锻炼前先做理疗,有助于锻炼的进行。

1. 石蜡疗法　外固定拆除及手术切口愈合后,采用盘蜡法,每次 20 分钟,每日 1 次,20 次为 1 个疗程,如图 14-8 所示。

2. 光疗法　红外线热疗仪照射肘关节骨折部位,

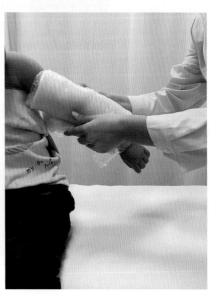

图 14-8　肘关节的蜡疗

灯与皮肤间的距离为15~20cm,控制患儿肘部皮肤表面温度40℃左右,以主观感觉为准,治疗时间为20分钟。

3. 中频电疗和超短波　中频电疗将两个电极片分别放在骨折远端及近端,调节电流强度以耐受为宜,每个处方治疗20分钟,每日1次,10~15次为1个疗程。超短波患部对置,微热量,每次15分钟,每日1次,15~30次为1个疗程。注意保持治疗部位干燥。

4. 超声波　直接接触移动法,强度为0.5W/cm²,每次10分钟,10天为1个疗程。

5. 低频脉冲电刺激　刺激肌肉收缩,提高肌肉功能。

(四) 作业治疗

随着患儿关节活动度和肌力的逐渐恢复,可通过穿脱衣物、洗漱、就餐等日常活动或搭积木、画画等游戏引导患儿进行功能锻炼,增加患肢动作的复杂性和精确性练习,以帮助其早日恢复日常生活活动能力。

(五) 针灸疗法

针刺肩髃、肩髎、臂臑、曲池、少海、天井、手三里、外关、合谷等穴位,以理气活血,通经活络,改善运动功能。留针20分钟,每日1次,10次为1个疗程。

(六) 矫形器

肘关节矫形器克服了石膏笨重且不能重新塑形的缺点,可长时间充分牵伸肘关节囊、挛缩肌腱、韧带及痉挛肌肉,并根据患儿肘关节伸直障碍程度的改善而调整角度。操作简单方便,运动治疗后即可配合可调式的支具,术后2~4周就可以使用,无痛调节,患儿也容易接受。

第四节　小　　结

肘关节结构复杂,骨折后常伴有肌肉、肌腱、血管、神经等损伤,并且儿童肘关节骨折固定后,会继发关节活动受限和肌力下降等障碍,康复治疗过程中要注意并发症的防治。康复治疗前的评定非常重要,运动治疗是康复治疗的主要手段,辅以其他物理因子治疗,将对消除肿胀、减轻疼痛、促进骨折愈合等有极大帮助,操作要避免二次损伤。治疗时积极给患儿以鼓励,增加其信心,提高配合度。定期进行关节活动度和肌力评定,指导治疗。及时进行X线摄片检查,了解骨折的愈合情况。运动负荷逐渐增加,不可过劳,用力柔和稳定,无痛为度。运动训练时嘱患儿正常呼吸,避免闭气使劲。关节活动度练习和肌力练习同步进行,避免关节不稳导致的关节损伤。在功能训练阶段一定要以游戏形式为主,提高患儿积极性,如有必要可几名患儿小组内对抗形式进行训练。此外,要注意的是骨骼对超声波吸收很强,对骨折愈合和肌腱韧带粘连效果很好,但是直接作用于患处易引起疼痛,大剂量作用于未骨化的骨骼,可导致骨发育不全,且儿童骨骺区禁用超声波,所以在剂量应用上要相对慎重。治疗师与临床医师充分沟通及对患儿家长进行宣教非常重要,要让家长清楚物理治疗早期介入的重要性。

第五节　案 例 解 析

一、右上臂肱骨髁上骨折

患儿,女,6 岁,右上臂肱骨髁上骨折术后 3 天行康复治疗。

与骨科医师会诊后,该患儿未行内固定,仅手法复位后用外支具固定肘关节 90° 前臂中立位,无神经血管损伤,右上臂明显水肿,屈肘位肘横纹上 5cm 处上臂肌围度右侧较左侧粗约 3cm,右上肢神经感觉无异常。

此为第一阶段(愈合期康复):肩关节和腕关节在无痛范围内进行主动活动,因无内固定等金属物,故可进行超短波疗法以消除肢体肿胀,缓解疼痛。进行贴扎疗法消除肢体水肿。对家长进行指导,通过抬高患肢、冰敷等方式消除肢体肿胀。

1 周后复查,肘关节无明显疼痛,X 线复查显示无骨折移位或成角发生,肢体水肿明显减轻,屈肘上臂肘横纹上 5cm 处肌围度左 < 右 2cm。此时依然属于第一阶段,但治疗方案进行了修改,添加了无痛范围内肘关节的等长收缩训练,结合日常生活活动,诱导患儿进行右上肢肩、腕、指关节的主动活动(肘关节无痛范围),但应注意避免产生代偿运动。

3 周后复查 X 线,X 线显示骨折线模糊,有连续性骨痂通过骨折线,达骨性愈合。肘关节局部无压痛、肿胀,无纵向叩击痛,骨科进行了外固定的去除。此时肘关节屈伸受限,肘关节主动关节活动范围为 80°~100°,被动关节活动范围 70°~130°,前臂的旋前旋后被动关节活动度未受限,主动关节活动范围旋前 30°,旋后 40°,肩、腕关节无明显活动受限,双上肢肌围度无明显差异。九孔插板试验左侧 50 秒,右侧 52 秒。屈肘肌力 4 级,伸肘肌力 4 级,前臂内外旋肌力均为 4⁻,此时上肢可平举 1kg 重物 1 分钟,已达临床愈合标准。

此为恢复期康复:训练前进行蜡疗 20 分钟,运动此时仍以主动活动为主,被动运动应适量,动作宜平稳缓和,不引起明显的疼痛和肌痉挛。配合着 1kg 的沙袋进行力量训练,此时加入作业治疗,以穿脱衣物、写字、画画等活动为主,针灸运用电针,每次 25 分钟。

训练 2 周后,患儿肘关节活动范围恢复正常,双侧上肢力量基本相等。

二、右上肢桡骨颈骨折

患儿,女,9 岁,因右上肢桡骨颈骨折后行内固定,术后 1 个月自行锻炼 2 周无效来河北省儿童医院康复理疗科寻求帮助。

询问病史,该患儿行右桡骨颈骨折闭合复位内固定术后 1 个月,外支具已去除,保留弹性髓内钉,无神经血管损伤,右上肢明显水肿,屈肘上臂肘横纹上 5cm 处肌围度左 < 右 3cm,腕横纹上 7cm 处肌围度左 < 右 1.5cm,无感觉异常,患儿因家庭训练疼痛感较强,因此不配合,有抗拒心理。

第一次评定时,患儿肩关节和腕关节均正常,肘关节主动关节活动度 70°~120°,被动关节活动度 65°~130°,前臂的旋前旋后被动关节活动度受限,旋前 30°,旋后 40°,主动关节活动度旋前 30°,旋后 30°。进行贴扎疗法消除肢体水肿,每日 1 次。对家长进行指导,通过抬高患肢、冰敷等方式消除肢体肿胀。结合日常生活活动,诱导患儿进行右上肢肘关节的主动活动(肘关节无痛范围),但应注意避免产生代偿运动。半导体激光,每日 1 次。

2 周后复查 X 线,X 线片显示骨折线模糊,有连续性骨痂通过骨折线,达骨性愈合。肘关节局部无压痛、肿胀,无纵向叩击痛。此时肘关节屈伸受限,肘关节主动关节活动度为 20°~130°,被动关节活动度 0°~140°,前臂的旋前旋后被动关节活动度受限,旋前 60°,旋后 55°,主动关节活动度旋前 50°,旋后 40°,肩、腕关节无明显活动受限,双上肢肌围度无明显差异。九孔插板试验左侧 50 秒,右侧 52 秒。屈肘肌力 4 级,伸肘肌力 4 级,前臂内外旋肌力均为 4⁻,此时上肢可平举 1kg 重物 1 分钟,已达临床愈合标准。

此为恢复期康复:训练前进行蜡疗 20 分钟,运动此时仍以主动活动为主,被动运动应适量,动作宜平稳缓和,不引起明显的疼痛和肌痉挛。配合着 1kg 的沙袋进行力量训练,此时加入作业治疗,以穿脱衣物、写字、画画等活动为主,针灸使用电针,每次 20 分钟。

训练 2 周后,患儿去除髓内钉,肘关节活动范围恢复正常,双侧上肢力量基本相等。

(王 栩 岳 雷)

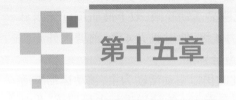

第十五章

先天性马蹄内翻足

第一节 概 述

一、定义

先天性马蹄内翻足（congenital clubfoot）是一种常见的先天性足畸形，以后足马蹄、内翻、内旋，前足内收、内翻、高弓为主要表现。

二、病因

先天性马蹄内翻足的病因目前仍不清晰，考虑与神经肌肉病变、血管发育异常、骨骼发育异常、软组织异常、遗传以及宫内发育阻滞等因素有关。

三、发病率

先天性马蹄内翻足的发病率约占存活新生儿的1‰，双侧者占半数，单侧者右侧稍多于左侧，男孩居多，男女发病率之比约为3：1。

四、临床表现

出生后一侧或双侧足出现程度不等的内翻、内收、下垂畸形，踝关节呈跖屈位。一般分为松软型与僵硬型，婴儿期内多为松软型，轻者可用手法完全矫正，重者只能部分矫正。患儿学走路时，用前足或足外侧缘着地行走，严重者足背着地行走，此时为僵硬型，呈现严重马蹄内翻、内收畸形，手法矫正困难。

（一）诊断

诊断主要依据患儿病史和临床表现等。有时，严重的跖骨内翻畸形可能会与马蹄内翻足混淆，但马蹄内翻足还存在马蹄畸形。存在马蹄内翻足畸形时，要仔细检查有无其他肌肉骨骼系统的问题。注意足的大小、形状和踝关节活动度。体格检查发现脊柱和骨盆有畸形时，要予以X线检查。

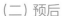

（二）预后

患儿出生 7~10 天内,治疗效果最好;9 个月龄以前,治疗非常有效;9~28 个月龄之间,治疗有效,能矫正全部或大部分畸形;28 个月龄以后,治疗仍然有效,但孩子可能还需要做另外的手术。如果马蹄内翻足未经治疗,骨骼将产生许多其他晚期继发性改变,改变取决于软组织挛缩的严重程度和行走对骨骼的影响,在未经治疗的成年人中,某些关节可能自发融合或发生退行性改变。

第二节　康复评定

对于先天性马蹄内翻足患儿来说,康复评定十分重要。当患儿的功能有所改变时,或者当患儿及其家庭需求增多的时候,对疾病进展过程的详细记录有助于及时调整康复计划。具体的康复评定内容包括:一般检查,Pirani 畸形程度评分,肌力、关节活动度评定,运动功能评定,平衡功能评定,步态功能评定等。

一、一般检查

询问病史,检查马蹄内翻足患儿体征,了解四肢畸形情况,注意足的大小,形状和踝关节活动度。检查足外侧有无麻木区,腰骶部小凹或窦道及皮肤的色素是否存在改变。检查髋关节是否发育不良,膝关节有无畸形。检查脊柱和骨盆是否有畸形。

二、Pirani 畸形程度评分

Pirani 畸形程度评分是比较常用的评价方法,用于评价 2 岁以内未经过手术治疗的先天性马蹄内翻足畸形的程度,详见表 15-1。将畸形的程度记录下来,使得治疗师了解治疗的进展及跟腱切断术的指征和时机。Pirani 畸形程度评分有 6 个不同的体格检查项目,每项结果,0 分为正常,0.5 分为中度畸形,1 分为严重异常。每侧足分别评分,最高分为 6 分,分数越高表明畸形越严重。

表 15-1　Pirani 马蹄内翻足畸形分类法

体格检查发现	0 分	0.5 分	1 分
后部褶皱严重程度(足固定于最大矫正位)	多个细微褶皱	1~2 个深度褶皱	改变足弓形态的深褶皱
足跟空虚(足踝处于最大矫正位)	跟骨结节易触及	跟骨结节难触及	跟骨结节无法触及
跖屈僵硬性(伸膝、足踝最大矫正位)	踝正常背伸	踝背伸超过中立位,但不完全	踝无法背伸到中立位
内侧褶皱严重程度(足固定于最大矫正位)	多个细微褶皱	1~2 个深度褶皱	改变足弓形态的深褶皱
距骨头外侧部触诊(前足充分外展)	舟骨完全"退缩",外侧距骨头不能触及	舟骨部分"退缩",外侧距骨头可略微触及	舟骨无"退缩",外侧距骨头可触及
足外缘屈曲度	平直	远端轻度弯曲	跟骰关节弯曲

三、影像学检查

在诊断马蹄内翻足时,很少应用X线、超声和MRI检查,因为积极的治疗多在早期进行,此时婴幼儿的骨化尚不完全,X线诊断的作用是有限的。但随着年龄的增长,X线在确定病变程度以及评价治疗效果上十分重要:①在正位X线片上测定跟距角,若小于30°,表明足部无内翻;②胫跟角,足最大程度背伸,其正常下垂角度应超过80°;③舟骨若向背侧移位则表示中跗关节排列不佳。

四、肌力评定

肌力测定通常包括徒手肌力测定法、等速肌力测定、器械肌力检查法等方法。对于马蹄内翻足患儿,通常需要测定踝关节背屈、外翻肌群肌力,同时髋关节屈曲、后伸、内收、外展肌群肌力,膝关节屈曲、伸展肌群的肌力测定对患儿运动功能评定也有非常重要的意义。

五、关节活动度评定

关节活动度异常会严重影响运动发育,甚至导致畸形与挛缩。先天性马蹄内翻足患儿需要评定踝关节主动活动度和被动活动度,包括足背曲、跖屈、内翻、外翻。检查结果参照正常关节活动范围进行判断,左右侧对比,避免代偿活动。

六、运动功能评定

部分先天性马蹄内翻足患儿存在运动功能发育落后,可用Peabody运动发育量表第2版或Gesell发育量表评定。

七、平衡功能评定

平衡功能评定方法可用国内外临床上应用最为普遍的Berg平衡量表(Berg balance scale,BBS)。量表项目可分为静态、动态两大类,从平衡的两个基本类别测试患儿的平衡功能,能够全面反映患儿的平衡能力。

八、步态功能评定

步态分析分为定性分析和定量分析。前者通常采用目测观察的方法,马蹄内翻足患儿步行时,足触地部位主要是足前外侧缘。行走时支撑相早期和中期由于踝背屈受限,导致胫骨前移不足,从而促使支撑相末期膝关节过伸。由于膝关节过伸,足蹬地力量不足,髋关节代偿性屈曲,患肢摆动相跨越障碍能力下降;后者需要简单的仪器或三维步态分析来采集数据和分析步态的运动学和动力学的特征(图15-1)。

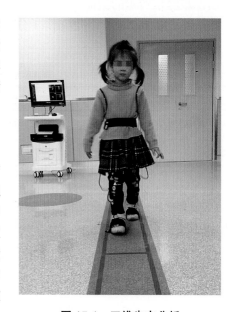

图15-1 三维步态分析

第三节 物 理 治 疗

实施物理治疗的主要原则是治疗越早越好,依据患儿功能障碍特点,采取相应治疗方法,尽可能矫正畸形,增强肌肉力量,改善关节活动度,提高患儿整体运动水平,从而使患儿最大程度参与到日常生活中。

一、肌力训练

对于年龄较小的患儿,可以通过游戏的形式来训练肌肉力量。而对于年龄较大、较为配合的患儿,可以进行踝背伸肌群、踝外翻肌群主动肌力训练、抗阻肌力训练增强肌肉力量,同时可采用PNF,利用牵伸、关节挤压等本体感觉刺激促进运动功能的恢复。

增强踝背伸肌群肌力:患儿采取仰卧位,稍屈膝,踝中立位,治疗师面向患儿站立,一手握住足跟,另一手放在足背并向足底施加压力。患儿抗阻力全范围背伸(图 15-2)。

增强足外翻肌群肌力:患儿采取坐位,小腿垂于床沿,足置于治疗师大腿上,治疗师面向患儿坐位,一手握住患儿小腿远端,另一手握住其足的外侧缘并向内侧施加阻力,嘱咐患儿足部进行全范围外翻活动(图 15-3)。

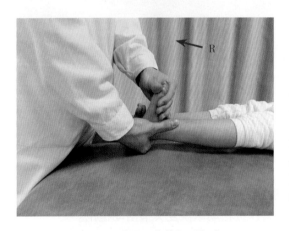

图 15-2 增强踝背伸肌群肌力

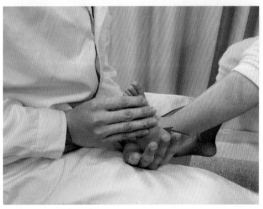

图 15-3 增强踝外翻肌群肌力

二、牵伸训练

通过牵伸训练可改善踝关节活动度,矫正马蹄内翻畸形,巩固和维持治疗效果。指导患儿在长坐位下将毛巾环绕足下方,要求患儿拉毛巾外侧使足跟和足底外旋,对于无法完成此动作的患儿,则需要被动手法牵伸,患儿取仰卧位,治疗师将患儿的下肢外展、外旋后,拖住患儿足底部向前、向外牵伸踝关节周围肌肉,并反复活动踝关节,扩大踝关节活动范围,最大阻力的方向即为牵伸方向,牵伸过程中不可过度用力,防止肌腱拉伤(图 15-4)。

三、关节活动训练

包括被动、主动辅助、主动关节活动,重要的是在可承受疼痛范围内活动关节,若可主动运动就选择主动运动。

增加踝背伸活动度训练:患儿仰卧,踝中立位。治疗师站在其患足外侧,上方手握住小腿远端,下方手托住足跟,前臂掌侧抵住足底。活动时下方手将足跟稍向远端牵引,同时前臂将足压向头端(图 15-5)。

增加足外翻活动度训练:患儿仰卧,踝中立位。治疗师站在患足外侧,上方手握住患儿小腿远端,下方手拇指和其余四指分别握住其足跟两侧,前臂掌侧接触其足底,将足跟向外侧转动(图 15-6)。

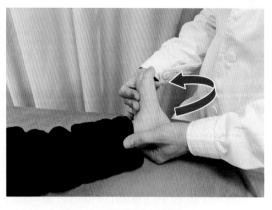

图 15-4　牵伸踝关节周围肌肉

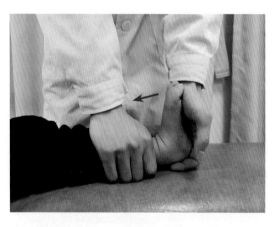

图 15-5　增加踝背伸活动度训练

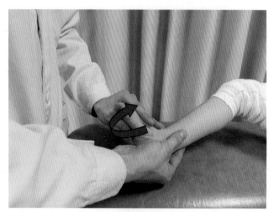

图 15-6　增加足外翻活动度训练

四、关节松动术

第 I 级或第 II 级的牵引和滑动技术可有效改善关节内液态动力学,改善关节软骨功能,缓解疼痛。当关节活动受限时,可应用第 III 级或第 IV 级松动术恢复关节活动范围。

五、平衡训练

平衡训练可分为静态平衡和动态平衡两种,静态平衡是指人体在无外力的作用下保持某一静态姿势,自身能控制及调整身体平衡的能力,可通过施加外力破坏平衡。应首先从维持静态稳定的姿势开始。患儿采取站立位,治疗师借助器械向患儿各个方向施加推力,打破原有平衡,使患儿重建平衡。然后逐渐过渡到动态平衡,患儿站在平衡垫上,与治疗师进行抛接球游戏,保持平衡。训练基本原则为支撑面积由大变小,身体重心由低到高。应着重强调患儿的主动参与,提高患儿的兴趣性,从而使平衡训练能够将环境与任务相结合,更多地转移到生活中。

六、步行能力训练

若患儿具有步行能力,治疗师可让其在呈凹面的两条三角形长木板上行走,以改善患儿

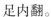

足内翻。

七、运动发育的促进

大多数先天性马蹄内翻足患儿进行矫形治疗时,患儿的粗大运动、精细运动、语言功能等仍处于发育阶段,此时不仅要关注足部畸形矫正治疗,还需关注患儿整体运动发育水平。早期可对头控、躯干控制、上肢精细运动等进行训练,在患儿进行石膏矫形和佩戴支具的阶段也应采取一些相应的训练促进运动发育。

八、物理因子治疗

根据具体情况可选用低频、中频电疗以及温热疗法,以防止肌肉萎缩、缓解局部疼痛和增强软组织的伸展性。

九、Ponseti 石膏技术

Ponseti 方法是国际上公认的先天性马蹄内翻足非手术治疗方法,在治疗特发性畸形足中成功率在 90% 以上,并且已经证明有很好的远期效果。Ponseti 方法不仅可应用于新生儿,也可应用于年长患儿或经过初次治疗后畸形复发的患儿,但对于年长患儿该方法成功率较低。对于幼儿,非手术治疗仍然应该作为首选治疗方案考虑。

(一) Ponseti 管型石膏的运用

Ponseti 石膏固定术分为两个阶段:治疗和维持。

治疗阶段:首先通过手法矫正,然后进行石膏固定。每次石膏固定都要使足位于矫正的位置上,以使足逐渐重塑。一般需要 5~6 次石膏固定可完全矫正足踝力线。在进行最后一次石膏固定术前,大部分患儿都需行经皮跟腱切断术,目的在于矫正踝关节跖屈。

手法矫正:为防止错误的手法和提高治疗效果,精确定位距骨头非常重要。手法矫正顺序应为先矫正前足弓形足部畸形和内收,然后矫正足跟内翻,最后矫正后足跖屈。

在手法矫形之后应用石膏固定,使紧张的肌腱及韧带达到充分的伸展拉长。治疗开始时对于未行走的患儿应用屈膝 90° 的长腿石膏,5~7 天更换;对于已开始行走的患儿应用屈膝 70° 的长腿石膏,原因是避免影响患儿站起的功能。长腿石膏对维持距骨下强大的足外旋力量、允许足内侧结构充分伸展及预防石膏滑移非常重要。

第一次石膏固定重点在于矫正弓形足,同时矫正中足内翻和足跟内翻畸形,目的是将前足旋后以使前足与中足排列一致,获得适度外展。

若第一次石膏固定后高弓足消失,之后的石膏固定目标在于矫正中足内翻和足跟内翻,主要围绕距骨头使足外展,同时让旋后随之减少,目的在于使足跟处于中立位并使未行走的患儿得到 50°~60° 外展,已开始行走的患儿得到 30°~50° 外展;若第一次石膏固定后高弓足状况仍未减轻,之后应以矫正高弓足为首要任务。

最后一次石膏矫形目标在于最大化使患足外展以及背屈,大多数的患儿为预防"摇椅底"畸形需行经皮跟腱切断术,未行走的患儿应有 60°~70° 的外展及 15°~30° 的背屈;已经行走的患儿应有 30°~60° 的外展及 10°~20° 的背屈。

维持阶段:支具是 Ponseti 治疗中一个很重要、很关键的部分,为了防止复发,患儿在拆除最后一个石膏后应立即穿戴支具维持患足的矫正位置,对于未能行走的患儿,应每天穿戴支具 23 小时,持续 3 个月,然后改为夜间穿戴,持续 3~4 年,不按规定的方式和时间穿戴支具是马蹄内翻足复发最常见的原因。

（二）畸形复发的处理

马蹄内翻足完全矫正之后，在穿戴支具的阶段，畸形有可能会复发。在复发的病例中超过 80% 是因为没有正确穿戴支具，若患儿足跟内翻复发，用手法矫正加上 1~3 次石膏固定，石膏保留 1~2 周，矫正后继续规范穿戴支具；若患儿跖屈复发，用手法矫正加上 1~3 次石膏固定，石膏保留 1~2 周，有可能重复经皮跟腱切断术，随后石膏固定 3~4 周，矫正后继续规范穿戴支具，如果复发 3 次有可能需要做胫前肌转移术，把胫前肌肌腱转移到外侧楔骨使该肌不再成为旋后肌。

十、预防水肿

通常可通过休息（支具、肌内效贴、石膏）、冰敷、压迫和抬高下肢预防水肿，若产生水肿，则可根据水肿的严重程度，通过按摩、肌内效贴、I 级关节松动术等减轻水肿。

第四节 小   结

先天性马蹄内翻足是骨与关节疾病中最常见的先天性畸形，治疗不及时或治疗方法不当，畸形将愈发严重，并且负重步行后畸形发展得更快。如能早期适当处理，大多可获得较好的畸形矫治，获得良好的功能。非手术治疗是先天性马蹄内翻足的首选治疗方法。治疗方法依据患儿的年龄与畸形程度而不同，预防畸形的复发非常重要，Ponseti 治疗方法中良好的支具佩戴依从性在维持矫正和预防复发中具有重要作用。

第五节 案 例 解 析

患儿，男，90 天，发现双足内翻畸形 90 天。剖宫产，出生时有羊水呛入史，无窒息。无药物及食物过敏史。查体：四肢肌张力正常，双踝关节主动活动受限。双足发育较小，双前足内收、内旋，中足内收移位高弓畸形，后足内翻和马蹄改变，跟腱细紧，皮肤挛缩，足部畸形手法不能复位，足外侧缘呈弧形，双下肢无水肿。X 线示马蹄内翻足改变。Pirani 评分：左足后足评分：0.5 分（后部褶皱严重程度）+0.5 分（足跟空虚）+1 分（跖屈僵硬性）=2 分。左足中足评分：0.5 分（内侧褶皱严重程度）+1 分（距骨头外侧部触诊）+1 分（足外缘屈曲度）=2.5 分；右足后足评分：0.5 分（后部褶皱严重程度）+1 分（足跟空虚）+1 分（跖屈僵硬性）=2.5 分。右足中足评分：0.5 分（内侧褶皱严重程度）+1 分（距骨头外侧部触诊）+1 分（足外缘屈曲度）=2.5 分。

诊断：双马蹄内翻足。诊断依据：①患儿出生即发现双足畸形；②查体，双足发育较小，双前足内收内旋，中足内收移位高弓畸形，后足内翻和马蹄改变，跟腱细紧，皮肤挛缩，足部畸形手法不能复位。

康复治疗经过：①予以 Ponseti 方法系列石膏矫正双足畸形。石膏矫形后 Pirani 评分：左足后足评分：0 分（后部褶皱严重程度）+0 分（足跟空虚）+0.5 分（跖屈僵硬性）=0.5 分。左足中足评分：0 分（内侧褶皱严重程度）+0.5 分（距骨头外侧部触诊）+0.5 分（足外缘屈曲度）=1 分；右足后足评分：0 分（后部褶皱严重程度）+0.5 分（足跟空虚）+0.5 分（跖屈僵硬性）=1

分。右足中足评分:0 分(内侧褶皱严重程度)+0.5 分(距骨头外侧部触诊)+0.5 分(足外缘屈曲度)=1 分。②患儿拆除石膏后进行运动功能评定、双踝关节关节活动度测量、徒手肌力测试、肌张力评定、足部外形评估。结果提示:患儿运动发育落后,肌张力正常,双踝关节背伸、跖屈、外翻肌力弱,足部外形好。予以运动功能训练、物理因子治疗、踝关节牵伸术、关节松动术等治疗 2 周,并指导家长在日常生活中帮助患儿正确穿戴支具。康复治疗 2 周后患儿出院,指导患儿家长出院后进行踝关节牵伸术和踝关节主动运动,1 个月后复查。

(杨光显　张华杰　李传博　徐晓明)

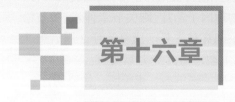

第十六章

青少年特发性脊柱侧凸

第一节 概　述

一、定义

青少年特发性脊柱侧凸（adolescent idiopathic scoliosis，AIS）是发生于 10 岁以上至发育成熟前人群的脊柱侧凸。脊柱侧凸是指脊柱的一个或数个节段在冠状面上向侧方的弯曲，形成一个带有弧度的脊柱畸形，通常伴有横断面上椎体旋转和矢状面上生理弧度的改变，是一种复杂的三维脊柱畸形。国际脊柱侧凸研究学会（Scoliosis Research Society，SRS）对脊柱侧凸的定义为：应用 Cobb 法测量站立位全脊柱冠状面 X 线上的脊柱侧方弯曲，如果 Cobb 角大于或等于 10° 则可明确诊断。特发性脊柱侧凸是指发病原因不明的脊柱侧凸。

二、流行病学

流行病学调查显示，脊柱侧凸在青少年中有较高的患病率，近年来呈逐渐上升的趋势，已成为青少年时期的第五大常见病。我国中小学生脊柱侧凸患病率为 1.02%~5.14%，女性患病率较高，其中 90% 以上患儿为 AIS。

三、病因

AIS 的病因仍不明确，多数学者认为其病因涉及多种综合因素，考虑与遗传、激素、结构畸形、神经肌肉失调、脊柱脊髓异步生长等有关。有研究报道，部分 AIS 患儿存在直系亲属和具有血缘关系的非直系亲属的家族史，而血缘关系越近，其患病率越高，有研究 AIS 患儿有家族史的患病率超过 30%，而高达 97% 的 AIS 患儿有家族倾向；目前，有研究认为 Hox 基因、MATN1 基因、CHD7 基因可能与 AIS 的发生有关。

四、分型

(一)根据发病年龄分型

可分为婴儿型、儿童型、青少年型和成人型。婴儿型 0~3 岁发病,以男婴多见,多数在生后 6 个月内进展;儿童型 3~10 岁发病,多见于女孩;青少年型 10~18 岁发病,最为常见;成人型是指 18 岁以后发现的。本章内容仅针对 18 岁以内发病的患者。

(二)根据侧凸角度的大小分型

可分为轻度、中度、重度、极重度。轻度 AIS 可分为轻度(Cobb 角≤15°)和轻中度(16°≤Cobb 角≤24°);中度可分为中度(25°≤Cobb 角≤34°)和中重度(35°≤Cobb 角≤44°);重度 AIS 为 45°≤Cobb 角≤59°;Cobb 角≥60°即为极重度。

(三)根据顶椎所在解剖位置分型

顶椎位于 C_1 至 C_{6-7} 椎间盘为颈弯;顶椎位于 C_7 至 T_1 为颈胸弯;顶椎位于 T_{1-2} 椎间盘至 T_{11-12} 椎间盘为胸弯;顶椎位于 T_{12} 至 L_1 之间为胸腰弯;顶椎位于 L_{1-2} 椎间盘至 L_{4-5} 椎间盘为腰弯;顶椎位于 L_5 至 S_1 之间为腰骶弯。

五、临床特征

(一)外观和解剖学改变

AIS 常因早期畸形不明显,易被忽视。随着侧凸发展,出现非对称性脊柱,常影响躯干外观,最明显的躯干畸形表现为侧凸,且不能由改变姿势而纠正。AIS 患儿常出现身高不及同年龄儿童,患儿的一侧肋骨和肩胛骨凸起,而另一侧肩膀上升或臀部凸起,且当躯干向前弯曲时,凸出侧肋骨后隆起明显,呈"剃刀背畸形"。严重病例或胸弯尤以侧凸畸形为明显,严重畸形者可继发胸廓畸形;胸腰弯则由于畸形相互平衡造成侧凸畸形不及胸弯明显,不易发现,但仍可见整个躯干缩短。

从解剖学角度,AIS 解剖学改变包括棘突、椎板及小关节的改变、肋骨的改变、椎间盘、肌肉及韧带的改变和内脏的改变。

1. 棘突、椎板及小关节的改变　主要为凹侧的椎体楔形变伴椎体旋转,椎弓根变短、变窄,椎板略小于凸侧;凸侧的椎体和棘突则向凹侧旋转。患儿棘突向凹侧倾斜,使凹侧椎管变窄;可发生凹侧的小关节增厚并硬化形成骨赘。

2. 肋骨的改变　凸侧的椎体、横突及肋骨后角部向后旋转可导致凸侧肋骨移向背侧,使凸侧胸后壁隆起,形成隆凸,严重者称为"剃刀背",并使同侧胸前壁凹陷。凸侧肋骨互相分开,间隙增宽;凹侧肋骨互相靠近,并向前突出,使凹侧的胸后壁平坦和胸前壁突起畸形,表现出胸廓不对称。

3. 椎间盘、肌肉及韧带的改变　凹侧椎间隙变窄,凸侧增宽,凹侧的韧带和小肌肉挛缩,凸侧的韧带和肌肉的萎缩。

4. 内脏的改变　严重胸廓畸形使肺脏受压变形,可引起肺泡萎缩继而导致肺的膨胀受限、肺内张力过度,甚至造成循环系统梗阻,严重者可引起肺源性心脏病。

(二)疼痛

胸腰段、腰段和腰骶段侧凸的患儿常存在不同程度的腰背痛,疼痛部位多见于右侧胸腰段。颈胸段以上的脊柱侧凸有时会出现头痛症状。疼痛的严重程度与侧凸的类型有关,与侧凸程度无关。

(三)平衡功能障碍

AIS 患儿常存在平衡功能障碍,可能与其肌梭障碍、肌肉弹性障碍继而破坏本体感觉和平衡控制有关,主要表现为足底压力中心位置异常、重心移动范围增大、躯体摆动增大、稳定性降低以及跌倒风险增高。

(四)肺功能障碍

轻中度 AIS 患儿基础心肺功能不受限制,但患儿有氧耐力较差,表现为最大运动耐量试验时通气量和最大摄氧量的显著减少。严重脊柱侧凸畸形者可因胸廓畸形影响心肺发育,可发生质性改变,出现易疲劳、运动后气短、呼吸困难、心悸等症状,甚至心肺衰竭。肺功能不全常见于 Cobb 角大于 80°或旋转角度较大的患儿,尤其在单胸弯中多见。

(五)心理功能障碍

AIS 患儿普遍担心自身外观,对自身外观认知的改变是脊柱侧凸患儿心理特征变化的应激原,其心理特征可表现为躯体化、敏感、偏执、抑郁和焦虑。女性患儿较男性更易发生抑郁和焦虑,重度脊柱侧凸患儿心理异常较中、轻度脊柱侧凸患儿更明显,自杀倾向更强、酗酒率更高。

(六)其他功能障碍

部分脊柱严重畸形的患儿可出现神经系统牵拉和压迫症状,如会阴区麻木、大小便功能障碍、下肢麻木无力、走路不便等,甚至出现截瘫。

六、临床评定

(一)病史

详细询问与脊柱畸形有关的一切情况,如患儿的健康状况、年龄及性成熟等,了解畸形的开始情况、进展速度及连续治疗的效果和畸形对患儿的影响。了解既往史、手术史、外伤史和家族史。应了解患儿家族中任何成员有无脊柱畸形及有无神经肌肉病史;已进行保守治疗的患儿,应了解治疗方法、频率及持续时间等。

(二)体格检查

检查时,患儿需要充分暴露躯干。要求患儿向前弯腰,观察两侧后背是否对称,检查者应从患儿前方、侧方和后方仔细观察;注意皮肤的色素改变,有无咖啡斑及皮下组织肿物,背部有无异常毛发及囊性物;观察背部有无肩部、肩胛骨、骶髂后凸,脊柱活动是否受限;注意乳房发育情况、胸廓是否对称,有无漏斗胸、鸡胸及肋骨隆起及手术瘢痕。早期轻型 AIS 的背面征象:两肩不等高,肩胛一高一低、一侧腰部皱褶皮纹,腰前屈时两侧背部不对称呈"剃刀背",脊柱偏离中线。

测定两侧季肋角与髂骨间的距离,还可通过从颅骨底部或 C_7 棘突放铅垂线来评定脊柱偏离正中线情况,一般铅垂线不应偏离股沟超过 1~2cm;同时通过测量 C_7、L_3 到铅垂线的距离可评定患儿矢状面生理性前凸、后凸情况。检查脊柱屈曲、过伸及侧方弯曲的活动范围;检查各个关节是否松弛,如腕及拇指可接近,手指过伸,膝或肘关节的反曲等。检查患儿的身高、坐高、体重、双臂间距、双下肢长度;应仔细进行神经系统检查,检查感觉、运动、肌力、肌张力和反射以确认是否存在神经损害。婴儿型 AIS 必须进行详细的体格检查,并且记录是否存在四肢畸形。

七、预后

在骨骼尚未发育成熟的患儿中,如果肋椎角差(rib-vertebral angle difference,RVAD)大于20°,则侧凸易进展;如果肋椎角差小于20°,则侧凸有可能自行消退。85%婴儿型特发性脊柱侧凸具有自限性,双胸弯易进展并发展为严重畸形;67%儿童型特发性脊柱侧凸为进展型侧凸;AIS的预后与侧凸进展风险、是否合理干预密切相关。一般而言,侧凸角度越大、骨骼发育越不成熟则进展风险越大,若不及时干预,会严重影响疾病的预后。

第二节　康复评定

AIS的康复评定应包括影像学评定、平衡功能评定、肺功能评定、生活质量评定等。

一、影像学评定

AIS的影像学评定需对脊柱侧凸角度的测量、脊柱的旋转程度和骨成熟度加以评定,其主要包含X线摄片和磁共振成像(magnetic resonance imaging,MRI)。

(一)X线摄片

AIS的X线摄片包括站立位全脊柱正、侧位像。临床上常使用X线摄片测定Cobb角评定AIS患儿的侧凸程度、监测侧凸的进展和治疗效果,并对侧凸进行分类,必要时可拍摄脊柱弯曲像以预测脊柱柔韧度。

1. 摄片要求　拍摄站立位全脊柱正侧位片时,需包括第一胸椎至第一骶椎。婴儿在能站立前,可采用卧位全脊柱像检查。站立位全脊柱正侧位片可以确定侧凸的类型、部位、严重程度、柔韧性、矢状面生理性弯曲的变化,可排除先天性椎体畸形。

2. X线摄片的测量

(1) Cobb角的测量:利用X线摄片测量Cobb角是诊断脊柱侧凸的金标准。SRS建议采用的Cobb角测量法包括三个步骤:①确定上端椎;②确定下端椎;③在上端椎椎体上缘和下端椎椎体下缘各画一横线,以此两横线为标准各作一垂直线,两条垂线的夹角即为Cobb角。其中,端椎是指脊柱侧凸的弯曲中最头端和尾端的椎体。若端椎上、下缘不清,可取椎弓根上、下缘的连线,然后取其垂线的交角即为Cobb角。

此外,顶椎的确定可以帮助判断主侧弯。顶椎是指脊柱侧凸的弯曲中畸形最严重、偏离垂线最远的椎体。主侧弯(原发侧弯)是最早出现的弯曲,也是最大的结构性弯曲,柔韧性差。次侧弯(代偿性侧弯或继发性侧弯)是最小的弯曲,可以是结构性也可以是非结构性,位于主侧弯上方或下方,弹性较主侧弯好,作用是维持身体的正常力线,椎体通常无旋转。当有三个弯曲时,中间的弯曲常是主侧弯;有四个弯曲时,中间两个为双主侧弯。

(2) Risser征:将髂嵴分为4等分,骨化由髂前上棘向髂后上棘移动,骨骺移动25%为Ⅰ度,50%为Ⅱ度,75%为Ⅲ度,移动到髂后上棘为Ⅳ度,骨骺与髂骨融合为Ⅴ度,如图16-1所示。

(3) 侧凸旋转度的测量:AIS常有不同程度的椎体旋转畸形。可采用Nash-Moe法测定脊柱旋转角度,根据正位片椎弓根的位置,将其分为5度,如图16-2所示。在正位片上,将椎体纵分为6等份,自凸侧至凹侧为1~6段。

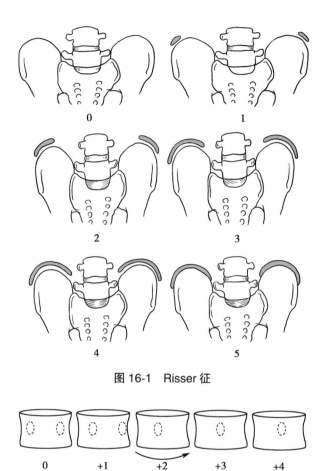

图 16-1 Risser 征

图 16-2 Nash-Moe 法测定脊柱旋转角度

0 级:(无旋转):椎弓根呈卵圆形,两侧对称,并位于外侧段。

1 级:凸侧椎弓根两侧缘稍变平,轻度内移,但仍在外侧段。凹侧椎弓根向外移位,外缘影像渐消失。

2 级:凸侧椎弓根影像移至第 2 段,凹侧椎弓根基本消失。

3 级:凸侧椎弓根影像移至椎体中线或在第 3 段。

4 级:凸侧椎弓根越过中线至第 4 段,位于椎体的凹侧。

(4) 肋椎角差(RVAD):在正位 X 线摄片上选定侧凸的顶椎进行测量。RVAD 是指顶椎凹侧肋椎角减去凸侧肋椎角的角度差。测量时先经顶椎椎体的下缘画一条水平横线,在此线的中点(即顶椎的重点)做一垂直于水平线的竖线。然后再画双侧肋骨头的中部至肋骨颈中部连线并将其延长。经肋骨头、颈的延长线与上述垂直相交的角度即为肋椎角,可帮助判断年龄小的特发性脊柱侧凸患儿的预后。

(5) 进展风险的评定:根据国际脊柱侧凸整形外科和康复治疗协会(Society on Spinal Orthopedic and Rehabilitation Treatment,SOSORT)指南,AIS 进展风险是由患儿的实足年龄、Cobb 角和 Risser 征来决定的。

(二) MRI

可排除椎管内病变,如脊髓空洞症、Chiari 畸形、脊髓栓系和脊髓纵裂等。尤其对于"非典型性"AIS（如胸椎左侧凸）的患儿，可能伴有局部感觉或运动的缺失、腹壁反射异常、病理反射阳性、异常的皮肤表现等，建议进行 MRI。此外，所有婴儿型特发性脊柱侧凸均应行 MRI 以明确潜在的神经轴畸形。

二、平衡功能评定

AIS 患儿平衡功能多通过静态姿势图进行评定。静态姿势图可定量评定 AIS 患儿静态站立的平衡功能。静态姿势图由受力平台、显示器、计算机及相关软件组成。患儿脱鞋后静止站立于受力平台上，双手自然垂于身体两侧，两眼平行注视前方 2~3m 墙上标志物，分别测试特定站立姿势的平衡情况。受力平台能感受人体站立时的负重情况和重心的移动情况并通过摆动频率、摆动幅度、摆动速度、跌倒指数等参数反映人体平衡功能的参数。

三、肺功能评定

AIS 患儿常表现为限制性通气功能障碍，需行肺功能测试。肺活量以实测值占预测正常值的百分比来表示。80%~100% 为肺活量正常，60%~80% 为轻度限制，40%~60% 为中度限制，低于 40% 为严重限制；第一秒用力呼气量（forced expiratory volume in one second，FEV_1）与总的肺活量比较，正常值为 80%。AIS 患儿的肺总量和肺活量减少，而残气量多正常。肺活量的减少与侧凸的严重程度有关。

四、生活质量评定

（一）脊柱侧凸研究学会患儿问卷

脊柱侧凸研究学会患儿问卷表（Scoliosis Research Society outcomes instrument，SRS-22）是脊柱侧凸研究学会在全球重点推荐使用的量表，是一种简单、实用的 AIS 患儿专用健康相关生存质量（health-related quality of life，HRQOL）量表，可实时提供 AIS 患儿 HRQL 信息。SRS-22 问卷共 22 个项目。内容涉及 5 个维度，包括功能活动（第 5、9、12、15、18 项）、疼痛（第 1、2、8、11、17）、自我形象（第 4、6、10、14、19 项）、心理健康（第 3、7、13、16、20 项）以及对治疗的满意程度（第 21、22 项）。各个项目均为 1~5 分，5 分代表极好，1 分代表极差。治疗的满意程度维度的总分为 2~10 分，其他四个维度的总分都为 5~25 分。每个维度的结果通常用均值来表达，即每个维度的总分除以项目数。SRS-22 问卷被广泛用于评估脊柱侧凸的影响和治疗效果。

（二）健康调查简表

健康调查简表（the MOS 36-item short-form health survey，SF-36）是美国医学研究局设计的普适性 HRQL 评定量表，包括 8 个维度：生理功能（PF）、生理职能（RP）、身体疼痛（BP）、总体健康（GH）、活力（VT）、社会职能（SF）、情感职能（RE）、精神健康（MH）。该量表不仅用来评定 AIS 患儿的生存质量，还被作为标准对照来评价其他脊柱侧凸生存质量量表的信效度，在临床应用极为广泛，但缺乏对外观、治疗满意度的评估，对脊柱侧凸患儿评价缺乏特异性。

第三节　物 理 治 疗

　　AIS 的病因至今无法确认,但随着对其病理学研究的发展,其保守治疗方法也在不断进步。物理治疗作为 AIS 保守治疗的主要内容,包括运动治疗、手法治疗、矫形器治疗等。

一、运动治疗

　　运动治疗包括一般运动治疗和脊柱侧凸特定运动治疗(physiotherapeutic scoliosis-specific exercises,PSSE)。一般运动治疗通常包括以热身、肌力训练等为基础的低强度的牵伸和身体运动,如瑜伽、普拉提等。PSSE 则是指针对脊柱侧凸的畸形或生物力学而设计的特殊的运动方案,目前国际上有多个 PSSE 的学派,包括脊柱侧凸科学训练方法脊柱侧凸三维矫正疗法、脊柱侧凸科学训练方法(scientific exercises approach to scoliosis,SEAS)、Dobosiewicz 法等,其内容主要包括三维方向上的自我矫正、稳定化矫正姿势训练、日常生活中姿势训练等。

(一)脊柱侧凸三维矫正疗法

　　又称 Schroth 法。1920 年 Katharina Schroth 在德国根据经典物理治疗原则创立了这一“脊柱侧凸三维矫正疗法”。Schroth 将人体躯干分成三个模块,由下至上依次为:腰-骨盆带、胸带、颈肩带,三个模块的功能和姿势在三维方向上相互影响和代偿。脊柱侧凸患儿的椎体和脊柱三维方向存在畸形和异常,躯干某一个部位的继而造成其他部位由于姿势调整和平衡反射而出现代偿性改变。基于此,Schroth 法根据侧凸的不同种类将脊柱侧凸分为“三弧模式”和“四弧模式”两个主要的模式,利用身体模块相互运动,重建躯干的平衡状态。训练过程中,矫正平衡的趋势和力量可以通过身体姿势的改变传导至脊柱,从而改善脊柱畸形。其主要治疗原则为:

　　1. 身体轴向拉伸　根据侧凸和躯干异常弯曲姿势,尽可能将身体伸展,同时保持骨盆稳定,防止在运动中身体过度伸展或屈曲,激活椎旁肌群,为自我矫正姿势做准备。

　　2. 根据模块分型反向矫正、反向旋转　针对身体不同模块在冠状面、矢状面、水平面上脊柱畸形方向,反向矫正和旋转躯干模块,使躯干模块相互作用,尽量形成正确的位置和姿势,矫正脊柱畸形,如图 16-3 所示。

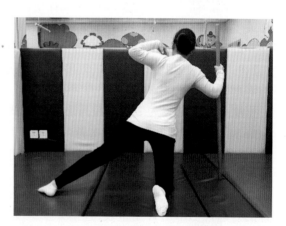

图 16-3　Schroth 法训练

　　3. 易化、稳定矫正姿势的训练　利用肌肉等长与等张收缩、视觉反馈、本体感觉刺激、平衡训练等方法,从神经生理学方面增强脊柱的自我矫正能力,使正确的姿势得以强化和稳定,达到自我姿势矫正的目的。

　　4. 特殊的呼吸训练　Schroth 法具有独特的呼吸训练方法,在进行运动训练时均要配合针对性的呼吸训练。通过呼吸对肺部和胸腔产生的力量,对侧凸和身体姿势产生矫正,改善呼吸功能的同时,对胸廓畸形、形体塌陷、姿势的易化和稳定都起到重要的作用。

(二)脊柱侧凸科学训练方法

随着对 AIS 病理学认识的改变,很多学者对脊柱侧凸科学训练方法的治疗理念和方式进行着不断更新。此方法可有效减少 AIS 患儿 Cobb 角改善平衡功能,改善低角度 AIS 患儿的运动控制、生物力学和心理等多方面的功能缺陷;也适用于矫形器治疗的脊柱侧凸患儿,降低矫形器治疗需要,提高矫形器治疗疗效,预防矫形器治疗的副作用。SEAS 治疗主要内容包括三维方向上的主动自我矫正、在矫正的姿势下进行肌肉力量训练、提高平衡功能、运动控制模式化、有氧运动训练和矫形器治疗患儿的针对性训练。

1. 三维方向上的主动自我矫正　由于脊柱在冠状面和矢状面同时被矫正时,水平面上的畸形也会同时得到矫正,因此要强化患儿完成冠状面和矢状面上的矫正训练。三维方向上的主动自我矫正是针对患儿畸形最重要的治疗方法,主要包括以下步骤:①冠状面上侧凸顶椎附近椎体向凹侧侧移矫正训练;②矢状面异常弧度矫正:加强胸椎的后凸和腰椎的前凸训练,患儿可以对着镜子自己进行此训练;③矢状面和冠状面联合矫正。如图16-4 所示。

2. 在矫正的姿势下进行肌肉力量训练　在自我矫正的姿势下,应用等长肌肉收缩,训练椎旁、腹部、下肢和肩胛带的肌肉肌力,尽可能长时间维持自我矫正姿势并用力收缩对应肌群,达到稳定姿势和肌力训练的目的。

3. 提高平衡功能　通过静、动态平衡功能训练,在自我矫正姿势下,提高训练难度,改善平衡功能,如图 16-5 所示。

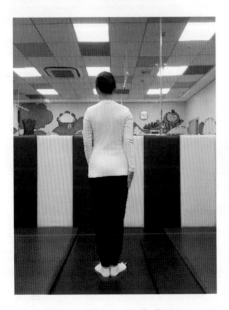

图 16-4　SEAS 法自我矫正

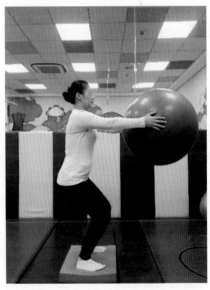

图 16-5　SEAS 法模式化训练

4. 运动控制模式化　训练患儿在矫正和更好的平衡姿势下进行各种日常活动,逐渐形成正确的身体姿势模式,如行走姿势训练,类似"猫步"的姿势可以提高矢状面上的矫正。

5. 有氧运动训练　适量的有氧训练,可以提高患儿运动能力,改善心肺功能,有利于身体功能恢复。

6. 矫形器治疗患儿的针对性训练　可减少制动或矫形器本身带来的副作用,如肌力减弱、矢状面弧度减少、呼吸障碍等问题。

(1) 矫形器治疗前训练:通过脊柱各个方向关节活动度训练,使矫形器治疗达到最大矫正角度。

(2) 矫形器治疗期间训练:在矫形器佩戴间隙,进行矢状面训练和呼吸训练,增加胸部后凸和腰部前凸,防止肌力减弱,改善呼吸功能。

(三) Dobosiewicz 法

创立于 1979 年,同样强调三维方向上脊柱和姿势的自我矫正,先将骨盆和肩带放置在一个对称的姿势,再对侧凸主弧进行自我矫正。这一治疗方法可有效阻止脊柱侧凸进展并改善呼吸功能,一般使用于单弯患儿,可以作为单一的治疗手段进行康复,也可配合矫形器治疗进行每天 1~2 小时锻炼,同样也适用于手术患儿的术前康复训练。

以胸椎右侧凸为例。患儿可出现胸椎椎体矢状面上的移位,导致胸椎正常生理弧度减少,发生在冠状面上侧凸和水平面上的旋转都与其相关。Dobosiewicz 法是利用四点撑位、坐位、跪位、站立位等不同体位下脊柱矢状面上的矫正运动和姿势纠正,配合呼吸训练,将矢状面上的生理弧度恢复,当矢状面和水平面的畸形得到纠正后,冠状面的侧凸会得到一定程度的纠正,同时通过闭链训练提高脊柱和躯干的稳定性,如图 16-6 所示。

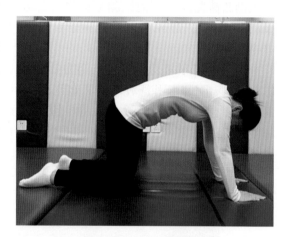

图 16-6　Dobosiewicz 法四点撑位矫正

二、手法治疗

临床上,常见有将关节松动技术、软组织松动技术等手法与运动治疗同时应用于 AIS 治疗中,但手法治疗作为一种单一的疗法,其治疗机制和疗效尚不明确。对于脊柱侧凸畸形引起的肌肉、韧带、筋膜等软组织异常,以及疼痛等症状,手法治疗可以起到一定的疗效;手法对肌肉骨骼系统有放松作用,更有利于异常姿势的矫正。

三、矫形器治疗

矫形器是脊柱侧凸最常用的保守治疗方法。根据矫正侧凸位置的高低,脊柱侧凸矫形器可分为颈胸腰骶矫形器和胸腰骶矫形器两类。颈胸腰骶矫形器是指带有颈托或上部金属结构的矫形器,如 Boston 改良型和 Milwaukee 矫形器,这类矫形器可矫正颈椎范围的脊柱侧凸。胸腰骶矫形器是指不带颈托、高度只达腋下的矫形器,也称腋下型矫形器,如 Boston 矫形器、Charleston 矫形器,此类矫形器只限于侧弯顶点在 T_7 以下的脊柱侧凸。根据矫形器材质可分为硬质矫形器和软质矫形器,国内常见使用的是由金属条、高温塑料等硬材质制作的硬质矫形器,而国外目前出现一种利用绑带等对患儿进行姿势矫正的软质矫形器。由于矫形器的种类很多,对各种矫形器疗效评价不一,总体来说矫形器是治疗脊柱侧凸的有效方法,可以阻止或减缓侧凸进展,尤其对于一些小年龄、自身配合治疗程度较差的患儿,矫形器相比运动治疗对侧凸的疗效要好。

矫形器的疗效也与佩戴时间、矫形器类型有关。例如,夜间硬矫形器仅在睡觉时佩戴,每天佩戴 8~12 小时;非全天硬矫形器是每天佩戴 12~20 小时的硬矫形器;全天硬矫形器则是每天佩戴 20~24 小时的硬矫形器。长时间佩戴矫形器会影响肌肉、呼吸等功能,因此,在佩戴矫形器的同时,患儿应进行适量的运动训练,以避免矫形器带来的副作用,并配合针对性的运动治疗一起进行,才能发挥最佳治疗效果。

四、其他治疗

牵引疗法可牵伸肌肉和韧带,增加躯干骨骼的活动度,改善脊柱的异常生理弧度,但使用时要注意患儿年龄、骨骼情况等,切不可过度。气压式减重疗法也可用于脊柱侧凸的治疗,根据侧凸情况,使用悬吊绑带对凸侧加压,并在减重状态下进行运动平板活动。牵引疗法和减重疗法一般作为运动治疗和矫形器的辅助疗法同时进行,临床上不作为单独的治疗方法被推荐使用。

家庭康复方案作为 AIS 保守治疗的一部分,由康复治疗师根据患儿的具体情况进行个性化制订,主要治疗目标包括:①控制脊柱畸形的进展;②纠正患儿先前的不良姿势;③建立正确的呼吸模式;④增强维持脊柱正确姿势的肌肉力量,调整两侧脊柱椎旁肌肌力的平衡;⑤预防患儿因脊柱侧凸引起的继发性畸形。内容主要包括家庭康复体操、不同体位的脊柱纵轴伸展、呼吸训练三大方,训练需循序渐进、持之以恒。此外,为确保治疗效果,患儿要做好定期复查和随访,康复治疗师及时复评并调整方案。进行家庭康复治疗期间,需严格按照康复治疗师的要求实施,家长协助做好督促。

第四节　小　结

青少年特发性脊柱侧凸不仅影响患儿的外观体态、心肺功能,重者可致截瘫,还可导致患儿心理社会适应不良,成为自杀的高危人群。AIS 患儿的严重程度及进展风险主要依据影像学指标判断。对于 AIS 患儿,从侧凸被发现并确诊后起,由于受不同时期身体生理状态(如生长速度、侧弯和畸形程度、畸形进展风险等)、患儿需求等多种因素的影响,康复治疗的目标和方法选择也不相同,应根据临床诊断和病情进行适时调整脊柱侧凸的康复治疗是一个长期的、动态的过程。此外,如 AIS 患儿出现以下情况,则需考虑进行手术治疗:①生长期儿童的侧凸不断加重;②青春期的严重畸形(>50°)伴有躯干不对称;③非手术方法不能缓解的疼痛;④胸椎前凸;⑤明显的外观畸形。6%~29% 的患儿需要二次手术,手术可能出现疼痛、急性或延后的深部感染、假关节或植入物突出等问题。

AIS 的康复治疗是一个长期的、动态的过程,虽然存在着众多不同的观点和治疗理念,但由于国际医学界至今没有完全统一的疗效评判标准,因此对各种康复治疗的疗效评价也存在不同的观点,康复治疗不能像手术治疗那样起到短期明显的效果,但其对于脊柱侧凸患儿在生理学、功能学,以及心理学等各方面的恢复中起着重要的作用,相信随着对 AIS 病因病理学研究的深入,其康复治疗疗效和技术也会得到更加广泛的认可和应用。

第五节　案　例　解　析

一、青少年特发性脊柱侧凸案例一

患儿,女,9 岁。足月顺产,背部姿势不佳 1 个月余,活动不受限。摄片示:脊柱侧凸(胸右腰左),$T_5 \sim T_{11}$Cobb 角 14°,$T_{12} \sim L_4$Cobb 角 13°,Risser 征为 0,颈椎生理曲度减小,肺通气正常。

既往史:月经初潮未至。

查体:神清,反应可,右肩高,右腰背部突出,测角器(scolimeter):2°/3°/5°。关节松弛,皮肤无咖啡牛奶斑,无异常毛发,双下肢等长,肌力、肌张力正常。

测评:平衡测试跌倒指数 100,高跌倒风险。

门诊诊断:脊柱侧凸。

治疗目标:纠正异常姿势,矫正脊柱畸形,提高核心肌群肌肉力量,提高平衡功能,增强活动能力。

1. 脊柱操姿势自我纠正　俯卧位,用毛巾卷将移位进行矢状面纠正,配合呼吸训练;仰卧位,将毛巾卷垫于颈部,起到纠正颈部曲度异常。身体轴向拉伸:左侧卧位,将毛巾卷垫于腰段最凸处,右手同时伸直牵伸凹侧;平板支撑,提高核心肌肉力量,增加躯干稳定性等。

2. 手法治疗　筋膜放松:包括背部浅层肌肉的放松,背阔肌、腰方肌牵伸,椎旁深层肌肉的刺激,配合呼吸训练;关节松动。

3. 家庭康复　包括身体轴向拉伸、核心肌群等长肌力训练,以及维持正确的坐位、站立及行走姿势,每日 1~2 次,每次 20~30 分钟,持之以恒。

患儿 3 年后复查:经过 3 年康复治疗后,患儿脊柱侧凸角度明显改善(Cobb 角均小于10°),不良姿势得到纠正和改善,整体稳定性和平衡能力明显改善,核心力量提高。建议坚持练习家庭脊柱操,每年定期随访。

二、青少年特发性脊柱侧凸案例二

患儿,女,11 岁。足月顺产,背部姿势不佳半个月余,活动不受限。摄片示:脊柱侧凸(胸右腰左),$T_4 \sim T_9$Cobb 角 25.4°,$T_{10} \sim L_5$Cobb 角 35.7°,Risser 征为 0,肺通气正常。

既往史:月经初潮未至。

查体:神清,反应可,左肩高,右肩背部凸出,左腰背部凸出,立位骨盆倾斜,左髂前上棘高,测角器(scoliometer):10°/5°/7°。关节松弛,皮肤无咖啡牛奶斑,无异常毛发,双足前足外翻,双足跟骨外翻,双下肢等长,肌力、肌张力正常。

测评:平衡测试跌倒指数 100,高跌倒风险。

门诊诊断:脊柱侧凸。

治疗目标:纠正异常姿势,抑制脊柱畸形进展,改善脊柱畸形,提高核心肌群肌肉力量,提高平衡功能,增强活动能力。

1. 脊柱操姿势自我纠正　俯卧位,用毛巾卷将移位进行矢状面纠正,配合呼吸训练;仰卧位,配合毛巾圈和弹力带,纠正骨盆倾斜,加强菱形肌及脊柱肌肉力量平衡;手膝位支撑,右手左膝撑地,左手右腿同时伸直,进行纵轴牵伸和核心肌群力量训练。

2. 手法治疗　筋膜放松:包括背阔肌、腰方肌牵伸,椎旁深层肌肉的刺激,椎旁深层肌肉的刺激,配合呼吸训练;关节松动。

3. 家庭康复　包括身体轴向拉伸、核心肌群的肌力训练,以及维持正确的坐位、站立及行走姿势,每日 1~2 次,每次 20~30 分钟,持之以恒。

4. 支具治疗　每天佩戴支具 20 小时,脊柱操锻炼前后取下支具。

患儿 2 年后复查:患儿经过 2 年康复治疗后侧凸角度明显改善,不良姿势得到纠正和改善,平衡能力明显改善,核心肌群力量增加。建议坚持进行医院治疗及家庭脊柱保健操,每半年定期随访。

(陈　楠)

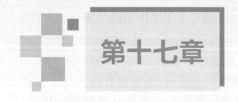

第十七章

发育性髋关节发育不良

第一节 概 述

一、定义

发育性髋关节发育不良(developmental dysplasia of the hip,DDH),旧称先天性髋关节脱位(congenital dislocation of the hip),是髋关节在发育过程中以空间和时间上的不稳定为特征的一组病变的总称,包括髋关节脱位、半脱位和髋臼发育不良,是一种与出生有关的髋关节发育性病变,也是儿童骨骼关节畸形的主要疾病。DDH这一术语已经取代先天性髋关节脱位,因为它更能准确地反映导致未成熟髋部畸形形成的所有范畴。"DDH"名称的变化,反映了人类对于该疾病认识的深入,也表明了该疾病多变的特性和复杂的病程。DDH的范围,包括在出生时就已经明显具有临床体征的髋关节脱位病变(出生前脱位、畸形性髋关节脱位),也同时包含了在出生第一年中所有髋关节不稳定性病变,甚至包含儿童期临床毫无表现但却在青少年期或是成人早期出现髋关节症状的病变(髋关节半脱位、髋臼发育不良)。

DDH是指股骨头、髋臼在大小、形状、方向及组织学上的异常,或两者兼而有之,主要分为髋关节发育不良、髋关节半脱位和髋关节脱位。

1. 髋关节发育不良 又称为髋关节不稳定,股骨头在髋臼内的面积减少,同时存在半脱位与脱位的趋势,早期常无症状,生后有很高的比例呈现髋关节不稳定,X线常以髋臼指数增大为特征,有的随生长发育而逐渐稳定,有的采用适当的髋关节外展位而随即自愈,但是也有少数病例持续存在着髋臼发育不良的改变,年长后出现症状,是以发育不成熟、变浅的髋臼为特征,它可以导致股骨头半脱位或完全脱位。

2. 髋关节半脱位 是指股骨头从正常位置移出但仍然有一部分被髋臼覆盖,该型股骨头及髋臼发育差,股骨头向外轻度移位,未完全脱出髋臼,髋臼指数增大,它既不是髋关节发育不良导致的结果,也不是髋关节脱位的过渡阶段,而是一个独立的类型,可以长期存在。关节造影观察手术中发现,在髋臼的外方形成一个膜样隔膜而限制其完全复位。

3. 髋关节脱位 指髋关节完全脱位,为最常见的一型,股骨头已完全脱出髋臼,向外上、后方移位,盂唇嵌于髋臼与股骨头之间,该型根据股骨头脱位的高低分为三度(表17-1)。脱位的分度标志着脱位的高低,对手术前牵引方法的选择、治疗后合并症的发生以及预后均有直接关系。

表 17-1 股骨头脱位分度

分度	标 准
Ⅰ度	股骨头向外方移位,位于髋臼同一水平
Ⅱ度	股骨头向外上方移位,相当于髋臼外上缘部分
Ⅲ度	股骨头位于髂骨翼部分

DDH 与人类长久健康有着密切的关系,严重的髋关节脱位,可以直接影响到儿童的行走能力,而很多儿童期没有明显症状的轻度髋关节发育不良都与晚期髋关节的退行性病变有着密切的联系。

二、流行病学

DDH 是小儿骨科最常见的髋关节疾病,发病率高且不同地区差异较大,国内资料显示其发病率为 1.1‰~3.8‰,而非洲地区极少见。美国儿科学会对世界各地 DDH 的调查研究进行荟萃分析,发现骨科医生的检出率为 11.5‰,高于儿科医生的检出率 8.6‰,低于超声波检查的阳性率 25‰。DDH 发病率的差异可能与地区、种族及样本量、检查方法、诊断标准和诊断时机均未统一有关。尽管已有许多新生儿的筛查手段,但因地区间医疗水平的差异,我国仍有大量新生儿、儿童被漏诊或者没有得到恰当的治疗而发展为晚期病例。

三、病因

DDH 病因尚未完全明确,普遍认为其发病是种族、基因突变、环境等多因素作用的结果,关于 DDH 的病因研究如下:

(一) 髋关节囊和韧带松弛

在临床工作中,认为关节松弛是 DDH 的基本特征之一。有研究表明,关节囊与韧带松弛是导致 DDH 的主要病因之一 。而不同类型的胶原蛋白的比例变化是髋关节囊和韧带松弛的主要原因。除了胶原蛋白含量及比例变化外,细胞外基质中其他成分弹性蛋白、网状蛋白等也有一定影响,但这些均有待于进一步深入研究和探讨。

(二) 内分泌因素

1. 雌激素 雌激素对 DDH 的发生有着重要影响。有研究发现,高水平雌激素作用于髋关节囊韧带会引起关节松弛,雌激素通过使髋关节松弛促进了 DDH 的发生。

2. 松弛素 松弛素是妊娠期间由黄体和胎盘合成和分泌的一种多肽激素,在分娩期与雌孕激素的共同作用下可引起骨盆韧带、耻骨联合的松弛和子宫颈的扩张,以利于胎儿通过。因此推测松弛素也可通过脐血循环使胎儿关节松弛而导致 DDH 的发生。

（三）机械因素

在正常状态下，髋关节各种方向的力量保持平衡，使股骨头和髋臼保持良好的解剖关系，有利于髋臼和股骨头的正常发育。在胚胎时期及小儿发育时期，任何引起髋臼力学变化的因素，如胎位不正、臀位产、不良姿势等都有可能改变甚至破坏髋关节的解剖关系，继而发生髋关节脱位。

（四）遗传因素

流行病学研究显示，遗传因素在 DDH 的发生中起重要作用，12%~33% 的 DDH 患儿有阳性家族史。但该病遗传并非单基因遗传，是复杂的多基因遗传，不同的患病个体之间存在很大的遗传异质性，因此该遗传不符合孟德尔遗传规律。因该病是多个微效基因和主效基因功能的叠加与环境因素共同作用的结果，因此遗传基因研究相对复杂。

因此，以下人群应作为重点检查对象：①有发育性髋脱位家族史者；②发育性髋脱位高发地区和民族；③存在先天性马蹄内翻足、关节松弛、肌性斜颈和其他四肢畸形者；④臀位产或剖宫产分娩者；⑤大腿皮纹不对称者；⑥女婴。

四、临床表现

不同年龄 DDH 患儿其临床表现与体征不一样，具体如下：

0~6 个月：大腿皮纹和臀纹不对称，关节弹响和下肢不等长等，脱位侧髋关节外展试验阳性，Ortolani 征 /Barlow 征阳性，Allis（Galleazzi）征阳性等。

7~18 个月：患儿开始行走后，其临床症状依据病变的严重程度而各异。如果仅系髋臼发育不良，检测不出临床症状。如果有半脱位，临床症状可能有迟发 Trendelenburg 征或行走过多以后出现跛行。如果完全脱位，患儿在站立相的每一步都有跛行，对侧骨盆向下垂，脊柱向脱位侧弯曲，就是所谓的 Trendelenburg 步态的 Duchenne 代偿。单侧髋关节受累的患儿通常试图通过脚尖行走或屈曲对侧膝关节来补偿肢体的短缩。临床检查中受累下肢短缩，大转子突出，臀部扁平而增宽。髋关节外展和伸直受限，Trendelenburg 征阳性。如双侧受累，典型步态是鸭步，双大腿间距增加，会阴部变宽。增大的骨盆前倾和股骨头后脱位导致腰椎前突和腹部隆起。

18 个月 ~8 岁（行走年龄）：跛行、鸭步；下肢不等长、腰椎前凸增大、髋外展受限、Allis 征阳性、Trendelenburg 征阳性等。

8 岁以上（大龄 DDH）：除上述表现外，或伴有疲劳性疼痛和关节运动终末挤压痛（半脱位患儿）等。

五、诊断及鉴别诊断

（一）诊断

目前 DDH 的确诊主要依靠影像学检查（超声波检查、X 线平片检查、CT 检查、MRI 影像学检查）进行，而髋关节手法检查在早期诊断中承担重要角色。

1. 髋关节手法检查　早期诊断的传统方法是临床的髋关节手法检查，主要是对其双下肢的观察，包括大腿和臀部的皮纹是否对称、双下肢及大腿的长度是否等长等。另外，Ortolani 和 Barlow 的动态试验可以显现并评估髋关节稳定性。如果在 Ortolani 或 Barlow 实验中发现可疑，医生应在随后的 2 周继续随诊。

Ortolani 征（弹入试验）或外展试验：让患儿仰卧并屈髋屈膝至 90°，检查者将拇指放在患儿大腿内侧,示指和中指放在大转子处,将两侧大腿逐渐外展、外旋。如有脱位,可感到弹响或跳动声,髋部才能外展、外旋至90°,如将大腿内收、内旋,拇指向外推,股骨头可再脱位,再次有弹响或跳动声,称为 Ortolani 试验阳性(弹进弹出试验),适用于新生儿的检查。

Barlow 征(弹出试验):婴儿平卧,检查者的两侧中指放在两侧大转子处,两手拇指放在大腿内侧小转子附近,将髋屈至90°,膝完全屈曲,然后将两髋外展至45°,若检查者中指感到股骨头滑入髋臼内,表明有脱位。再用置于大腿内侧小转子附近的拇指将股骨头推向外后侧,若感到股骨头自髋臼后缘滑出,放松拇指后,股骨头又滑入髋臼内,表明髋是不稳定的,称为 Barlow 征阳性。年龄较大患儿不宜做此检查。

2. 影像学检查　超声波髋关节检查已公认为早期诊断 DDH 的首选方法。超声对于髋关节的位置、髋臼的发育和髋关节不稳定都很敏感。超声波具有穿透软骨的特性,特别适合在股骨头尚未出现骨化的新生儿和婴儿中施行检查。超声评价髋臼发育情况的测量指标主要有 α 角、β 角和股骨头骨性髋臼覆盖率。

超过6个月婴儿 X 线是有意义的。评估婴儿骨盆前后位平片上几个参考指标和角度的测量十分关键。Hilgenreiner 线(H 线)是通过两侧 Y 形软骨顶部的水平线。Perkin 线为一条经过髋臼外缘的垂线。Perkin 线和 H 线将髋臼分为4个象限。在正常的婴儿髋关节中,股骨头位于内下象限。髋关节脱位时,股骨头往往不在内下象限。Shenton 线是骨盆前后位 X 线片上连接闭孔上缘和股骨近端内侧缘的一条自然弧线。该弧线中断表明髋关节发育不良或脱位。经过髋臼外上缘与髋臼的髂骨下外侧点之间的直线,与 H 线相交,所形成的锐角称为髋臼指数。它是用来测量髋臼顶斜度和髋臼生长的指数。正常情况下从出生到8岁,髋臼角逐渐减小,此后到成年期保持不变。Harris 报道了髋臼角的正常上限值:1岁以下,<30°;1~3岁,<25°;4岁~成年,<21°。

CT 及 MRI 三维重建技术可以更为直观、准确地显示髋关节及软组织的结构改变,有望进一步提高发育性髋关节发育不良的诊治水平。

(二)鉴别诊断

1. 先天性髋内翻　又称扁平髋,多见于4~8岁儿童,男孩较女孩多5倍。以髋部疼痛和跛行为主要症状和体征,疼痛常向膝部、大腿内侧和臀部放散。X 线片显示股骨头变扁、碎裂并有透亮区。晚期可有股骨头脱位,但髋臼发育良好,颈干角与前倾角尚正常,此与先天性髋关节脱位不同。

2. 病理性髋脱位

(1)小儿髋关节结核:好发于10岁以下儿童,如不治疗病灶破坏发展较快,患肢出现短缩和畸形。早期患侧髋关节疼痛,活动受限并有跛行,也可有膝部或大腿前方疼痛。检查患髋各方向活动均受限,并伴有肌肉痉挛,日间肌痉挛的保护作用在夜间入睡后消失而出现夜啼。晚期会出现窦道口及髋关节的病理脱位,实验室检查血沉增快。与先天性髋关节脱位病程长,无疼痛症状和体征显然不同。

(2)小儿急性化脓性髋关节炎:以婴儿和1~2岁小儿最多。多有外伤或感染史,起病较急。以髋部疼痛、跛行、活动受限为主诉,有发热或高热等全身反应。血沉增快,白细胞或中性粒细胞增高等与先天性髋关节脱位明显不同。

六、预后

本病应早诊断、早治疗。治疗越早效果越好,年龄越大效果越差。大部分新生儿,髋部不稳定现象会随着生长发育而逐渐稳定,60% 在 1 周内稳定,90% 在 2 个月稳定,12 个月大时髋关节功能及 X 线检查在正常范围。未治疗的 DDH 婴幼儿很少有功能障碍与疼痛。即使髋关节脱臼的儿童,除了存在髋部外展肌无力外,在生命早期其活动功能无明显异常,慢慢地随着年龄长大才有功能性障碍、疼痛或髋关节出现提早退化等现象。单侧脱位的患儿常表现为两腿不等长、脊柱侧凸或异常步态;双侧脱位的患儿则会有背痛问题。持续性 DDH 患儿,若有脱位,通常到青少年时期,剧烈活动就易出现髋部疼痛,且有提早髋关节退化现象。

第二节 康复评定

一、一般检查

(一) 肌力评定

常用方法:徒手肌力测定。

被检查的体位:原则为肢体运动方向与重力方向相反或采用去除重力的体位,舒适、稳定、运动无障碍;被检查肌肉应处于关节全伸展位。

按照肌群进行评定,髋关节前屈肌群、髋关节后伸肌群、髋关节内收肌群、髋关节外展肌群、髋关节内旋肌群和髋关节外旋肌群。

(二) 肢体长度测量

常用下肢标志点:髂嵴、髂前上棘、股骨大转子、股骨内上髁、股骨外上髁、膝关节间隙、内踝、外踝、趾尖。

1. 下肢全长测量 髂前上棘至内踝尖、股骨大转子至外踝尖。
2. 大腿长度测量 股骨大转子至膝关节间隙线、股骨大转子至股骨外上髁。
3. 小腿长度测量 膝关节间隙线至外踝、腓骨小头至外踝。

(三) 关节活动度测量

主要测量双侧髋关节屈曲、伸展、内收、外展、内旋及外旋的角度,并进行记录。

二、特殊检查

在新生儿阶段详尽的体格检查是对高风险婴儿进行筛查的重要工具。髋关节评估首要是观察双下肢,移去尿布同时让婴儿放松。DDH 患儿大腿皮纹不对称明显(图 17-1),臀部变得扁平,另外一个特别明显的特征是股骨头脱离髋臼向上方移位,会使患侧大腿较健侧大腿短(图 17-2)。

1. 外展试验 正常婴儿双髋外展一般在 70°~80°,若外展在 50°~60° 为阳性,在 40°~50° 为强阳性。大多数髋关节脱位患儿此试验为阳性或强阳性。

2. 股动脉搏动减弱 腹股沟韧带与股动脉交叉点以下一横指可扪到股动脉,股骨头衬托股动脉,搏

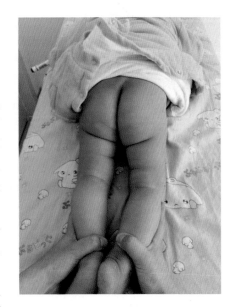

图 17-1 大腿皮纹不对称

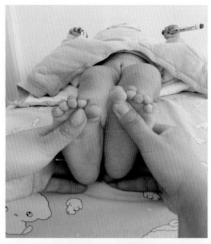

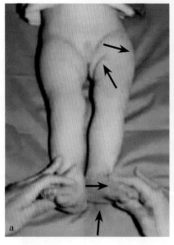

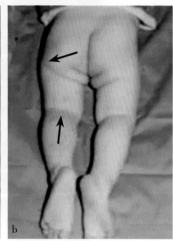

图 17-2　长短腿

动强而有力。股骨头脱位后股动脉衬托消失,搏动减弱,检查需两侧对比。

3. Allis 征　双髋屈曲 90°,双膝充分屈曲时,因髋关节脱位使大腿短缩,所以一侧膝关节低于对侧膝关节,称 Allis 征阳性(图 17-3)。此征只适用于单侧发病者。

4. Ortolani 征　婴儿取髋关节屈曲 90°仰卧体位,检查者一手握住一侧膝关节或固定骨盆,另一手握住一侧下肢,拇指放于大腿内侧,其他四指放于大转子处,向下肢加压外展(图 17-4),可听到或感到弹跳则为阳性,这是由脱位的股骨头通过杠杆作用滑入髋臼而产生的。如该体征阳性是髋关节脱位最可靠体征。

5. 望远镜试验　又称套叠征,检查者一手握住大腿远端,另一手拇指和其余四指置于髂嵴处,令髋关节处于内收位(图 17-5),相继屈曲和伸直牵拉动作时

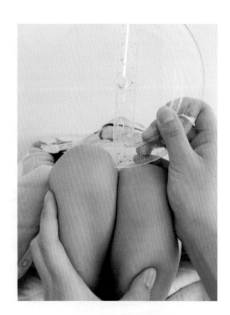

图 17-3　Allis 征阳性

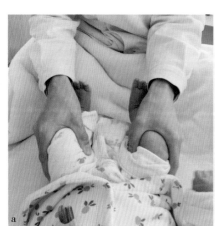
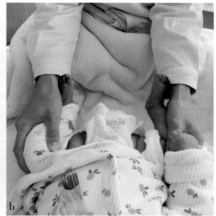

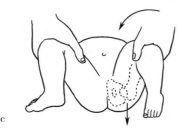
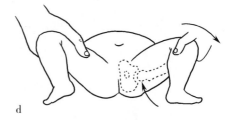

图 17-4 Ortolani 征

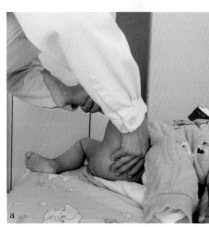
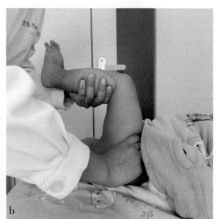

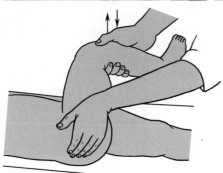

图 17-5 望远镜试验

有活塞样异常活动或感觉者为阳性。

6. Trendenbury 试验　又称单髋负重试验。正常单侧肢体站立时,对侧臀皱襞向上倾斜。当健肢站立时,对侧臀皱襞向上倾斜,当患肢站立时,对侧臀皱襞并不向上倾斜,反而呈下降现象为阳性(图 17-6)。说明股骨头不在原位,不能有效地抵住骨盆,臀肌稳定髋关节的功能减低或消失。因此本试验在臀中肌麻痹、髋内翻等原因引起的髋关节不稳定状态也可出现。

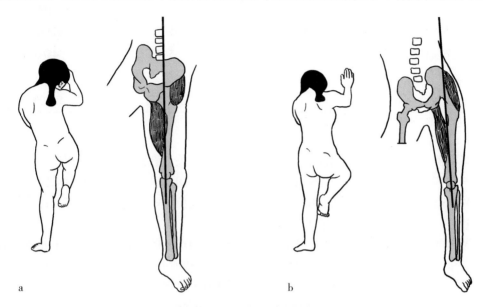

图 17-6　Trendenbury 试验
a. Trendenbury 阴性；b. Trendenbury 阳性

7. 大粗隆上升　正常婴儿自髂前上棘经大粗隆顶点至坐骨结节呈一条直线,称做奈氏线(Nelaton)。倘若股骨头不在髋臼内,而向上脱位时,大粗隆随之上升,这三点不在一条直线上。

三、平衡功能评定

所谓平衡功能评定,就是指依照特定的方法或程序对人体的平衡功能进行定量和(或)定性的描述和分析的过程。方法主要如下:

1. 观察法　站立位反应(闭目直立检查法)、跨步反应。
2. 量表法　Berg 平衡量表得分:<40,有摔倒的危险;0~20,限制轮椅;21~40,辅助下步行;41~56,完全独立。
3. 平衡测试仪　通过仪器测量患儿的平衡功能。

四、影像学检查

1. 超声　超声检查对 DDH 的早期诊断具有非常重要的价值。Graf 根据不同的超声表现按病变程度将婴儿髋关节分为Ⅰ、Ⅱ、D、Ⅲ、Ⅳ五型,其中 D 型为即将脱位,详细的分型不仅体现了不同类型 DDH 髋关节的病理发展史,还可为其治疗方案的选择提供指导,Graf 分型也成为临床使用最多的经典分型。尽管超声筛查在 DDH 的早期诊断中发挥了巨大作用,仍有漏诊或晚期诊断的病例存在,随着股骨头骨化中心的形成和增大,超声检查的作用也随之下降。

超声波髋关节检查的结果判断标准(表 17-2)。

表 17-2　超声波髋关节检查的结果判断标准

分类	α 角(°)	β 角(°)	MR(%)
正常髋关节	>60	<55	>60
髋关节不稳定	55~60	<55~77	45~60
髋关节发育不良	50~55	<55~77	45~60
髋关节半脱位	<50	>77	<45
髋关节脱位	<45	无法测量	无法测量

MR 为超声波测量的骨性髋臼对股骨头的覆盖率

动态覆盖指数(dynamic coverage index,DCI)是指髋关节在冠状位屈曲和内收时超声测量的髋臼对股骨头的包容率。Alexiev 等将其用于指导 DDH 的分型,DCI>50% 提示髋关节稳定、30%~50% 提示中度半脱位、10%~30% 为严重半脱位、<10% 则提示脱位,此方法还可用于对 DDH 儿童保守治疗的效果进行监测。

2. X 线平片　X 线片是 6 个月以上儿童初步诊断 DDH 的首选方法。由于儿童股骨上段尚未完全骨化,加上髋臼大部分为软骨性结构,髋臼和股骨头的关系尚不十分明了,学者们设计了一系列经典的影像学测量方法用于指导 DDH 的诊断和分型。在骨盆前后位 X 线片上,Hilgenreiner 线(H 线)是通过两侧 Y 形软骨顶部的水平线,股骨近端中点与 H 线的垂直距离为 h 线(正常为 1cm)、h 线与 Y 形软骨之间的距离为 d(正常 1~1.5cm),髋关节存在脱位时 h 值减小,d 值增大;Ombredanne-Perkin 线是通过髋臼最外缘,与 H 线相垂直的一条线,两线相交形成四个象限(Perkin 方格)(图 17-7),正常儿童股骨干骺端内下缘骨化部分位于内下象限,DDH 儿童该部分往往不在内下象限;髋臼外上缘与髋臼的髂骨下外侧点之间的直线与 H 线相交形成的锐角为髋臼指数(acetabular index, AI)(图 17-8),正常 AI 随年龄增长逐渐减小,到成年期保持不变,1 岁以下儿童 AI<30°、1~3 岁 AI<25°、4 岁 ~ 成年 AI<21°,AI 可用于评估髋关节发育不良的程度,AI≤21° 为正常、22°~24° 为轻度发育不良、AI≥27° 为

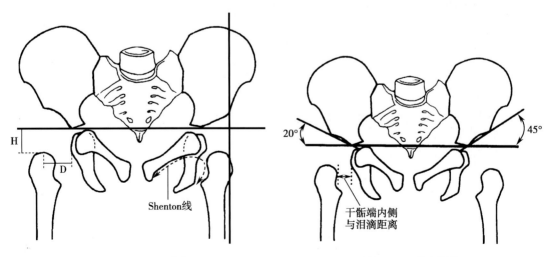

图 17-7　Perkin 方格　　　　　　　　　　　　图 17-8　髋臼指数

重度发育不良;经过股骨头中心(center)作垂线,从股骨头中心到髋臼外缘(edge)作另一直线,两线交角为中心边缘角(center-edge angle,CE 角)(图 17-9),用来评估股骨头中心与髋臼顶宽度之间关系,CE 角正常值 >20°,<20°提示 DDH,但 5 岁以下的儿童股骨头骨化中心尚未明确,CE 角并不适用;Shenton 线是闭孔上缘和股骨近端内侧缘的一条自然弧线,Calve 线(图 17-10)是髂骨外侧缘和股骨颈外侧缘的一条自然弧线,两条弧线中断提示 DDH。

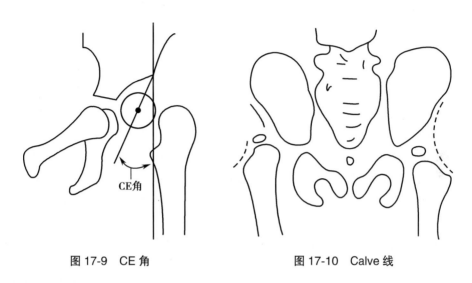

图 17-9　CE 角　　　　　　　　　图 17-10　Calve 线

X 线片还可用于评估髋臼畸形、股骨近端发育异常以及股骨头在髋臼内的包容情况。髋臼前缘线和后缘线正常相交于髋臼外上侧缘,如果两线相交于髋臼中部为"交叉征"(crossover sign),提示髋臼存在后倾;髋臼顶部至髋臼后缘(p)及髋臼顶部至髋臼前缘(a)的距离进行比较(p/a)正常值为 2.05,DDH 患者 p/a 往往 >2.05 提示髋臼存在过度前倾,若小于<2.05 则提示髋臼前倾角减小甚至存在髋臼后倾;颈干角是髋关节正位 X 线片上股骨干轴线与股骨颈轴线的交角,正常 120°~135°,DDH 患儿的颈干角往往偏大,明确并纠正颈干角异常可优化关节的匹配,避免臼头撞击;如果髋关节侧位 X 线片上股骨头颈外侧相交处显示异常凸起,提示股骨头非球形且与髋臼可能存在撞击;髋关节正位 X 线上,髋臼横径与股骨头直径之比为髋臼指数,提示髋臼对股骨头的包容率,正常值 >80%,<80% 提示可能存在脱位或半脱位;此外,髋关节外展和内旋位 X 线片可判断股骨头是否呈同心圆包容于髋臼内,如果缺乏恰当的同心圆包容则是髋关节截骨术的禁忌。

3. CT　CT 在准确评估 DDH 的三维形态学畸形方面具有重要价值,不仅对 DDH 的病变关节能进行全方位的整体观察,而且能够提供准确的测量数据如髋臼指数、真正的髋臼骨性角以及股骨头与髋臼的关系等。DDH 的二维 CT 表现:①髋臼外上缘水平层面与髋臼面形态变形,外缘内凹,局部缺损。②股骨头外形明显变小,形态可为不规则状,或出现裂纹及密度高低不均和局部缺损等变化。由于可以从不同的轴面观察病变髋关节,并且不受外固定支架或石膏的影响,CT 可以更好地评估股骨头复位情况。在髋关节蛙式位 CT 图像上,正常或复位良好的髋关节股骨颈与髋臼之间呈现一条柔和的 Shenton 曲线,如果复位不成功,此线呈中断状态。对于髋臼畸形,CT 图像也更加直观,正常的髋臼往往呈前后唇完整光滑的圆形,而 DDH 的髋臼常呈拉直状、后唇缺损以及变浅的臼窝内脂肪垫增生等。CT 还可以测量一些 X 线平片无法测量或测量不准的指标如髋臼扇形角、髋臼前倾角、股骨颈前倾角及结合前倾角等。髋臼扇形角是指横断位 CT 图像上两侧股骨头中心连线与髋臼前后缘分别至股骨头中心连线的交角,可体现髋臼对股骨头的包容情况;髋臼前倾角则是髋臼开口方向在轴面上的内收程度,增大的髋臼前倾角也是 DDH 髋臼的主要病理改变之一;股骨颈前倾角是股骨颈轴线与股骨内外髁额状面(即人体冠状面)所成的夹角,如果异常则需进行股骨去旋转截骨以防止髋关节后脱位的发生;结合前倾角又称髋关节不稳定指数,是髋臼前倾角和股骨颈前倾角之和,当髋臼指数和中心 CE 角在正常范围时,结合前倾角可用来衡量髋关节的稳定性,此角度在指导 DDH 患儿全髋关节置换术方面也显示了较大的应用价值。

4. MRI   MRI 检查在评估 DDH 的形态学畸形方面非常有用。与 CT 相比 MRI 具有更加优良的软组织对比性,可直观地显示 DDH 骨骺及软组织的病理改变。MRI 能清晰地发现 DDH 患儿股骨头骨骺和髋臼的形态学异常,关节盂唇是否倒置,髋臼窝枕部、圆韧带及横韧带是否肥厚,髂腰肌是否内陷,外旋肌群是否挛缩,关节囊是否粘连等。

第三节   物 理 治 疗

DDH 的治疗目的是实现早期股骨头复位并确保髋臼的正常发育潜能。虽然出现髋臼发育不良或者股骨头半脱位、脱位,股骨头和髋臼的关节软骨本身仍具有生长潜能,一旦早期充分复位,股骨头获得稳定的包容,髋关节将能够充分重建。但随着年龄的推移,髋关节骨骺的活力将会下降,逐渐失去对股骨头和髋臼的形态塑造能力,因此髋关节的复位最好是在髋臼生长、发育活力旺盛的早期进行。学步期后年龄段的 DDH 患儿,其治疗方法的选择会较容易受到多种因素及影像学检查结果的影响及干扰,其中最重要的影响因素为年龄、病理改变、专业人员的专长及治疗方法的技术特点等。

治疗方法的选择与患儿的年龄、病变轻重、是否行走负重等多方面因素有关。早期干预和治疗的方法很多,比较统一的是小于 6 个月婴儿的 Pavlik 吊带应用,和大于 6 个月的婴儿采用蛙式石膏固定和各种外展支具。

一、不同年龄阶段的干预

(一) 0~6 个月

此年龄段为治疗该病的黄金时期。处于此期不需手术整复,只需采用固定方法使其处于蛙式位(外展屈曲位),即可获得较好的疗效。一般采用的固定方法有外展尿枕、Rosen 支架、Davlik 挽具、Pavlik 吊带等,而采用合金多功能活动支架具有固定效果好、随机调节性能佳、并发症少的优点,能获得极佳的治疗效果。

首选 Pavlik 吊带,维持髋关节屈曲 100°~110°,外展 20°~50°,维持 24 小时,禁脱位动作(包括检查和更换衣服)。定期 B 超检查,1 次 /12 周。若 3 周后 B 超提示取得同心圆复位,则继续维持 24 个月。然后使用外展支具直至髋臼指数(AL)<25°,中心边缘角(CEA)>20°。如果 3 周后 B 超及临床检查提示未取得复位,则停用 Pavlik 吊带,改用其他治疗方法。否则后脱位的股骨头持续压迫髋臼壁可致吊带病(髋臼后壁发育不良)。其他治疗方法包括支具(固定体位同吊带)或直接采用闭合石膏固定,禁忌非麻醉下复位、穿戴极度(蛙式)外展支具,以避免损伤股骨头软骨和股骨头缺血性坏死。

(二) 7~18 个月

该年龄段的患儿由于行走的关系,加重了各种继发病变,使复位困难且损伤大。此时期内,髋臼壁大部为软骨,其可塑性强,关节囊、关节盂唇无明显继发性改变。治疗目的是让股骨头在髋臼内承受正常的力,刺激髋臼的发育。治疗可以尝试闭合复位伴或不伴术前牵引 + 石膏固定。

首选麻醉下闭合复位、人字位石膏管型固定。复位应在全麻下施行,闭合复位前,应切开或经皮切断内收长肌,必要时同时切断髂腰肌肌腱,以轻柔的 Ortolani 手法复位。观察指标为安全区 >20°。建议使用碘海醇行关节造影,若造影显示股骨头软骨缘于髋臼内壁间隙 >4mm,提示头臼间有软组织嵌顿,阻碍复位。放弃闭合复位,改用经内侧入路或前外侧入路行切开复位。术前可行皮牵引 12 周,或持续数周达到复位。复位后人字位石膏管型固定髋关节屈曲 100°、外展 40°~50°、旋转中立位共 3 个月,然后更换石膏,继续外展位石膏管型或支具固定 36 个月。

(三) 18 个月 ~8 岁

可以先尝试闭合复位,但有很高的再脱位率和二期手术率,而且由于闭合复位前强力牵引、术后外展位石膏固定较长时间增加了关节压力,导致术后股骨头缺血性坏死危险性增加。同时单纯切开复位往往遗留髋臼发育不良,因此很多专家推荐 I 期切开复位 + 关节囊紧缩缝合 +Pemberton/Salter 骨盆截骨术。Salter 骨盆截骨术其优点在于髂骨处的截骨可以依赖改变髋臼方向来重建髋关节,使其立即达到稳定的负重且不改变髋臼的平整性,也不损害其功能,但纠正髋臼指数不够。相比较,Pemberton 截骨术纠正髋臼指数较为确切。若高位脱位或复位后股骨头压力很高,需加行股骨短缩截骨,目的是一次手术解决所有病理改变,疗效可靠,降低了术后再脱位、股骨头坏死率及髋关节僵硬等并发症的发生率。

(四) 8 岁以上

单侧脱位的治疗目的是最大限度地恢复解剖和功能,为关节置换创造条件。均衡下肢长度预防继发脊柱畸形。双侧脱位无假臼形成者手术并发症严重,其干预疗效劣于自然预后,故常只进行观察而不进行手术干预。双侧脱位有假髋臼形成者易发生早发性关节炎,可行姑息治疗。姑息治疗(放弃复位)常用术式为骨盆内移截骨术、髋臼扩大术、转子下外展截骨术。大龄 DDH 的手术治疗适应证欠明确,手术操作困难,手术并发症多,疗效不确定,故应谨慎采用。

二、姿势设定

采用支具将髋关节复位状态下维持于屈曲、外展位,目前较多采用 VonRosen 支具、外展枕、Derqui 支具、Frejka 支具、Petit 支具、Craig 支具或 Infeld 支具,无论采用哪种支具,都要达到髋关节在复位状态下维持于屈曲、外展位,防止下肢内收超过中线。

三、吊带

软性的 Pavlik 吊带治疗 DDH 在全球很多地区形成潮流,其明显效应就是晚期 DDH 的减少和重症 DDH 的病变减轻。Pavlik 吊带是早期治疗 DDH 的有效工具,其方法简单,作用有效,手段软性,易于接受。Pavlik 吊带(图 17-11)主要用于治疗小于 6 个月的新生儿和小婴儿,不仅可以治疗髋关节发育不良等轻度病变,也可以治疗完全性髋关节脱位等重度病变。Pavlik 吊带的使用在早期诊断明确后立即施行,使用时要注意调整好患儿屈髋

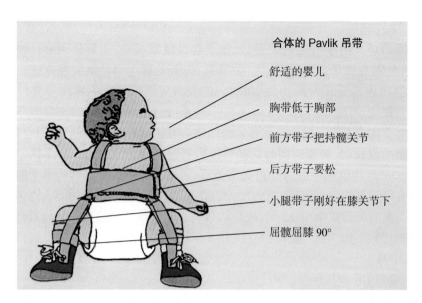

图 17-11　Pavlik 吊带

屈膝的位置,同时又要保证患儿一定的髋关节活动度。对于完全脱位的患儿,早期应严格要求保持仰卧体位,利用屈髋屈膝时肢体的重力作用,帮助达到髋关节的复位 Pavlik 吊带在使用过程中,最好采用超声波检查进行监控,在超声波髋关节检查指标正常后 4 周停止使用。

四、矫形器

各种外展型支具在 DDH 的治疗中都可以发挥作用,其主要的功效是维持复位后的股骨头在髋臼内的发育,根据年龄的不同,支具的使用时限有所不同。支具可以直接用于髋臼发育不良或半脱位的患儿,也可作为石膏固定治疗的后续手段。

五、石膏

手法复位、蛙式石膏固定主要应用在年龄大于 6 个月,股骨头骨化中心已经出现的 DDH 患儿。手法复位必须在麻醉下进行,常规进行经皮内收长肌松解,以预防治疗过程中股骨头无菌性坏死的出现。蛙式石膏的绑缚过程,必须重视对"安全角"的维持。所谓"安全角"是指在股骨头复位进入髋臼后,从极度外展位逐渐内收直至股骨头重新脱位之间的夹角。蛙式石膏绑缚时应该注意将患儿的双下肢控制在安全角的中间位置。"人字位"石膏指的就是在充分考虑了安全角控制情况下的蛙式石膏。

六、术后肢体功能训练及康复护理

早期、间断、主动活动可促进局部血液循环,改善局部组织营养状况,有利于关节损伤的恢复,可以避免制动所致的肌肉萎缩、疼痛和关节僵硬。

(一) 第一阶段(复位术后 0~3 周)

目的是消肿止痛,维持股四头肌的张力,加强患肢肌力,预防组织粘连。

复位后髋关节用人字位石膏固定易引起松解的软组织产生新的粘连、僵硬。术后应进行股四头肌的等长收缩训练,等长收缩时肌肉无氧代谢产生乳酸可刺激肌肉微循环血管扩张,有利于肌肉组织摄取营养。先教会患儿健侧肢体活动的方法,再活动患侧肢体。复位后24 小时即协助患儿坐起,后背靠支背架或垫以枕头,上身行自主运动。指导、协助患儿行被动踝关节背伸、趾屈交替运动,每次 10~20 个重复动作,3~4 次 / 天,5~7 天后逐渐过渡到 6次 / 天,每次 30 个。指导训练前仔细检查石膏有无污染、软化变形、石膏边缘或骨突部位有无压疮。

(二) 第二阶段(复位术后 4~7 周)

目的是继续加强患肢肌力,提高患肢主动活动能力和活动范围,预防肌肉萎缩和关节僵硬。

拆除石膏,患肢皮牵引,髋关节保持外展 20°~30°,指导患儿采取半坐位,身体努力向前倾,双手伸向脚尖,使髋关节尽最大可能屈曲,4~6 次 / 天,每次 20~30 个。同时,被动屈伸膝关节并逐渐过渡到主动屈伸膝关节。在康复训练时要维持的体位,以防患肢内收、外旋、体位或活动不当造成再脱位,密切观察有无髋部出现的疼痛、肢体短缩、畸形等,如发现异常及时报告医生,妥善处理。拆除皮牵引后,继续加强、膝关节的主、被动屈伸练习,有条件可使用持续被动活动机进行训练。护理人员在患儿停用 CPM 机间期要用手继续帮助患儿进行关节的被动屈伸及旋转训练,嘱患儿伸直患肢膝关节进行抬腿练习,此运动可提高股四头肌的肌力,促进全身运动,增强患儿及其家属的康复信念。应用机时要注意及时停用,一般应用 15 天左右即停,以免产生依赖。

(三) 第三阶段(出院指导)

出院时告知家长训练要持之以恒,并逐渐加大运动量。出院后 2 周复查。截骨部分临床愈合后,可扶拐下地,负重要循序渐进,先用脚尖着地,再用全脚掌着地,逐渐过渡到全足。患肢始终保持轻度外展,10 周前不负重,避免摔伤等,以防患髋再脱位及股骨头缺血性坏死。建立随访档案,督促患儿家长及时来院复查,以便于了解患儿恢复情况及存在的问题,继续指导康复训练,提高生活质量。

(四) 心理护理

由于患儿年龄较小,常因担心切口疼痛,不愿合作。要耐心向患儿及家长讲解早期康复训练的意义和重要性。例如,告知他们术后关节功能障碍主要在于预防。间断、主动、早期活动有利于关节损伤的恢复,它可以避免制动所致的肌肉萎缩、疼痛和废用性骨质疏松以及关节僵硬。使其懂得只有规范训练才有可能恢复到正常青少年所能进行的各种下肢活动,使患儿及家长消除思想顾虑,主动积极配合治疗和康复训练。

第四节　小　结

随着对 DDH 研究的深入及筛查工作的普及开展,DDH 诊治工作已由最初的小儿骨科治疗领域逐渐转向与新生儿科、儿童保健康复和影像等多领域合作项目,许多国家将 DDH 筛查作为新生儿定期体检的重要内容。早期筛查及早期治疗对患儿预后极为关键,模式化开展 DDH 的诊治将大幅度提高患儿生活质量。

一、早期筛查

1. 筛查时间　轻症 DDH 在生后 6 个月内通过发育修复自愈者高达 90%。建议 DDH

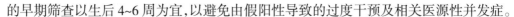

的早期筛查以生后 4~6 周为宜,以避免由假阳性导致的过度干预及相关医源性并发症。

2. 筛查方法　建议以临床手法体格检查与超声波检查结合。

3. 筛查流程　建议由经过专业技术培训的社区保健人员在体检中采用与其他先天性疾病同步筛查的方法早期发现 DDH 可疑患儿,经过转诊后得到进一步诊治。

二、干预治疗

1. 健康教育　提高全民对 DDH 的重视程度,健康教育应贯穿于整个孕期、出生后院内及出院后的家庭访视过程中。

2. 多元化治疗　髋关节外展操、Pavlik 吊带和婴儿蛙式石膏固定和各种外展支具的应用,手术治疗、康复训练等。

3. 随访干预　对高危儿出院后以电话回访、上门访谈、医院复查等回访方式,跟踪、督促其干预效果,增强高危儿家长的参与度及依从性,定期超声复查髋关节发育情况。

第五节　案例解析

1. 基本情况　患儿,男性,2 岁,发现双侧下肢无痛性跛行 1 年余。于 1 岁时学步被发现有右侧下肢无痛性跛行,但患儿未出现任何不适,也无发热、四肢关节肿痛,家长在当地医院经 X 线检查示:"双侧髋关节脱位",行石膏固定髋关节复位术,术后左侧复位,右侧仍有脱位。

2. 康复评定　脊柱正常,患儿行路时右侧下肢鸭步步态跛行,站立时呈腰、腹部向前突,臀部后突体位;检查右侧髋关节无弹响,右下肢各关节无红肿、疼痛,右侧髋关节屈伸活动无受限,右侧髋关节外展 30° 受限,右侧内收肌紧张;左侧髋关节检查无特殊,双下肢长度(髂前上棘至内踝尖)右侧 46cm、左侧 48cm。肌张力正常,肌力正常,无杵状指,无手镯征,甲床正常。神经系:膝反射正常,凯尔尼格征(−),布鲁津斯基征(−),巴彬斯基征(−),腹壁反射正常。

3. 影像学检查　X 线片:右侧髋关节脱位;双侧髋关节 X 线计算机体层(CT)成像及 CT 扫描三维重建检查示:双侧股骨头位于髋臼窝外上缘,髋臼窝较平浅,右侧为著;股骨颈稍向前倾斜,关节间隙增宽,其内见软组织密度影充填,右侧股骨头骨化中心较左侧发育小。

4. 初步诊断　①右侧发育性髋关节脱位;②左侧髋关节脱位术后。

5. 病例分析　根据患儿跛行病史,查体患儿行路时右侧下肢鸭步步态跛行,内收肌紧张,双下肢长度不等长。X 线示右侧发育性髋关节脱位,故诊断:右侧发育性髋关节脱位成立。患儿 2 岁,髋臼及股骨头重塑能力已差,患儿脱位为Ⅲ度脱位,脱位程度严重,已不适宜闭合复位,有切开复位指征,建议行入院完善相关术前检查,行手术切开复位。

手术指征:患儿明确诊断右侧髋关节发育脱位,年龄大于 18 个月,需要行手术切开复位、骨盆及股骨截骨内固定术。

6. 治疗方案

(1) 手术方案:右侧髋关节脱位切开复位内固定术 + 右侧股骨短缩去旋转截骨术 + 右侧髋臼周围截骨术 + 右侧髂骨取骨植骨术 + 右侧髋关节囊紧缩缝合术。

(2) 术后给予抗感染、营养治疗,观察病情变化。术后复查血常规,查看患儿有无术中失血性贫血,复查双侧髋关节正位片,查看患儿右髋关节复位情况。佩戴外固定支具维持固定,观察患儿一般情况,不适即诊。

(3)康复训练:①复位术后0~3周:股四头肌的等长收缩训练。先教会患儿健侧肢体活动的方法,再活动患侧肢体。复位后24小时即协助患儿坐起,后背靠支背架或垫以枕头,上身行自主运动。指导、协助患儿行被动踝关节背伸、趾屈交替运动,每次10~20个重复动作,3~4次/天,5~7天后逐渐过渡到6次/天,每次30个。指导训练前仔细检查石膏有无污染、软化变形、石膏边缘或骨突部位有无压疮。②复位术后4~7周:拆除石膏,患肢皮牵引,髋关节保持外展20°~30°,指导患儿采取半坐位,身体努力向前倾,双手伸向脚尖,使髋关节尽最大可能屈曲,4~6次/天,每次20~30个。同时,被动屈伸膝关节并逐渐过渡到主动屈伸膝关节。在康复训练时要维持的体位,以防患肢内收、外旋、体位或活动不当造成再脱位,密切观察有无髋部出现的疼痛、肢体短缩、畸形等,如发现异常及时报告医生,妥善处理。拆除皮牵引后,继续加强、膝关节的主被动屈伸练习。③出院指导:出院后2周复查。截骨部分临床愈合后,可扶拐下地,负重要循序渐进,先用脚尖着地,再用全脚掌着地,逐渐过渡到全足。患肢始终保持轻度外展,10周前不负重,避免摔伤等,以防患髋再脱位及股骨头缺血性坏死。继续进行肌力训练,维持关节活动度。

(刘　芸　黄浩宇)

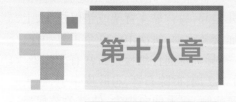

第十八章

先天性多发性关节挛缩症

第一节 概 述

一、定义、发病率、分型

先天性多发性关节挛缩症(arthrogryposis multiplex congenital，AMC)是由多种原因导致的一种少见的综合征，特点是生后出现多数关节畸形，最初关节扭曲并非真正的畸形，而是肌肉挛缩使关节处于异常姿势，原发病变在肌肉，而关节、韧带病变是继发性的(图 18-1)，其发病率约为 1/3000。

目前临床可分为神经病变型、肌肉病变型和混合型三种。此外，可以根据是否只限于肢体畸形、是否为全身性、是否明显属于神经源性进行分类。临床上容易看到如下体征:

1. 肌发育不良 AMC 常见类型，约占 1/3，主要临床表现为畸形足、膝关节屈曲或伸直挛缩、髋脱位。

2. 远端型关节挛缩症 主要受累部位为手足，手指屈曲并且尺偏、相互重叠、呈紧握拳状态，畸形足或垂直距骨，多数是遗传性疾病，目前可做 DNA 检测。

3. 挛缩的蜘蛛指 特点是肢体细长、关节挛缩、耳朵卷皱，是一种常染色体显性遗传疾病，又称 Beal 综合征。

4. 翼状胬肉综合征 特点是关节屈侧有翼状皮蹼，系一组表现各异的疾病。

5. Freeman-Sheldon 综合征 也称为口哨脸综合征，是一种家族性疾病，特点是面部皮肤有特殊皱纹和多关节挛缩。

6. 畸形性发育不良 特点是身材短小、多关节挛缩、畸形足、拇指高位和进行性脊柱侧凸后突畸形。

二、病因及病理

引起 AMC 的原因有多种，目前尚未完全清楚，可能与环境因素、单基因缺失、

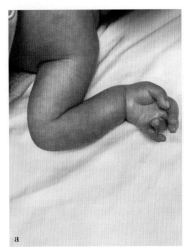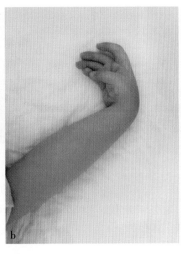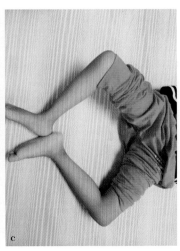

图 18-1　不同部位的关节挛缩

a. 上肢关节挛缩；b. 手部关节挛缩；c. 膝关节挛缩

染色体异常有关，主要病因是胎儿异常（神经、肌肉或结缔组织异常或外力导致运动受限）或母体异常（感染、药物、创伤或其他疾病）导致胎儿运动减少或失动。

神经性 AMC 主要病理变化是脊髓的前角细胞消失、退化或者体积缩小。显微镜下可见肌纤维数目减少，每个纤维的横径变细。肌肉内可见到脂肪细胞，受累关节常有关节囊肥厚和纤维化。肌肉性 AMC 较神经性者少见，其突出的病变为受累肌肉变硬，外观苍白如纤维组织。显微镜检查肌肉有纤维和脂肪性的退行性变。

三、临床表现

临床上主要表现非常典型，主要特点：①肌肉少，外观似废用；②关节的主动和被动活动均受限，固定于伸直位或屈曲位，关节只有几度的无痛性被动活动；③皮肤没有正常的皱褶且紧缩发亮；④感觉正常，但是深反射偶尔减弱或者消失；⑤一般智力正常，仅少数有脑发育不全；⑥并发髋关节脱位、膝关节脱位、足部畸形者多见。AMC 儿童的典型姿势肩关节内旋，前臂内旋，腕关节屈曲及尺侧偏，拇指内收，髋关节屈曲伴外旋和外展或青蛙腿姿势，马蹄内翻足。

四、诊断

AMC 主要依据病史、临床检查并结合影像学检查可明确诊断。影像学检查受累关节，可以反映先天性骨畸形及皮下脂肪和肌肉损失，马蹄内翻足、髋脱位等畸形都能在 X 线照片上看出（图 18-2）。全脊柱 X 线片可用于鉴别脊柱畸形。颅脑及脊柱 CT 和磁共振可用于确诊或排除结构性中枢神经系统病变。

五、预后

肌发育不良者约 15 个月大可坐，85% 经适当治疗可以行走或 5 岁前可行走，70% 未来生活自理不受限。末端挛缩者经过适当治疗 100% 可以行走，经过物理治疗和心理干预可独立完成日常生活活动。

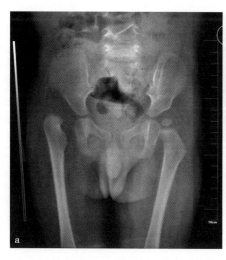
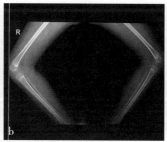
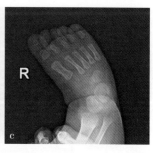

图 18-2　下肢关节挛缩的 X 线照片
a. 右髋脱位左髋发育不良；b. 双侧膝关节屈曲挛缩；c. 马蹄足

第二节　康复评定

与一般儿童疾病评估相同,除了全面评估以外,着重评估关节活动度、关节变形情况、肌力、生活自理情况、辅具使用及功能评估,在前 2 年每 3 个月评估记录 1 次,有助于了解进展,并且注意与未来行走潜能相关的指标进展。

一、关节活动度评定

关节活动度检查着重功能活动所需角度是否足够,如髋关节/膝关节的屈伸、手到口、手到头部及手到背部等角度,关节被动活动角度、主动活动角度都要测量。

二、肌力评定

AMC 儿童会出现肌肉萎缩或某一肌群缺如,因此有肌力降低现象,影响关节活动幅度。因此,要检查活动受限关节相关肌肉的肌力,如膝关节屈曲挛缩畸形,需检查股四头肌和臀大肌肌力等。

三、运动功能评定

1. 粗大运动功能测评　粗大运动功能测评(gross motor function measure,GMFM)主要用于了解患儿功能障碍状况和发育水平,对患儿的潜在运动能力进行预测和分析,分析康复治疗效果,并为制订康复目标和治疗计划提供科学依据。适合用于相当于 0~5 岁运动能力的儿童。

2. 平衡功能　可采用 Berg 平衡量表进行平衡功能评价。

3. 精细运动功能评估　精细运动功能评定量表(fine motor function measure,FMFM)主要用于了解儿童精细运动功能发育水平和障碍状况,为制订康复目标和治疗计划提供科学依据。有上肢畸形的儿童做此评估。

四、日常生活活动能力评定

1. 儿童功能独立性评定量表　　儿童功能独立性评定量表（WeeFIM）适用于6个月至21岁的功能障碍或发育迟缓儿童。该量表的评定内容有18项，其中运动功能包括进食、梳洗、沐浴、穿上半身衣服、穿下半身衣服、上厕所护理、膀胱管理、直肠管理、椅子/轮椅转移、如厕转移、盆浴/淋浴转移、走/使用轮椅/爬行、上下楼梯13个项目，认知功能包括理解、表达、社交、解决日常生活问题、记忆5个项目。

2. 婴儿-初中生社会生活能力量表　　该量表能较好地反映儿童的社会生活能力。全量表共132项，分为6个领域：①独立生活能力；②运动能力；③作业；④交往；⑤参加集体活动；⑥自我管理。评定结果以各领域原始分、总分和标准分表示，根据标准分进行社会生活能力评价。

第三节　物 理 治 疗

治疗是为了让每一个孩子达到其功能极限，在 ICF 框架下，除尽可能改善肢体功能、提高日常生活活动能力、尽可能保持关节活动度及稳定度、促进站立与行走功能等以外，还应注重促进孩子的活动及社会参与的能力，同时在治疗中还应特别注意心理和教育需求。因此，移动、生活自理、沟通和上学等功能都是早期介入治疗的目标。

治疗应尽早开始，软组织畸形在开始还不太僵硬。矫正下肢的主要目的是矫正异常姿势，恢复正常力线，为独立行走创造条件。

一、物理治疗

物理治疗的主要目标是最大限度地提高 AMC 患儿功能。下肢目标是获得稳定性支撑体重的肢位保持，上肢的目标重点放在日常生活活动上。包括物理因子治疗和运动治疗，如理疗、蜡疗，关节活动度维持或增加训练、肌力训练、促进发展或功能性技巧训练等，要配合游戏活动设计，提高儿童的活动及参与能力。

1. 关节松动术　　通过徒手的被动运动，治疗师利用较大的振幅、低速度的手法，使活动受限的关节附运动（或称关节间隙运动）恢复到正常生理状态，从而改善关节运动障碍的治疗方法，AMC 的病例会用到以下手法（图 18-3）：①滑动：从一个骨表面滑向另一个骨表面，两骨表面形态要一致，如果骨表面是曲面，两骨表面的凹凸程度就必须相等。②转动：从一个骨表面转到另一个骨表面，两骨的表面形状可不一致，转动的方向与关节面的凹凸形状无关，常与骨的角运动相同，功能正常的关节不产生单纯的转动，一定伴随着滑动和轴旋转。③轴旋转：骨围绕机械轴进行的旋转运动，此运动常与滑动和转动一起进行，人体内能产生旋转的关节，如股骨屈曲伸展时股骨头的旋转等。关节面上进行的运动是转动、滑动和轴旋转的组合运动。在做关节松动手法时，关节运动中滑动对恢复关节间隙、改善关节活动度有效，转动往往导致关节受压而不单独使用。④压迫：使关节腔骨与骨之间的间隙变小的力。压迫具有以下特点：由于肌肉收缩产生一定的压力，可以提高关节的稳定性；一个骨向其他骨方向转动时，对骨的角运动方向引起压迫；正常间歇性的挤压负荷使得滑膜液可以流动，从而维持软骨营养不正常的高强度挤压负荷会使软骨发生退行改变。⑤牵伸和分离：牵伸

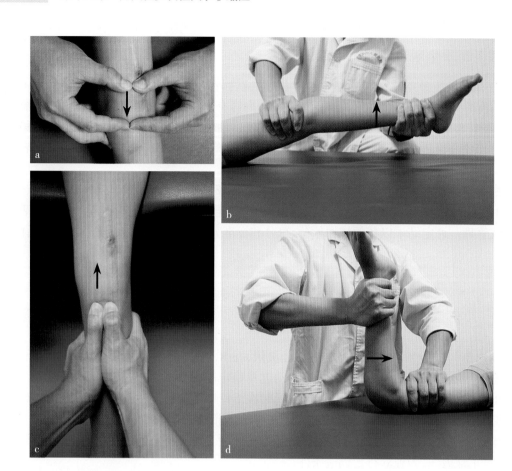

图 18-3　关节松动术操作手法

a. 髌股滑动手法；b. 伸膝摆腿手法；c. 胫股关节滑动手法；d. 膝关节屈曲牵伸手法

是使关节腔内骨与骨之间的间隙加大的力，可沿骨的长轴进行牵伸，此手法可减轻或消除疼痛。分离是骨的运动方向与骨的长轴牵引方向不同，与关节面呈直角方向。

2. 运动功能训练　运动训练主要采用"运动"这一机械性的物理因子对患儿进行治疗，着重进行躯干和四肢的运动、感觉训练，以及平衡功能训练等，AMC 患儿主要训练包括：关节功能训练、肌力训练、平衡训练、步行训练、日常生活活动能力训练等（图 18-4）。除治疗师给予关节牵伸外，家长也要学会为儿童做被动关节活动，建议每天牵伸 3~5 组，每组 3~5 次，每次牵伸要在最大角度维持 20~30 秒，尽可能配合日常生活照顾活动，如洗澡或换尿布时，以养成习惯。安排适当的活动，使儿童有机会与其他小朋友游戏与互动。

3. 物理因子治疗　①神经肌肉电刺激：应用低频脉冲电刺激，引起组织兴奋、肌肉收缩，提高肌力，促进血液循环。选取引起关节伸展 / 屈曲的主要肌肉给予电刺激，在患儿可耐受的情况下，强度以引起肌肉明显收缩为限，20min/ 次。②蜡疗：通过石蜡的温热作用，可以减轻疼痛，缓解关节挛缩，加强血液循环，改善组织营养，在手法治疗前做蜡疗，会起到事半功倍的效果。③水疗：通过水的温度刺激、机械刺激和化学刺激来缓解关节挛缩，改善循环，增加关节活动度，增强肌力，改善协调性，提高平衡能力，纠正步态等。尤其对儿童还可以增加训练的兴趣，使其树立自信心、改善情绪。一般由康复治疗师在水中对患儿进行一对一训练，包括头部的控制、呼吸的控制、肌力训练、扩大关节活动范围训练、平衡能力训练、步

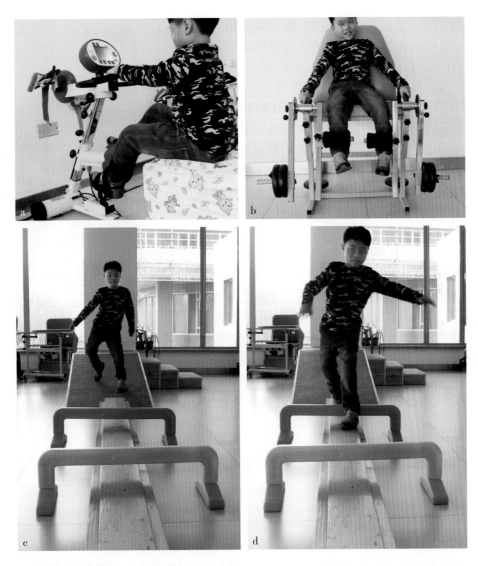

图 18-4　运动训练

a. 器械下肢肌力训练；b. 器械股四头肌肌力训练；c. 上楼梯及下斜坡步行训练；d. 平衡及跨越障碍训练

行训练等；也可组织起来进行集体训练，通过编排各种有趣的游戏提高患儿的兴趣和治疗效果。④冲击波：体外冲击波是利用液电、压电或电磁等发生器产生一种高压性强、短时性和宽频性的脉冲声波，声波的直接机械冲击效应以及空化作用间接产生的机械效应引起人体组织和细胞的变化而达到治疗作用。目前认为体外冲击波的机械应力效应可松解粘连，空化效应可改善局部组织血液循环，因此体外冲击波治疗可改善 AMC 关节挛缩状态。⑤振动疗法：设计原理是左右交替倾斜的振动模式诱发肌肉牵张反射，频率小于 12Hz 时，可提高姿势控制能力；频率范围在 12~20Hz 时，主要用来改善肌肉功能，此时肌肉做不自主收缩，可提高肌纤维募集能力，拉伸肌肉和肌腱，缓解挛缩；频率在 20~30Hz 时，可增强肌肉的收缩能力，提高肌肉力量。每个动作每次做 3 组，每组 1~3 分钟，组间休息 1 分钟。通过振动训练与运动治疗结合，提高神经肌肉控制能力和肌力，提高身体功能和骨密度。

4. 矫形器 ①膝踝足矫形器:佩戴膝踝足矫形器对膝关节具有内外侧的稳定作用,并能推动膝关节向上伸直,促进肢体站立和行走过程的稳定性,可辅助步行训练。佩戴矫形器的持续时间应根据患者的年龄、膝关节伸屈肌力的平衡、站立行走时膝关节的稳定程度等因素而定。若患儿股四头肌完全瘫痪又缺乏肌移位替代的条件,膝关节支具应佩戴至发育成熟。②可调式固定支具:是来自美国的关节障碍康复新技术,是解决关节僵硬和挛缩比较有效的治疗设备之一,根据应力松弛原理,每 5 分钟调节 1 次,30 分钟为 1 个疗程(图 18-5)。

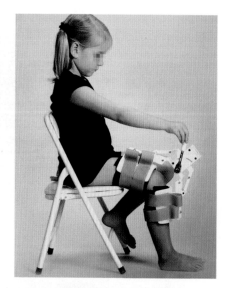

图 18-5 可调式固定支具

5. 其他治疗 ①中医推拿:运用中医推揉、摩擦、拿按等基本手法促进血液循环,扩大关节活动范围。②中药熏蒸:选用多种中草药,用煮沸后的气雾进行熏蒸,借药力热力直接作用于所熏部位,达到扩张局部血管、促进血液循环、温通血脉、消肿止痛的作用,最后达到治病的目的。

二、使用辅具

如助行器、电动轮椅及方便自己护理的器具很有帮助。

三、家庭指导

首先向家长介绍疾病的风险,尤其是容易复发的问题。在儿童的长期目标规划和活动的执行中,家庭扮演重要的角色,家长应配合治疗师将康复延续到家庭,实现康复治疗的持续性及可及性。

四、心理护理

AMC 患儿家长会有不同程度的负疚感,情绪焦虑,担心孩子今后的生活,并且与疾病相关的知识缺乏,未能正确地护理患儿。医务人员应理解家长的心情,鼓励家长说出感受,耐心解释其提出的问题,讲解疾病相关知识,示范操作手法,介绍成功病例,使其建立信心,只有医务人员与患儿家长共同合作,才能取得满意的治疗效果。

五、石膏及支具

可用手法按摩和连续石膏固定等保守的处理方式矫正畸形,矫正原则是先矫正马蹄内翻足畸形,再矫正膝关节屈曲畸形。支具或连续的石膏固定,可以改善关节活动度,提高运动功能。畸形的复发率很高,如果保守疗法不能矫正或不能保持已经矫正的位置则有手术指征。

六、手术治疗

大部分病例须手术矫正治疗,如畸形足、膝屈曲挛缩及髋脱位。有专家指出手术时间与儿童发展功能相配合疗效较好,如儿童开始有站立功能时进行马蹄足矫正手术,术后儿童站

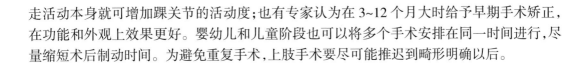

走活动本身就可增加踝关节的活动度;也有专家认为在 3~12 个月大时给予早期手术矫正,在功能和外观上效果更好。婴幼儿和儿童阶段也可以将多个手术安排在同一时间进行,尽量缩短术后制动时间。为避免重复手术,上肢手术要尽可能推迟到畸形明确以后。

第四节 小 结

AMC 发病率低,由于它多累及各关节,使受累关节间隙变窄、关节囊和韧带纤维化、关节僵硬、皮肤紧张及软组织严重挛缩,导致肢体多处严重畸形,但矫治手术困难并易复发,最终造成患儿终身残疾。在下肢关节畸形中以足部畸形最多见,其次是膝关节畸形,部分合并髋、膝、足畸形时,以先矫治足部、膝部、髋部顺序为治疗原则。马蹄内翻畸形和膝屈曲畸形原则上应采取综合性的矫正方法治疗(马蹄内翻畸形可采取 Ponseti 方法治疗),治疗越早效果越好;踝足支具或膝踝足支具有助于肢体站立和行走过程的稳定性,穿戴膝踝足矫形器不仅可以辅助站立行走,也是防止膝屈曲和马蹄内翻复发挛缩畸形的有效方法。除了手术、石膏、支架治疗外,物理治疗是主要的治疗方法,其中以关节活动训练、肌力训练、促进发育或功能性技巧训练最为重要,同时在 ICF 的框架下,配合游戏活动设计,一方面更易让孩子接受,另一方面既能促进孩子功能性的技巧,又能促进孩子的活动及参与能力,效果更佳。轻度关节挛缩的患儿,手法按摩和关节被动活动越早开始越好,家长可在每次换尿布的时间训练 1 次;下肢姿势允许的话,尽早给予站立训练,以早日获得行走功能;神经肌肉电刺激治疗可提高肌力;适当的抱姿、卧位、进食、更衣和游戏,也可促进儿童的功能。总之,综合康复治疗能改善 AMC 畸形,提高患儿的运动功能和生活质量。

第五节 案 例 解 析

一、先天性多发性关节挛缩症案例一

患儿,男,8 岁,AMC。出生时右侧髋关节脱位、双侧膝关节屈曲挛缩、双侧马蹄内翻足。于出生 2 个月时给予 Ponseti 石膏固定及康复治疗,双足明显恢复。于 1 岁 4 个月时,双下肢不等长,不能独走。辅助检查:X 线检查结果示右侧髋脱位、左侧髋臼发育不良,行右髋脱位术。术后 1 年,双下肢等长、走路无明显跛行。于 3 岁 4 个月时,行双膝关节屈曲挛缩术,术后多次、间断给予康复治疗 3 个疗程,运动功能有改善。

于 8 岁时,因不能蹲,不能双膝跪,不能单腿站立,不能单腿跳,上下楼梯需扶扶手,走路易跌倒等再次进行系统康复治疗。

康复治疗计划:①关节松动术训练:髌股采用髌骨分离牵引、髌骨滑动(侧向滑动、上下滑动)、胫股关节前后滑动、伸膝摆动、屈膝拉伸,每个关节松动 15 次,每次保持 3~5 秒。②运动功能训练:下肢肌力训练、双膝跪位平衡训练、上下楼梯训练、深蹲训练、下肢功率车训练。③按摩治疗:放松膝关节周围软组织。④物理因子治疗:蜡疗,双下肢用蜡饼包裹,每次 20 分钟;神经肌肉电刺激治疗,选取股四头肌、小腿三头肌,每次 20 分钟。以上训练每日 1 次,训练 30 天后患儿可双膝跪位保持 10 秒,左侧单腿跳 5 个以上。

治疗前后的评估结果对比：①治疗前：双下肢肌力 3 级、关节活动度检查：左侧屈膝（主动 20°，被动 80°），右侧屈膝（主动 50°，被动 90°），粗大运动功能测评（GMFM-88）：87.6%；WeeFIM 评定 105 分（有条件的独立或轻度依赖）。②治疗后：双下肢肌力 4 级，关节活动度检查：左侧屈膝（主动 40°，被动 90°），右侧屈膝（主动 85°，被动 125°）；粗大运动功能测评（GMFM-88）：92.4%；WeeFIM 评定 105 分（有条件的独立或轻度依赖）。通过两次评定对比，患儿在双下肢肌力、关节活动度、粗大运动功能及步态都有所改善，所以综合康复治疗能够改善 AMC 畸形和患儿运动功能。

二、先天性多发性关节挛缩症案例二

患儿，女，6 岁，AMC，双膝关节屈曲挛缩，不能扶站。

康复治疗计划：①关节松动术：采用分离牵引、长轴牵引、前后向滑动、伸膝摆动等，15min/ 次。②软组织牵伸：徒手牵伸腘绳肌，双下肢小腿用沙袋 2kg 负重牵引腘绳肌。③肌力训练：采取下蹲、站起训练，直跪训练，坐下、站起训练，每种训练 10 次 /min，连续 2 分钟。④神经肌肉电刺激：选取股四头肌、臀大肌给予电刺激，每次 20 分钟。⑤佩戴膝踝足矫形器。以上治疗每日 1 次，每周 5 次，10 次为 1 个疗程，连续治疗 15 个疗程。

评估：①治疗前：GMFM 54.29 分，膝关节腘窝角 115°，不能扶站。②治疗后：GMFM 77.65 分，膝关节腘窝角 127°，膝关节屈曲挛缩有好转，能借助 KAFO 独自站立与步行。

三、先天性多发性关节挛缩症案例三

患儿，男，3 个月，AMC。双肘关节伸直型挛缩合并前臂旋前、腕部屈曲。

康复治疗计划：①关节松动术：采用肘、腕关节分离牵引、长轴牵引、侧方滑动、屈肘摆动，桡尺关节后前向滑动等，15min/ 次。②软组织牵伸：徒手牵伸肱三头肌、屈腕肌群，双上肢肌肉按摩及皮肤感觉刺激等，15min/ 次。③神经肌肉电刺激：可选取肱二头肌、伸腕肌群给予电刺激。以上治疗每日 1 次，每周 6 次，10 次为 1 个疗程，连续治疗 5 个疗程。

评估：①治疗前：GMFM 6.10 分，肘关节夹角左 70°、右 50°，腕关节背伸左 35°、右 40°。②治疗后：GMFM 14.25 分，肘关节夹角左 25°、右 5°，腕关节背伸左 65°、右 70°，患儿卧位与翻身功能有改善，双肘及腕关节挛缩有改善。

（田 晶　金 妍　田 杨）

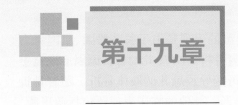

第十九章

成骨不全症

第一节 概　述

一、定义及流行病学

成骨不全症(osteogenesis imperfecta, OI)是一组以骨骼脆性增加及胶原代谢紊乱为特征的全身性结缔组织疾病,又称脆骨病或脆骨 - 蓝巩膜 - 耳聋综合征,俗称瓷娃娃。主要的临床特点是反复发生的多发性骨折,可以合并蓝巩膜、进行性耳聋、牙齿改变、关节松弛和皮肤异常,同时可以合并有小头畸形、脑积水、颅底凹陷症等神经系统疾病。

OI患儿由于反复骨折的发生常常被过度保护,加之身体功能缺陷的存在导致不同程度的学习、社交以及社会参与能力受限和心理问题。但是,多数OI患儿智力正常甚至超常,他们的文化课程学习往往成绩优秀。OI患儿的远期预后取决于疾病的严重程度,轻症患者经过规范化的康复能够获得良好的独立能力,重症OI患儿出生早期夭折或宫内死胎的风险很大。

成骨不全症发病没有明显的种族差异,女性较多见,国外文献报道其发病率为 1/25 000~1/10 000。

二、发病机制及临床表现

(一) 发病机制

胶原(collagen)占骨质(osteoid)有机物成分的 90%,是一种结晶纤维蛋白原,被包埋在含有钙盐的骨基质中。大部分的 OI 患儿存在I型胶原蛋白合成障碍。约 90% 的受检患者有 COL1A1 和 COL1A2 基因突变,该基因突变导致I型胶原蛋白的形成减少或形成异常,从而使骨骼脆性增加,影响软骨内骨化和膜内骨化。这种类型 OI 患儿的成骨细胞具有正常或增加的活性,但不能合成和产生胶原蛋白。胶原蛋白形成胶原纤维(collagenous fiber)要经过一系列的转化过程,一些基因突变与编码I型胶原形成相关的蛋白质酶有关,罕见的常染色体隐性遗传或 X 连锁突变(占 6%~8% 的 OI 患儿)被证实与胶原蛋白修饰、成熟及骨矿化异常有关。这些类型的 OI 患儿能产生正常或接近正常的Ⅰ型胶原蛋白,但在胶原纤维的转化过程存在缺陷。

(二)临床表现

OI 的临床表现多样,存在明显的个体间差异。典型的表现是由于关节松弛、肌肉无力以及弥漫性骨质疏松(diffuse osteoporosis)所导致的反复骨折。OI 患儿的骨折原因多来自于意外的极轻微损伤,甚至将孩子从婴儿车中抱起也有可能导致患儿的肢体骨折。随着骨折的反复发生,逐渐会形成程度不等、形状各异的骨骼畸形。其他的临床表现还包括蓝巩膜、牙本质发育不全、耳聋、疝气、淤伤和多汗等(图 19-1)。

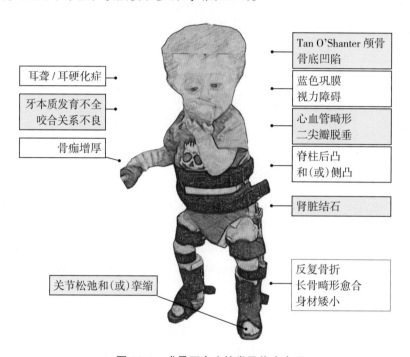

图 19-1 成骨不全症的常见临床表现

三、诊断及分类

(一)成骨不全症的诊断

OI 的诊断主要以临床证据为基础,对于婴儿和儿童的轻度 OI 的临床诊断会比较困难,必要时由具有相关临床经验的遗传、整形外科或内分泌专业的专科医生共同会诊。

1. 临床诊断 具有以下 4 项主要诊断标准的 2 项(特别是前 2 项),即可临床确诊:骨质疏松和骨脆性增加;蓝巩膜;牙本质发育不全;早熟性耳硬化(premature otosclerosis)。

2. 影像学诊断 OI 的影像学特征包括骨量减少(即骨密度减低)、多发性长骨骨折及弓形长骨、椎体压缩性骨折以及多发缝间骨。具体各型 OI 的影像学特征见表 19-1。

3. 病因学诊断 基因检查可以帮助明确病因学诊断。目前已发现超过 1500 个 COL1A1 或 COL1A2 基因的突变位点,但基因突变的类型和方式与 OI 患儿的临床表现及病情严重程度无明确关系。同样的基因突变可引起不同的临床类型,而同一临床类型又可由多种基因突变类型所致。90% 的 OI 是由于Ⅰ型胶原 α1 链(COL1A1)和 α2 链(COL1A2)基因突变所致。临床还发现 5%~7% 的正常夫妇育有 1 个以上存在基因突变的重度 OI 患儿。这种现象并不能通过孟德尔隐性遗传来解释,可能是父母存在基因嵌合体(mosaicism)所导致的。

(二) 成骨不全症的分类

目前存在许多成骨不全症的分类方法,依据初次发生骨折的时间早晚,Looer 将 OI 分为先天性 OI 及迟发性 OI;Seedorf 又将迟发性 OI 分为 tarda gravis 和 tarda levis 两型。目前应用最为广泛的 Sillence 分型则根据遗传方式、影像学及临床表现将其分成 4 种类型:I 型病变较轻,无骨骼变形;II 型无法存活,围生期死亡;III 型严重进展型,骨变形严重;IV 型骨变形介于 I 型和 III 之间。随着新基因的发现以及研究的深入,Glorieux 将分类扩展至 8 种,称为 Sillence 八型分类法。但由于新增加的类型极为罕见,目前临床仍然沿用 Sillence 四型分类法。各型 OI 的主要特点见表 19-1。

表 19-1　各型成骨不全症的临床特点(Sillence 八型分类法)

| 类型 | 遗传方式 | 基因/家族史 | 临床特征 | | 发病率 |
			骨脆性程度	影像学特征	
I 型	常显	由于 COL1A1 移码突变,I 型胶原蛋白减少,但胶原蛋白结构正常	轻到中重	长骨多处骨折,脊椎压缩性骨折	47%
II 型	常显	编码 I 型胶原蛋白的 COL1A1 和 COL1A2 突变	非常严重、围生期致死	没有或有限的颅盖骨的矿化,平椎体,长骨扭曲,肋骨串珠	—
III 型	常显(常见)常隐(罕见)	编码 I 型胶原蛋白的 COL1A1 和 COL1A2 突变,骨基质减少	不同严重程度的骨脆性(多较严重)	进行性骨骼畸形(弓形),爆米花样长骨	18%
IV 型	常显	编码 I 型胶原蛋白的 COL1A1 和 COL1A2 突变,骨基质减少	介于 I 型及 III 型之间	可变的畸形	27%
V 型	常显	没有 I 型胶原蛋白缺乏,层状骨有网状外观,皮质骨和松质骨下降	中到重度	增生性骨痂形成,尺桡骨骨间膜钙化,易误诊为骨肉瘤	4%
VI 型	预测常隐	没有 I 型胶原蛋白缺乏,骨板鱼鳞样外观	中度	多种多样的畸形,脊柱压缩性骨折,骨矿化缺陷	3%
VII 型	常隐	常染色体 3p22-24.1 软骨相关蛋白基因(CRTAP)突变	与 IV 型相似	多种多样的畸形,短肱骨及股骨,髋内翻常见	1%
VIII 型	常隐	(LEPER1)基因突变致脯氨酰氢化酶活性下降或缺失	多种多样的骨折(常常很严重)	进行性骨骼(弓形)畸形,可出现长骨爆米花样钙化	—

第二节 康复评定

OI 是一种累及多个系统的疾病,需要综合、全面的评定以指导康复方案的制订。OI 为罕见疾病,从策略上讲,发育障碍通用的评定工具以及被证实有效的 OI 评定工具都可用于 OI 患儿评定,但切不可唯工具论,体格检查及细致的医患交流是不可替代的。ICF 框架下 OI 的主要评定内容见图 19-2。

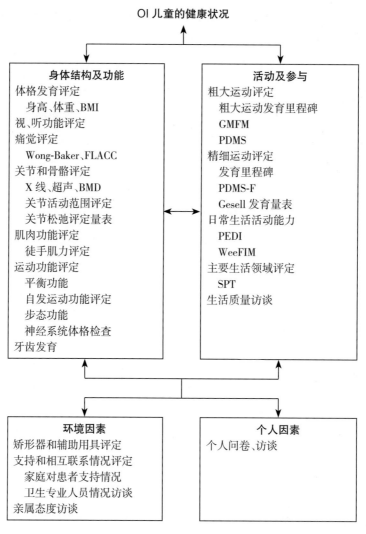

图 19-2 ICF 框架下推荐的主要评定内容

一、身体结构与功能评定

(一)体格发育评定

OI 患儿的体格发育存在不同程度的落后,监测的目的是了解 OI 患儿的体格发育轨迹,而其横断面比较则缺乏有效的参考值。体格发育的主要指标有身高、体重及体重指数(body mass index,BMI)三项。以往我们有一种缺乏数据支持的理论认识,认为 I 型 OI 患儿身高发育与同龄正常儿童相仿或仅轻度落后,直到 2017 年 Graff K 主持的一项针对 I 型 OI 患儿的大样本体格发育指标的回顾性研究得出了不同结论。事实上,依据该项研究所得出的数据(原始数据详见 Eur J Pediatr,2017,176:311-316),I 型 OI 患儿自幼即出现身高落后于同龄正常儿童,但身高增长速率并没有显著差异。8 岁起开始出现身高体重增长减缓,并自 18 岁起开始出现倒退。OI 患儿 8 岁前的体格发育指标监测意义最大,康复团队应当设法让这个年龄段 OI 患儿体格发育保持正常的增长幅度。

(二) 影像学检查

1. 超声　超声检查是 OI 患儿产前筛查的重要手段,但一般仅能筛查出 II 型 OI。OI 患儿在孕 15 周左右即可发现受累部位回声减弱、长骨畸形(例如短缩、成角、弓形长骨)或多发骨折等超声影像。初筛阳性的孕妇建议在第 19 周由专业受训医生进行复检,两次超声检查阳性建议转诊至有条件的诊疗中心明确诊断。

2. X 线　OI 患儿的典型影像学特征是普遍的骨质疏松,长骨及椎体多发性骨折。I 型 OI 患儿有 71% 出现椎体骨折。各型 OI 患儿 X 线检查的影像学特征见表 19-1。脊柱侧凸的 X 线平片测量方法常用的有 Cobb 法和 Ferguson 法。其中 Cobb 法是标准测量方法(图 19-3),具体测量方法是先确定脊柱侧凸某一弯曲的端椎,沿端椎的上缘或下缘作切线,此两切线各自垂线的交角即 Cobb 角,又称主曲线角度。

3. 骨密度　骨密度(bone mineral density,BMD)测定有利于监测 OI 患儿骨质疏松变化,双能 X 线吸收(DXA)精度高,辐射小,临床应用最为广泛。由于 OI 患儿易见长骨畸形及弯曲,容易造成测试误差,推荐采用 $L_2 \sim L_4$ 椎骨平均值反映 OI 患儿的骨密度变化。需要

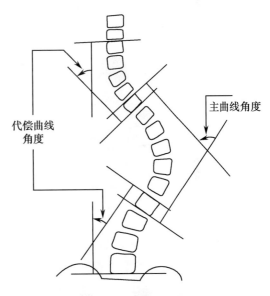

图 19-3　脊柱侧凸角度的测量(Cobb 法)

注意的是,OI 患儿骨密度监测的意义在于多次连续监测以反映其骨密度纵向变化,帮助评价治疗效果。影响 OI 患儿骨密度的因素包括性别、移动能力、年龄和疾病类型。女孩、具有步行能力者、高年龄组及 I 型 OI 的骨密度通常更高。

(三) 肌力、肌张力评定

OI 患儿的肌力评定是通过观察患儿的动作和触诊收缩的肌肉来进行的,大龄患儿在病情稳定时可采用修改版的徒手肌力测定(manual muscle test,MMT)分级法评定肌力。评定时尽量鼓励患儿完成所有关节的主动运动,通过观察主动运动的完成质量判断患儿肌力,避免抗阻运动所带来的骨折风险。有学者报道 I 型 OI 患儿肌力与正常儿童肌力相当,但 IV 型 OI 患儿的下肢肌力有轻度下降(MMT 分级 4 级),III 型 OI 患儿的上下肢肌力均落后于正常儿童(MMT 分级 3~4 级)。由于牵拉患儿关节容易造成骨折的发生,目前没有证据支持何种工具对 OI 患儿的肌张力评定有可靠的信度及效度。

（四）关节评定

在小婴儿应当评定主动关节活动度（active range of motion，AROM），而不是被动关节活动度（passive range of motion，PROM），严格禁止对小婴儿进行被动拉伸。AROM 评定的一个重要意义是 AROM 可以转化为功能性关节活动，包括吃手、手过中线、手摸头顶的关节活动程度。OI 患儿关节松弛的判定可参考 Carter 制定的关节松弛评定量表进行量化评定，该量表共有 9 项，每项阳性得 1 分，超过 5 分考虑为持续全身性关节松弛，具体方法如下：①前臂平置时小指背屈 90°；②屈腕时拇指背伸至前臂内侧；③肘关节过伸超过 10°；④膝关节过伸超过 10°；⑤躯干向前弯曲，手掌可以轻易地撑在地板上。1~4 项需双侧检测。

（五）疼痛评估

大量的研究证据表明 OI 患儿承受着不同程度的疼痛，但对于 OI 的疼痛机制及其与临床类型的相关性却并不明确。慢性疼痛或急性骨折疼痛会与 OI 患儿终生相伴，使其日常生活活动能力及参与能力受限。低龄 OI 患儿可以参考 Wong-Baker 面部表情疼痛分级量表以及 FLACC（face，leg，activity，cry，comfort）量表来定量评估疼痛程度，疼痛自评量表适用于大龄 OI 患儿。Veronica Balkefors 在 2015 年的报道提示 OI 患儿非骨折疼痛在不同部位的痛觉各异（图 19-4），且多数表现为多处疼痛。

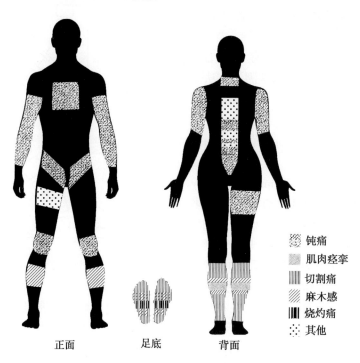

钝痛
肌肉痉挛
切割痛
麻木感
烧灼痛
其他

正面　　　足底　　　背面

图 19-4　OI 患儿自诉的大致疼痛部位及感觉

二、活动和参与能力评定

（一）运动功能评定

现有研究表明粗大运动功能测评（CMFM）能较好地评定 OI 患儿的运动功能，并具有良好的信度及效度。Bayley 婴幼儿发育量表和 Peabody 运动发育量表第 2 版结合使用，能够快速获得 OI 患儿运动功能、精细和口腔运动表现的评价。Bayley 婴幼儿发育量表可用于评价 OI 患儿的实时发展状况,但不能预测将来的运动能力。

(二) 参与能力评定

有很多量表用以评定残疾儿童的参与能力,应用最广泛的是儿童功能独立性评定量表(WeeFIM)和儿科残疾评定量表(PEDI)。有研究发现Ⅰ型 OI 患儿可具备完全独立生活能力,Ⅲ型 OI 患儿在活动、社会参与、教育、就业和体育运动等方面均明显受限。

(三) 环境及个人因素评定

评估用于辅助患儿移动或独立活动的支具或设备是否合适是非常重要的。正确的辅助支具应该在有效保护骨折的前提下,最大程度地减少活动限制。在环境评定时应该详细了解患儿的日常护理方法。由于长期活动受限,反复发生骨折,OI 患儿面对社会活动会有不同的畏惧心理,甚至有逃避情绪,在进行个人因素评定时要将这一因素考虑在内。

三、预后评定

临床类型决定了 OI 的大体预后,在宫内和出生时发生多发骨折的 OI 患儿具有较高的死亡率。生存和行走的预后指标包括初次骨折的发生时间及放射学表现。Spranger 的研究小组发现下肢长骨明显弯曲,但颅骨、肋骨、脊柱、上肢长骨和巩膜正常的新生儿可以存活,并随着他们年龄的增长骨折减少,预后良好。对于轻中度患儿,虽然预后不同,但随着青春期骨折发生率的下降,病情有逐渐改善的趋势。

第三节　物　理　治　疗

一、成骨不全症儿童的物理治疗原则

OI 的治疗强调多学科合作,物理治疗占据重要地位。OI 功能受限主要是由于骨骼发育障碍所导致的,因此其物理治疗的原则是减少骨折发生率与慢性疼痛,避免长骨变形与脊柱侧凸,促进功能独立及社会参与能力。不同年龄段 OI 儿童的处理策略不尽相同,重点是建立与年龄相适应的功能。婴儿期的康复重点是预防骨折,改善骨密度;学龄前期的孩子要尽早建立移动能力,提高功能独立性;学龄期的挑战则主要来自于如何在残疾儿童移动能力的基础上发展社会参与能力。表 19-2 列举了 ICF 框架下 OI 儿童的主要障碍。

表 19-2　ICF 框架下成骨不全症儿童的主要障碍

身体结构	身体功能	活动	参与
结缔组织病	弥漫性骨质疏松导致多发性骨折	移动能力受限,包括滚动、爬行、过渡运动和更高层次的移动技能	受耐力限制和安全考虑导致的体育活动有限
胶原合成障碍的继发性改变	力弱 关节松弛 弓形长骨	转移能力受限 步行障碍 耐力下降	同伴减少 受教育和工作机会减少
成骨不全	脊柱侧凸 脊柱后凸	自理能力受限,包括穿衣和进食 在不平坦的地面行走的能力受限 轮椅移动独立性受限	野外环境适应性下降 独立生活受限、社会隔离

二、不同年龄段成骨不全症儿童的物理治疗方案选择

面对发育障碍患儿,常需根据不同的功能障碍来选择相应的治疗方法,但面对"瓷娃娃"的时候,选择治疗方法的时候却不得不加入更多的安全考量。在功能训练时要时刻谨记不对患儿四肢施加外力牵拉,不要试图对患儿进行有风险的被动运动训练。例如,坐位训练禁止牵手拉起动作,应当诱导孩子试图主动坐起,在肩关节周围给予一定的力量支持。同样的,躯干控制训练的控制点也应置于骨盆和躯干,而不是四肢。

(一)婴幼儿期

婴幼儿期的训练要在安全、舒适的环境中进行。本阶段的治疗重点在于预防骨折,改善关节对线,促进骨质形成以及减少骨骼畸形。不应过分强调肌力及任务目标的达成而忽视安全保护。

1. 训练时的体位管理　治疗首先从俯卧位开始,体位摆放时要注意肘关节在肩关节前方。可以在患儿的腋下放置合适大小的毛巾卷或者软楔形垫以改善患儿的头控,加强背伸肌群肌力,帮助前胸壁塑形。仰卧位训练时可以用毛巾垫在患儿上肢下方,并用软垫抬高下肢,使屈髋屈膝,给患儿足够的安全保护(图19-5)。训练时需要经常变换姿势,给予患儿足够的自主运动空间,以改善肌力及强化骨骼,促进与年龄相适应的技能发育需求。相反,过度保护会让孩子失去了主动抓握的机会,并且不利于下肢骨的伸展,影响下肢骨生长。

2. 肌力训练　可通过主动活动来提高肌力、改善关节控制。治疗师要在早期为患儿找到适合的玩具,在保证安全的前提下促进运动和感知的发育,并可持续调整以适应患儿的年龄成长。例如,俯卧位训练,利用玩具诱导趴在毛巾卷、滚筒或大腿上的婴儿负重,在训练手臂与肩胛肌群的同时促进颈背部伸肌肌群的控制能力。俯卧位的这种训练除了可以保证舒适

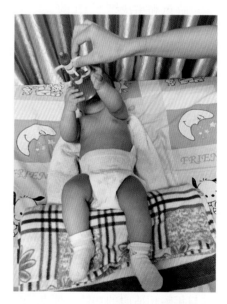

图 19-5　婴儿期 OI 的仰卧位训练姿势

性,还可以促进下肢与髋关节的中间对线,并保持髋关节最大伸展。

3. 功能训练　治疗师要鼓励患儿完成翻身动作,但不能用被动手法牵拉。在翻身训练时可给予少量的躯干辅助,但一定要注意是否能诱导出患儿的下肢蹬踩动作,并注意手肘关节能否主动上举至肩关节上方。如果上述动作无法诱导出现,则需要在卧位训练寻找突破或重新调整任务目标。当获得头部控制能力后即可开始坐位训练,早期坐位训练可以借助一定的辅助器具,没有条件的家庭可以借助枕头在父母怀里完成。在 PT 垫上,利用训练人员的大腿就可以完成直腰坐训练、短坐和骑跨训练。滚筒训练适合在治疗室进行,要注意避免产生由此引发的下肢旋转动作。坐位阶段训练的目的之一是促进保护性平衡反应,为下肢负重作准备。OI 患儿常常在爬行完成之前完成坐位技能发育,并习惯在坐位依靠臀部及下肢挪动。其中原因可能是这些患儿肢体和躯干比例不协调,肢体相对短小,使高位爬行较为困难。爬行功能的缺失会失去上肢负重、卧位姿势转换以及平衡功能的训练机会。治疗师可以教会家长在患儿腹部垫上枕头或小号滚筒训练爬行。体验到爬行所带来的乐趣是非

常重要的,这样会激发患儿主动参与的欲望。玩具、游戏、奖励都有利于鼓励 OI 患儿克服爬行困难。但要注意的是,爬行训练并不是必需的。

(二)学龄前期

增加骨密度、稳定关节、肌力训练是这一阶段的治疗重点。尽管经过婴幼儿期规范化的康复治疗,学龄前期的 OI 患儿仍然无法达到正常儿童的运动功能。造成这种情况的原因包括肌力下降、不可避免的骨折、异常的身体结构以及相对的运动不足。但他们具备了与同龄儿相仿的认知功能,已经习惯自己的身体状况,并具备一定程度的参与能力。同时,这也意味着他们会开始抱怨疼痛,拥有自己的思想。因此,这一阶段的康复可以相对更加贴近与日常生活相关的目标,并注意孩子的感知发展和情绪培养。随着探索欲望的增加,这个阶段也是意外事件频发的阶段,这一点治疗师需要向家长讲解,避免损伤。

1. 肌力训练　髋伸和髋外展肌群的肌力训练对于学龄前期 OI 患儿的站立及行走有着重要意义。设计一些游戏来完成上肢取物的任务,不但有利于帮助患儿日常生活,还有利于达到负重和主动锻炼股四头肌和臀中肌。治疗师在训练时要注意保护患儿的骨盆,保持正确的关节对线,控制起立幅度和速率(图 19-6)。起初让患儿跨在较高的滚筒上站起来够取目标物体,然后逐渐降低滚筒高度。也可以通过逐渐升高目标物体的方式来加大起立幅度。还可以通过一定的抗阻运动来进行肌力训练。训练时要注意逐渐增加重量,靠近大关节以避免产生长杠杆臂而增加骨折的可能性。例如,将适宜的沙袋绑在肢体近端抗阻训练明显要比手持哑铃训练安全。

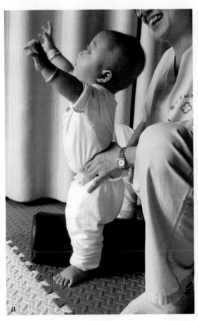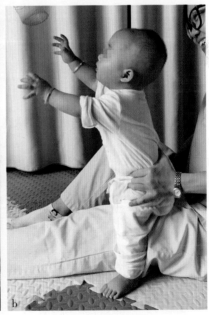

图 19-6　学龄前期 OI 患儿上肢取物训练

2. 移动能力训练　除非常严重的病例外,自主移动(包括但不限于行走)、保护性负重以及建立一定的生活独立能力是大部分学龄前期 OI 患儿的主要康复目标。即使是严重的 OI 患儿也建议在步行关键期要尝试负重和站立训练。当然面对骨质非常脆弱的患儿,保护措施一定要做好,穿戴动踝 AFO 的同时还需要治疗师给予一定的减重支持。在无负重支持的情况下进行地面行走会导致严重的下肢骨骼变形。

学龄前期 OI 患儿的步行能力个体差异较大,多数 OI 患儿在 2 岁时开始接受步行训练。影响站立和行走能力的因素包括肢体力量和长骨弯曲程度。对于那些无法早期步行的 OI 患儿,治疗师需要考虑通过其他方式让患儿获得移动能力。治疗师可以帮助家长选购一些可以通过患儿自主能力移动的玩具车达成这一目标。由于患儿肢体较短,因此可对玩具车进行必要的改造以利于有效地操控,比如降低车身底盘,增加椅靠,或者调整车头方向。严禁选用婴儿学步车作为移动工具,婴儿学步车不但不能产生有效的负重,还会造成下肢不正确对线以及长骨切应力,增加骨折及骨骼畸形风险(图 19-7)。

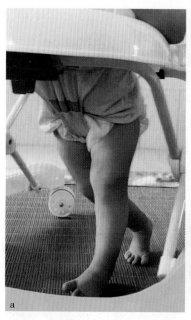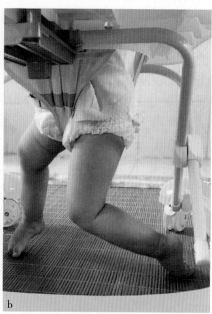

图 19-7   学步车所造成的无效负重及下肢步行不正确对线

地面行走开始前要确认患儿的负重能力,对于病情相对严重的患儿要做好下肢的保护措施,减轻负重,避免骨折。值得注意的是,不是所有的孩子都能获得独行能力,在使用辅助设备移动时,即可鼓励患儿参与到游戏或其他社交活动中。已获得独行能力的患儿依然存在下肢变形、足弓塌陷、下肢长骨弯曲,建议根据情况选择不同款式的矫形器以避免加剧下肢变形。

3. 社会参与能力训练   在成人的监护下寻找一些可以和同龄儿童互动的体育运动或游戏,例如骑三轮车、红灯停绿灯行、垒长城、放风筝等,在提高患儿运动功能的同时又利于改善孩子的参与能力。当然,再安全的游戏和运动都可能受伤,治疗师要告知家长必要的骨折紧急处理方法。

4. 水疗   为了加快步行功能的建立,水疗是个非常不错的选择,6 个月龄即可开始,适用于不同严重程度的 OI 患儿。它不但可以用来增加耐力、改善心血管功能、浮力状态下负重和抗阻运动,更重要的这是 OI 患儿难得的互动游戏,可以作为一项个人爱好而长期坚持。水疗的训练程序也需要依据患儿运动功能循序渐进,先利用水的浮力效应来进行轻度运动,然后辅助运动,最后,用水的阻力来进行抗阻运动。另外,OI 患儿常因肋骨畸形而影响呼吸,水疗对于改善呼吸、促进胸部的扩张有很大帮助。选择恒温水池有利于控制 OI 患儿体温，每次训练时间为 20~30 分钟。水位深度要与患儿的负重能力相适应，早期可以控制在站立位 OI 患儿的脖子上以取得最大的浮力，随后可以逐渐过渡到浅水以增加更多的负重。最初的水中行走训练可能需要一定的辅助，例如助行器以及治疗师的手法辅助，治疗师应站在患儿前方辅助。步行前需要适应水中浮力以及重心转移，适当前倾以抵消前行遇到的水流阻力。

(三) 学龄期及青春期

这一阶段要为患儿成年后的生活能力做好充足准备，因此，独立生活能力是最重要的治疗目标。学龄期 OI 患儿所要面对的主要问题是不同程度的脊柱以及长骨畸形。脊柱畸形可以是单独存在的脊柱侧凸或后凸，也可能混合存在。由于股骨颈干角减小，加之胫骨弯曲，膝关节呈现长期的屈曲姿势，最终导致膝关节挛缩。颈干角减小还容易导致髋关节脱臼。踝关节容易发生足外翻。上肢肱骨向外侧弯曲会限制前臂旋前。流行病学调查显示，青春期以后的 OI 患儿骨折的频率会明显下降，其原因可能与青春期激素水平变化有关。OI 患儿的脊柱畸形常需要通过脊柱融合术来解决，但是远期效果仍有待观察。

1. 肌力训练　对于移动能力较差的患儿而言，此年龄段训练的关键是核心肌群力量和坐位控制能力，这对于 OI 患儿成年后的移动能力有积极作用。肌力和耐力训练可以包括渐进的抗阻训练、游泳以及与能力及年龄相适应的体育活动。

2. 独立生活能力训练　治疗师要帮助孩子学会"正确"的日常活动方法和技能。"正确"的意义不仅仅指安全，还包括如何有效、低耗能地达成任务目标，最大限度地提高患儿的独立参与能力。对病情严重的患儿而言，辅助支具是必不可少的。由于 OI 患儿的骨骼畸形各异，大部分的辅助设备都需要进行一定程度的改造。例如可以通过嵌入座椅包裹来调整患儿在轮椅中的坐姿以改善躯干控制，获得舒适的体位。关于移动的方法要区分场所、区别对待。室内移动，特别是在患儿居住场所的行走要鼓励患儿在正确骨骼对线的前提下独立完成。室外或社区的移动要求较高，不要勉强进行社区独行的尝试。事实上，由于肌力不足以及骨骼畸形的存在，大多数大龄 OI 患儿都需要借助轮椅来实现室外的移动。

三、日常生活管理

(一) 姿势管理

正确姿势管理是家庭治疗计划的重要组成部分。不同时期的姿势侧重点虽然不同，但都需要注意提供安全保护、预防骨骼变形以及减少功能限制三个原则。

姿势设定是小婴儿阶段的重点目标，治疗师应每周随访，以确定患儿的家庭环境有助于患儿各项功能发育。50 周左右的婴儿由于不安运动的存在，肢体会产生快速动作打击床面，要注意床面不能过硬，婴儿床尽量宽大，如有护栏需要加盖软质包围。国外学者推荐婴儿毛巾卷辅助下的侧卧位姿势值得借鉴，具体方法是将柔软的毛巾卷成圆筒状垫在脊柱和四肢周围形成的侧卧位，这样可以在保护患儿的同时让其主动运动(图 19-8)。正确的抱姿有利于家长与患儿亲密关系的形成，并可鼓励患儿主动运动。正确抱姿的重点应该将着力点放在头部或躯干上，而不是四肢长骨，婴儿的四肢应该轻轻地搭在支撑臂上(图 19-9)。在侧卧、仰卧位以及有支撑的坐位下鼓励进行主动、自发的活动，让孩子拿取不同质地(软硬)轻巧的

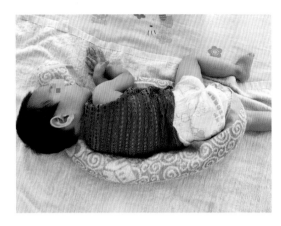

图 19-8　OI 婴儿侧卧位姿势

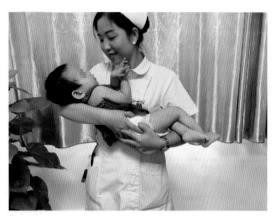

图 19-9　OI 婴儿的抱姿

玩具。

（二）更换尿片

正确更换尿片的方法是一只手扶持婴儿的臀部并将婴儿下肢放在自己的前臂上使婴儿卷曲，另一只手摆放尿片。禁止提起婴儿的脚踝来帮助臀部抬离床位（图 19-10）。

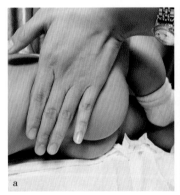
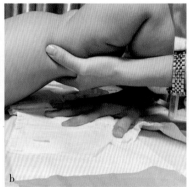
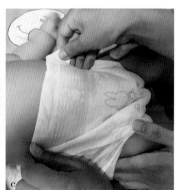

图 19-10　OI 婴儿更换尿片的方法

（三）洗澡

洗澡应在有衬垫的塑料盆进行。治疗师可以帮助家长制作或购买此类特殊设备。

（四）穿脱衣服

穿脱衣物时严禁提拉患儿四肢，应采用宽松、易松解的衣服以方便穿脱（例如婴儿宝宝衣）。推荐前扣、前拉链或搭绳扣衣物，不推荐 T 恤衫或连体衣。应避免穿着过多以减少过度出汗。

（五）移动和转移

婴儿期的转移安全的做法是使用婴儿提篮、婴儿车或婴儿床，这些在家庭内转移中经常使用的转运工具可以有效地支撑头部、躯干和四肢。对于病情严重的患儿，治疗师可以帮助家长定制转移设备，原则是将胸腰骶及双下肢进行整体固定，使患儿不会左右摇摆和晃动。对婴儿而言，应对转移时姿势变化的能力是非常重要的，有利于改善头部控制能力。因此，除非严重的病例，在转移时不可过度固定婴儿，应当留有部分活动空间。

（六）社交活动

造成 OI 患儿的社交活动发展受限的因素是多方面的，其社交活动的发展与治疗师、家长、环境及个人因素均密切相关，治疗师需要和家长共同关心患儿从社区到学校的社会参与能力。除治疗师以外，患儿的父母和教育工作者都应该鼓励其积极的人生态度，表扬患儿达成的目标，为患儿未来的社交行为做好准备。

四、辅具与矫形器的选择

矫形器对于 OI 患儿主要是起预防及保护作用。一些移动设备可以用来促进功能最大化。由于位置改变的需求与移动 - 制动状态相关，故需要对矫形器和日常生活的设备进行评估以更好地选用。当骨折发生时，OI 患儿需要用矫形器固定，在轻微病例和小婴儿中，也可以用弹力绷带固定来支持和保护肢体。

五、成骨不全症儿童的疼痛管理

疼痛往往伴随 OI 儿童的整个发育过程，包括骨折引发的急性疼痛，也有包括多种因素形成的慢性骨痛，疼痛管理是 OI 儿童康复过程的重要环节。事实上，OI 儿童的疼痛治疗疗效有限，很多患儿尽管使用了镇痛药或其他止痛方法也会出现中重度疼痛。

（一）物理因子治疗

临床常用的电刺激疗法及冷、热疗均可用于缓解疼痛。对 OI 患儿进行有针对性的运动训练，提高其肌肉耐力及肌肉力量，不但可以减少骨折、改善运动功能，使肌肉规律性运动，还能激活抑制疼痛的 β- 内啡肽系统从而减轻疼痛。以上方法无效时，可以考虑神经阻滞疗法缓解疼痛，但如果不是顽固性疼痛，不宜长期使用。

（二）矫形器和支具

矫形器和支具可以稳定和支持关节，减少肢体的应力和压力，减轻疼痛。例如椎体融合的患儿使用胸背支具、固定器可以一定程度缓解背部疼痛。为了减少这类支具所带来的呼吸约束也可以间断使用定制的靠垫或座套来缓解疼痛。

（三）其他

临床研究已证实双膦酸盐类药物可以缓解 OI 患者的疼痛。另外，行为诱导培养患儿的乐观情绪、有效的睡眠管理、传统医学的针灸、推拿按摩也有助于缓解疼痛。在某些情况下，间歇性给予一定止痛药也是可以考虑的。

六、多学科合作

OI 患儿往往需要多学科的综合治疗。根据整合医疗的理念，理论上需要整合骨科、内科、耳鼻喉科、口腔科、眼科、医学影像科、疼痛科、麻醉科、康复医学科等相关科室共同为患儿制订综合治疗方案。

（一）注重预防、多学科合作定期筛查功能变化

OI 患儿多数有听力障碍，通常在 30 岁时失聪。患儿在 3~4 岁或入学之前，应当由具备检测经验的耳鼻喉科专家对其进行正式的听力评定，此后应每 3 年检测 1 次，听力处在临界线的患儿应每年复测。另外，专科医生要与不同学科取得联系，针对 OI 儿童的牙齿发育、体格发育及心肺功能定期检查。

（二）外科手术及内科药物治疗

外科手术和内科药物治疗是 OI 儿童的主要治疗手段之一。对脊柱侧凸严重的病例（Cobb 角 >50°），在患者进入青春期后接受手术矫形可以取得较好的效果。OI 儿童不可避免地面临各种药物使用的问题，一些非类固醇的消炎药的使用与患儿骨折后愈合迟缓有关，因其对其骨骼的新陈代谢会产生负面效应，建议尽量少用含类固醇的药品。双膦酸盐类（bisphosphonates）可以很大程度上改善重症 OI 患儿的骨痛，增加骨密度，减少患儿骨折的再发几率，但其使用指征和使用时限仍存在争议。在日常治疗过程确保足够水平的维生素 D 摄入有重要意义，但高于预防水平的摄入（>400IU/d）并无更多益处。

（三）并发症的处理

OI 患儿骨骼发育欠佳，运动量减少，长期处于坐位，容易导致多种并发症的产生，当患儿有任何不适均应积极联系相关科室进行合作诊疗，以免造成不可挽回的局面。重度的 OI 病例中，胸容量降低和畸形会导致限制性肺病。肋骨骨折，脊柱后凸伴侧弯，使患儿更容易罹患呼吸系统并发症。肺炎是 OI 患者尤其是Ⅲ型 OI 患儿的常见死亡原因。

第四节 小 结

OI 是一种累及多系统的罕见病，其评定及治疗的循证依据尚乏可陈。OI 患儿所面临的主要问题是成骨不全所带来的功能独立和社会参与能力受限。OI 的治疗需要多学科合作，物理治疗是 OI 患儿功能恢复的重要手段。OI 的康复应该遵循早期介入原则，以提高疗效。康复治疗的策略是在 ICF 框架下对患儿进行综合评定，将与年龄相适应的功能作为阶段康复目标，对不同年龄段的 OI 患儿采取相应的康复方案以改善其移动能力，提高其独立参与能力。增加骨密度和预防骨折应作为 OI 患儿日常生活管理的重点，疼痛管理是提高 OI 患儿生活质量必不可少的一部分。OI 患儿的预后与患儿的疾病严重程度有关。近些年来，业内对于 OI 患儿骨代谢及其生物力学的研究取得了长足发展，除了改进外科手术方法及材料外，一些同化激素类药物、单克隆抗体、受体抑制剂被开发出来用于增加 OI 患儿的成骨作用，一些有希望的基因治疗和干细胞移植也在研究当中。

第五节 案 例 解 析

患儿，女，5 个月龄，因生后 2 个月内反复骨折 4 次入院。患儿初次骨折发生在生后第 8 天，家长在帮助患儿洗澡脱衣时发现患儿右上肢下垂，哭闹不安，遂就诊于医院，入院后拍片提示右上肢肱骨骨折。此后 2 个月内又发生包括肋骨、股骨、胫骨在内的 3 次骨折（图 19-11），均无诱因。外科给予石膏外固定后骨折愈合正常，但右下肢股骨骨折处向内侧弯曲变形。查体：身长 55cm，体重 6kg，双侧蓝色巩膜，头围 43cm，前囟 2.5cm×2.5cm，未见明显颅骨变形。右侧臀部可见不规则圆形分布出血点。呼吸频率稍快，约 48 次 /min。心音稍钝，律齐，可闻及Ⅲ/6 级收缩期杂音。右下肢股骨向内侧弯曲，四肢短小，关节活动度尚可，四肢及躯干肌力稍低。基因检测结果提示 CRTAP 位点突变，甲状腺及甲状旁腺激素、类胰岛素样生长因子 -1、血生化正常。临床诊断：成骨不全症（Ⅲ型）。患儿主要障碍见表 19-3。

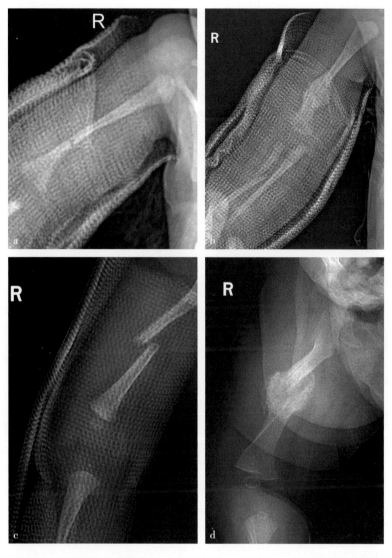

图 19-11　患儿的 X 线摄片

a. 上肢骨折初期;b. 下肢石膏固定一周可见骨痂增厚;c. 下肢骨折初期;
d. 下肢石膏固定一周可见畸形愈合,对线不正确

表 19-3　患儿的主要障碍

身体结构	身体功能	活动	参与
结缔组织病	弥漫性骨质疏松导致多发性骨折 皮下出血	运动功能受限,不能完成俯卧位抬头、肘支撑、手支撑及摆坐	与父母交流受限 转移方式受限 与同龄儿童游戏受限
胶原合成障碍的继发性改变	力弱 弓形长骨	转移能力受限 坐位平衡未建立 耐力下降	
成骨不全	—	—	—

　　对患儿进行评定后发现患儿存在明显的粗大运动功能落后,相当于 1~2 个月龄儿童,但患儿精细运动功能及认知发育较为理想。家长非常担忧患儿的未来生活质量,最希望得到的医疗帮助是治愈疾病,最关心的预后指标是患儿的寿命。评定结果见图 19-12。

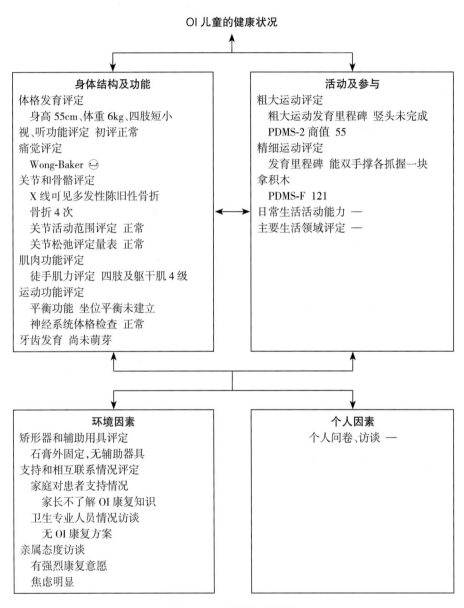

图 19-12　主要评定结果

　　环境因素是患儿目前康复遇到的主要障碍之一,需要治疗师与家长及经管医生进行详细交流。患儿粗大运动受限明显,精细运动发育尚可。由于年龄尚小并未发现明显的骨密度降低,脊柱功能正常,但在余下的康复过程中应该注意保护。由于患儿未满 2 周岁,近 3 个月无新发骨折,暂时不需要外科介入,目前的康复计划以家庭干预为主,干预内容见表 19-4。

表 19-4　家庭干预计划表

患儿姓名		责任家长		家长联系电话	
计划制订日期		制订人		制订人联系电话	
姿势管理	转移姿势、更换尿片姿势、更换衣物及洗澡姿势、卧位姿势、抱姿及坐姿管理(见 OI 患儿管理指南宣传册)				
辅助支具	婴儿床、澡盆、转移工具改造,右下肢夹板				
功能锻炼	1. 俯卧抬头训练　患儿采取俯卧位,髋关节充分伸展,腋下垫软毛巾使肘过肩关节垂直线,保持一定的手肘支撑用力,家长在患儿前方用玩具吸引患儿抬头,注意观察患儿的身体姿势,保持互动。每次 5~10min,每天 1~2 次 2. 仰卧位伸手取物训练　患儿采取仰卧位,周围给予一定的软毛巾支持,双膝弯曲,家长在上方用玩具吸引抓握,注意留给躯干足够的活动空间,诱导出侧身及双脚跟用力最佳。每次 5~10min,每天 1~2 次 3. 坐位力量训练　患儿坐于家长怀中,家长双手扶胸环抱婴儿,将不同重量的玩具置于患儿前方抓握,诱导患儿向上举起,尽量至肩以上高度,注意玩具大小及重量,可以从小圆木棒开始逐渐增加重量,后期家长可给予患儿适当阻力,注意保持身体中线位;每次 3~5 下,每天 1~2 次				
社会参与活动	家长互动游戏、水疗、维持原有日常玩具				
营养管理	1. 母乳、牛奶、米糊(钙、铁加强) 2. 维生素 D 400IU/d				
注意事项	1. 所有动作应缓慢轻柔,禁止牵拉,鼓励孩子主动配合。避免疲劳及剧烈运动 2. 感冒、发热等身体不适的情况下应注意休息,不宜训练 3. 不推荐使用脖套式游泳圈 4. 6 个月进行骨密度检测 5. 3 个月后进行复诊,必要时随诊				

（张　峰）

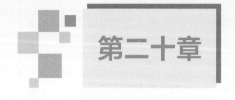

斜 形 头

第一节 概 述

斜形头，又称为斜头畸形（plagiocephaly），是指发生于婴幼儿出生前或出生后，因外力而造成的一种多维度颅骨畸形。原因包括枕部的某一部位长期受压或颅缝早闭。枕部的某一部位长期受压所致的斜形头亦称为非颅缝早闭斜形头（nonsynostotic plagiocephaly）。这种类型的斜形头在临床多见，发生率为20%，男性多于女性。2013年北美的一项调查显示，7~12周的婴儿发生斜形头的几率高达46.6%。

造成斜形头的主要原因是婴儿在仰卧位睡姿下，因枕部的某一区域长期受压，致使头颅出现不对称性的生长：受重力和压力的影响，受压部位因生长受限而出现扁平、对侧无受压的枕部代偿性凸出，而扁平侧枕部对应的额部和颧骨突出、对侧额部扁平，并且两侧耳朵会随着头部的这种不对称性生长出现移位，使两侧耳朵不在同一平面上。从头顶正上方俯视，其形态有如一个平行四边形（图20-1）。如果早期没有治疗，因代偿性生长所造成的头颅、面颊外观的不对称常令存在斜形头的儿童产生自卑情绪，影响其心理的健康发育。而且，头面部形态的不对称会令眼眶受到牵扯，并随头颅形态的变化而产生形变，这同时会令眼外肌和神经受到牵扯，使视觉和前庭系统受到损伤，从而造成感觉运动失调。另外，这种不对称甚至会对口腔健康造成影响，出现颞下颌关节不对称、牙齿排列不整齐等问题。此外，还有研究表明，斜形头可能与发育迟缓相关，但这两者的严重程度未至显著性相关。导致非颅缝早闭斜形头的高危因素包括多胞胎、胎位不正、曾于新生儿重症监护病房（NICU）进行监护、斜颈（包括先天性肌性斜颈、骨性斜颈）、仰卧位下的固定睡姿等，在这些因素的影响下，胎儿或婴儿不能随意变换头部的姿势，致使头颅形态发生不对称性的改变而逐渐出现各种斜形头的表现。头颅形态受外力作用而引起的形变多发生于生后的0~6个月，其中新生儿期最易受到影响。随着自身的生长发育，婴儿逐渐完善其头控能力，这种"外力"对头颅形态的影响亦随之减少。

　　造成斜形头的另一原因是颅缝早闭。颅缝早闭是指一个或多个颅缝的不成熟融合，多为产前畸形，产后出现的颅缝早闭极其罕见。颅缝早闭发生率为1/2000，男女发病比例为2∶1。因颅缝早闭而形成的斜形头是由于头颅的某一条或几条骨缝过早愈合，导致愈合部位失去扩张能力、颅骨向其他方向代偿性扩大，从而形成头颅和面颅外观的不对称性，因此它在外观上的改变并不如非颅缝早闭所致的斜形头般具有"规律性"，颅缝早闭所致的斜形头根据早闭颅缝的不同而呈现出不同的形态。如左侧冠状缝的早闭限制了左侧额部的生长，而右侧额部则代偿地过度生长，从而形成左侧斜形头（图20-2）；因矢状缝早闭限制头部的侧向生长，头部只能向前后生长，导致头部前后径增长而形成"舟状头"（图20-3）。常见的颅缝早闭类型有：矢状缝早闭（发生率为1/5000，80%为男性）、额状缝早闭（发生率为1/7000~1/15 000，多数患儿存在19p染色体异常和发育迟缓）、冠状缝早闭（发生率为1/10 000，女性多见）、人字缝早闭（发生率为1/33 000，男女比为4∶1，70%为右侧人字缝早闭）、多颅缝早闭（常见导致颜面异形综合征，如Crouzon综合征、Apert综合征、Kleeblattschadel综合征、Muenke综合征等）。颅缝早闭主要导致颅面部畸形，部分患儿会出现学习障碍、言语发育迟缓、认识功能障碍等，少数患儿存在颅内压增高。颅缝早闭的病因尚不明确，可能与环境和遗传因素相关。

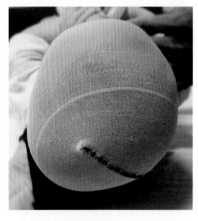

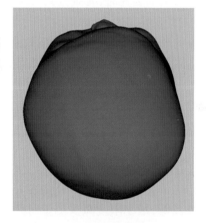

图20-1　非颅缝早闭斜形头的外观特征（从头顶俯视）

图20-2　左侧冠状缝早闭所致斜形头的顶部观（头颅三维图像）

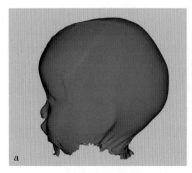

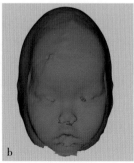

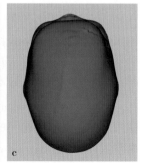

图20-3　矢状缝早闭所致的舟状头侧面观（a）、正面观（b）、顶部观（c）（头颅三维图像）

第二节 康复评定

为更好地评估、分析斜形头的严重程度,需要进行头颅形态的数据测量与分析,这十分重要,可为治疗师就斜形头严重程度的评估提供更为客观的信息。具体步骤如下:

一、病史收集

完善斜形头婴儿的病史收集,包括:①是否存在导致斜形头的高危因素,如早产、多胎、胎位不正、斜颈等;②斜形头的发生时间:颅缝早闭所致的斜形头一般在出生后即可发现颅面部外观的异常,而非颅缝早闭斜形头所致的颅面部不对称是生后一段时间逐渐出现;③是否曾进行睡姿矫正以及矫正的效果:非颅缝早闭斜形头在经过一段时间的睡姿矫正后头部形态可出现不同程度的变化,而颅缝早闭的斜形头由于其骨缝的融合没有消除,因此睡姿矫正无法使其头形发生变化。

二、目测法

在接诊斜形头的婴儿时,要观察其头颅的外观。分别从头部的正前方、侧方、正后方、正上方来观察,主要观察其额头、面部、枕部、耳朵、眼部的对称性和颅顶的倾斜程度,以此来判断婴儿斜形头的严重程度并了解其头颅外观的特点。传统的头颅数据测量方法是利用卡尺或皮尺,以直接接触的方式来获取婴儿头颅的数据,优点在于它是一种非侵入性检查,成本低、易于操作。然而这种方式可能会因长时间的接触性测量令受试婴儿出现烦躁、哭闹而导致数据出现误差,而且评估者临床经验的丰富与否、测量时头部骨性标志的标记准确与否均会影响所得数据的准确性。

三、激光扫描法

以激光扫描的方式采集数据(图 20-4),可在不接触受试婴儿的情况下快速获取受试婴儿头颅的三维图像,最小限度减少测量时因婴儿活动所带来的数据误差。该方法除可获得头颅表面的数据外,其余不能通过人工测量所得的数据如头颅的体积、头部表面某些曲面的角度亦可通过软件计算得出,数据准确性较高,有利于对斜形头严重程度的评估和干预前后的对比。但由于激光扫描法的成本较卡尺或皮尺测量为高,因此其应用没有后者广泛。

四、斜形头的评估指标

评价斜形头严重程度的常用指标有:①头部比率(cephalic ratio,CR),或称为头部指标,即头部的宽度除以长度再乘以 100%,其正常范围根据性别和年龄的差异而有所不同(4~6 个月龄男孩和女孩 CR 均≤93,7~9 个月龄男孩 CR≤92、女孩 CR≤89,10~12 个月龄男孩≤92、女性≤90);②径向对称指标(radial symmetry index,RSI),即在头部水平横截面每隔 15°处与圆心作一连线,所得 24 条连线之间的差值,该指标通常与其他测量值结合以判断治疗的必要性;③对角线差值(oblique diagonal difference,ODD),以眉心与头颅平面图像的圆心作一直线,作该直线旁两侧 30°处至圆心的延长线,得该图像的两条对角线,两条对角线长度的差值即为ODD,此值被认为是量化斜头畸形程度的黄金标准,正常值 <6mm;④颅顶不对称性指数(cranial

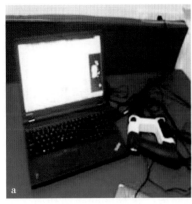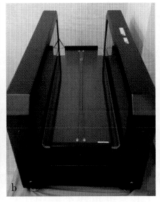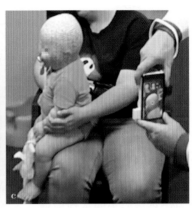

图 20-4 激光扫描的常用工具
手持式扫描仪（a）、扫描床（b）、搭载扫描软件的手提电话（c）

vault asymmetry index，CVAI），即头部平面图像的两条对角线差值乘以 100 再除以两条对角线中的较长者所得的数值，正常值 <3.5；⑤耳朵的位移值（anterior ear shift），即两侧耳朵所在水平面之间的直线距离。除了以上指标，还可以使用亚特兰大儿童保健中心（Children's Healthcare of Atlanta）制定的斜形头严重程度量表（plagiocephaly severity scale），见表 20-1。该量表的适用

表 20-1 斜形头严重程度量表

级别	临床表现		干预建议	CVAI 值
I	仅有轻微的不对称性，在正常范围内		不需治疗	<3.5
II	外观存在不对称，仅影响一侧后枕部		姿势调整	3.5~6.25
III	外观存在不对称，一侧后枕部中度到重度扁平、同侧额部轻度突出，耳朵出现轻度移位		姿势调整或使用矫形器	6.25~8.75
IV	外观存在不对称，两侧后枕部和一侧额部受影响，后枕部重度扁平，耳朵出现中度移位，额部连同眼眶出现明显的不对称		使用矫形器	8.75~11.0
V	外观存在不对称，两侧后枕部、一侧或两侧额部均受影响，后枕部重度扁平，耳朵出现重度扁平，额部连同眼眶、面颊出现明显的不对称		使用矫形器	>11.0

对象为非颅缝早闭斜形头婴儿,它结合 Argenta 于 2004 年提出的斜形头分级系统和 CVAI 值,通过描述头部形态将斜形头的严重程度分为 5 个级别(types Ⅰ~Ⅴ),级数越高表示斜头畸形程度越重。可为治疗师在斜形头的评估与治疗方案的制订时提供相应信度。

五、颅缝早闭的康复评定

对于怀疑存在颅缝早闭的斜形头婴儿,可在头颅表面沿着可能早闭的颅缝进行触诊,若存在颅缝早闭则可触及早闭所致的骨性隆起。为进一步确定是否存在颅缝早闭,应利用头颅 CT 三维重建进行排查。头颅 CT 三维重建被认为是诊断颅缝早闭的金标准(图 20-5、图 20-6)。由于该检查具有一定的辐射性,而且价格较高,因此只用作对颅缝早闭的排查,而不用作对斜形头的常规检查。头颅 CT 三维重建不能用作对斜形头严重程度的评估和治疗前后的对比。

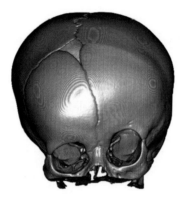 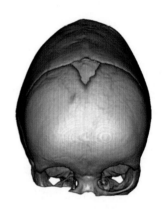

图 20-5 左侧冠状缝早闭(头颅 CT 三维重建影像) 　图 20-6 矢状缝、额状缝早闭(头颅 CT 三维重建影像)

综上所述,为更好地了解斜形头的类型和严重程度,需进行全面的康复评定。而准确地鉴别颅缝早闭和非颅缝早闭所致的斜形头,对接下来治疗方案的选择尤为重要。

第三节 物 理 治 疗

斜形头的治疗应以预防治疗为主,最主要的是避免仰卧位下的长时间固定睡姿。尤其是在新生儿期,头颅最容易受外力作用而发生形变,家长应定期帮助婴儿调整睡姿,令其在仰卧位睡姿时枕部左右交替受力,避免其枕部的某一区域长期受压;另外,还需要增加婴儿的俯卧位玩耍时间,时间建议 30~60min/d,可避免枕部长时间受压,亦可促进婴儿头控能力的发育,但需要注意在婴儿清醒并有家长看护时将其置于俯卧位,防止窒息。长时间使用婴儿安全座椅也可能导致斜形头,因此应尽量减少使用安全座椅的时间。

一、睡姿矫正

斜形头早期可使用与预防治疗相同的策略来防止或减缓斜形头的进一步发展。对于非颅缝早闭斜形头的矫正方法,大多是通过睡姿、抱姿的调整,利用外力和重力作用使颅面形态产生变化,令颅骨突出的部位较多地受压,从而起到"矫正"的效果。但在婴儿4个月龄后,婴儿们逐渐拥有更多自主活动头部的能力,并且会通过转头、翻身等运动摆脱这种固定所带来的"不适感"。因此在4个月龄后,这种固定婴儿头部于某一位置矫正斜形头方法的作用亦随之逐渐变小。

二、头颅固定矫形器

对于有一定头控能力的婴儿,单纯应用睡姿矫正斜形头效果并不理想,此时可考虑使用头颅固定矫形器(又称头盔,helmet)进行塑形治疗。它作用于颅脑,利用婴儿期颅骨生长速度较快、可塑性较强的特性,使头颅所有突出的部位与头盔接触而限制其生长,同时预留空间给予头颅的扁平部位生长,从而能在颅骨生长的过程中实现重新塑形,进而提高颅骨的均衡性与对称性,改善婴儿的头部形态(图20-7)。头盔治疗能有效地改善斜形头,同时不会限制婴儿的自主活动。但头盔本身具有一定的重量,对于头控能力差的婴儿可能会造成不良的影响,因此一般建议斜形头婴儿在头控能力发育完善后再开始进行头盔治疗。一般而言,出生后4~12个月龄为最佳的矫正时间。对于中度和重度斜形头婴儿,鼓励早期,最好能在6个月龄前开始头盔矫形治疗,更能确保矫形的有效性。如果合并先天性肌性斜颈的斜形头婴儿,则需要在治疗斜形头的同时进行斜颈的治疗。对于颅缝早闭的婴儿,在手术后也可能需要头盔治疗帮助矫正头部形态。

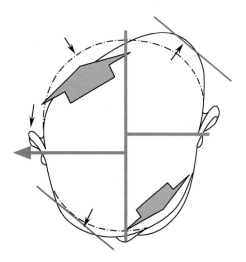

图 20-7 头盔的工作原理

头盔的适用年龄从具有较好的头控能力开始(一般是3~4个月龄)至18个月龄,最理想的佩戴时间是4~7个月龄,每天使用头盔塑形的时间需要达到23小时。需要注意,超过18个月龄则不建议使用头盔塑形纠正斜形头,因为此时颅骨生长基本定形,外力矫形作用很小。

三、手术治疗

颅缝早闭所致斜形头的治疗以手术治疗为主。手术治疗目的是恢复颅面部的正常外观;扩大颅腔容积,防止因颅内压增高而导致的一系列并发症。一般建议在生后一年内进行手术治疗,生后3个月内是最佳的手术时机。不同类型的颅缝早闭术式不同,多条颅缝早闭通常需要多次手术。术后也可使用头盔治疗,进一步促进头部形态的矫正。

第四节 小 结

斜形头在婴儿群体中高发,尤其是非颅缝早闭所致的斜形头,它除造成颅面部的不对称而影响外观外,更可能导致一系列的继发问题。治疗师在日常工作中除为婴儿作常规的康复评估外,更应留意婴儿是否存在斜形头,并正确分辨是颅缝早闭还是非颅缝早闭斜形头。同时协助家长分析斜形头的严重程度,指导正确的预防和应对方法,提出相应的治疗策略,或转诊其至相应的专科门诊进行治疗,从而帮助家长防止婴儿斜形头的发生,帮助斜形头婴儿减轻斜形头的程度,进而防止或减轻所继发的问题。

第五节　案 例 解 析

一、右侧斜形头

患儿,男,6个月28天。出生史:顺产,孕周36^{+5}周,出生体重3.0kg。近期因"发育迟缓"至神经科就诊,体格检查时发现患儿"右侧枕部扁平,双侧额部、耳朵不在同一水平面上",遂诊断为右侧斜形头并转至康复科。家长诉患儿出生时头部形态无明显异常,于患儿3个月时发现头部形态不佳,曾进行睡姿调整,自觉稍有好转,然头部的不对称性仍存在。家长一直比较在意患儿头控不佳的问题,对于斜形头的问题虽有觉察,但并不太在意。经询问,患儿家人平常忙于工作,将患儿托付给保姆照顾,保姆需要兼顾家务,常将患儿仰卧位置于婴儿床上。患儿家中的婴儿床右侧靠窗,窗户透光良好,因此患儿平素喜欢将头部转向右侧光源处,导致患儿在仰卧位时右侧枕部常常受压,直至患儿于5个月时逐渐能竖头、翻身,才脱离这种仰卧位的固定睡姿。

康复评估:从患儿头顶朝下观察,发现患儿右侧枕部扁平,头颅的前后径短,右侧额部轻度突出,两侧耳朵不在同一水平面上。侧面观察发现患儿后顶部较前顶部高,外形有如一缓坡。在前面观察发现患儿左侧面部较右侧面部轻微往后移。对患儿的头部触诊,未触及颅缝早闭所致的骨性隆起,前囟未闭合。

应用激光扫描获得患儿头部的三维模型,经软件计算获得头部各主要数据:CR=94.2,RSI=45.9,ODD=14.1,CVAI=9.5(图20-8)。参考斜形头严重程度量表,患儿斜形头分级为Ⅳ级,属于重度斜形头。嘱咐其在患儿清醒并有家长看护时多将其置于俯卧位或坐位,并建议头盔治疗,每天配戴23小时。每2~4周复查一次,以便于对患儿头型矫正情况的追踪和头盔的调整。

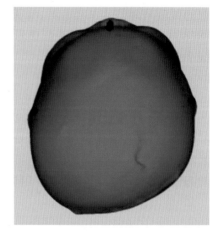

图20-8　第一次扫描三维图像

患儿7个月龄15天时第一次复查,此时已配戴头盔2周。应用激光扫描获得患儿头部的三维模型,经软件计算获得头部各主要数据:CR=92.5,RSI=43.3,ODD=12.9,CVAI=9.1。家长自觉头形略有改善,但发现长时间配戴后右额部和左枕部突起、与头盔接触的部位有压红,约半小时后均可消退。与家长解释这是正常现象,嘱咐继续配戴头盔,每天配戴23小时。

患儿8个月龄13天第二次复查,头盔矫形治疗约6周后。患儿在第一次复查后几天就出现感冒、发热的症状,头盔的配戴停止了约2周。家长在患儿退热后重新让患儿配戴头盔,近一周发现在长时间配戴后,右额部和左枕部突起、与头盔接触部位的压红观察 1 小时后均未能完全消退。应用激光扫描获得患儿头部的三维模型,经软件计算获得头部各主要数据:CR=90.9,RSI=41.8,ODD=10.5,CVAI=8.0。且经测试患儿头围较第一次复查时有所增长,因此压红的持续时间较长,遂为患儿的头盔进行局部打磨,让头盔更适应患儿如今的头部形态。由于头部形态的不对称性仍明显存在,遂嘱咐继续配戴头盔,每天配戴 23 小时。

患儿 9 个月龄 5 天第三次复查,头盔矫形治疗超过 2 个月。应用激光扫描获得患儿头部的三维模型,经软件计算获得头部各主要数据:CR=88.5,RSI=38.5,ODD=8.9,CVAI=7.4。家长自觉头部形态较前改善。因长时间配戴后出现压红,超过 1 小时不能完全消退进行了头盔局部打磨。由于头部形态的不对称性仍明显存在,遂嘱咐继续配戴头盔,每天配戴 23 小时。

患儿 9 个月龄 28 天第四次复查,头盔矫形治疗 3 个月。应用激光扫描获得患儿头部的三维模型,经软件计算获得头部各主要数据:CR=85.8,RSI=34.3,ODD=7.2,CVAI=5.8。家长自觉头部形态较前改善。因长时间配戴后出现压红,超过 1 小时不能完全消退进行了头盔局部打磨。由于头部形态的不对称性仍明显存在,遂嘱咐继续配戴头盔,每天配戴 23 小时。

患儿 10 个月龄 25 天第五次复查,头盔矫形治疗 4 个月。应用激光扫描获得患儿头部的三维模型,经软件计算获得头部各主要数据:CR=82.1,RSI=31.5,ODD=5.8,CVAI=4.7(图 20-9)。家长自觉头部形态较前改善。因长时间配戴后出现压红,超过 1 小时不能完全消退进行了头盔局部打磨。由于头部形态的不对称性仍存在,部分主要数据仍处于异常范围内。遂嘱咐继续配戴头盔,每天配戴 23 小时。

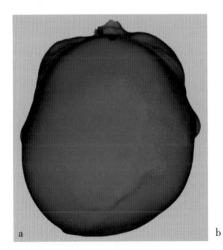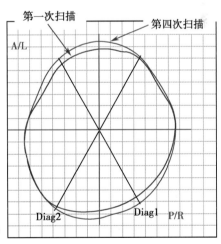

图 20-9　第四次扫描

三维图像(a),以及与第一次扫描图像横截面的对比(b)

患儿 11 个月龄 27 天第六次复查,头盔矫形治疗 5 个月。应用激光扫描获得患儿头部的三维模型,经软件计算获得头部主要各数据:CR=81.2,RSI=28.7,ODD=3.1,CVAI=2.3(图 20-10)。家长自觉头部形态较前改善。现头部形态的不对称性较配戴头盔前改善明显,从患儿头顶朝下观察,头部左右两侧形态基本对称,各主要指标的数值亦改善至正常范围。并且由于现在患儿已能翻身、爬行,不会再长时间位于某一固定体位,因此头盔矫形治疗结束。

二、右侧肌性斜颈继发左侧斜形头

患儿,男,3个月龄5天。出生史:足月顺产,出生体重3.4kg。生后约20天家长在为患儿洗澡时扪及右侧颈部有一如蚕豆大小般的"肿块",至医院就诊被诊断为"右侧肌性斜颈"。由于患儿右侧胸锁乳突肌、斜方肌紧张,因此头部常呈向右侧屈、左上方旋转姿势,导致在仰卧位时左侧枕部受压,出现"左侧枕部偏平"的情况。家长于患儿约2个月龄时发现此情况,在家中曾进行姿势调整约1个月,但自觉效果不佳,家长担心头颅的不对称性会越来越明显,至康复科就诊,被诊断为左侧斜形头。

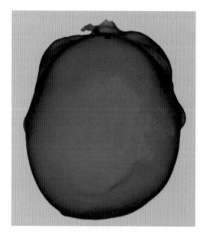

图20-10　第五次扫描三维图像

家长回忆患儿在出生时头部形态基本正常,无额部或枕部外观的不对称。左侧斜形头的出现主要是受右侧肌性斜颈的影响。家长平时会在患儿左侧枕部下垫上一小毛巾卷,强迫患儿突出的右侧枕部受压,但因为右侧颈部肌肉紧张,所以患儿头部常常在毛巾卷上滑落,继续以其"喜欢"的姿势平卧,使得左侧枕部继续受压。而且由于患儿月龄较小,因此其无法靠自身力量摆脱这种固定体位。患儿在1个月龄时开始进行肌性斜颈康复治疗,包括右侧胸锁乳突肌与斜方肌的牵伸、左侧颈部肌群的功能训练,现家长自觉斜颈有所好转。

从患儿头顶朝下观察,发现患儿左侧枕部偏平,头颅的前后径略短,左侧额部轻度突出,两侧耳朵不在同一水平面上。侧面观察发现患儿后顶部与前顶部高度基本持平。前面观察发现患儿右侧面部较左侧面部轻微往后移。对患儿的头部触诊,未触及颅缝早闭所致的骨性隆起,前囟未闭合。

应用激光扫描获得患儿头部的三维模型,经软件计算获得头部各主要数据:CR=83.7,RSI=41.3,ODD=12.7,CVAI=9.0。参考斜形头严重程度量表所知,患儿斜形头分级为Ⅳ级,属于重度斜形头。因患儿月龄尚小、头控未完善,因此斜形头的治疗以姿势调整为主。嘱咐家长在患儿清醒并有家长看护时多将其置于俯卧位。并建议家长可继续原本的利用毛巾卷的姿势调整方法,但其间必须有家长在旁看护,以便于在患儿头部从毛巾卷上滑落时可及时帮其再次进行调整,但最重要的是避免因毛巾卷堵住口鼻而引发的窒息意外。在姿势调整的同时应继续进行先前的肌性斜颈康复治疗,4周后复查。

患儿4个月龄7天第一次复查,家长反映经1个月的调整,头部外观略有好转。经软件计算获得头部各主要数据:CR=83.2,RSI=40.8,ODD=11.9,CVAI=8.8。参考斜形头严重程度量表,患儿斜形头分级为Ⅳ级,属于重度斜形头。嘱咐其在患儿清醒并有家长看护时多将其置于俯卧位,并建议头盔治疗,每天配戴23小时。每2~4周复查一次,以便于对患儿头型矫正情况的追踪和头盔的调整。

患儿4个月龄22天第二次复查,头盔矫形治疗2周。应用激光扫描获得患儿头部的三维模型,经软件计算获得头部各主要数据:CR=82.5,RSI=39.7,ODD=10.5,CVAI=8.5。家长自觉头形有改善,长时间配戴后左侧额部、右侧枕部出现压红,可在1小时内完全消退。嘱咐继续配戴头盔,每天配戴23小时。因其肌性斜颈未达临床治愈标准,需继续先前的肌性斜颈康复治疗。

患儿5个月龄16天第三次复查,头盔矫形治疗超过1个月。应用激光扫描获得患儿头部的三维模型,经软件计算获得头部各主要数据:CR=81.4,RSI=37.5,ODD=8.9,CVAI=7.4。家长自觉头部形态较前改善。因长时间配戴后出现左侧额部、右侧枕部压红,超过1小时不能完全消退进行了头盔局部打磨。由于头部形态的不对称性仍明显存在,遂嘱咐继续配戴头盔,每天配戴23小时。因其肌性斜颈未达临床治愈标准,需继续先前的肌性斜颈康复治疗。

患儿6个月龄8天第四次复查,头盔矫形治疗约2个月。应用激光扫描获得患儿头部的三维模型,经软件计算获得头部各主要数据:CR=80.5,RSI=34.8,ODD=7.1,CVAI=6.2。家长自觉头部形态较前改善。因长时间配戴后出现压红,超过1小时不能完全消退进行了头盔局部打磨。由于头部形态的不对称性仍明显存在,遂嘱咐继续配戴头盔,每天配戴23小时。因其肌性斜颈未达临床治愈标准,需继续先前的肌性斜颈康复治疗。

患儿7个月龄10天第五次复查,头盔治疗约3个月。应用激光扫描获得患儿头部的三维模型,经软件计算获得头部各主要数据:CR=79.6,RSI=32.5,ODD=6.2,CVAI=5.1。家长自觉头部形态较前改善,其间因感冒和发热停止头盔配戴约2周。因长时间配戴后出现压红,超过1小时不能完全消退进行了头盔局部打磨。由于头部形态的不对称性仍存在,遂嘱咐继续配戴头盔,每天配戴23小时。因其肌性斜颈未达临床治愈标准,需继续先前的肌性斜颈康复治疗。

患儿8个月龄3天第六次复查,头盔矫形治疗近4个月。应用激光扫描获得患儿头部的三维模型,经软件计算获得头部各主要数据:CR=79.1,RSI=30.2,ODD=4.8,CVAI=3.2。家长自觉头部形态较前改善。因压红超过1小时不能完全消退进行了头盔局部打磨。由于头部形态的不对称性仍存在,遂嘱咐继续配戴头盔,每天配戴23小时。因其肌性斜颈未达临床治愈标准,需继续先前的肌性斜颈康复治疗。

患儿8个月龄20天第七次复查,头盔矫形治疗近5个月。应用激光扫描获得患儿头部的三维模型,经软件计算获得头部各主要数据:CR=78.8,RSI=28.9,ODD=4.0,CVAI=2.9。现头部形态的不对称性较配戴头盔前改善明显,从患儿头顶朝下观察,头部左右两侧形态基本对称,各主要指标的数值亦已下降至正常范围内,且现在患儿已能翻身、爬行,不会再长时间位于某一固定体位。但因患儿竖直位下头部向右侧偏斜约5°~10°,未达到肌性斜颈的临床治愈标准,且在睡觉时仍采用向右侧屈、左上方旋转姿势,令原本偏平的左侧枕部受压,因此在白天可不配戴头盔,但晚上睡觉时仍建议配戴头盔以防止左侧枕部受压,同时需继续先前的肌性斜颈康复治疗。

(郑 韵 何 璐)

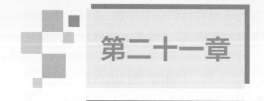

第二十一章

特发性尖足步态

第一节 概 述

特发性尖足步态(idiopathic toe walking,ITW)是指无明确病因的持续性双侧尖足步态,由 Hell 等于 20 世纪 60 年代首次报道。ITW 在临床中很常见,国外报道其发病率约为 5%~12%,男孩发病率高于女孩。

一、诊断

ITW 的诊断主要依据病史和体格检查先排除可能导致尖足行走的疾病,如脑性瘫痪、进行性肌营养不良、脊髓栓系综合征、脊柱裂、孤独症谱系障碍、精神分裂症、发育迟缓、腓骨肌萎缩症、强直性脊柱炎等。此外,ITW 的诊断还需排除单侧突然出现的尖足步态。若儿童在 3 岁后仍存在无明确病因的持续性双侧尖足步态,则可诊断为 ITW。诊断时可参考 Williams 等设计的尖足步态评估工具(the toe walking tool),见表 21-1。该工具可帮助排查特发性尖足步态或由其他原因所致的尖足步态,评估者可依据每个问题的答案来分析造成患儿尖足步态的可能病因,并提出相应的专业建议。该评估表的问题指向一般资料、外伤、神经肌肉、神经 4 个范畴,评估者可根据该问题指向的范畴建议患儿进行下一步的医学检查,以排除存在尖足姿势的健康儿童;另外,该评估表有利于对尖足姿势行走的患儿进行持续的数据收集和进一步的统计分析。但需注意,该评估表可识别但不能诊断 ITW。

二、病因

目前 ITW 的病因尚不明确,可能与前庭功能障碍、肌纤维比例异常、超敏反应(hypersensitivity)和遗传等因素有关。研究显示 ITW 患儿在平衡、上半身协调和双侧肢体协调方面存在不足,表明患儿在控制运动姿势并使之正常化方面存在困难,据此推测 ITW 患儿的小脑运动皮层可能发育不成熟或存在轻微缺陷,也有研究提示 ITW 可能与围生期的高危因素相关。迄今为止,关于 ITW 病因的研

表 21-1　尖足步态评估工具（the toe walking tool）

问题	所属范畴
姓名	一般资料
出生日期	一般资料
性别	一般资料
儿童尖足行走？	一般资料
寻求引起尖足的病因？	一般资料
儿童已被诊断为孤独症谱系障碍？	神经
儿童已被诊断为脑性瘫痪？	神经肌肉
儿童所在的家族有肌肉系统疾病病史？	神经肌肉
儿童已被诊断为肌肉系统疾病？	神经肌肉
儿童已被诊断为整体的发育迟缓？	神经
儿童的出生体重大于 2500g？	神经肌肉
儿童的胎龄超过 37 周？	神经肌肉
儿童在出生后需要温箱、特别的护理？	神经肌肉
儿童在 20 个月龄前可独立行走？	神经肌肉 / 神经
是否有家族成员存在不明原因的尖足步态？	资料统计
儿童是单侧尖足？	外伤
儿童是因疼痛而出现尖足？	外伤
儿童以前是可以足跟着地行走的，最近才开始尖足行走？	外伤 / 神经肌肉
家长提醒下儿童可以用足跟着地的方式行走？	外伤 / 神经肌肉
测试踝关节或膝关节活动度时出现阵挛和（或）卡住点？	神经肌肉
儿童从地面到站起过程中表现出 Gowers 征阳性？	神经肌肉
膝反射正常？	神经肌肉
巴宾斯基征正常？	神经肌肉
a. 因儿童的年龄而出现髋屈曲肌群紧张（托马斯测试）？	神经肌肉（这三个问题中有两个问题的答案为"是"）
b. 因儿童的年龄而出现腘绳肌紧张（腘窝角）？	
c. 因儿童的年龄出现腓肠肌和比目鱼肌紧张（弓步测试）？	
儿童是否有超过 2 个发育里程碑的显著延迟？	神经
儿童是否与人的眼神接触有限、有固定的、刻板的行为，如：排列玩具、摇摆或旋转身体？	神经

究仍十分有限，同时 ITW 的预后也不明确。患儿的尖足步态可能长期存在，但总体来说，关于成人 ITW 的报道仍很罕见。

三、临床表现

ITW 患儿一般不存在异常的病史、神经系统表现和神经精神障碍，其反射和感觉通常也正常。ITW 的临床表现主要为步态异常,患儿在行走时缺乏正常的足部负重和身体重心转换模式,部分较年长的患儿可能因跟腱挛缩而出现"外八字足"代偿姿势(图 21-1)。ITW 常见的步态特点为:①在支撑相和摆动相出现明显的踝跖屈,但缺乏在支撑末期踝跖屈蹬地的动作;②在摆动末期结束、足部着地后,胫骨缺乏向前平移至足部前方的改变;③足跟过早离地(图 21-2),出现膝过伸、骨盆过度前倾(图 21-3)及旋转。

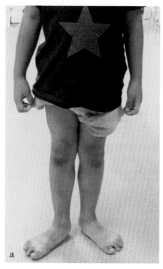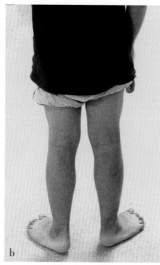

图 21-1　ITW 患儿的
"外八字"代偿姿势
前面观(a)、后面观(b)

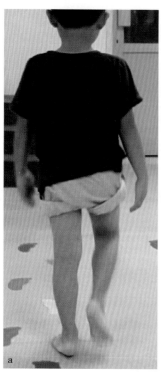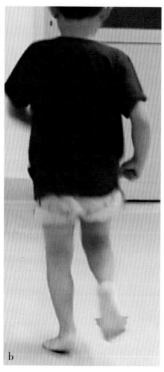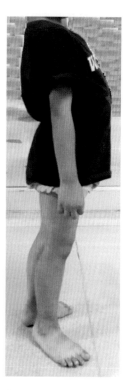

图 21-2　ITW 患儿在步行和跑步时均出现足跟过早离地的表现

图 21-3　ITW 患儿的腰椎前凸代偿姿势

持续性尖足行走的大龄 ITW 患儿,与间歇性尖足行走的小龄患儿相比,其被动踝背伸能力受限更明显;有家族史的 ITW 患儿,与无家族史的 ITW 患儿相比,其在踝背伸关节活动度、腰椎前凸角度、足跟行走等方面所受影响更为明显;长期尖足行走的 ITW 患儿其距骨发育亦可能受到影响。ITW 患儿若不经治疗,其步态一般无明显改善;而经过康复治疗的 ITW 患儿,其尖足步态可有明显改善,且尖足行走时间占整个步行周期的百分比亦明显下降。ITW 的早期发现和治疗有利于明显改善其步态和踝关节活动度,并且可大大降低其日后手术治疗的必要性。

第二节　康复评定

通过康复评定可了解并收集 ITW 患儿的功能状况和步态特点等各方面的信息,为制订和调整康复方案提供重要依据。

一、特发性尖足步态的康复评定

(一) 关节活动度

保持距下关节中立位,分别测量屈膝、伸膝时的踝背伸关节活动度,检查是否存在活动受限并记录受限程度。

(二) 肌肉长度

测试髋屈曲肌群和腘绳肌的长度,ITW 患儿的这些肌群最容易出现短缩。

(三) 肌力和肌张力

肌力评定的重点部位在胫骨前肌、腓肠肌、躯干和核心肌群,常用的方法为徒手肌力测试方法;肌张力的评定重点在于踝跖屈肌群和屈膝肌群,常用的评定工具有改良 Ashworth 量表。

(四) 下肢的对称性

观察下肢和骨盆在自然状态下进行站立与步行时的对称性,以及了解前足与后足在非负重时的对线情况。

(五) 步态分析

常采用目测法、观察性步态量表(observational gait scale)和三维步态分析系统等进行步态分析,检查时要求患儿暴露膝关节和踝关节,以日常的行走方式来回步行,检查者分别在前方和侧方观察。其次根据家长在日常生活中的观察,了解患儿的尖足行走时间占整个步行周期的百分比和步态特点。有关步态的资料收集应从可独立行走时开始,需详细了解尖足步态出现的时间和发展情况。

(六) 粗大运动功能评定

重点评定患儿蹲下与站起相互转换的功能、在下蹲过程中留意足跟是否离地(图 21-4)、从地面到楼梯上的转移功能、跳跃功能和运动协调功能。其次是通过动态与静态站立平衡、单脚站立、走平衡木来检查患儿的平衡功能,常用于进行粗大运动功能评定的量表为粗大运动功能测评(gross motor function measure,GMFM)量表。

(七) 其他

留意是否存在足部疼痛,以及疼痛的程度和部位,分析是否有特定条件诱发或加剧疼

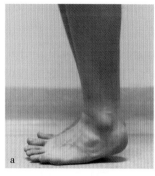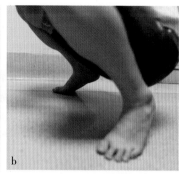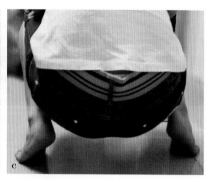

图 21-4　ITW 患儿不同体位下足跟不能着地的情况

站立位(a)、蹲位侧面观(b)、蹲位后面观(c)

痛;并观察患儿的足部是否有硬结、踇囊炎或红肿等。

二、特发性尖足步态的特殊评定方法

2016 年 David 等设计并报道了一套专门用于 ITW 的评估方法,具体项目包括:①旋转测试(performance of spin test):患儿原地转圈,不超过 10 次,当患儿在旋转时出现前脚掌着地姿势则为阳性,越早出现前脚掌着地姿势表示 ITW 程度越严重。②旋转后行走测试(performance of walking after spin test):旋转测试后患儿步行至少 10 步,出现尖足步态者为阳性,越早出现尖足步态表示 ITW 程度越严重。③足跟行走测试(performance of the heel walking test):患儿需要使用足跟行走至少 4 步,允许出现髋关节外旋或屈曲、踝关节背伸角度减少,若无法使用足跟行走或出现躯干与膝、踝关节的代偿运动则为阳性。④踝背伸关节活动度:在仰卧位下分别测量膝关节伸展和膝屈曲 90° 时的踝背伸关节活动度,受限角度越大表示 ITW 程度越严重。⑤腰椎前凸角度(angle degree of the lumbar lordosis):在患儿处于直立位且脊柱处于中立位时测量腰椎前凸角度,角度越大表示 ITW 程度越严重。

另外,还有研究指出 ITW 与语言发育迟缓、学习障碍均存在正相关。因此,在康复评定时应同时留意或向家长询问患儿的语言功能和学习情况。

第三节　物理治疗

ITW 的治疗目的包括防止腓肠肌发生适应性短缩和踝关节活动受限;促进成熟步态的发育,避免异常步态和异常平衡能力的持续发展;避免成年后相关组织发生病理学改变和侵入性治疗的介入;减少足部疼痛的潜在风险等。因此,ITW 物理治疗的重点在于维持或改善踝关节活动度,随着患儿临床症状的变化,应该结合肉毒毒素注射或手术治疗等。尽量避免待患儿出现被动和主动踝背伸受限、异常步态和平衡能力下降时,才开始进行物理治疗。对于还没有出现跟腱挛缩的 ITW 患儿,物理治疗是首选的治疗手段。

一、物理治疗

ITW 的物理治疗包括牵伸腓肠肌和比目鱼肌、躯干和下肢肌力训练、肌内效贴、神经肌肉电刺激、平衡和协调能力训练、运动控制、步态与活动平板训练、全身振动疗法、改变步行

表面属性,以及矫形器和阶段性石膏等。

矫形器和阶段性石膏可以维持或改善现有的关节活动度及改善步态模式。ITW 患儿常用的矫形器为踝足矫形器(ankle foot orthosis,AFO),它可通过限制踝部的跖屈方向活动,有效地控制 ITW 步态,但缺点是同时限制了行走时踝部跖屈运动产生的推动力。不配戴 AFO 时,则需使用矫形鞋垫改善足部的对线,以防止异常步态复发。阶段性石膏可持续地牵伸腓肠肌和比目鱼肌,使 ITW 患儿的被动踝背伸角度增加,从而改善踝关节活动度。

为获得最佳的治疗效果,应针对 ITW 患儿不同的临床表现和踝关节受限程度制订针对性治疗策略,具体可参考如下策略:

(一) 距下关节中立位、伸膝时踝背伸被动关节活动度大于 10°的患儿

自发步行时尖足行走时间占整个步行周期的百分比 <25% 的患儿无需再进行物理治疗,但可能需要穿戴矫形鞋垫以维持足部中立位对线,并定期随访。对于在自发步行时尖足行走时间占整个步行周期的百分比 >25% 的患儿应定期进行物理治疗。该类患儿的治疗目标是维持或增加在距下关节中立位、伸膝时的踝背伸活动度,使其在自发行走时尖足行走时间占整个步行周期的百分比降至 <25%。治疗方案包括:牵伸腓肠肌及比目鱼肌、躯干和下肢肌力训练、应用肌内效贴和神经肌肉电刺激、步态和活动平板训练、平衡训练,并开展家庭康复训练,日间的动态 AFO 及夜间的静态 AFO 可配合使用。患儿需定期随访,以便能及时了解其功能情况。

(二) 距下关节中立位、伸膝时踝背伸被动关节活动度为 5°~10°的患儿

其治疗目标是增大伸膝时的踝背伸关节活动度使之 >10°,降低尖足行走时间占整个步行周期的百分比,改善步态、促进在支撑相中踝背伸和胫骨向前平移至足部前方运动的出现,提高平衡能力。物理治疗方案包括牵伸腓肠肌及目鱼肌、躯干和下肢肌力的力量训练、应用肌内效贴和神经肌肉电刺激、步态和活动平板训练、平衡训练;使用日间动态 AFO,必要时配合使用夜间静态 AFO,并开展家庭康复。治疗 4~6 个月后,伸膝时踝背伸被动关节活动度仍 <10°,则要增加治疗频率。需定期随访,以便能及时了解患儿的功能情况。

(三) 距下关节中立位、伸膝时踝背伸被动关节活动度为 0°~5°的患儿

治疗目标是增加伸膝时的踝背伸角度,使之达到 ≥10°,并降低尖足行走时间占步行周期的百分比。物理治疗方案包括:牵伸腓肠肌及目鱼肌、躯干及下肢的力量训练、使用肌内效贴和神经肌肉电刺激、关节松动术、步态和活动平板训练、平衡训练等,应用夜间静态 AFO,并开展家庭康复。在连续进行治疗 4~6 个月后,伸膝时踝背伸被动关节活动度仍 ≤5°的患儿,应开始使用阶段性石膏,每周进行 1 次调整。为进一步延长腓肠肌的肌肉长度,在患儿耐受的情况下,制作夜间矫形器或石膏时可考虑将其制作至包裹膝关节的高度。

(四) 距下关节中立位、伸膝时踝背伸被动关节活动 ≤0°的患儿

治疗目标是增加伸膝时的踝背伸被动活动度,使之达到 ≥10°。对于此类患儿,治疗的重点是阶段性石膏的使用。石膏需每周调整一次,连续 4~6 周。为进一步延长腓肠肌的肌肉长度,在患儿耐受的情况下,在制作夜间矫形器或石膏时可考虑将其制作至包裹膝关节的高度。在使用阶段性石膏 4~6 周后,若踝背伸被动关节活动度仍 ≤0°,可建议行肉毒毒素注射,或转诊至骨科行手术治疗。

二、肉毒毒素注射

常见的注射部位为腓肠肌及比目鱼肌,目的是抑制腓肠肌和比目鱼肌的过度活动,使踝

背伸和跖屈肌群间的力量趋于平衡。肉毒毒素注射常结合物理治疗、阶段性石膏或 AFO 应用，可改善踝背伸活动度与尖足步态。如有需要，可接受多次肉毒毒素注射。有研究提示肉毒毒素注射后进行阶段性石膏治疗，与单纯进行阶段性石膏治疗的结果并无明显差异；另一研究则显示肉毒毒素注射在改善被动关节活动度和功能方面，与单纯使用阶段性石膏治疗的结果一致。这提示阶段性石膏和肉毒毒素治疗的临床效能差异不明显，具体还需要进一步的研究以阐明。

三、手术

包括跟腱延长术、腓肠肌延长术，可改善被动踝背伸活动度和矫正尖足步态，主要用于保守治疗效果不明显且存在明显马蹄足的年长患儿。手术并发症的发生率约为 7%，并发症包括靶肌肉的过度延长、腓神经损伤、创口疼痛和感染等。据此，应首先考虑采用非手术方法治疗 ITW。

对于 ITW，保守治疗的效果取决于患儿腓肠肌及比目鱼肌的挛缩程度、尖足行走时间占整个步行周期的百分比，以及其初次接受治疗的年龄。即使经过治疗(包括手术治疗)，ITW 患儿的尖足步态仍可能会复发，尤其当 ITW 患儿处于快速生长期，或者由于焦虑、疲劳、没有按计划进行家庭康复训练时，踝关节的被动或主动活动范围可能再次出现受限，从而可能出现尖足步态的复发。家长平时应密切关注患儿日常生活中的步态变化、运动功能及平衡功能等，若再次出现踝关节活动受限或尖足时可按照之前的治疗方案再进行家庭康复训练，4 周后若未见明显改善则及时回康复科复诊。

第四节　小　结

ITW 的诊断需先排查可能造成尖足步态的病因，然后通过康复评定了解患儿的步态特点和功能状况，选择合适的治疗策略，制订针对性的治疗方案。迄今为止，国外对于 ITW 的研究主要集中在病因、预后、评定和治疗手段的研究和开发等方面，而国内对 ITW 的认识较有限，常常误诊或漏诊该类患儿，造成 ITW 患儿未能得到及时、适当的处理，故应在各临床部门，尤其是儿童保健科、儿童康复科、儿童神经科以及在家长群体中大力普及 ITW 相关知识，以期使 ITW 患儿能够得到及时的专业医疗处理。

第五节　案例解析

患儿，男，6 岁，诊断为特发性尖足步态。患儿孕周 37^{+2} 周，出生体重 2.4kg，有一双胞胎哥哥。患儿 3 个月龄抬头，8 个月龄独坐，10 个月龄四点爬，1 岁 1 个月独行，开始独行时姿势无异常。约 1 岁 5 个月龄时开始发现尖足步态。于 4 岁 10 个月龄时因"行走时脚跟不落地、下蹲困难"至神经科就诊。神经科医生对患儿家长进行病史询问，其双胞胎哥哥无类似的尖足步态，家长否认家族史，无手术史及外伤史，无特殊用药史。患儿运动功能无进行性倒退，但现在其尖足步态较刚发现时更明显。进行肌力及肌张力检查、感觉检查、病理反射检查，结果无异常，头颅 MRI、肌酸激酶结果显示无异常。神经科医生诊断为步态异常，无中枢或周围神经损伤,遂将其转诊至康复科。

康复科体格检查发现:髋关节被动关节活动范围无明显受限,屈膝肌群稍紧张,但被动伸展膝关节亦可达全范围。伸膝时被动踝背伸关节活动度 0°~5°,屈膝时被动踝背屈活动度稍大,约 5°。双踝跖屈肌群、屈膝肌群、跟腱紧张,使用改良 Ashworth 量表对其进行下肢的肌张力评定,结果为双踝跖屈肌群 1$^+$ 级,双屈膝肌群 1 级。腱反射无明显的亢进和减弱,无引发出踝阵挛和髌阵挛。在诊室就诊期间患儿精神良好,刚进诊室时有害怕、害羞的表现,后可与康复治疗师作简单的交流,在交流时与治疗师有眼神接触,并能配合康复治疗师的检查。患儿在家长的提醒下可以足跟着地站立,站立姿势可,亦可以全脚掌着地姿势行走,但在自发行走时基本是以尖足姿势行走,在行走过程中存在明显外八字姿势、站立中期与站立末期出现膝过伸。在正面观察其站立姿势,发现其存在明显的双下肢外旋的代偿姿势;侧面观察发现其存在腰椎前凸、表现为"挺胸凸肚"的姿势。家长表示在日常生活中,患儿 95% 的步行时间都是以尖足步态行走、跑步,这与康复治疗师的观察结果基本一致。患儿可单脚站立 2~3 秒,原地单腿跳 3~4 下,上下楼梯时可左右交替,但因跟腱紧张,患儿在下蹲或维持蹲位时存在困难,且在下蹲过程中足跟不落地。粗大运动功能测评(GMFM)(D、E 功能区)得分:85.46%。使用平衡仪测试患儿的静态平衡能力,结果显示:站立重心稍分散,重心偏向左前方。现患儿在上幼儿园,除下蹲困难外,日常生活基本不受影响;患儿在幼儿园的学习能跟上其他同学,语言表达无明显障碍。根据以上查体、辅助检查结果与病史,考虑患儿为 ITW,并存在尖足步态加重趋势,下蹲困难会导致在幼儿园如厕障碍,因此训练以改善或维持双踝关节活动范围,减缓跟腱进一步挛缩为治疗目标。建议患儿以家庭为中心进行康复训练,训练内容包括:手法/斜板牵伸腓肠肌及比目鱼肌、跟腱,双下肢抗阻力量训练(以胫前肌为主),蹲下站起/矮凳子上坐下站起训练,上斜坡,步态训练(足跟-足尖步态模式),平衡训练(使用平衡木和平衡板),改变患儿行走的平面属性(多在草地、沙地行走),配戴 AFO(并可在夜间使用),可在医院进行胫前肌的神经肌肉电刺激,3 个月后复查。

患儿按此方案在家中进行康复训练,在 3 个月后,即患儿 5 岁 2 个月时回康复科复诊。体格检查发现双踝被动背伸活动范围较前有改善:伸膝下双踝被动背伸 5°,屈膝下双踝被动背伸 10°。双踝跖屈肌群、屈膝肌群、跟腱紧张,使用改良 Ashworth 量表对其进行下肢的肌张力评定,结果为双踝跖屈肌群 1 级,双屈膝肌群 1 级。家长表示患儿现自主步行大约有 85% 的时间是尖足步态,蹲下站起情况稍有改善,GMFM(D、E 功能区)得分:89.79%。建议患儿在家中继续按照此前方案进行康复治疗,3 个月后复查。

患儿于 5 岁 5 个月龄时回康复科复诊。家长表示按此前的治疗方案进行康复治疗,患儿的步态和运动功能一直有改善。体格检查发现双踝被动背伸活动范围较前有改善:伸膝下双踝被动背伸 10°,屈膝下双踝被动背伸 13°。双踝跖屈肌群、跟腱紧张,使用改良 Ashworth 量表对其进行下肢的肌张力评定,结果为双踝跖屈肌群 1 级。家长表示患儿现自主步行大约有 70%~75% 的时间是尖足步态,蹲下站起情况稍有改善,但要完全下蹲仍存在困难,GMFM(D、E 功能区)得分:92.12%。建议患儿在家中继续按照此方案进行康复治疗,3个月后复查。

患儿于 5 岁 8 个月龄时回康复科复诊。体格检查发现双踝被动背伸活动范围较前有改善:伸膝下双踝被动背伸 15°,屈膝下双踝被动背伸 19°。双踝跖屈肌群、屈膝肌群肌张力无增高,但双跟腱紧张仍存在。家长表示患儿现自主步行大约有 60% 的时间是尖足步态,蹲下站起情况有改善,但要完全下蹲仍存在困难,GMFM(D、E 功能区)得分:95.78%。建议患儿在家中继续按照此方案进行康复治疗,3 个月后复查。

　　患儿于 5 岁 11 个月龄时回康复科复诊。体格检查发现双踝被动背伸活动范围较前有改善:伸膝下双踝被动背伸 20°,屈膝下双踝被动背伸 20°。双跟腱紧张仍存在,但已较前明显好转。家长表示经约 1 年的康复治疗后患儿的尖足步态改善明显,患儿现自主步行大约有 50% 的时间是尖足步态,蹲下站起情况有改善,但要完全下蹲仍存在困难,单腿站立约 8~10 秒,原地单腿跳约 10 下,GMFM(D、E 功能区)得分:98.72%。使用平衡仪测试患儿的静态平衡能力,结果显示:站立重心集中,重心稍向左前方、基本居中,显示静态平衡能力基本正常。使用改良 Tardieu 量表对其进行评估:踝背伸(伸膝):慢牵,左 = 右 =20°,快牵,左 = 右 =20°;伸膝(屈膝):慢牵,左 = 右 =25°,快牵,左 = 右 =25°;伸膝,慢牵,左 = 右 =145°,快牵,左 = 右 =145°。因患儿现准备上小学,因此建议患儿在家中继续按照此前的方案进行康复治疗,家长在平时应密切关注其尖足步态和运动功能的变化情况,每半年回康复科复查一次。

(郑韵　何璐)

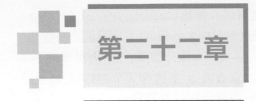

第二十二章

幼年特发性关节炎

第一节 概 述

一、定义

幼年特发性关节炎(juvenile idiopathic arthritis, JIA)是儿童时期关节肿胀持续 6 周以上,以慢性关节炎为其主要特点的常见结缔组织病,可伴有全身多脏器功能损害,如肝、脾、淋巴结、心脏、皮肤、神经系统等。病程可能是一过性、自限性或慢性的。为了进行国际协作研究,国际风湿病联盟儿科常委专家组将儿童时期不明原因关节肿胀持续 6 周以上,统一定义为 JIA,从而取代幼年类风湿关节炎和幼年慢性关节炎等繁多的命名。

二、流行病学

JIA 是儿科最常见的风湿免疫性疾病,患病率约为 1.0/ 万 ~11.3/ 万,少关节型患病率最高,其次是多关节型。发病高峰的年龄、性别也因疾病类型而异,如对于银屑病关节炎来说,一个高峰期似乎发生在学龄前,主要是女孩,儿童中期至晚期则是第二个高峰。

三、病因

病因尚不清楚,认为与感染诱发易感人群产生异常免疫反应有关,与遗传有关。约 35%JIA 患儿关节液细胞中能分离出风疹病毒,部分患儿有柯萨奇病毒、腺病毒或微小病毒 B19(HPV-B19)感染的依据。在病程的不同时期可以测出不同的优势 T 细胞克隆,最多见的是 CD4[+] T 细胞。目前已经认识到 HLA-DR4 与 JIA 相关。

四、临床表现

本病可发于任何年龄,年龄在 4 岁以上多见,女孩在 1~2 岁为发病高峰,男孩则在 2 岁与 9 岁两个年龄组为发病高峰。国际风湿病联盟根据起病最初 6 个月的临床表现,分为 7 个亚型。

（一）全身型关节炎

指发生于一个及以上关节的关节炎,伴有或之前就有发热(≥2 周),并有记录发热≥3 天。发病高峰在 5~10 岁,无明显性别差异。本型的特点为起病多急骤,伴有明显的全身症状。

1. 发热   特点是弛张型高热,体温每日波动于 36~41℃,骤升骤降,一日内可出现 1~2 次高峰,高热时可伴有寒战和全身中毒症状,如乏力、食欲减退、肌肉和关节疼痛等,热退后患儿活动如常,无明显痛苦。发热可持续数周至数月,自然缓解后常复发。

2. 皮疹   是典型症状,具有诊断意义,其特征为发热时出现,随着体温升降而出现或消退。皮疹呈淡红色斑丘疹,可融合成片。可见于身体任何部位,但于胸部和四肢近端多见。

3. 关节炎   是本病的主要症状之一,发生率在 80% 以上,可为多关节炎或少关节炎。常在发热时加剧,热退后减轻或缓解。以膝关节最常受累,手指关节、腕、肘、肩、踝关节也常受到侵犯。关节常表现为对称性肿胀、压痛和晨僵,反复发作数年后,可出现畸形。最常见的关节畸形是腕关节强直、掌指关节半脱位和手指"天鹅颈"样畸形(图 22-1)。

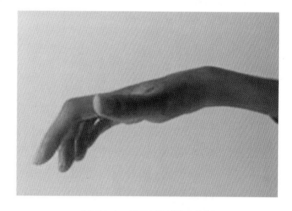

图 22-1 "天鹅颈"样手指

4. 肝脾及淋巴结肿大   约占半数病例,可伴有轻度肝功能异常,少数可出现黄疸,体温正常后肝脾可缩小。多数患儿可有全身淋巴结肿大,肠系膜淋巴结肿大时可出现腹痛。

5. 胸膜炎及心包炎   约 1/3 患儿出现胸膜炎或心包炎,但无明显症状。心肌也可受累,但罕见心内膜炎。少数患儿伴有肺间质损害。

6. 神经系统症状   部分患儿出现脑膜刺激症状及脑病表现,如头痛、呕吐、抽搐、脑脊液压力增高及脑电图改变。

（二）少关节型关节炎

指发病最初 6 个月出现关节炎,1~4 个关节受累,通常在 1~3 岁起病,膝关节最常受累,其次是踝关节,再次是手的小关节,但几乎任何关节均可受累。约 20% 的少关节型关节炎患儿发生虹膜睫状体炎,抗核抗体阳性患儿更易发生。此型又可分为两个亚型:

1. 持续型   在整个病程中一直影响 1~4 个关节。
2. 扩展型   在起病 6 个月后受累关节 >4 个。

（三）多关节炎型(类风湿因子阳性)

指在起病前 6 个月受累关节≥5 个,在起病的 6 个月内 2 次或 2 次以上类风湿因子(RF)检测阳性,检测间隔大于 3 个月。

（四）多关节炎型(类风湿因子阴性)

指在起病前 6 个月受累关节≥5 个,类风湿因子(RF)检测阴性。多关节炎型女孩多见,起病年龄有 2 个高峰,1~3 岁和青春早期。受累关节≥5 个,尤以指趾小关节受累比较突出。

起病缓慢或急骤,表现为关节僵硬、肿痛和局部发热,一般很少发红。通常从大关节开始,如膝、踝、肘,逐渐累及小关节,出现梭状指。约 1/2 患儿颈椎关节受累,致颈部活动受限。颞颌关节受累造成咀嚼困难。少数发生环杓关节炎,致声音嘶哑及喉喘鸣。晚期可出现髋关节受累及股骨头破坏,发生运动障碍。关节症状反复发作、持续数年者关节僵直变形,关节附近肌肉萎缩。

（五）银屑病关节炎

关节炎合并银屑病,或关节炎合并以下至少两项:①指(趾)炎;②指甲凹陷或指甲脱离;③一级亲属患银屑病。

（六）与附着点炎症相关的关节炎

关节炎和附着点炎症,或关节炎或附着点炎症伴以下至少两项:①骶髂关节压痛或炎症性腰骶部疼痛或既往有上述疾病;②HLA-B27 阳性;③6 岁以后发病的男性关节炎患者;④急性(症状性)前葡萄膜炎;⑤一级亲属中有强直性脊柱炎、与附着点炎症相关的关节炎、伴炎症性肠病的骶髂关节炎、瑞特综合征或急性前葡萄膜炎病史。

（七）未分类的关节炎

指不符合上述任何一项或符合以上两项或两项以上的关节炎。

五、诊断

本病的诊断主要依据临床表现,凡全身症状或关节病变持续 6 周以上,能排除其他疾病者,可考虑本病。

六、预后

此病预后不良,致残率高,未经治疗者,2 年致残率达 50%,3 年致残率可达 70%。对畸形的分析和处理有助于防治或减少残疾的出现。以下是常见关节畸形:①颈椎:横韧带松弛,寰枢关节半脱位;颈椎前屈短缩畸形;痉挛性肌性斜颈。②手:手内在肌萎缩,引起手指活动障碍;掌指、掌腕关节尺位偏;天鹅颈畸形,近端指间关节过伸、远端指间关节屈曲;纽扣花畸形,近端指间关节屈曲,远端指间关节过伸;垂指,肌腱断裂所致;关节不稳定,如 Z 形指;掌指关节、近端指间关节、远端指间关节半脱位、角度畸形等。③腕关节:桡尺关节半脱位;垂腕或伸直位强直。④肘关节:屈曲,前臂旋前;伸直位强直。⑤肩关节:内旋、内收、前屈畸形。⑥足:跖趾关节半脱位;踇趾外翻;爪形趾(图 22-2)、上翘趾;足内、外翻、足弓塌陷。⑦踝关节:外翻、马蹄足畸形。⑧膝关节:伸位强直;屈曲挛缩畸形;膝内、外翻;膝半脱位。⑨髋关节:屈曲挛缩;内收、外展障碍;伸位强直。

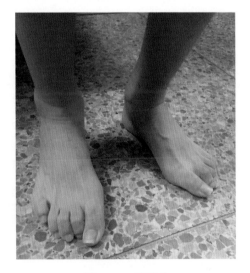

图 22-2　爪形趾

第二节 康 复 评 定

一、躯体功能与结构评定

(一)关节活动度

此病由于关节炎症、肿胀、疼痛、积液、粘连出现关节畸形和强直,以及关节周围组织挛缩、肌痉挛等因素直接影响关节活动度(range of motion,ROM)。当 ROM 减少到一定程度时,日常活动就受到影响,我们可以通过测量和记录被动 ROM 来了解患儿功能障碍情况,测量和记录时要详细记录受累关节的总个数、左右两侧关节过度伸展或屈曲的具体分数并进行左右对比。下面是日常生活中部分关节所需要最低 ROM(表 22-1)。

表 22-1   日常生活中部分关节所需要最低 ROM

上肢部位	运动方式	最低角度(°)	下肢部位	运动方式	最低角度(°)
肩关节	屈曲/外展	0~75	髋关节	屈曲	0~30
	内旋	0~45		伸直旋转	0~25
前臂	旋前/旋后	0~60	膝关节	屈曲	0~60
腕关节	屈曲/伸展	0~20	踝关节	背屈/跖屈	5~15
掌指关节	屈曲	0~70	颈部	屈/伸/侧弯	0~30
近端指间关节	屈曲	0~90		旋转	0~45

(二)疼痛

此病患儿有一半以上在急性期由于炎症所致出现疼痛,急性期过后后仍有部分患儿描述疼痛并持续多年,描述疼痛有"尖锐""疼痛""灼痛""不舒服"等措词,尽管有主观感受的因素存在。临床上常用下列量表进行疼痛的评估。

1. 数字分级法   将疼痛程度用 0~10 个数字依次表示,0 表示无疼痛,1~3 表示轻度疼痛,4~6 表示中度疼痛,7~10 表示重度疼痛,10 表示最剧烈的疼痛。交由患儿自己选择一个最能代表自身疼痛程度的数字,或由医护人员询问患儿:你的疼痛有多严重?由医护人员根据患儿对疼痛的描述选择相应的数字(表 22-2)。

表 22-2   疼痛程度数字分级法

0	1	2	3	4	5	6	7	8	9	10
无痛	轻度疼痛			中度疼痛			重度疼痛			

2. 视觉模拟评分法   该法比较灵敏,有可比性。在纸上面画一条 10cm 的横线,横线的一端为 0,表示无痛;另一端为 10,表示剧痛;中间部分表示不同程度的疼痛,让患儿在最能代表自己疼痛程度的横线上某一点画圈,然后记录者测定画圈点的分数并记录(表 22-3)。

表 22-3　视觉模拟量表

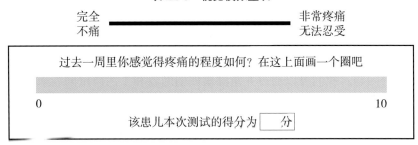

3. Wong-Baker 面部表情疼痛分级量表　该法适用于表达困难的患儿,由医护人员根据患儿疼痛时的面部表情状态来进行评估,共有六个表情来代表疼痛程度:无痛、轻微疼痛、轻度疼痛、中度疼痛、重度疼痛、剧痛(见图 3-3)。

此外,还有关于压力疼痛的评估,治疗师将肢体移动到关节活动的最大范围处,施加轻微的超压,如果患儿感觉到的疼痛超过了直接触碰按压静止关节所带来的疼痛,说明患儿存在压力疼痛。

(三) 关节积液与肿胀程度

关节积液的检测可以通过徒手在关节的一侧施压,另一侧感受液体的波动感。如检查膝关节是否有积液时,可以用一横指沿髌骨外侧支持带处施压,另一手食中指于髌骨内侧支持带处检查液压传递感或波动感。

关节是否肿胀,需要双侧同时进行评估比较。在评估时要注意两个关节之间的差别是来自于真正的肿胀还是骨的改变,骨的过度生长不界定为肿胀。关节肿胀的评估可以分为0~3 级(表 22-4)。

表 22-4　关节肿胀程度分级

级别	程度	临床表现
0 级	—	无肿胀
1 级	轻度	关节看似轻微水肿,可触及肿胀感;骨性标志非常清楚
2 级	中度	关节看似肿胀,可触及明显海绵质感;骨性标志有些模糊
3 级	重度	关节看似非常肿胀、紧绷,难以触及骨;骨性标志完全模糊

(四) 肌肉萎缩程度

肌肉萎缩指肌肉体积的缩小与废用。观察整个肢体可以目测肌群间相互比例是否失调,长期固定观测点往往是整个肢体最饱满处的肌肉,如上肢萎缩评估可以选择上臂围度,肱二头肌肌腹,可在放松和收缩时各测一次。肌肉萎缩的评估也是分为0~3 级(表 22-5)。

表 22-5　肌肉萎缩程度分级

级别	程度	临床表现
0 级	—	无萎缩
1 级	轻度	肌肉轮廓轻度模糊;肌腹轻微扁平
2 级	中度	肌肉轮廓模糊;肌肉可见萎缩、凹陷或肌腹扁平
3 级	重度	肌肉轮廓消失;肌肉明显萎缩、凹陷或肌腹明显扁平

二、活动与参与能力评定

不同亚型的 JIA 患儿,他们存在着不同程度的运动障碍和移动缺陷,如爬楼梯、走路、骑自行车,甚至参加体育活动;也存在着日常生活管理能力障碍,如穿衣、如厕、洗澡、刷牙、打开罐子和书写等问题。我们可以通过儿童健康评估问卷和生活质量问卷来评估 JIA 患儿的活动和参与能力。

(一) JIA 儿童健康评估问卷(CHAQ)

本问卷适用于 1~19 岁的儿童,它列出了 8 个类别,共 30 项来评估患儿活动、参与和残疾的能力。回答者为父母 / 监护人或能正确回答问题的学龄期儿童。每个项目根据困难程度给予不同的分数:0= 没有困难,1= 有些困难,2= 很多困难,3= 不能完成。总得分加起来分数越低,代表着儿童越健康,活动与参与能力越佳。如果孩子或父母报告需要辅助设备或由其他人协助完成该项目中的任何任务,则该项目的最低分数为 2。如果孩子太小以至于不能完成的任务,可以评为“不适用”。本问卷还包括以上疼痛量表及关节僵硬程度评估(表 22-6)。

表 22-6   JIA 儿童健康评估问卷

类别	项目	没有困难	有些困难	很多困难	不能完成	是否辅具	不适用
(一) 穿衣打扮	穿衣服						
	洗头发						
	脱袜子						
	剪指甲 / 趾甲						
(二) 出现	从地上或椅子上站起来						
	起床或站在床上						
(三) 饮食	自己切肉						
	自己喂水						
	打开一个新的麦片盒子						
(四) 走路	在平地上行走						
	爬五个台阶						
(五) 卫生	清洗和擦干全身						
	进出浴缸洗澡						
	如厕						
	刷牙						
	梳洗头发						
(六) 到达	从头上方拿起重物体,如书籍						
	弯腰从地上捡起衣服或一张纸						
	在自己头上套一件毛衣						
	回头向后看						

续表

类别	项目	没有困难	有些困难	很多困难	不能完成	是否辅具	不适用
(七) 抓握	拿笔写或画						
	打开车门						
	打开以前打开过的罐子						
	开关水龙头						
	转动门把手打开门						
(八) 活动	跑腿购物						
	进出汽车						
	骑自行车						
	做家务(如洗盘子、打扫院子和房间、整理床铺)						
	跑着玩						
其他	疼痛评估	无痛	轻度	中度	重度		
	关节僵硬评估	无僵	轻度	中度	重度		
总得分							

(二) JIA 儿童生活质量问卷(JAQQ)

本问卷包括四个类别:粗大运动、精细运动、心理和全身症状。每个类别有五个项目,每个项目根据困难程度给予不同的分数:0= 没有困难,1= 有些困难,2= 很多困难,3= 不能完成。总得分加起来分数越低,代表着儿童生活质量越高和功能越高。如果孩子或父母报告需要辅助设备或由其他人协助完成该项目中的任何任务,则该项目的最低分数为2。如果孩子太小以至于不能完成的任务,可以评为"不适用"。本问卷也包括以上疼痛量表及关节僵硬程度评估(表 22-7)。

表 22-7　JIA 儿童生活质量问卷

类别	项目	没有困难	有些困难	很多困难	不能完成	是否辅具	不适用
(一) 粗大运动	1. 从地板上站立到坐下						
	2. 在楼梯上走来走去						
	3. 步行超过 15min						
	4. 跑步						
	5. 参与体育运动						
(二) 精细运动	1. 书写						
	2. 梳头						
	3. 系鞋带						
	4. 解开 / 系上纽扣						
	5. 使用餐具吃饭						

类别	项目	没有困难	有些困难	很多困难	不能完成	是否辅具	不适用
（三）心理	1. 与兄弟姐妹很少互动						
	2. 争吵很多						
	3. 沮丧 / 灰心						
	4. 悲伤						
	5. 上学少						
（四）系统性症状	1. 食欲减退						
	2. 胃痛						
	3. 失眠						
	4. 关节疼痛						
	5. 头痛						
其他	疼痛评估	无痛	轻度	中度	重度		
	关节僵硬评估	无僵	轻度	中度	重度		
总得分							

三、环境评定

遵循 ICF 的原则，环境因素对身体功能与结构、功能和参与均有一定影响。因此 JIA 患儿必须进行环境评估，包括生活环境、移动环境、交流环境、教育环境，描述患儿在学校、社区、家庭中的各种环境障碍程度。

四、预后评定

此病预后不良影响因素有：①持续 6 个月以上明显的全身症状；②RF 阳性；③髋关节或颈椎关节炎；④影像学骨、关节侵蚀或关节间隙狭窄。因此预后评估可以从以上几方面去考虑，每一因素存在计 1 分，总分越高，预后越差（表 22-8）。

表 22-8　JIA 儿童预后评估表

影响因素	评分
持续 6 个月以上明显的全身症状	1
有关节外表现(类风湿结节、血管炎、干燥综合征、炎性眼病)	1
髋关节或颈椎关节炎	1
RF 滴度≥1：160	1
血沉持续升高超过≥6 个月	1
影像学表现有骨破坏	1

第三节 物 理 治 疗

一、运动治疗

运动治疗的目的在于增加或保持肌力及耐力,维持关节活动范围,增加骨密度,改善日常生活管理能力和健康状况,增加社会交往。训练时注重一定顺序:如由于软组织结构紧张所致的关节活动受限,先辅以牵张运动,后主动关节活动度训练;如无关节活动受限,关节生物力学状态良好时,从保持关节活动度训练开始,先用等长收缩增加肌力,后用等张收缩增加肌力方案,再转入娱乐性训练。运动方式还要取决于患儿的年龄、运动技能、疾病状况和个人兴趣,鼓励使用大的肌肉群,刺激本体感觉,控制姿势,功能保持,激励孩子与其他小朋友一起活动。但任何运动需注意强度和频次,要不断调整运动训练方案,以免迟发性肌肉酸痛、关节再次受损,肿胀疼痛增加,甚至加重 JIA 患儿病情。

（一）按摩

按摩适用于极度肌无力患儿,或虽有一定肌力而因身体极度衰弱无法运动者,也用于长期肢体制动以预防肌萎缩或改善肌力和肢体血液、淋巴循环。

（二）被动运动

被动运动可用于肌力 3 级以下、肢体不能随意活动患儿。被动运动可以压迫肌肉、增加静脉曲张回流、减轻水肿、保持功能、避免关节挛缩和肌肉萎缩。急性炎症期可每天 1~2 次,但关节有积液时,注意被动运动的强度,以免增高关节内压力导致关节囊破裂。对于长期应用激素药物治疗的患儿容易骨质疏松,要防止骨折,减少继发性损伤。

（三）牵张运动

牵张运动可用于肌肉紧张、肌腱和关节挛缩、关节活动度受限的患儿。牵张运动可以增加关节活动度、减轻关节挛缩及肌肉萎缩。JIA 患儿需要牵张的关键性肌肉有肘的伸肌、腕的屈肌、手内在肌、髋屈肌和踝的趾屈肌。对于关节有严重破坏、关节活动度明显受限患儿,避免高强度牵张。被动牵张每天 1~2 次,不宜用于急性炎症期。

（四）主动运动

主动运动可用于程度较轻,关节炎慢性期的 JIA 患儿。主动运动可以促进淋巴与血液循环、增加肌力和耐力、最大限度地保持关节功能,缓解疼痛,提高肌肉的柔软性和收缩性。比如抛接球游戏、墙面游戏、后方支撑负重可以改善肩关节外展外旋后伸运动;推球游戏、磨砂板游戏可以改善肘关节的屈伸运动;握门把手开关门、前臂旋后位持网球拍向上拍接球可以改善前臂旋转运动;乒乓球拍去拍悬挂小球、描画波浪线可以改善手腕的掌屈背伸运动;配合儿歌设计一些手指分离运动操(图 22-3)、交换对指运动操(图 22-4)以增加手指灵活性及手眼协调。慢性期可每天 1~2 次,但强度要注意循序渐进。

（五）娱乐性运动

合理地进行娱乐性运动有助于保持关节活动,增加肌力,提高耐力,减轻抑郁,减少孤独感。JIA 患儿可根据病情轻重、自己兴趣、自身能力来选择游戏种类,如摆积木、玩魔方、游泳、骑自行车等。

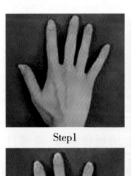
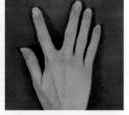
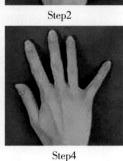

图 22-3　手指分离运动操

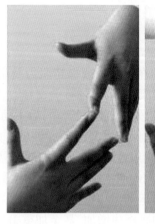
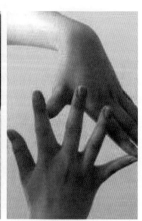

图 22-4　交换对指运动操

（六）有氧健身体操

有氧健身体操可以改善关节功能，维持或改善骨密度，有助于 JIA 患儿病情恢复。如游泳、步行或舞蹈等项目可以从短时间开始，逐渐增加持续时间，但要注意强度和频率，及时修改训练方案，以免出现延迟性肌肉酸痛发作，增加关节疼痛风险。最终达到每周至少 2 次。每次至少 30 分钟，持续至少 6 周以上。

二、日常生活活动能力训练

模拟练习与生活相关的游戏，如穿衣服、系鞋带、吃饭、切菜、铺床单、书写训练等，必要时可以借助自助辅具，矫形器辅助完成。

三、物理因子治疗

（一）冷疗法

具有镇痛、消炎、消肿作用，还可抑制关节内温度 <30℃时滑膜胶原酶的活性，使急性关节炎的破坏受到抑制。

（二）热疗法

具有镇痛、消除肌痉挛、增加软组织伸展性及毛细血管通透性的作用。类风湿关节炎不能使用透热疗法，以免加重症状。多采用浅表热疗法。急性炎症期不宜用。

（三）直流电离子导入疗法、中低频电刺激疗法

具有镇痛、消炎、改善周围血液循环的作用。

（四）水疗法

水中运动能缓解疼痛和肌肉痉挛，通过被动或主动活动还可保持或增加关节互动范围，改善关节功能。

四、矫形器的应用

矫形器具有稳定和支持、助动、矫正、保护等功能。夹板辅助可减少炎症，使肢体处于最

佳功能位,对紧张的肌腱和韧带提供牵引并增加其功能。JIA 患儿以手、足畸形为多见,常用的矫形器如表 22-9 所示:

表 22-9 JIA 患儿常用的夹板

部位	适应证	类型	目的
手	急性炎症	掌制动夹板	稳定作用,缓解疼痛,保持功能位
拇指	腕掌和掌指关节炎腱鞘炎	支持式手夹板附有腕带	稳定作用,缓解疼痛
腕	急性炎症腕管综合征	固定性工作腕夹板	改进功能,缓解疼痛,防止腕过屈和神经受压
膝	疼痛不稳定	膝夹板	缓解疼痛、维持位置
踝	前、后足疼痛	足垫	支持足和缓解负重所产生的压力

五、手术治疗

目前的医疗治疗以控制炎症和保护关节损伤为主,在关节挛缩明显、疼痛剧烈,影响生活,而保守治疗失败时可选择性外科手术治疗,但必须由多学科团队决定是否手术,治疗师参与术前评估和规划以及术后康复管理。

六、心理治疗

JIA 患儿关节晨僵、肿胀及畸形限制了身体活动,慢性疲乏又进一步引起身体的功能障碍,生活需要有人帮助,使患儿尤其是年龄较大的儿童,感到自主性和自尊心受损,继而出现情绪抑郁。在患病初期易出现情绪焦虑,以后则随着病情和病程的变迁,对病情变化趋向适应,部分患儿出现以负性情绪为主的心理变化。主要是心理上对生活环境中原来不以为然的体内不适感及生活中的刺激的承受能力降低,从而表现出敏感、多疑、易激动、性格幼稚化、自我重心、焦虑、抑郁和偏执,性格表现与病前相比也有显著的变化。身体及心理状态的改变常继发人际关系的变化,患儿与同学、老师及亲友的接触可能逐渐减少,从而产生孤独、抑郁甚至敌对的情绪,原有的自尊心和自信心降低。

在本病的诊治过程中,除掌握疾病的躯体变化外,还应了解心理和社会生活方面的变化,以便与患儿建立关系,获得患儿对医生的信任,必要时给予心理方面的指导、支持,尽可能摆脱精神和社会生活方面的困扰,协助患儿及家长建立战胜疾病的信心,使之精神愉快,坚持配合治疗。同时安排合理的生活、疗养制度,不要完全卧床休息。

第四节 小 结

根据 JIA 疾病发生发展过程,在 ICF 理论框架下将 JIA 康复分为医疗机构康复和家庭社区康复。①医疗机构康复:在疾病的急性期,控制临床症状,抑制关节炎症为主要目标。全面的精准的评估,早期康复的介入,是本时期的主要康复目标。从身体结构和功能,活动和参与,环境因素和个人因素几方面着手,最大限度地发现患儿的优势,最大限度地提高患儿功能,最大限度地防止二次损伤,为患儿和家庭提供教育和支持。②以家庭为中心的康复:

药物治疗与康复治疗相辅相成,密不可分。活动和参与是以家庭为中心的康复重点,患儿的训练融入到日常生活当中,从每日的洗脸、刷牙、吃饭、穿衣开始,让患儿自己参与进来。从家庭再到学校,加强移动功能和体能的考验,时刻将ICF理念运用于康复当中,重视个人因素和环境因素的重要性,因人因地制宜。

第五节　案例解析

一、多关节炎型(类风湿因子阳性)幼年特发性关节炎

1. 病史情况　患儿,女,11岁,确诊多关节炎型(类风湿因子阳性)JIA,病程8年,该患儿3岁时起病,开始表现为肘部、胫骨部肿块,晨起膝踝关节僵硬,醒来时易怒,步态逐渐不稳。6个月后予以萘普生、甲氨蝶呤等药物治疗,每周一次,关节肿胀仍不停加重,远端关节移动疼痛明显,局部发热。至病程第3年,已多关节肿胀、疼痛以及活动受限,包括髋、膝、踝、颈椎、肩、肘、腕,尤以指趾小关节受累比较突出,出现梭状指,颞颌关节也受累造成咀嚼困难,不喜欢吃米饭,喜欢吃面条等半流质实物,蛋白质摄入偏少,身体比较瘦弱。予以皮质激素部分关节注射,部位(膝、髋、踝、肩),肿胀减轻、疼痛减轻。但病情反复,有加重趋势,持续数年,且患儿漏服药物几个月,至今多关节肿胀更加明显,尤其颈部疼痛,颈部活动受限,肩部疼痛,肩关节外展150°;右侧膝关节,右侧踝关节疼痛,晨起僵硬,持续30~60分钟,右侧膝关节变形僵直,伸直受限约15°,膝关节关节附近肌肉萎缩,双侧对比右侧围度较左侧少1.6cm。近1年患儿开始重视康复训练,但不认真。

2. 康复评定

(1) 身体结构与功能评定

1) 关节疾病:关节变形,活动受限(右侧为重)。

2) 活动度:颈关节旋转困难大于50%,右肩伸展下降20%,肘伸展左侧下降20%,右侧30%,腕背伸下降左侧15%,右侧25%,右手指间关节伸展不充分,掌屈。骨盆前倾,腰椎凸向后,脊柱前弯,髋关节活动度右侧前屈受限10°,踝关节足外翻右侧30°,右踝背伸受限0°~5°,右侧腓肠肌紧张。右侧高弓足,立位负重时足外翻。

3) 肌力:下肢4级,上肢3⁺级,抓握4⁻级,腹肌力量下降。

4) 疼痛评定:数字分级法及视觉模拟评分法均提示为中度疼痛。

5) 步态:减痛步态,身体略向右倾斜。

(2) 活动和参与的评定:CHAQ、JAQQ问卷评估结果提示存在中度的活动及参与能力受限。

3. 环境评估

(1) 患儿因疾病脱离正常集体生活(一周只去1~2次学校)。

(2) 患儿家庭对康复认识不足(患儿有康复训练,但不认真)。

4. 干预计划

(1) 饮食管理:加强营养,增加能量。

(2) 关节活动度训练:被动关节活动度训练、抗阻训练、任务导向性训练等。

(3) 肌力训练:抗重力训练、渐进抗阻训练。

（4）运动功能训练：维持正常的步行、上下楼梯、ADL等运动能力，做好姿势管理，改善关节挛缩，增加关节活动范围。

（5）物理因子治疗：镇痛、消肿，改善血液循环。

（6）心理辅导：调节患儿情绪，引导患儿配合治疗；积极和家长沟通，提高家长对康复认知。

（7）辅具应用：高足弓的矫形鞋垫矫正。

（8）家庭康复指导：关节活动度及肌力训练，最大限度维持患儿功能，减少肌肉挛缩及关节变形。

二、幼年特发性关节炎（未分型）

1. 病史情况　患儿，男，10岁5个月，因"确诊JIA（未分型）6年余，双腕关节畸形9个月余"入院。患儿6年余前于苏州大学附属儿童医院确诊"JIA"规律口服"醋酸泼尼松，布洛芬混悬液"后于9年前减停口服药，康复训练。

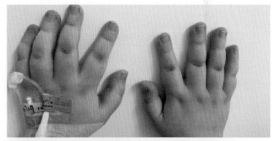

9个月余前在无明显诱因情况下发现右腕关节畸形，固定受限，活动障碍，伴有多处小关节疼痛，呈游走性，多见于掌指关节。查体：神清，精神反应可，库欣貌，全身皮肤未及黄染，皮疹及出血点，颈部多发淋巴结肿大，四肢活动可，末梢循环暖，双侧腕关节畸形，双手双足指（趾）间关节肿胀（图22-5），右手掌指关节，右足第4趾间关节、左足跖趾有压痛，活动轻度受限，左足高足弓，足外翻，走路时间久会脚趾痛。右手手指天鹅颈样畸形，无多指畸形，无指（趾）端脱皮，脊柱无畸形。右上肢肌力4级，左上肢肌力5级，双下肢尚可。双手正位片示：双腕关节间隙狭窄，符合幼年型类风湿关节炎影像表现。

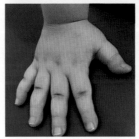
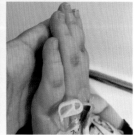

图22-5　双手指间关节肿胀

2. 康复评定

（1）身体结构与功能评定

1）关节疾病：关节炎、关节畸形（右腕）、关节肿胀。

2）关节活动度：腕背伸下降右侧35%，左侧15%，右手指间关节伸展不充分，屈曲掌屈。左足高足弓，立位负重时足外翻，踝关节足外翻右侧25°，右踝背伸受限5°，右侧腓肠肌紧张。

3）肌力：双下肢5级，右上肢肌力4级，左上肢肌力5级，抓握4$^+$级。

4）疼痛的评估：视觉模拟评分以100mm为标准，整体身体状况疼痛为60mm。

（2）活动和参与的评定：CHAQ、JAQQ大部分没有困难提示存在轻度的活动及参与能力受限。

（3）环境评估：家长依从性不高，擅自停药，停康复治疗。家庭条件较差。

3. 干预计划

（1）关节活动和肌肉力量训练：改善双侧腕关节背伸活动度、手指的内收外展分离性运动；提高肩关节稳定性。

（2）功能训练：PT以立位负重，对线对位为主，维持现有运动功能，预防挛缩畸形；OT以手部精细运动为主，改善手腕手指功能，预防肩关节问题。

（3）物理因子治疗：缓解肿胀疼痛（TENS、冷疗法、热疗法、水疗法）。

（4）矫形器的应用：矫形鞋垫，改善负重情况，手部可用功能位矫形器。

（5）家庭训练指导：①保持关节灵活性：每日双手爬墙，手尽量贴紧墙面。墙面或黑板上写字每日20分钟，捏小珠子、串珠、玩手机游戏等精细运动训练。②有氧训练：走路、骑车、游泳、跳舞。

（顾　琴　魏　来　闵　月）

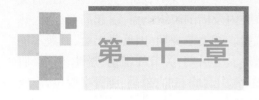

第二十三章

血 友 病

第一节 概 述

一、定义

血友病(hemophilia)是一组 X 染色体连锁的隐性遗传性凝血障碍的出血性疾病,包括血友病 A,即因子Ⅷ(又称血友病球蛋白,AHG)缺乏症,和血友病 B,即因子Ⅸ(又称血浆凝血活酶成分,PTC)缺乏症。血友病发病率为(5~10)/10 万,以血友病 A 较为常见,占 80%~85%,血友病 B 占 15%~20%。临床上,关节、肌肉、内脏和深部组织自发性或轻微外伤后出血难止为其共同特征。

二、病因

血友病 A 和 B 均为 X 连锁隐性遗传疾病,女性为携带者,男性发病。血友病 A 患者配偶为正常女性,其女儿均为携带者,其儿子均为正常人;携带者女性配偶为正常男性,其儿子有 50% 的概率为血友病 A,其女儿有 50% 的概率为血友病 A 携带者(杂合子)。大多数患者有家族史,但有 30% 的病例并无家族史,可为基因突变所致。凝血因子Ⅷ、Ⅸ缺乏均可使凝血过程第一阶段中的凝血活酶生成减少,引起血液凝固障碍,导致出血倾向。因子Ⅷ是血浆中的一种球蛋白,它与 von Willebrand 因子(vWF)以非共价形式结合成复合物存在于血浆中。因子Ⅷ和 vWF 是由不同基因编码的性质和功能完全不相同的两种蛋白质。vWF 由血管内皮细胞合成,作为因子Ⅷ的载体对因子Ⅷ起稳定作用,并参与血小板的黏附和聚集功能,当 vWF 缺乏时,可引起出血和因子Ⅷ的缺乏。

三、临床表现

出血症状的轻重及发病的早晚与凝血因子活性水平相关。大多在 2 岁时发病,亦可在新生儿期即发病。血友病 B 的出血症状与血友病 A 相似,患者多为轻型,出血症状较轻。

1. 皮肤、黏膜出血　由于皮下组织、口腔、齿龈黏膜易于受伤,为出血好发部位。幼儿亦常见于头部碰撞后出血和血肿。

2. 关节积血　是血友病最常见的临床表现之一,多见于膝关节,其次为踝、髋、肘、肩关节等处。关节出血可以分为3期。①急性期:关节腔内及周围组织出血,引起局部红肿、热痛和功能障碍。由于肌肉痉挛,关节多处于屈曲位置。②关节炎期:因反复出血、血液不能完全被吸收,刺激关节组织,形成慢性炎症,滑膜增厚。③后期:关节纤维化、强硬、畸形、肌肉萎缩、骨质破坏,导致功能丧失。膝关节反复出血,常引起膝屈曲、外翻、腓骨半脱位,形成特征性的血友病步态。

3. 肌肉出血和血肿　重型血友病常发生肌肉出血和血肿,多发生在创伤或活动过久后,多见于用力的肌群。深部肌肉出血时可形成血肿,导致局部肿痛和活动受限,引起局部缺血性损伤和纤维变性。在前臂可引起手挛缩,小腿可引起跟腱缩短,腰肌痉挛可引起下腹部疼痛。

4. 创伤或手术后出血　不同程度的创伤、小手术,如拔牙、扁桃体摘除、脓肿切开、肌内注射或针灸等,均可以引起严重的出血。

5. 其他部位的出血　如鼻出血、咯血、呕血、黑便和血尿等;也可发生颅内出血,是最常见的致死原因之一。

四、慢性血友病性关节病

骨关节反复出血导致的慢性血友病性关节病(chronic haemophilic arthropathy)是血友病康复的主要内容。慢性血友病性关节病在10岁以上的群体中多见,取决于出血的严重程度和其治疗情况。在患关节血肿期间,血液对关节软骨的直接影响使病情发展,又由于持续性慢性滑膜炎和反复关节血肿加剧了病情,导致关节软骨发生不可逆转性损害,从而引起慢性血友病性关节病(图23-1)。随着晚期软骨消失,出现进行性关节病,伴有下列症状:①继发性软组织挛缩;②肌肉萎缩;③成角畸形。发生肌肉出血或神经病变后,挛缩还可能加重畸形。屈肌挛缩引起显著的功能丧失,常常失去活动能力。关节活动和负重会引起剧痛。随着关节的退化,由于滑膜和关节囊的进行性纤维化,肿胀消退。如果关节强直,疼痛可能减轻或者消失。在病情的不同阶段,慢性血友病性关节病有着不同的放射学特征;放射性照片只能显示晚期骨软骨改变;

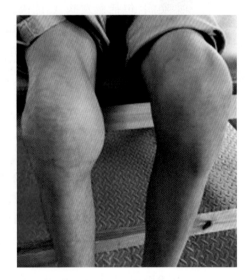

图23-1　血友病性膝关节病

超声波或磁共振成像检查将能够显示早期软组织和骨软骨改变;软骨间隙狭窄可以很轻微,也可以完全消失;可以发展为骨损害和软骨下骨囊肿,引起关节表面不规则,进而导致成角畸形;可以出现纤维性/骨性强直(图23-2)。

五、血友病性关节病的诊断与鉴别诊断

根据病史、出血症状和家族史,凝血因子有关实验室检查可确诊血友病;实验室检查可

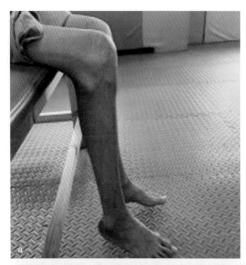

图 23-2　血友病性膝 / 踝关节病变

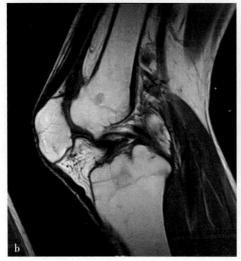
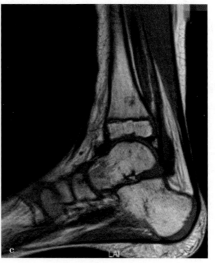

见部分凝血活酶时间（APTT）延长而血浆凝血酶原时间（PT）正常，提示内源性凝血途径异常。但 APTT 延长不能鉴别血友病 A 和 B。其他检测如血小板计数（PLT）、出血时间（BT）、凝血酶时间（TT）、纤维蛋白原含量（Fbg）等均正常。血浆 FⅧ:C 减少或极少，辅以 FⅧ抗原（FⅧ:Ag）可确诊血友病；血浆 FⅨ:C 减少或极少，辅以 FⅨ抗原（FⅨ:Ag）可确诊血友病 B。通过对基因位点和基因测序的分析，基本可得出正确诊断。膝、踝、髋、肘、肩关节等处反复出血，导致患关节功能受损，关节软骨发生不可逆转性损害，超声波或磁共振成像检查显示早期软组织和骨软骨改变，引起慢性血友病性关节病。血友病病史是血友病性关节病与关节损伤、风湿性关节炎、类风湿关节炎等的主要鉴别点。

六、血友病性关节病的治疗与预后

对血友病患者来说，长期反复出血可导致关节畸形、肌肉萎缩，甚至终生残疾等并发症，影响患者的生存质量及生存期。因此，血友病性关节病的早期治疗目的在于减少关节内出血，阻断"出血 - 炎症反应 - 关节破坏"的恶性循环。应综合考虑患者受累关节疼痛程度、关节畸形程度、影像学破坏情况及对日常生活的影响来选择治疗方案。目前治疗血友病最有效的方法是凝血因子替代和预防治疗,配合物理及支具保护等保守治疗方法。只有那些关节症状严重并对日常生活影响较大的患者才考虑手术治疗。在合理的凝血因子替代治疗的基础上,血友病性骨关节病变患者常可获得相对满意的手术疗效。血友病性关节病的治疗需要多学科合作,规范的诊断、评定、治疗和预防可以减少并发症及伤残对患者生活的影响,提高活动能力和生存质量。

<h2 style="text-align:center">第二节　康　复　评　定</h2>

一、评定目标与原则

血友病作为一种遗传性出血性疾病,多在儿童时期起病。该病临床表现为关节或肌肉出血。出血所导致的疼痛、关节病变、高昂的治疗费用等诸多因素,影响患儿的生活质量及生存期。随着血友病综合关怀理念的推广,对于血友病治疗的期望值,已从最初的止血治疗,提高到改善患儿生活质量的层面。对疾病的综合评估,是为血友病的“有效”治疗提供依据,也是目前评价一种治疗方案是否理想、是否性价比更高的重要指标。评估主要内容包括疼痛评估、关节结构及功能评估、日常生活活动能力评估、生活质量评估等。

评估时应遵循以下原则:

1. 治疗师应掌握血友病基本知识及进程,出血导致疼痛、反复出血导致关节病变情况。

2. 在评估中,治疗师对于测试顺序要有系统性,要考虑患儿的姿位,并使效率最大化。另外要考虑到患儿的年龄。

3. 在急性关节或者肌肉出血后,我们建议不要执行血友病关节健康状况评估(hemophilia joint health score,HJHS),直至出血的症状和体征都已消退(在急性出血至少2周之内,不要执行完全的HJHS)。

4. 治疗师应注意检查和回顾患儿的既往史,确定患儿是否有其他引起关节功能障碍的疾病。在测量关节活动度时,如患儿出现关节抵抗,治疗师切忌使用暴力。

二、疼痛评定

血友病出血最常见的是关节和肌肉。关节和肌肉内出血产生的压力和局部组织炎症可引起急性或慢性疼痛,血友病也因此成为最疼痛的疾病之一。在出血急性期,血液对局部组织、血管、神经产生压力,刺激、炎症会引起不适感,继而产生明显疼痛;急性出血后,如出血不能吸收继续压迫神经、血管、周围组织则引起该部位的病变和坏死;出血释放的炎症因子同时造成组织、骨骼侵蚀、变性、脱位等并发症,引起慢性持久性疼痛。疼痛严重影响患儿生活及活动,生活质量也因此下降。因此,血友病的疼痛管理十分重要。

对儿童疼痛的评估有别于成人。尤其对不能描述疼痛性质和强度的儿童进行客观评定具有相当的难度。一般可采用行为评定法如利用对患儿的声音、面部表情、身体活动等进行观察评定。根据不同年龄段,使用相应的疼痛评估判断。

1. 小于3岁或无法自我表达的儿童　采用FLACC量表,参见第三章第二节。

2. 对于有一定表达能力的儿童可采用视觉模拟评分(VAS),是目前临床上最为常用的评定方法,适用于需要对疼痛的强度及强度变化进行评定的患儿。

3. Wong-Baker 面部表情疼痛分级量表,适用于 3~12 岁的儿童,见图 3-3。

4. 12 岁以上儿童疼痛程度评估可采用数字分级评分法(numerical rating scale,NRS)。用 0~10 这 11 个数字描述疼痛强度,0 表示无疼痛,疼痛较强时增加点数,依次增强,10 表示最强烈的疼痛,见表 22-2。

三、肌力评定

肌力测定是肢体运动功能检查的最基本内容之一,肌力测定的方法很多,有传统的手法测试,也可使用各种仪器进行测定。常用的有徒手肌力测定(MMT)、手持式肌力测定仪(hand-held dynamometry,HHD)等。由于儿童配合程度较成人差,且部分患儿不能完全理解指令或测试时疲乏、厌烦等,很难精确地测量患儿的肌力。一般建议将每个测试重复 3 次并记录下最努力的一次。手持式肌力测定仪可用于判断被测肌肉在特定肌肉长度时产生力量的能力,可以更为精确地定量评价肌力的状况。具体的测量方法是把 HHD 放置于特定的测试点,令测试者对抗检测者,注意保持受检关节稳定,HHD 会显示出相应的力量参数,即为绝对肌力。但是,手持式肌力测定仪仅能对各组肌群分别开展测试,不能像徒手肌力测定一样整体评价患儿肌力状况。而且在肌力低于 3 级时,HHD 通常不能测出有效数据,因此需要采用定量与定性相结合的方法才能够全面反映血友病患儿的肌力状况。

四、关节功能评定

为了长期跟踪血友病患儿的关节健康状况,我国采用血友病关节健康状况评估(hemophilia joint health score,HJHS)(表 23-1)。该量表被设计用于评估患儿的膝、肘和踝关节以提示关节出血或关节病变。该表可用于个体单个或几个关节的评估,并提供了肌肉骨骼全面评估时所收集的原始数据转化方法。患儿的每个得到的一个数字评分,可作为较前的自身对比,以确定关节是否出现退变。

表 23-1 血友病关节健康状况评估

肿胀	活动时嘎吱声
0= 无肿胀	0= 无
1= 轻度	1= 轻度
2= 中度	2= 重度
3= 重度	
	屈曲度降低
持续时间	0≤5°
0= 无肿胀	1=5°~10°
或者 <6 个月	2=11°~20°
1≥6 个月	3≥20°
肌肉萎缩	伸展降低
0= 无	(来自伸展过度)
1= 轻度	0≤5°

续表

2= 重度	1=5°~10°
	2=11°~20°
	3≥20°

肌力（Daniels & Worthingham's 量表）

在有效的 ROM 之内

0= 在抗重力与最大阻力下维持测试姿位（级数：5）

1= 在抗重力与中度阻力下维持测试姿位（但在最大阻力下姿位破坏）（级数：4）

2= 在最小阻力下维持测试姿位（级数：3⁺）或者在抗重力下维持测试姿位（级数：3）

3= 能够在抗重力下部分地完成 ROM（级数：3⁻/2⁺），或者能够在消除 ROM 重力情况下

移动（级数：2），或者在消除部分 ROM 重力情况下（级数：2⁻）

4= 极微（级数：1）或者没有肌肉收缩（级数：0）

NE= 无法评估

总体步态（步行、等阶梯、跑步、单脚跳）

0= 所有技能都在正常范围内

1= 一项技能不在正常范围内

2= 两项技能不在正常范围内

3= 三项技能不在正常范围内

4= 技能都不在正常范围内

NE= 无法评估

关节痛

0= 在整个主动活动范围内无痛

1= 在整个主动活动范围内无痛；只有在轻缓过压或者扣诊时疼痛

2= 在整个主动活动范围内疼痛

五、日常生活活动能力评定

1. 功能独立性评分（FISH 量表）　功能独立性评分（functional independence score in hemophilia, FISH）是为评估血友病患者的残疾功能而制定的，它可以评估残疾者的实际能力，而不是残疾者应该做什么或是不同环境下可能做什么。它可以用来评估独立能力随着时间变化的改善或治疗后的效果。该量表适用于 >7 岁血友病患儿。分值越高表明功能独立性越好。具体见表 23-2。

表 23-2　FISH 量表

项目		I（1分）	II（2分）	III（3分）	IV（4分）
自我护理	吃饭 / 洗漱				
	洗澡				
	穿衣				
移动	坐椅子				
	下蹲				

续表

项目		Ⅰ(1分)	Ⅱ(2分)	Ⅲ(3分)	Ⅳ(4分)
活动	行走				
	上台阶				
	跑				

Ⅰ=患者不能进行活动,或需要完全帮助来完成

Ⅱ=患者需要部分帮助/协助/器具/周围环境改变来完成

Ⅲ=患者不需要帮助可以完成,但有轻度不适/不便,不像正常人一样好

Ⅳ=患者可以像其他健康人一样,不需要任何帮助顺利完成,像正常人一样

跑:Ⅰ=达不到下述标准

Ⅱ=不能跑,可以轻快的走(成人>50m,30s;儿童>35m,30s)

Ⅲ=跑时有明显不适感觉,或只能完成部分距离<50m

Ⅳ=当跑距离50m时没有不适感觉

2. HAL评定量表　血友病活动量表(hemophilia in activities list,HAL),即HAL评定量表,是由荷兰研究人员研发的适用于成年血友病患儿健康状况调查量表。评估内容包括上肢功能、下肢功能、使用交通工具、自我照顾、家务活动、休闲和体育活动等方面的情况,共42项活动内容。每项活动内容根据患者自认为完成的难易程度分为5个等级,分值越高表示完成活动越困难。儿童活动能力的HAL版本适用于4岁以上儿童的活动能力评定。

六、生存质量评定

生存质量(quality of life,QOL)是反映人体躯体功能、心理状况和社会适应能力等方面的指标。主要内容包括躯体健康、心理健康、人际关节健康和精神健康。血友病患儿的生存质量可反映疾病的严重程度和接受预防治疗的情况。

加拿大血友病儿童健康状态评估工具(Canadian hemophilia outcomes-kids life assessment tool,CHO-KLAT)共涉及35项问题,包括8个维度:治疗、身体健康、家庭、未来、感觉、对血友病的理解、他人和朋友、控制自己的生活;每道题的选项分为5级评分标准:从没有、很少、有时、经常、总是;问卷所有要求针对过去4周内某事件发生的频率进行问答,因此反映的是近期生活状态的情况。包括儿童册及家长册两部分。分值0~100分,评分越低表示生存质量越差。该量表能较好地评价18岁以下血友病患儿的生存质量。

七、影像学检查

血友病患儿最常见的出血部位为关节,关节出血会刺激滑膜增生,继而引发软骨和骨的破坏,最终导致关节畸形、功能障碍,严重影响患儿的生活质量。对关节结构进行正确的评估有利于制订合适的治疗方案,改善患儿的预后,提高生活质量。对于血友病患儿关节结构的评价,主要应用超声、磁共振和X线平片。

1. X线平片　X线检查在血友病关节疾病的应用中最广泛。X线检查中Pettersson评分(表23-3)被世界血友病联盟采用。这种评分方法对关节的骨质破坏、骨囊肿形成、软骨确实导致的关节间隙变窄及关节的变形等病理改变评价较全面。但其无法评价软组织改变,亦无法评价关节积液及滑膜炎,对早期的软组织病变不敏感,不适用于疾病的早期筛查,更适合运用在已经存在骨改变的血友病关节。

表 23-3　Pettersson 评分

X 线征象	程度	评分
1. 骨质稀疏	无	0
	有	1
2. 骺肥大	无	0
	有	1
3. 软骨下骨表面不规则	无	0
	部分受累	1
	全关节面受累	2
4. 关节间隙变窄	无	0
	关节间隙 >1mm	1
	关节间隙 ≤1mm	2
5. 软骨下囊肿形成	无	0
	1 个囊	1
	>1 个囊	2
6. 关节边缘侵蚀	无	0
	有	1
7. 关节面不匀称	无	0
	轻度	1
	重度	2
8. 畸形(关节组成骨的成角或移位)	无	0
	轻度	1
	重度	2

2. 磁共振(MRI)　MRI 能识别关节的早期病变,其显示内容包括:关节积液/积血,滑膜增厚/含铁血黄素的沉积,关节边缘的侵蚀,另外,还可显示关节软骨的丢失/关节退行性变。尤其利于显示血友病患儿的慢性滑膜炎和滑膜增厚。随着世界范围内血友病临床及影像评分系统的逐渐完善,临床分级预防治疗方法的日趋细化,单纯的影像征象的描述已经不能满足临床医生对患儿关节评估的需求,因而用 MRI 评分系统规范异常征象评估要点及量化异常正向指标成为必然趋势。世界血友病联合会(World Federation of Hemophilia,WFH)的国际血友病预防治疗协作组(International Prophylaxis Study Group,IPSG)影像评估组织于 2012 年制定的 MRI 评分系统进行评分,见表 23-4。

表 23-4 IPSG 评分

关节	□ 踝	□ 膝	□ 肘	□ 右侧	□ 左侧
项目		程度			评分
关节积液 / 积血	少量				(1)
	中量				(2)
	大量				(3)
滑膜增厚	轻度				(1)
	中度				(2)
	重度				(3)
含铁血黄素沉积	轻度				(1)
	中度				(2)
	重度				(3)
软骨下骨表面或	骨表面出现骨侵蚀				(1)
关节边缘骨侵蚀	至少单骨出现关节表面一半或大于一半骨侵蚀				(2)
关节面下囊肿	至少一个囊肿				(1)
	至少两骨中出现骨囊肿，或至少单骨骨表面囊肿				
	累及关节面≥1/3 骨表面				(1)
软骨破坏	出现软骨破坏				(1)
	软骨破坏至少占单骨软骨厚度的一半或一半以上				(1)
	至少单骨的某一区域软骨完全缺失				(1)
	关节面至少一侧骨表面的软骨全层缺失累及关节面的一半以上				(1)
总分					最高分 17(9/8)

3. 超声检查 超声检查由于价格低廉、容易被接受、对于小年龄组儿童不需要镇静等优点被欧美广泛使用。另外,彩色多普勒的应用,可以发现活动性滑膜炎,从而提示关节急性出血状态及出血后的演变过程。超声能定性和定量评估血友病患儿关节的早期软组织病变及关节边缘的软骨破坏,一定程度上能够评价骨破坏情况,但是超声无法评估关节深处软骨和骨质破坏情况。

第三节　物　理　治　疗

一、治疗目标和治疗原则

血友病患儿出血停止后早期即应开始康复治疗,临床上一般在有效的凝血因子保护下进行,即输注凝血因子制剂半小时内,以保护关节功能,使患儿减少疼痛、功能障碍以及远期残疾,减少因并发症导致的住院,实现最理想的早期治疗,出血期禁止康复治疗。康复治疗可结合家庭康复训练进行,但必须由综合关怀团队密切监管,且只有在患儿得到充分的教育和培训后进行。训练等级应遵循从简单到难的原则进行,如患儿有出血情况,则在出血停止后的治疗应重新从最低难度等级开始。

治疗目标:预防出血及关节损伤、改善患儿的健康及生活质量。

治疗原则:根据患儿病情状况设定预期目标以及制订适合的康复方案以及预期目标的设定。

二、物理治疗要点

血友病性关节病物理治疗要点是改善血友病患儿的健康和生活质量,包括:①预防出血和关节损伤,出血后要及时治疗。②管理并发症,包括:关节和肌肉损伤以及其他出血后遗症。③注意社会心理健康。④治疗方案个性化调整。⑤逐渐增加运动强度及运动时间,运动以平缓的运动为主(游泳等),禁止一切爆发性及冲撞性运动,一旦发生出血要急救处理,运动强度从 1 级开始训练。

三、血友病患儿急性出血的急救处理

1. 急性出血应尽快处理,注射凝血因子,最好在 2 小时内进行。

2. POLICE 原则

"P"(protest)——保护:患侧关节休息(>12~24 小时),功能位制动。

"OL"(optimal loading)——适当负重:早期有保护性的负重练习,比完全固定可以更好地促进康复。

"I"(ice)——冰敷:24 小时内每 1~2 小时冰敷 15 分钟,48 小时后频率下降。

"C"(compression)——加压包扎:绷带加压包扎在冰敷或冰敷之后进行,从远端向近端包扎,减少损伤部位血流量,从而减少出血和肿胀。

"E"(elevation)——抬高:抬高患肢超过心脏的位置。

3. 关节出血停止后(疼痛缓解,活动自如),尽早恢复关节活动机康复理疗锻炼。

四、血友病患儿的物理治疗

(一) 关节康复

1. 膝关节

(1) 关节活动度训练

1) 1 级:此项动作可以在出血停止后早期进行。

预备:坐位(或仰卧位),腿伸向前。

动作:屈髋屈膝,向身体方向滑动足跟。重复几次。

目标:试着使膝关节的后面尽量贴近床面,同样,也试着尽量屈曲膝关节使之达到与对侧膝关节同样的程度。

2) 2 级

预备:椅坐位。必要时以另一侧腿支撑患肢。

动作:在不引起疼痛的范围内尽量屈膝,然后尽可能地伸展。

目标:每一次都试着屈得更多。

3) 3 级

注意:如果俯卧位有困难,可在腹部垫枕以使髋部更加舒适,或者在大腿前放置小垫以减轻膝关节前的压力。

预备:俯卧位。

动作:屈膝使足跟尽量靠近臀部。必要时可以借助对侧下肢帮助。然后尽量伸直。

目标:尽量使膝关节屈曲达到出血前程度。

(2) 肌力训练

1) 1 级:此动作可以在出血停止后早期进行。

预备:仰卧位,膝下垫圆枕。

动作:绷紧大腿前的肌肉,伸膝同时抬起足跟。保持动作几秒,然后放松。重复动作直至肌肉感到疲劳。

目标:尽量完全伸展膝关节或使其达到最近一次出血前的水平。与对侧膝或基线作比较。

2) 2 级

预备:椅上坐位,屈膝。

动作:伸膝使脚尽可能离开地面。保持动作几秒,然后缓慢放下。重复动作直至肌肉感觉到疲劳。

目标:尽量完全伸展膝关节或使其达到最近一次出血前的水平。与对侧膝或基线作比较。

3) 3 级

预备:椅上坐位,健侧踝放在患侧踝下方。

动作:两踝尽力相互压迫对方,保持动作几秒,然后放松。在膝关节不同屈曲角度重复上述动作,直至肌肉感到疲劳。

目标:尽量完全伸展膝关节或使其达到最近一次出血前的水平。与对侧膝或基线作比较。

4) 4 级

预备:仰卧位,膝下垫圆枕,踝关节处绑缚重物。

动作:伸膝并抬起足跟,保持动作几秒,然后,缓慢放下。重复数次,直至肌肉感到疲劳。

目标:3 种方式可加强上述动作:尽最大可能伸膝;延长动作保持的时间;增加重复的次数。

5) 5 级

预备:站立位,身体重量平均分布在两条腿上。

动作:半蹲,同时仍然保持身体重量平均分布在两条腿上,双膝不必过屈从而引起疼痛。保持动作几秒,然后,站起放松。

目标:3 种方式可加强上述动作:延长每个动作保持的时间;加大屈膝的角度(以不引起疼痛为限);增加重复的次数。

6) 6 级

预备:靠墙站立,双足分开。

动作:沿墙缓慢向下滑动,以不引起疼痛为限,同时保证同侧膝与足趾仍在一条直线上。保持动作几秒,然后,站起放松。

目标:3 种方式可加强上述动作:延长每个动作保持的时间;加大屈膝的角度(以不引起

疼痛为限);增加重复的次数。

7) 7级

注意:如果本级动作引起了疼痛,应该返回到前几级继续加强力量训练。

预备:站立位,面向踏板。

动作:患侧足踩在踏板上,然后支撑起身体。重复直至患侧下肢感觉疲劳。

目标:除非出现疼痛,否则应该一直练习,直到可以放松地登上矮凳或工作场所,学校或家里的台阶。

8) 8级

预备:双脚站在踏板上。

动作:健侧肢体离开踏板,患肢逐渐屈膝直至健侧脚触地,然后恢复初始位。重复动作直至下肢感觉疲劳。

目标:8级和9级是难度非常大的动作,应该谨慎进行。如果练习中出现疼痛,返回6级和7级先进行肌力训练。膝关节多次出血的患儿也许永远不能够完成8级和9级的动作。

9) 9级

注意:如果练习过程中出现疼痛,返回上一级。

预备:健侧单膝跪位,患侧足平踩在地面。

动作:患肢使劲使身体站起,不借助上肢的帮助,重复。如果出现疼痛应立即停止。

目标:除非出现疼痛,否则应保持练习直至能轻松完成动作。

(3) 本体感觉训练

1) 1级

预备:患肢单腿站立。

动作:保持平衡。

目标:坚持训练直至可以单腿站30秒。

2) 2级

预备:患肢单腿站立,闭眼。

动作:尽可能长久地保持平衡。

目标:坚持练习直至可以在闭眼情况下,患肢单腿站立30秒。

3) 3级

预备:患肢单腿站在不稳定表面(如枕头、泡沫板)。

动作:保持平衡。

目标:坚持训练直至可以站立30秒。

4) 4级

预备:患肢单腿站立在不稳定表面,闭眼。

动作:尽可能长久地保持平衡。

目标:坚持练习直至可以闭眼站立30秒。

5) 5级

注意:如果膝关节或踝关节肿胀或疼痛,不要尝试此动作。

预备:站在低矮的稳定表面(如矮凳——15~20cm 等)。

目标:坚持练习直至能够安全站稳。只在有功能需求时才可增加跳跃的高度。

2. 踝关节

(1) 关节活动训练

1) 1级:出血停止后即可开始。

预备:舒适仰卧位。

动作:使足尖尽量向上和向下勾,向内向外翻。腿不动试着用脚画图形或字母。

目标:使踝关节的活动度达到全范围或出血前水平。

2) 2级

预备:椅上坐位,屈膝,足着地。

动作:尽可能向后滑动足跟并保持足跟不离地,坚持几秒,然后放松,重复。

目标:试着将足跟滑动的更远,坚持训练直至活动度完全恢复或达到出血前水平。

3) 3级

注意:有踝关节疼痛或肿胀时不要尝试。

预备:面墙而站,患肢在前,双足一前一后均指向墙壁,双手扶墙。

动作:缓慢屈膝,同时保持足跟不离地,坚持几秒,然后放松,重复。

目标:每一次都试着使膝关节更接近墙壁,直至与对侧或出血前相同。

(2) 肌力训练

1) 1级

预备:椅上坐位,屈膝足着地。

动作:抬起足尖坚持几秒,然后放松。

目标:重复,直至感觉疲劳。

2) 2级

预备:双腿站立位。

动作:抬起双侧足跟,以足尖站立几秒,放松。

目标:重复直至小腿后面的肌肉感觉疲劳。

3) 3级

预备:站立位。

动作:以足尖或足跟行走。

目标:重复直至肌肉感觉疲劳,每天增加行走的步数。

4) 4级

预备:患侧站立位,手扶固定物以保持平衡。

动作:抬起足跟,保持数秒,然后放松。

目标:重复 25~30 次。出现疼痛时立刻停止。

(3) 本体感觉

1) 1级

预备:患肢单腿站立。

动作:保持平衡。

目标:达到单腿站立 30 秒。

2) 2级

预备:患肢单腿站立,闭眼。

动作:保持平衡。

目标:达到闭眼患肢单腿站立 30 秒。

3）3 级

预备：患肢单腿站立于不平稳表面。

动作：保持平衡。

目标：可达 30 秒。

4）4 级

预备：患肢单腿站立于不稳定表面，闭眼。

动作：保持平衡。

目标：可达 30 秒。

5）5 级

注意：如果膝关节或踝关节疼痛或肿胀，请勿尝试。

预备：站立于表面坚固的踏板或矮凳上（15~20cm 高）。

动作：跳跃并保持站立平衡。

目标：达到能够安全着地，除非有功能需要，否则不惜增加踏板或矮凳的高度。

3. 肘关节

(1) 关节活动训练

1）1 级

可于出血停止后早期进行。

预备：舒适坐位。

动作：轻柔地屈伸肘关节。

目标：每一次都努力屈伸更多，但不要施加外力。

2）2 级

预备：坐位或卧位，用另一只手支撑肘关节。

动作：利用上肢本身的重量慢慢伸肘，重复次数。

目标：每一次动作都要试着让肘关节伸得更直，但不要施加其他外力。

3）3 级

注意：如果有肘关节疼痛或肿胀，不要尝试。

预备：坐位，肘关节置于桌子边缘。

动作：用另一只手帮助肘关节尽量伸直。

目标：完全是伸展或达到出血前水平。

(2) 前臂旋转

1）1 级

出血停止后即可开始。

预备：舒适坐位，前臂屈曲支撑于桌面。

动作：旋转前臂使手掌向上、向下。重复。

目标：旋转前臂时上臂保持不动，手掌朝上尽量保持更长时间。

2）2 级

预备：舒适坐位，前臂屈曲，手握重物。

动作：旋转前臂使手掌向上、向下。利用重物使前臂可以旋转得更快些，注意保持上臂不动。重复。

目标：使旋转更加充分。

（3）伸肘

1）1级

预备:健手支撑患侧前臂下方。

动作:患侧前臂用力向下压并保持几秒,重复直至上肢疲劳。

目标:逐渐加大力量直至与对侧相同。

2）2级

预备:坐位或仰卧位,屈肘使手接近肩膀。用肘指向天花板。

动作:伸肘使手指向天花板,保持几秒然后放松。重复直至上肢疲劳。

目标:肘关节可完全伸直。

3）3级

预备:坐位或仰卧位,屈肘使手接近肩膀,手握着重物。

动作:缓慢伸肘使手指向天花板,然后再缓慢地将手再接近肩膀。重复直至上肢疲劳。

目标:使肘关节伸展的程度达到与不持重物时相同——如果达不到,可能是因为重物太重(逐渐增加动作次数、增加所持重物的分量)。

4）4级

预备:面墙而站。双臂伸直双手扶墙。

动作:使身体倾斜接近墙壁,同时屈肘。然后身体恢复原位同时使肘关节伸直。

目标:在不引起疼痛的前提下逐渐增加身体倾斜的力度。

5）5级

注意:如果腕、肘、肩存在疼痛或弹响,或患儿不能够支撑自己身体的重量,不要尝试下列动作。如果引起腕、肘、肩关节的疼痛,立即停止。

预备:坐于椅子边缘,置双手于椅座上。

动作:双手抓住椅座,向前移动身体使之离开椅子,缓慢屈肘,支撑住向下沉的身体。然后恢复原位。

目标:逐渐增加动作的次数、增加屈肘的程度。

6）6级

注意:腕、肘、肩关节疼痛时不要尝试。

预备:双手平放在地板上,肘关节伸直。双足着地或双膝着地(力量不够时)。

动作:缓慢屈肘使胸部接近地面,如出现疼痛应立即停止。然后,伸肘恢复原位。

目标:逐渐增加动作的次数、增加屈肘的程度。

（4）本体感觉

1）1级

注意:肘、腕、肩关节有疼痛或肿胀时不做。

预备:手膝位于地板或垫上。

动作:向后抬起一条腿并保持平衡几秒,然后放下,换对侧。重复直至感觉疲劳。

目标:可保持上述动作30秒。

2）2级

预备:手膝位于地板或垫上。

动作:抬起健侧上肢和对侧下肢保持平衡数秒,然后放下,换对侧,重复直至感觉疲劳。

目标:可保持上述动作30秒。

3) 3 级

预备:手膝位,双手在不稳定表面。

动作:向后抬起一条腿并保持平衡几秒,然后放下,换对侧。重复直至感觉疲劳。

目标:可保持上述动作 30 秒。

4) 4 级

预备:手膝位,双手在不稳定表面上。

动作:抬起健侧上肢和对侧下肢保持平衡数秒,然后放下,换对侧,重复直至感觉疲劳。

目标:可保持上述动作 30 秒。

5) 5 级

注意:达到 4 级后再开始 5 级。

预备:手膝位,双手在不稳定表面上。

动作:抬起健侧上肢和对侧下肢,闭眼,保持平衡数秒,然后放下,换对侧,重复直至感觉疲劳。

目标:可保持上述动作 30 秒。

（二）肌肉的锻炼

1. 髂腰肌（髋屈肌） 髂腰肌位于骨盆,是青少年血友病患者常见的出血部位。其腰大肌部分附着于脊柱和股骨,损伤或变紧可引起屈髋、弓腰。出血休息期间都要在坐位或仰卧位时膝下垫厚枕,保证髋关节始终处于舒适的屈曲位,不要尝试走路。一旦确定出血完全停止,就可开始进行下列的柔韧性训练。但要准备好万一再次出血就要马上继续卧床休息。

关键点:①髂腰肌出血恢复起来可能需要数周或数月的时间,因此,康复进程必须循序渐进且在治疗师监护下进行。②髂腰肌出血时必须严格休息直至出血停止,这意味着绝对不允许走路即使使用拐杖。③大腿前皮肤感觉下降或麻木是神经损害的早期征象。如果出现这种情况,应立即请有关专业人员进行评估。④旨在完全恢复柔韧性和肌力的康复训练必须在治疗师监护下进行。⑤即使看起来已经完全恢复,仍然很容易再出血,如果出现新的出血迹象如疼痛加重或活动困难,立即让患儿卧床。

（1）柔韧性训练

1) 1 级:出血完全停止后开始,万一再次出血应立即停止。

预备:仰卧位,屈髋屈膝,双足平放。

动作:轻柔地伸展患侧下肢直至髋部 / 腹股沟区有牵拉的感觉——不要再进一步伸展。必要时可以用手协助动作。用枕头垫在腿的下方使得患肢可以放松。每小时重复动作 1 次。

目标:随着伸髋能力的增强,逐渐减小枕头的高度。继续练习直至在健肢屈曲的情况下,患肢可以伸直。在患侧下肢能够完全伸直之前,不要尝试下地走路。一旦大腿、背部或腹股沟区出现不适,立即停止练习,继续卧床休息,同时患肢处于舒适的体位。

2) 2 级

预备:俯卧位。

动作:保持髋部伸展,放松腰背和髋部。大腿、腰背或腹股沟区出现不适立即停止。

目标:能够舒适地完成上述动作,就可以在室内尝试小步行走。

3) 3 级

预备:仰卧位,双膝双髋屈曲,双足平放,收腹。

动作:桥式运动:双足踩地使双髋抬起直至腹股沟区有轻微的牵拉感,坚持数秒,放松。

目标:在不引起任何不适的情况下可使髋关节抬起,直至使其可以充分伸展。

4) 4级

预备:站立踏板的侧方。

动作:患侧足踩在踏板上,患侧膝关节用力伸展站上踏板。

目标:不借助外力帮助可以轻松站上踏板并保持腰部伸展。

5) 5级

预备:仰卧位,健肢屈曲,患肢伸展。

动作:缓慢屈曲健侧膝关节使健侧大腿向胸部靠近直至腰部或患侧腹股沟有牵拉感,或患侧下肢开始屈曲,必要时可借助上肢帮助。动作过程中要始终保持患侧下肢伸展。

目标:健侧大腿可以轻松靠近胸部而同时患侧下肢保持伸展状态,如果可以轻松完成5级动作,则可增加行走距离,但是仍然不要尝试跑步。

(2) 肌力训练

1) 1级

预备:仰卧位屈膝位,将手放在患侧膝关节上。

动作:屈曲患侧膝关节使得大腿向胸部靠近,同时手向大腿施加压力并逐渐加大压力(不引起疼痛),坚持数秒然后放松。重复直至患肢感觉疲劳。

目标:大腿能够完全抵抗手施加的压力。

2) 2级

预备:面墙而立,在患侧大腿和墙壁之间放置一个枕头。

动作:用大腿挤压墙壁并逐渐增大压力。坚持数秒然后放松。出现疼痛立即停止。

目标:逐渐增加压力和动作持续的时间。增加动作的次数。

2. 腓肠肌的训练(小腿三头肌)

(1) 柔韧性训练

1) 1级

预备:坐位,双足平放在地上。

动作:抬起足尖保持足跟着地直至小腿后面有牵伸的感觉。坚持数秒,然后放松。

目标:恢复踝关节的全范围活动。

2) 2级

预备:坐位,尽可能伸膝同时保证双足仍平放在地上。

动作:缓慢屈膝,足跟向后方滑动直至小腿后面感觉牵拉。坚持数秒,然后放松。

目标:每一次足跟都滑动得比上一次更远。

3) 3级

预备:面墙而立,患侧下肢在前。

动作:患侧膝关节屈曲向墙,同时保持足跟不离地直至小腿后面有牵拉感。

目标:与健侧相同,3级动作无法完成之前,行走时一定要借助助行器。

4) 4级

预备:面墙而立,双手扶墙等肩高。

动作:患侧下肢后退一步,前倾身体,同时保持患膝伸直患侧足跟着地,直至患侧小腿后有牵拉的感觉。

目标:与健侧或出血前一致。

（2）肌力训练

1）1级

预备:仰卧位,下肢伸直向前。

动作:伸展足尖坚持几秒,然后放松。

目标:重复,直至感觉疲劳。

2）2级

预备:椅坐位,屈膝全足着地。

动作:踮起足尖坚持几秒,然后放松。

目标:重复,直至感觉疲劳。

3）3级

预备:椅坐位,屈膝全足着地,双腿绑缚沙袋。

动作:踮起足尖坚持几秒,然后放松。

目标:逐渐增加时间,直至感觉疲劳。

4）4级

预备:站立位,手扶桌子或墙。

动作:踮起足尖坚持几秒,然后放松。

目标:重复,直至感觉疲劳。

5）5级

预备:站立位,手扶桌子或墙,双腿绑缚沙袋。

动作:踮起足尖坚持几秒,然后放松。

目标:重复,直至感觉疲劳。

6）6级

预备:站立位。

动作:踮起足尖步行,然后放松。

目标:重复,直至感觉疲劳,步行过程中注意保护踝关节,预防扭伤。

7）7级

预备:站立位,双腿绑缚沙袋。

动作:踮起足尖步行,然后放松。

目标:重复,直至感觉疲劳,步行过程中注意保护踝关节,预防扭伤。

3. 腘绳肌

（1）柔韧性训练

1）1级

预备:仰卧位,膝下垫圆枕。

动作:伸膝并缓慢抬起足跟,当大腿出现不适时立即停止。保持动作数秒,然后放松。

目标:能够无任何不适地使膝关节完全伸直。

2）2级

注意:该项动作对于生长发育期的青少年也许比较困难,应检查健侧。

预备:椅上坐位,屈膝,腰挺直。

动作:伸直患膝直至大腿后面有牵拉感,必要时可用健侧下肢帮助完成,动作中注意保持躯干挺直。

目标:躯干挺直的情况下可完全伸直膝关节。

3) 3 级

预备:仰卧位,双下肢伸直。

动作:将治疗带或毛巾置于患侧足底,双手握紧并将大腿拉近胸部,然后缓慢伸直患膝,足跟指向天花板直至大腿后面出现牵拉感,保持动作数秒,然后放松。

目标:达到与健侧或出血前一样的柔韧性。

4) 4 级

预备:站立位,将患肢放在椅子或踏板上。

动作:腰挺直,向患足的方向倾斜躯干。

目标:在骨盆前倾的情况下仍能保持患膝伸展,达到与健侧或出血前相同的程度。

(2) 肌力训练

1) 1 级

预备:俯卧位。

动作:缓慢屈曲患侧膝关节至 90°,然后缓慢放下。重复次数直至肌肉感觉疲劳。

目标:逐渐增加动作次数,直至可完成 30 次。

2) 2 级

预备:站立,手扶家具或墙。

动作:缓慢屈曲患侧膝关节至 90°,同时保持双腿并拢,然后缓慢放下,重复数次直至肌肉感觉疲劳。

目标:逐渐增加动作次数,直至可完成 30 次。

3) 3 级

预备:站立,手扶家具或墙,患侧踝关节绑缚重物。

动作:缓慢屈曲患侧膝关节 90°,同时保持双腿并拢,然后缓慢放下,重复数次直至肌肉感觉疲劳。

目标:逐渐增加动作次数直至与健侧相同。

4. 股四头肌

(1) 柔韧性训练

1) 1 级

预备:俯卧位,如果髋部比较僵硬可以在其下垫小枕头。

动作:尽量保持髋部伸展,同时屈曲患侧膝关节,重复数次。

目标:与对侧相比,可以达到相当的屈曲程度而不引起明显不适。

2) 2 级

预备:仰卧于床边,双腿自然下垂,双足着地。

动作:双手抱健侧大腿向胸部,当患侧大腿前出现牵拉感时停止,保持动作几秒,然后放松,重复。

目标:健侧大腿屈曲接近胸部时,患侧足仍能够平放在地面上。

3) 3 级

预备:仰卧于床边,双腿自然下垂,双足着地。

动作:双手抱健侧大腿向胸部,当患侧大腿前出现牵拉感时停止,保持患侧大腿仍紧贴床面,然后缓慢屈曲患膝直至患侧大腿牵拉感明显,保持动作数秒,然后放松。

目标:达到与健侧相同程度。

(2) 肌力训练

1) 1 级

预备:仰卧位,膝下垫圆枕。

动作:绷紧大腿前面的肌肉,伸膝,抬起足跟。保持动作数秒,然后放松,重复,直至肌肉感觉疲劳。

目标:逐渐增加动作次数,每次训练后肌肉不会过于酸痛。

2) 2 级

预备:椅上坐位,屈膝。

动作:伸膝,尽量抬高,保持动作数秒,然后缓慢放下,重复,直至肌肉感觉疲劳。

目标:逐渐增加动作次数。

3) 3 级

预备:椅上坐位,健侧足托住患侧足。

动作:双足尽最大可能相互用力,保持动作数秒。然后放松,在膝关节屈曲的各个角度重复上述动作,直至肌肉疲劳。

目标:患侧下肢可施加与健侧相当的力量。

4) 4 级

预备:仰卧位,膝下垫圆枕,踝部绑缚重物。

动作:伸膝,抬起足跟,保持动作数秒,然后放松,重复,直至肌肉感觉疲劳。

目标:逐渐增加动作次数,直至与对侧相同。

5) 5 级

预备:站立位,身体重量平均放在双下肢上。

动作:半蹲,保持身体重量仍在双下肢上,不要过于屈膝以防止疼痛,保持动作数秒,然后直立放松。

目标:逐渐延长半蹲时间、增加屈膝程度、增加动作次数。

6) 6 级

预备:靠墙而立,双足分开。

动作:沿墙缓慢向下滑动,以不引起疼痛为限,同时保证同侧膝与足趾仍在一条直线上,保持动作数秒,然后起立放松。

目标:增加延长动作保持时间、增加屈膝的角度、增加重复的次数。

7) 7 级

预备:站立位,面向踏板。

动作:患侧下肢踩在踏板上,然后支撑起身体,重复直至患侧下肢感觉疲劳。

目标:除非疼痛,否则一直练习,直至可以轻松地登上矮凳或工作场所,学校或家里的台阶。

8) 8 级

预备:双脚站在踏板上。

动作:健肢离开踏板,患肢逐渐屈膝直至健侧脚触地,然后恢复初始位,重复动作直至下肢感觉疲劳。

目标:除非疼痛,否则一直练习,直到可以不扶扶手轻松地上楼。

9) 9级

预备:双膝跪位,屈患膝使患足平放在地面上。

动作:患肢用力使身体起立,不用上肢帮忙,重复,一旦膝关节出现疼痛应立即停止。

目标:不用上肢帮助可以轻松站起。

注:以上治疗内容需按患儿状况及训练时患儿疼痛情况选择合适的级别训练,级数增加表示动作难度提升,每一级达标后方可训练下一级,循序渐进训练,如有出血,按出血急救处理后方可开始训练,从一级开始重新训练。

五、物理因子治疗

可采用声、光、电、水、蜡、磁等物理因子进行治疗,其作用可以迅速消除血肿,但必须在出血完全停止后。短波透热治疗不主张常规用于关节积血和肌肉血肿。超声波对于新鲜的血肿效果不好,也禁用于儿童骨骺端。

六、辅助器具及矫形器

根据相应情况,可选用矫形器、助行器和轮椅等,以减轻疼痛和维持关节稳定,减轻负重关节的受力,帮助患儿日常生活和参与社区活动。

第四节 小 结

血友病是一组 X 染色体连锁的隐性遗传性凝血障碍的出血性疾病,关节、肌肉、内脏和深部组织自发性或轻微外伤后出血难止为其共同特征。关节和肌肉反复出血,在患关节血肿期间,由于血液对关节软骨的直接影响,以及持续性慢性滑膜炎和反复关节血肿,导致关节软骨发生不可逆转性损害,从而引起慢性血友病性关节病,关节运动受限,肌肉萎缩,甚至完全丧失行走能力。对于本病,在早期足量的凝血因子替代治疗及定期的预防性替代治疗的同时,长期监测关节健康状况,早期康复干预,可以改善关节功能和减轻疼痛,帮助患儿恢复正常的日常活动。

第五节 案 例 解 析

患儿,男,11 岁。患儿因"确诊血友病 9 年,关节肿胀伴活动受限半年"于 2017 年 7 月 3 日收入康复科治疗。患儿既往长期在血液科进行凝血因子替代治疗,近半年逐渐出现右膝关节肿胀疼痛,否认药物食物过敏史,否认手术外伤史,否认家族中类似疾病患儿,父母受教育程度良好。

入科查体:神清,反应可,心肺听诊未见明显异常,可独站独走,独走姿势欠佳,屈髋屈膝,易跌倒,双手精细动作完成尚佳。双侧上肢肌力 5 级,左侧下肢肌力 5 级,右侧下肢肌力 3~4 级,右膝关节关节活动受限,右侧膝关节伸展角度 –15°,屈曲角度 121°。膝腱反射左(++)右(+),双侧跟腱反射(++),双侧巴宾斯基征(–)。

辅助检查:血友病关节健康状况评估(HJHS)结果:21 分;功能独立性评分(FISH)结果:24

分;B超:提示右侧膝关节超声改变;MRI:提示右侧膝关节血友病性骨关节病;IPSG评分13分。

康复治疗方案:①运动治疗:主要以右侧下肢肌力训练及右膝关节被动活动为主,30min/次,5次/周。②物理因子:采用低频脉冲电刺激,20min/次,5次/周。③中医推拿:以放松推拿为主,30min/次,5次/周。④平衡与协调能力训练。⑤家庭康复与环境指导。

经过3个月的康复训练,现患儿右侧下肢肌力4级,右侧膝关节活动有明显改善,右膝关节伸展角度−15°进步至−7°,屈曲角度121°已恢复至正常范围,HJHS结果:20分;FISH结果:26分。见图23-3、图23-4。

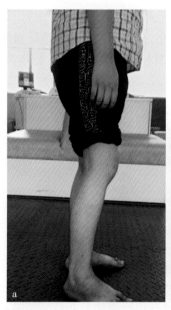

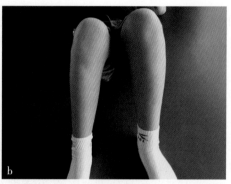

图 23-3　治疗前

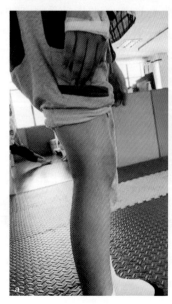

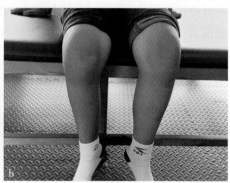

图 23-4　治疗后

(李海峰　王 慧)

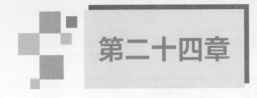

第二十四章

儿童肿瘤

第一节 概 述

一、概述

肿瘤(tumor)是指机体在某些致瘤因素的作用下,使一些组织的细胞在基因水平上失去了对其生长的正常调控,呈现过度而不协调的克隆性增殖而形成新生物,因其常在局部形成肿块,故称为肿瘤。恶性肿瘤的细胞分化程度低,生长迅速,常呈浸润性生长,会侵袭周围组织,易转移,影响重要器官功能,最终造成全身功能衰竭,病死率高。恶性肿瘤中,起源于上皮细胞的称为"癌",起源于间胚叶或结缔组织的称为"肉瘤",胚胎性肿瘤常称为"母细胞瘤"。顾名思义,儿童肿瘤即肿瘤发生于儿童时期。

肿瘤在儿童期的发生率较低,但随着社会的发展,致病因素增多,其发生率呈上升趋势。根据美国癌症协会(ACS)2015 年发布的《全球癌症事实与数据(第三版)》以及我国全国肿瘤防治研究办公室、全国肿瘤登记中心发布的数据显示,2012 年全球有 16.33 万儿童发生肿瘤,统计显示 84% 的肿瘤患儿居住在发展中国家。儿童肿瘤的全球流行趋势调查显示,自 1970 年以来欧美地区儿童肿瘤的总发病率持续升高,1975—2011 年间美国的发病率上升了 35%;然而,随着各项先进技术在临床的普遍应用,以及手术、化疗、分化诱导等综合治疗手段的不断更新与治疗方案的不断完善,儿童肿瘤患儿的存活率已有明显提高。据美国儿童肿瘤协作组(COG)和世界儿科肿瘤协会(SIOP)统计,从 20 世纪 70 年代中期到 90 年代末期儿童急性淋巴白血病 5 年存活率从 60% 提高到 85%。这就意味着儿童恶性肿瘤不再等于死刑,而是可以治愈或得到长期缓解。因此,早期正确的综合治疗有助于减少肿瘤并发症或后遗症对患儿带来的影响,提高肿瘤患儿生存质量。

儿童恶性肿瘤的病因目前尚不明确,国内外有关儿童恶性肿瘤病因研究的报道较少,目前认为儿童肿瘤的发生可能与遗传因素和环境因素有关,其中以环境因素的影响更甚,如图 24-1 所示,胎儿基因缺陷、宫内感染、遭受射线辐射或药物影响等均直接或间接地导致肿瘤的发生与发展;国内外肿瘤流行病学最新资料表明,儿童肿瘤的发生可能与父母的职业有关;近期亦有研究发现儿童肿瘤与吸二手烟、肥胖等有关。

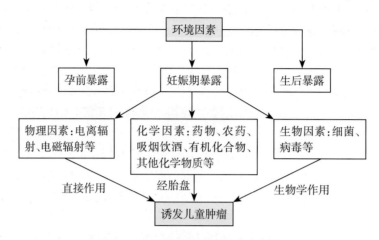

图 24-1　环境致癌因素的宫内暴露

二、儿童常见肿瘤的临床表现

与成人癌症不同,儿童恶性肿瘤多来源于中胚叶组织而不是上皮组织,从形态上观察与胚胎期的幼稚组织相似。儿童常见的恶性肿瘤有:白血病、脑瘤、淋巴瘤、Ewing 肉瘤、成神经细胞瘤、视网膜母细胞瘤、横纹肌肉瘤、骨肉瘤和肾母细胞瘤等。相比之下,成人最常患前列腺癌、乳腺癌、肺癌、结肠癌和直肠癌。

（一）白血病

儿童白血病(leukemia)是小儿恶性肿瘤中最多见的一种,是 5 岁以上小儿死亡的主要原因之一。最常见的小儿白血病是急性淋巴细胞白血病(acute leukemia lymphoblastic leukemia,ALL),约占白血病的 3/4,常见于 2~3 岁的儿童,可出现发热、肝脾肿大、骨与关节疼痛等白血病细胞浸润特征,其并发症可有贫血的进行性加重、各系统感染、全身器官功能衰竭等。尽管这种疾病致命,但在适当的医疗干预下,现患儿的 5 年总存活率已接近 94%。

（二）中枢神经系统肿瘤

儿童中枢神经系统肿瘤(central nervous system tumors)在恶性疾病中的发病率仅次于白血病,约占儿童期恶性肿瘤的 25%,多见于 10 岁以内的儿童,常见的有星形细胞瘤、神经母细胞瘤、脑干神经胶质瘤、颅咽管瘤等。其症状与肿瘤的位置和大小有关,可致肢体瘫痪、癫痫发作、共济失调、视力减退和视野缺损、下丘脑和垂体功能障碍。不同位置和大小的肿瘤患儿,存活率也不尽相同,其 5 年的总体生存率可达 74%。

（三）淋巴瘤

淋巴瘤(lymphoma)是原发于淋巴结和淋巴组织的恶性肿瘤,约占儿童恶性肿瘤的 8%,包括霍奇金淋巴瘤(Hodgkin lymphoma,HL)和非霍奇金淋巴瘤(non-Hodgkin lymphoma,NHL),流行病学资料显示,就整体而言。NHL 较 HL 常见,HL 在我国儿童的发病高峰约在 10~15 岁,NHL 较多出现于年龄较小的儿童,其症状与病变的淋巴细胞有关,可引起排便习惯的改变、呕吐、身体部位的肿胀或疼痛、吞咽困难等。淋巴瘤对儿童生命健康威胁极大,但

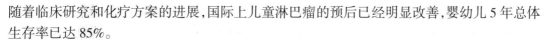

随着临床研究和化疗方案的进展,国际上儿童淋巴瘤的预后已经明显改善,婴幼儿 5 年总体生存率已达 85%。

（四）成神经细胞瘤

小儿成神经细胞瘤(neuroblastic tumors,NB)从原始神经嵴细胞演化而来,属胚胎性肿瘤,多位于大脑半球,好发于交感神经链、肾上腺髓质、胸腹部神经节等部位,包括神经母细胞瘤、神经节细胞瘤、成神经节细胞瘤和星形胶质细胞瘤。成神经细胞瘤多见于婴幼儿,不同年龄、肿瘤发生部位及不同的组织分化程度使其生物特性及临床表现有很大差异,部分可自然消退或转化成良性肿瘤,部分难以根治且预后不良,临床数据显示越早治疗,存活率越高。常见的症状有皮损、胸腹部肿块、疼痛等,以及继发的呼吸困难、瘫痪等。

（五）骨肉瘤

骨肉瘤(osteosarcoma)是最常见的骨恶性肿瘤,好发于青少年长骨的干骺端,如胫骨、肱骨、股骨等。肿瘤部位发生不同程度的疼痛是骨肉瘤非常常见和明显的症状,随着病情发展可出现局部肿块,引起关节活动受限和失用性肌肉萎缩,以及发热、贫血等全身症状。

（六）Ewing 肉瘤

Ewing 肉瘤(Ewing sarcoma)是第二种常见的骨性肿瘤,多发于 10~20 岁的青少年,好发于脊柱、骨盆、肋骨和长骨(如股骨、胫骨和腓骨等),以躯体下半部为主,一般病程进展迅速。常采用化疗、放疗等联合治疗和广泛切除,对于未转移且病情较轻的患儿,一般可行保肢处理,病情较重者,仍需截肢。

（七）横纹肌肉瘤

横纹肌肉瘤(rhabdomyosarcoma)起源于横纹肌细胞或向横纹肌细胞分化的间叶细胞,是儿童软组织肉瘤最常见的一种,包括胚胎型横纹肌肉瘤(多发于 8 岁前儿童)、腺泡型横纹肌肉瘤(多见于青春期男性)、多型性横纹肌肉瘤(多见于成人),好发于头颈部、泌尿生殖系统和躯干。肿瘤压迫周围神经可引起疼痛、感觉障碍、吞咽和呼吸困难,发于不同部位的肿瘤可有不同的特征性症状和体征。

（八）视网膜母细胞瘤

视网膜母细胞瘤(retinoblastoma,Rb)是一种来源于光感受器前体细胞的恶性肿瘤,常见于 3 岁以下儿童,具有家族遗传倾向,是婴幼儿最常见的眼内恶性肿瘤。可表现为结膜内充血、水肿、角膜水肿、虹膜新生血管、玻璃体混浊、眼压升高及斜视等,易发生颅内及远处转移,常危及患儿生命,因而早发现早治疗至关重要。近年来多应用静脉化疗、眼动脉介入化疗及局部治疗等保眼疗法,力争保存有用视力,但当肿瘤转移风险高、肿瘤体积超过眼球的一半、以上治疗无法控制时仍要考虑眼球摘除。

（九）肾母细胞瘤

肾母细胞瘤(Wilms tumor)是一种胚胎性恶性肿瘤,多见于 3 岁以下的儿童,可出现腹部肿块、贫血、食欲减退等。实验室检查可有血小板增高、晚期的肝功能紊乱。研究提示12%~15% 的患儿会伴有先天性畸形,如先天性虹膜脉络膜缺损、重复肾、内脏肥大、偏身肥大等。目前通过手术联合化疗与放疗,婴幼儿的 5 年存活率可达到 92% 左右。

三、诊断与预后

现代儿童肿瘤的诊断与治疗技术较前先进,包括肿瘤筛查(肿瘤标记物检测)、影像学检查(如 CT、MR、超声等)、血常规检查、骨髓象检查、组织病理活检、基因检查等,均可为其诊断提供有力的依据。

　　肿瘤的治疗和预后决定于肿瘤的诊断和分期,合适的治疗方案可提高治疗效果及长期存活率,因而确定治疗方案前不仅要明确肿瘤的分期、分型以及生物学特性,还应强调综合治疗,多学科小组参与,如肿瘤科、儿科、精神科或心理科、康复科、社会工作小组等,促进患儿重新回归社会,提高生存质量。

第二节　康 复 评 定

　　详尽的康复评定可以为肿瘤患儿康复治疗方案的设定提供有利的信息与有力的依据。基于世界卫生组织的《国际功能、残疾和健康分类》(International Classification of Functioning,Disability and Health,ICF),主要从身体结构与功能、活动和参与、环境与个人等方面开展儿童肿瘤的康复评定。

一、病史收集

　　详细的病史是进行康复评估的关键,能够帮助治疗师确定问诊的具体问题,选择最有针对性、最适宜的评估方法,从而指引康复计划的设定与实施。病史收集包括患儿的诊断(肿瘤类型、分级、分期)、患儿的生长发育情况、目前用药情况、目前血常规(白细胞、红细胞与血小板计算、血红蛋白浓度等)。另外,还要了解患儿的家庭背景,如:与谁同住? 兄弟姐妹数有多少? 学习情况如何? 爱好什么运动与休闲活动? 开展康复治疗的地点在哪里? 等等。以此判断肿瘤患儿在日常社会活动过程中的障碍情况。

二、体格检查

　　由于肿瘤患儿往往体力不佳,难以配合长时间的量表评估,因此简单综合的体格检查可以迅速确定患儿的主要问题,再进行相应的详细评估。体格检查前需要确定患儿的意识形态,判断患儿能否执行检查有关的指令;再初步检查可能受累系统,包括观察骨骼系统有无明显的关节挛缩或异常姿势,有无垂足;神经肌肉系统有无疼痛出现,如是否有疼痛面容、疼痛步态、强迫体位等,有无运动功能障碍,有无视听觉、感知觉障碍,有无言语与语言功能障碍,有无影响理解指令的神经心理功能障碍等;心血管/呼吸系统有无血压、脉搏、呼吸、体温等指标的异常;皮肤颜色是否正常,是否完整,如脸色可提示血红蛋白浓度与肝功能情况,出现淤青可能代表血小板计数降低;体表和淋巴结是否有肿块;五官是否有漏液或堵塞等。

三、身体结构与功能评定

(一) 疼痛评定

　　不明原因的疼痛是大多数肿瘤患儿最明显的症状,也是最开始就诊的原因。参考 2006 年美国国立综合癌症网络(National Comprehensive Cancer Network,NCCN)发布的临床指南,肿瘤患儿的疼痛评估应先明确部位,再明确性质(是躯体痛、皮肤痛、肌肉痛,还是骨痛? 局部的还是放射性? 刺痛还是搏动?);接着分别在不同状态下(静息时和运动时)评估疼痛程度。

　　疼痛程度的评估量表包括:① Wong-Baker 面部表情疼痛分级量表(见图 3-3),适用于 3

岁及以上的儿童。治疗师在评估前应向患儿解释每个表情对应的疼痛程度,让患儿自己去选择能够表现自身疼痛情况的表情,并记录数字;②FLACC量表法(见表3-16),适用于年龄小于3岁或不能进行自我评价的患儿。从脸(F)、腿(L)、活动(A)、哭闹(C)、可安慰性(C)五个项目进行评估,每个项目的评分标准为0~2分三个级别,总分为10分,分数越高表示疼痛程度越高;③数字分级评分法(图24-2),适用于12岁及以上可理解数字意义的患儿。可采用口述法或书写法,0表示不痛,10表示所能想象的最严重的疼痛;类似的还有数字分级法,通过询问患儿对疼痛的感觉来进行评价,分为不痛(0)、轻度疼痛(1~3)、中度疼痛(4~6)、重度疼痛(7~10)。

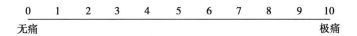

图 24-2 数字分级评分法

(二)皮肤情况的评估

由于放疗、化疗、药物或疾病本身等因素,肿瘤患儿表皮多有皮疹、手术创口、皮表肿块等,加之活动减少,甚至长期卧床,皮表易溃损形成压疮。因此,肿瘤患儿尤其对于卧床、活动受限的患儿要注意检查皮肤的温度、颜色、质地、瘙痒程度(表24-1);伤口的湿润度、愈合程度、气味;瘢痕的活动性等。因为皮肤颜色可以提示血液循环状况与身体功能,如苍白提示贫血;黄疸提示肝功能异常;干燥、瘙痒的皮肤可能与移植物抗宿主病相关;皮肤冰冷提示循环差;皮肤发热,或者体臭提示可能感染;水疱,提示可能矫形器不合适;发红皮肤加上水疱,可疑放射性烧伤;溃疡,压疮。皮肤系统的评估有助于康复治疗师与医生、护士的沟通交接,便于康复与医疗、护理相互配合。

表 24-1 瘙痒 5 级评分法

级别	表现	分数
0	无瘙痒	0
I	轻度瘙痒,无搔抓动作	1
II	中度瘙痒,有搔抓动作	2
III	严重瘙痒,持续搔抓	3
IV	极为严重的瘙痒	4

(三)心肺功能评估

由于化疗、放疗、长期卧床、整体体力下降,或者肿瘤、手术、放疗引起的骨骼异常都可能引起肿瘤患儿的心肺功能并发症。而呼吸功能与肺功能是最重要的,最直接的检查方法是观察。留意患儿的呼吸轻重、胸廓活动情况、呼吸频率、呼吸模式以及检查静息时、活动时心肺功能指标的变化程度,如血氧饱和度、心率、呼吸频率等指标。根据患儿的年龄、活动能力选择疲劳试验的形式,如婴幼儿通过玩耍测试,观察皮肤颜色、呼吸模式、生命体征的变化;而大龄患儿可以选择活动平板、台阶试验、2/6/9分钟走/跑试验等。如果患儿理解配合能力好,可采用Borg量表询问患儿自觉呼吸困难的程度,0分代表根本不费力,10分代表非常费力,可对心肺功能的潜在问题有一定提示作用。

肺功能检查临床上按照传统的视诊、触诊、叩诊、听诊四个方面进行定性评估,以明确肺部问题,确定下一步检查和(或)运动测试。视诊胸廓形态、呼吸模式、呼吸对称性、频率、节律、幅度及痰液性状等;触诊胸廓及其扩张度,检查是否存在触觉语颤;叩诊判断脏器是否存在占位,通过叩诊音(清音、浊音、鼓音、实音及过清音)确定边界是否清晰等;听诊是否出现干湿啰音、干鸣音等。此外,肺功能的好坏,呼吸肌的功能至关重要,包括吸气肌和呼气肌。若疾病导致呼吸肌疲劳,则会使肺功能下降。反映呼吸肌疲劳的指标是最大吸气压(maximal inspiratory pressure,MIP)和最大呼气压(maximal expiratory pressure,MEP)。MIP、MEP 可以基本反映全部吸气肌、呼气肌的功能。做肺功能检查时,因不同年龄儿童的肺容积、气道管径、阻力、呼吸系统顺应性、弥散功能以及配合程度等均不同,因此不同年龄段的儿童要有不同的检测仪器。中华医学会儿科学分会呼吸学组在 2016 年发表的肺功能系列指南里建议:5 岁以下的儿童,因为无法配合、呼气力量小(流量低)、肺容积低,所以需要配合程度低(或不需配合)的检测方式,敏感度高、精确度高的流速 - 容量传感器以及死腔量小的检测系统。如 Jaeger 婴幼儿肺功能检测仪(新生儿、小婴儿专用流量传感器,流速 0~800ml/s,流速分辨率 0.5ml/s,系统死腔 1.3ml)和婴幼儿专用流量传感器(流速 0~1500ml/s,流速分辨率 1.0ml/s,系统死腔 1.7ml)。另外,不同的年龄也应采用不同的检测方式,如婴幼儿可以选择潮气呼吸、婴幼儿体积描记法、阻断、胸腹腔挤压等方法,而肺通气功能、脉冲振荡、弥散等则适合较大年龄的儿童。

(四) 运动功能评定

疼痛、肿块或手术创口等可能直接、间接影响肿瘤患儿的神经系统、肌肉骨骼系统,如神经损伤、关节挛缩、肌力下降等,因此需要对肿瘤患儿的肌力、肌张力、关节活动范围、耐力、姿势控制性、转移能力、平衡协调能力、运动控制能力、功能性活动等方面进行评估,具体操作参考前文相关章节。需要注意,肿瘤患儿很容易出现继发性的骨骼畸形,如长期卧床导致的垂足,坐姿不良导致的脊柱侧凸等,因此在早期康复评估一定要关注肿瘤患儿的骨骼发育趋势,尽量避免或者减缓这些继发性畸形的发生发展;而且对肿瘤患儿进行运动功能评估时操作尽量轻柔,避免造成二次伤害,因为缺乏活动或药物作用,肿瘤患儿可能出现骨密度低、关节不稳定等情况;其次,对于年龄较小或无法执行指令的患儿,可通过特定环境中观察患儿的运动表现进行评估,如上下楼梯、拿高处的物品、玩玩具等,这样检查还可以发现患儿的兴趣所在,为康复计划的制订提供参考;再次,选择适合肿瘤患儿的评估方法,比如检查肌力最常使用徒手肌力测试、手持式电子测力计和功能性肌肉测试等方法,但这些测试方法可能会使肿瘤患儿更容易疲劳从而加剧其肌力下降的问题,因此对于血象异常的肿瘤患儿,应该通过观察患儿在日常活动中完成各个动作的情况,综合评估患儿的具体肌力,而非机械的测评;最后,需要关注肿瘤患儿的运动技巧发育情况,因为儿童运动发育和控制是多因素共同作用的结果,了解其运动发育与运动功能水平有助于挑选与年龄相匹配的活动进行康复训练。

(五) 神经心理发育评估

神经心理发育的评估也是评定的重要项目之一,其基本目的是通过个体在确定刺激 - 反应情景中的行为,推测个体的大脑结构和功能特征,可评定中枢神经系统肿瘤患儿的脑功能状况,与其后续治疗方案的难度、主动或被动执行的选择息息相关。常用的检查量表包括:①丹佛发育筛查量表(Denver development screen test,DDST):适用于 0~6 岁患儿,分别测试个人 - 社会行为、精细动作 - 适应性行为、语言、大运动发育,筛查结果为正常、异常、可疑表示。②Gesell 发育量表(Gesell development scales,GDS):适用于 4 周到 3 岁患儿,量表以正常行为模式为标准,适用年龄来表示所观察到的行为模式,再与实际生理年龄对比,计算出该受试患儿的发育商(developmental quotient,DQ),再进行分析判断婴幼儿的发育水平。③韦氏智力发育量表:包括韦氏学前儿童智力量表和韦氏儿童智力量表,适用于 2 岁半到 16 岁 11 个月的儿童和少年,对患儿抽象思考和推理、学习、环境适应、解决问题的能力进行量化分级,对其多层次能力差异性和智力结构进行比较分析。此外,可能还需要进行视听觉(追视、手眼协调)、感知觉、感觉整合、言语 - 语言功能等功能的测评。

四、活动和参与能力评定

随着 WHO 新概念的提出和医学模式的转变,现代康复更加关注患儿的主观感受,因而应对患儿的参与和活动进行综合的评价,有助于提供全面的康复指导,帮助患儿做到身心康复,提高生活质量。

(一)日常生活活动

指一个人为了满足日常生活的需要每天所进行的必要活动,分为基础性日常生活活动(BADL)及工具性日常生活活动(IADL),可反映患儿在家庭和社区中的基本能力,但由于大部分儿童尚未具备工具性日常生活活动能力,因此采用能够较灵敏反映 BADL 能力的 Barthel 指数作为评价指标,满分共 100 分。其中 >60 分表示日常活动能力为良好,有轻度功能障碍,能独立完成部分日常活动,需要部分帮助;41~60 分表示日常活动能力中等,有中度功能障碍,需要较大的帮助方能完成日常生活活动;<40 分表示日常活动能力差,有重度功能障碍,大部分日常生活活动不能完成或需他人服侍。

(二)Raven 生活质量分级

Raven 从患儿的肿瘤是否得到治疗、控制与残疾状况,将肿瘤患儿的生活质量分为三级(表 24-2),但 Raven 生活质量分级只能对肿瘤患儿的残疾作大致的分类,对其生活质量作大体的分级,尚未达到量化评定。

表 24-2 Raven 生活质量分级

肿瘤状况	残疾状况	生活质量
肿瘤已控制	无残疾	能正常生活
肿瘤已治疗,得到控制	因肿瘤治疗出现残疾: ① 器官的截断或切除 ② 器官的切开或大手术 ③ 内分泌置换治疗 ④ 心理反应、精神信念改变 ⑤ 其他	生活质量好
肿瘤已治疗,得到控制	因肿瘤本身出现残疾: ① 全身性反应 ② 局部性残疾 ③ 其他	
肿瘤未得到控制	因肿瘤本身与治疗出现残疾	生活质量差,生存期有限

五、环境与个人因素评估

评估患儿自身的兴趣爱好,设计患儿愿意参加的训练活动;结合患儿的转移与移动能力、姿势控制能力判断患儿是否需要使用矫形器、座椅、其他生活辅助器具等;评估居住环境、社区环境,了解是否适合康复方案的实施。

第三节 物 理 治 疗

一、康复治疗原则

康复治疗是肿瘤全面康复中必不可少的项目,尽早介入,贯穿于肿瘤治疗的始终,以延长生存期、提高生存质量为最终目的。对于不同类型、时期、病程发展、年龄的患儿,其康复目标也有所不同,因而应采用个性化的方案进行治疗,且根据病情变化应及时做出调整;既要进行全面康复(物理治疗、作业治疗、言语治疗、心理治疗等),又要根据患儿情况有所侧重;对肿瘤患儿康复的宏观认识和微观认识,是一名合格治疗师的基本素质要求。

肿瘤对患儿的影响是全身性的,但物理治疗绝非包罗万象,而应重点明确,即以提高生活质量为重点。从有效减轻患儿现有的疼痛或活动受限,维持关节活动范围与现有的功能,避免或减缓继发性畸形、并发症的出现;再到如何提高生活自理、运动技巧等更高级的技能。

二、减轻疼痛的治疗

肿瘤患病期间的疼痛可大致分为三种:肿瘤相关性疼痛(肿瘤压迫或转移)、肿瘤治疗相关性疼痛(手术、检查、放疗和化疗)和非肿瘤因素的疼痛(并发症);疼痛的治疗方法也可分为两种:对因治疗(抗肿瘤、抗感染)和对症治疗(药物治疗、非药物治疗)。

(一) 药物治疗

肿瘤引起的疼痛主要靠药物、手术和放化疗减轻,辅以其他治疗(传统康复方法、认知心理治疗、神经阻滞等),WHO 为癌痛制定了"三阶梯"止痛方法(图 24-3),疼痛发生时按图中

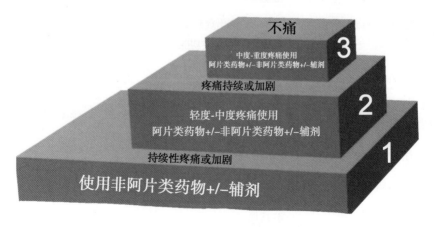

图 24-3 "三阶梯"止痛方法

所示顺序服用药物:首选非阿片类(阿司匹林和对乙酰氨基酚);再给予低效阿片类药物(可待因);必要时给予强效阿片类药物如吗啡,直到患儿不痛为止;若是持续性止痛,则需按时给药。

(二)非药物治疗

疼痛的非药物治疗包括冰敷、热敷、按摩、姿势设定、物理因子治疗、肌内效贴等,还可以使用弹力衣缓解神经性疼痛,对患儿及其家庭的心理支持也很必要。

1. 肌内效贴 肌内效贴在运动损伤类疼痛运用广泛,目前用于治疗其他类型疼痛的循证依据也越来越多。可使用X型贴布(又称"痛点提高贴布")作用于痛点,贴扎时以X型中点为锚,其余尾部向各端延伸,通过提高局部血液循环促进致痛物质的新陈代谢;如果合并淋巴水肿,可增加爪形贴布,通过促进淋巴液和血液循环起镇痛作用(图24-4)。

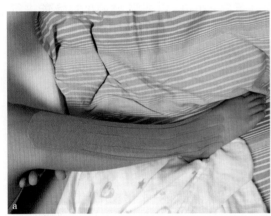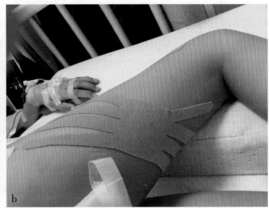

图 24-4 右臀部血管瘤介入术后并发感染

右臀部、下肢明显疼痛,强迫伸髋屈膝位,患侧下肢轻度水肿,PROM正常,治疗时在小腿前方应用爪形贴布(a),大腿后方最痛点应用X型结合爪形贴布(b),起促进血液循环与镇痛作用,贴扎3小时后,患儿可自主活动患侧下肢

2. 心理支持 教会患儿应对急性疼痛的技巧,如使用Lamaze型呼吸运动方式,包括廓清式呼吸(深呼吸,鼻吸口呼)、胸式呼吸、浅而慢加速呼吸、浅的呼吸、闭气用力运动、哈气运动和吹蜡烛运动。对于慢性疼痛,除使用上述放松疗法外,还可以通过如音乐疗法、游戏疗法等转移患儿的注意力。

此外,还应给予患儿及其家属情感支持,帮助他们意识到疼痛是一个需要表达出来的问题,患儿可以通过语言(包括肢体语言)来表达自己的不适,甚至可以以此为发泄口,减轻疼痛,同时帮助他们找到疼痛的解决办法;父母亲、周围人群的鼓励与表扬,也是一种支持性治疗;此外,还应对患儿及其家属进行疼痛的心理疏导,告知疼痛的处理方式及目前治疗会带来的效果和反应,减轻患儿与家属的焦虑,心灵的放松亦有助于减轻疼痛。

3. 传统康复疗法 近年来,中医中药在治疗癌症疼痛方面有很大的进展,包括中药内服、外用贴剂(如癌痛贴剂、阿麒帖、巴布贴等)、穴位注射(如双黄连粉针、复方丹参注射液)、针灸-针刺治疗、滴鼻(如癌痛欣滴鼻剂)等。

三、运动功能的康复

(一)维持正常关节活动度

肿瘤占位、手术创口、长期卧床等均可导致关节活动受限,可采用手法和(或)自我牵伸技术、关节活动技术、关节松动术、持续性关节被动活动(continuous passive motion,CPM)、矫形器等,以改善受累关节周围软组织的延展性,治疗频率最好每天一次。牵伸前可适当热敷,牵伸后可适当冷敷,以减少软组织的疼痛。维持关节活动范围的关键是有先见之明,如良好姿势设定、早期应用矫形器等,预防或减缓继发性关节变形的发生、发展。

(二)提高肌肉力量

肌肉的生长发育因活动而产生,缺乏活动会影响肌肉的活动特性,即使是在卧床期间也应适时进行身体各部位的活动,身体许可的情况下应尽早下床行走。肌力训练过程需要密切关注血常规结果,注意:血小板 $<20\times10^9$/L,血红蛋白 <80g/L,白细胞 $<5\times10^9$/L,不能进行耗能训练;血小板 $(20\sim50)\times10^9$/L,血红蛋白 $80\sim100$g/L,白细胞 $>5\times10^9$/L,开展轻度耗能的康复训练;血小板 $>50\times10^9$/L,血红蛋白 >100g/L,白细胞 $>5\times10^9$/L,才可进行抗阻训练。

肌力 $0\sim2$ 级的患儿,可选用低频脉冲电刺激加强肌肉的收缩,辅以被动活动训练;肌力 3 级的患儿,可用患儿感兴趣的玩具或游戏进行逗引,使其在抗重力位下做全关节活动范围的运动,如练习肩关节前屈时把小儿的玩具放在高处,让其去拿玩具;肌力 $4\sim5$ 级的患儿,可适当通过增加玩具的重量、沙包等进行抗阻训练,并结合走楼梯、深蹲等功能性活动。肌力训练的频率为每周 $3\sim5$ 次。

(三)有氧、耐力、运动技巧的训练

训练频率为每周 5 次,可采用步行、活动平板、自行车、平衡木(平衡板)、行走复杂路面、游泳、跳舞等方式。以提高患儿的平衡协调能力、运动技巧和核心稳定性为目的,为重归家庭和校园做准备。

四、日常生活活动能力训练

日常生活活动能力训练应尽早开始,通过重新学习或维持患儿基本的日常生活活动,调动并挖掘其康复潜力,使其达到生活自理,降低对他人的依赖。

(一)自我照顾训练

自我照顾训练包括穿衣、进食、修饰、大小便管理、洗澡。鼓励并督促患儿穿衣,可分步骤教学,如穿衣先从穿一侧袖子开始练习,打开袖口,把一只手穿进去,将衣服拉到对侧,另一只手再穿进去,逐渐到独立完成整个穿衣动作,需要循序渐进。训练进食过程中患儿需要有正确的体位,利于吞咽和进食习惯的养成,如配备餐桌椅、轮椅等;修饰洗漱需要患儿有较好的手功能,大小便管理、洗澡则应适龄训练和患儿具备较好的转移能力。

(二)转移活动训练

转移活动是指患儿从一个体位转换到另一个体位的变化,包括翻身、坐起、站起、床椅的转移,是独立活动的基础。教学翻身时注意拉好围栏,以防坠床;对于力量较差的患儿,训练坐起或站起时可适当予以帮助,建立患儿康复的自信心。行床椅转移时,注意轮椅制动。

五、呼吸管理

对于意识不清或无法主动配合的患儿可采用被动肺康复技术进行,包括:①气道廓清以

移除分泌物:可通过叩击和振动以及进行传统的体位引流或应用其他的现代技术,如高频振动背心、辅助吸痰机等,帮助机械通气或带气管套管的重症患儿排出分泌物。②呼气正压技术:呼气末加正压,扩张阻塞的肺泡。③物理因子或电刺激治疗:超短波治疗、超声雾化治疗等有助于消炎、促进排痰。④体外膈肌反搏:使用低频通电装置或体外膈肌反搏仪,采用脉冲波治疗。

对于意识清醒且有效配合训练的患儿,可行主动肺康复训练,包括:①呼吸训练:腹式呼吸训练、暗示呼吸法、抗阻呼吸训练。②局部呼吸训练:肋骨扩张(治疗师双手置于肋骨上诱发肋间外肌肉的收缩和胸廓扩张),后侧底部扩张(患儿坐位,身体前倾,按照上述的方法进行)。③咳嗽训练:婴幼儿很少会按要求咳嗽,虽然幼儿和学龄期儿童具备理解咳嗽要求的能力,但是其通常选择不咳嗽。治疗师可通过讲故事、着色游戏和唱童谣等,来吸引幼儿合作。此外,通过诱导这些幼儿进行大笑或哭(最好是前者),往往可以诱发高效有用的咳嗽。④自主呼吸引流:患儿坐在一个直立的物体上,或调整坐姿;患儿需要在"正常或相对缓慢"的节奏进行潮式呼吸;分泌物通过呼吸向上移动;当分泌物到达气管时,他们轻柔地咳嗽或稍微用力呼气就可以把分泌物排出。

六、临终关怀

临终关怀(hospice care,HC)是指专注于在患儿即将离世前几个星期或者几个月的有限时间(≤6个月)内,为减轻症状、让生命"走"得温暖的一种医疗性照顾。它不是一种治愈性疗法,而是一种专注于质量的模式,通过各种各样的方式对走到终点的生命及其家庭进行身体和心理的关怀。临终关怀排斥猛烈的、无意义的,或者可能给患儿增添痛苦的治疗,在肿瘤类别中与儿科姑息治疗(pediatric palliative care,PPC)类似。临终关怀是近代医学领域中新兴的一门边缘性交叉学科,是社会的需求和人类文明发展的标志。

临终关怀的哲学特点包括:以患儿为中心,强调家庭参与;尊重患儿及其家庭的意见,即强调患儿及其家庭,以及临终关怀医疗人员共同协调、沟通关怀的内容;在整个疾病过程中,在死亡前、死亡中、死亡后,对患儿及其家庭所渴望的平和与尊严提供支持。

临终关怀团队是一个跨学科小组,一般包括患儿的主管医生、临终关怀医生与护士、家庭医生、社工、相关宗教人员、志愿者,甚至是言语治疗师、物理治疗师、作业治疗师等。临终关怀的实施地点一般在患儿家中,也可在各种医疗场所。它既保证基本的姑息治疗,亦追求高质量、易接受和公平的关怀;可独立于也可协同于整个医疗过程,在整个生命周期提供连续的关怀服务。

临终关怀提供多学科的跨界安宁疗护,包括:①缓解患儿及其家庭的多个领域的痛苦,包括身体的(如疼痛或呼吸困难)、心理的(抑郁、焦虑或内疚感)、社交的(被人孤立)、经济的(家庭服务或财务压力)或精神的(否认?为什么会发生这种情况?)。②指导家属如何照顾患儿;改善患儿的生活质量,让其享受生活;给予照顾者适当的喘息时间和空间,同时帮助家庭适应疾病和丧亲之痛。③促进患儿、家庭和临终关怀小组履行知情权和决策权。④协助临床医生和不同护理地点之间持续的护理协调。⑤必要时提供特殊的言语、物理和作业治疗。

临终关怀所面对的儿童群体在广义上是指有限生命(life-limiting conditions,LLC)或危及生命(life-threatening conditions,LTC)情况下的儿童,狭义可理解为特指恶性肿瘤患儿。成人肿瘤患者的临终关怀研究显示,临终前的密集治疗以及在医院中去世会降低患者及其家庭的生存质量;而临终关怀则可提高患者及其家庭的生存质量。但如何在儿童人群中开展临终关怀仍然是一个十分具有挑战性的研究课题。首先,家长的期望值过高,即使获知疾病的不可治愈性,仍有88%的父母期盼治愈,66%的父母希望延长患儿的生命;同时,随着血液肿瘤疾病治愈率的提高,家长的期望值也在提高;还有一个因素是恶性肿瘤的类型,不同肿瘤类型有不同的死亡周期(患儿及其家庭在获知患儿疾病不能治愈至患儿最终死亡这个时间周期),比如脑瘤的患儿可能在发病后仍可存活几年,但血液恶性肿瘤的患儿可能在诊断后几天内死亡。另外,临终关怀的内容仍然存在争议,比如化疗,被认为是一种治愈性治疗,但有研究认为,在临终前进行化疗,也是减缓如疼痛等症状、延缓生命的一种姑息治疗。因此,在什么时间点切入临终关怀,实施什么内容的临终关怀仍然需要更多的研究。

第四节　小　　结

随着科学技术的进步,儿童肿瘤的生存率明显提高,但现阶段国内还未重视肿瘤患儿的生存质量与心理健康。研究已证实,早期综合的康复如缓解疼痛的放松疗法、维持关节活动范围的姿势设定以及 ADL 训练、呼吸管理等,均能有效改善肿瘤患儿在 ICF 三个维度的障碍;而且儿童肿瘤的现代治疗原则已提升至在不降低疗效的同时必须考虑患儿的生活质量和远期心理健康。目前,对于已治愈肿瘤患儿的长期生活质量评价,晚期肿瘤患儿的临终关怀等,仍缺乏治疗师的参与。治疗师应该在儿童肿瘤的治疗过程中起积极的作用,与临床医生、家属一起及时关注患儿的生理、心理、娱乐、学习等问题,维持患儿真正的身心健康。

第五节　案例解析

一、幼年性粒单细胞性白血病

患儿,男,3 岁 7 个月,出生不久即发现肝脾偏大,于当地就医发现血象异常,血常规示白细胞大量升高,血小板、血红蛋白低下,分类中未见幼稚细胞,遂行骨髓穿刺以及脑脊髓液穿刺,结果示细胞增生明显,幼稚单核细胞占 19.5%,粒系增生,原始粒细胞 5.5%,未见巨核细胞,确诊为幼年性粒单细胞性白血病;于 3 岁 7 个月转诊至康复科行康复治疗。

体格检查:神清,反应可,皮肤花纹,未见皮疹出血点,巩膜无黄染,双肺呼吸音清,未闻及啰音,心脏听诊未闻及异常,腹膨隆,肝大右肋下 3cm,质中,脾大左肋下 3cm,质中。

康复评定:肌张力正常,双下肢肌力 4 级,双足跟外翻,左下肢外旋,GMFM-88 得分为51.87(较差),轻微运动如上下检查床后呼吸速率明显增加。为此康复训练以改善步态,提高肢体肌力,活动耐力为康复目标。

康复方案包括:放松治疗(音乐疗法、游戏疗法转移身体不适感);双足向内翻方向牵伸;蹲起、坐起、上下台阶、上斜坡;复杂路面步行训练;油缸踏步器或脚踏车、MOTOmed 双下肢力量训练;配戴矫健鞋;低频脉冲电刺激:胫前肌、股四头肌;腹式呼吸、阻力呼吸训练。

家长在医院学习上述康复方案,并回家进行上述训练,2 个月后复查家长诉患儿能够独立上下台阶而未出现明显气促现象,嘱其继续上述康复训练,并定期复查。

二、脑室肿瘤

患儿,男,10个月时因左侧肢体活动欠灵活来诊,颅脑MRI示:双侧侧脑室、第三脑室及四脑室明显扩张,右侧脑室体部见一不规则菜花样肿物,边界清,大小约5.7cm×5.6cm×6.1cm,增强后呈明显较均匀强化,透明隔受压稍左偏。双侧大脑半球对称,余脑实质内未见异常信号灶。小脑、脑干形态、信号未见明显异常。中线结构居中。枕大池增宽,可见一不规则囊状脑脊液信号区,范围约1.9cm×3.2cm。诊断提示:①右侧侧脑室肿物并脑室系统扩张,考虑脉络丛乳头状瘤可能性大。②枕大池蛛网膜囊肿。

转入颅脑外科手术,术中送检脑室肿物镜下见由单层柱状或立方上皮细胞围绕在纤细的纤维血管组织周围形成乳头状结构,细胞核圆形,位于上皮基底部,部分区域细胞密度增加,核分裂约4个/10HPF。免疫组化:CK(−),CK8/18(−),Vimentin(+),S100(+),EMA(−),Ki-67约10%(+),PHH3示核分裂4个/10HPF。诊断提示:(右脑室)符合不典型脉络丛乳头状瘤(WHO Ⅱ级)。颅脑外科诊断:①脑室肿瘤(右侧脑室不典型脉络丛乳头状瘤 WHO Ⅱ级);②颅内感染;③脑积水。并行肿瘤切除,术后一般情况良好。

1个月后转诊康复科,患儿左侧上肢不能活动,左下肢活动不灵活。康复评估:扶站时左侧尖足,左上肢肌力0级,左侧肢体肌张力偏高,MAS 1级,GMFM得分4.65。行促进左侧肢体肌力与左手主动活动性提高,减缓继发性畸形加重速度的康复训练。包括:①按摩左侧肢体;②左侧肢体被动活动;③使用楔形垫进行俯卧抬头;④翻身;⑤竖直位头控训练,引导颈部主动右侧屈;⑥扶坐训练;⑦自备座椅进行坐位训练。由于患儿右后头部颅骨修补术后留有金属钉,不能接触硬物,建议座椅头垫选择软质地的保护头部,并且选择可坐可躺的座椅,避免患儿不适(图24-5);⑧低频脉冲电刺激:左腕伸肌、肱三头肌、胫前肌、股四头肌;⑨Bobath球训练(俯卧位,左下肢支撑)。

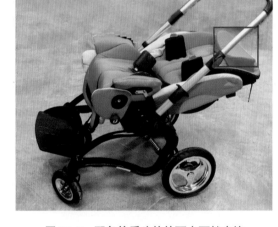

图24-5　配备软质头垫的可坐可躺座椅

2个月后复查,患儿肌力明显改善,肌力左上肢2级,左下肢肌力3级,左侧肢体肌张力增高MAS 1级。无抽搐,食欲可,大小便无异常,心肺腹查体无异常,头围48.5cm,五官端正,鼻唇沟对称。颅脑MRI示:右侧颞枕区颅骨呈术后改变。右侧额颞部及左额部硬膜下积液同前,CT值与脑脊液相似。大脑膜镰后部密度增高较前减少。双侧侧脑室、第三脑室、第四脑室扩张,周围脑实质受压,胼胝体受压变薄。枕大池区见一不规则形脑脊液密度影大致同前,轴位范围约1.7cm×1.4cm,颅骨可见压迹。余脑实质内未见异常密度灶。诊断:①右侧颞枕骨呈术后改变;②右侧额颞部及左额部硬膜下积液同前,脑室系统扩张同前;③枕大池蛛网膜囊肿无明显变化。行促进左侧肢体肌力与左手主动活动性提高,减缓继发性畸形加重速度的康复训练,包括:①扶坐位下按摩左侧肢体;②扶坐位下左侧肢体被动活动;③多在小儿左侧与小儿玩耍、喂食、交流;④视听觉追踪训练,左上方为主;⑤扶坐训练;⑥直跪;⑦Bobath球训练(俯卧位,左下肢支撑);⑧左手行限制-诱导运动疗法,引导左手够物,抓握各种玩具;⑨T低频脉冲电刺激:左腕伸肌、肱三头肌、胫前肌、股四头肌;⑩2个月后复查。

三、脊髓神经母细胞瘤

患儿,男,3岁,因进行性下肢乏力来诊,确诊脊髓神经母细胞瘤,行肿瘤摘除术后出现下肢无力,考虑不完全截瘫(T_{12}~L_3),转诊至康复科。患儿现独坐稳,可独立从床上扶床下床,并扶床沿站立,但不能扶行,二便正常。康复评估:肌力双下肢近端3级,足背伸肌群1级,左足内翻。患儿二便正常,但下肢肌力下降,主要表现为运动功能障碍,康复诊断考虑不完全截瘫。患儿术后卧床时间近3个月,建议行双髋关节X线检查以了解髋关节结构,同时行促进双下肢肌力提高,增强站立步行能力,减缓继发性畸形发展的康复训练。包括下躯干、下肢肌力训练、站立训练、蹲起训练、扶物侧行训练等;低频脉冲电刺激治疗双侧臀中肌、股四头肌、胫前肌;MOTOmed双下肢助力活动;并配备AFO。医院康复训练1个月后以家庭康复训练为主,同时建议增加患儿户外活动时间。

3个月后第一次复查,家长诉一直行康复治疗,患儿扶行能力增强,能够在家里与同龄儿童开心玩耍,穿戴AFO后可独立步行1m。康复评估:肌力明显改善,双下肢近端4^-级,足背伸肌群2^-级,左足内翻。建议患儿参加半日幼儿园,增加患儿与同龄人接触的时间,下午到医院行前期康复训练项目。

3个月后第二次复查,家长诉患儿功能好转,穿戴AFO后可独立步行数米,家里环境可独立步行移动,但社区内则需要扶持步行。康复评估:肌力双下肢近端4^-级,足背伸肌群2^-级,左足内翻。继续定期到医院行前期康复训练项目。

3个月后第三次复查,穿戴AFO后可蹲起。康复评估:肌力双下肢近端4^-级,足背伸肌群2^-级,左足内翻,出现髋外旋不良姿势,考虑是下肢肌力不足,躯干肌群代偿所致,建议增加肌内效贴改善髋外旋姿势,继续定期到医院行前期康复训练项目。

3个月后第四次复查,其间继续家庭康复,定期医院康复,患儿能够维持步行、蹲起能力。康复评估:肌力双下肢近端4^-级,足背伸肌群2^-级,左足内翻,髋外旋。由于患儿现已4岁,强烈建议患儿在AFO的帮助下在幼儿园开展正常同龄儿童活动,每6个月复查一次追踪患儿的肌肉骨骼发展情况。

(何　璐　洪小霞)

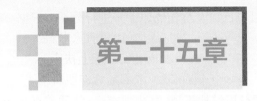

第二十五章

儿 童 烧 伤

第一节 概 述

烧伤是儿童常见的意外事故之一。因年龄的特点及活动范围与成人不同，日常生活中以热水烫伤多见，少数为火烧伤或其他高温物质及化学物质所致。儿童烧伤多发生在幼儿期和学龄前期，特别是 1~4 岁儿童。烧伤的程度与热源温度和接触的时间密切相关，也与儿童皮肤娇嫩及自己不能及时脱离致伤原因等因素有关。

一、定义

儿童烧伤是指 12 岁以下的儿童受热力（火焰、热水、蒸气及高温固体）、电能、放射能和化学物质等作用引起的损伤。

二、病因

烧伤的病因有很多种，包括：

（一）热力因素

儿童烧伤多为热力烧伤，即高温物质接触皮肤造成的损伤，包括火柴、爆竹、热水袋、洗澡盆内的热水或碰翻盛热液的容器而烧伤。

（二）理化因素

学龄前及学龄期儿童活动范围加大，好奇心强，但又缺乏自我保护能力和有关知识，易误触一些电线、高压线、酸碱化学物等危险设施及物质，引起烧伤、电接触伤、放射性损伤等。

三、流行病学

儿童烧伤多为生活中的意外伤害。据有关报道显示，在所有儿童意外伤害中，烧伤比例最高。儿童烧伤占同期住院烧伤患者的 32%~82%，其中各年龄段略有差异，如 1~5 岁儿童最易受伤，占整个儿童烧伤 2/3，5 岁以后及 1 岁以内发生率相对较低。男孩的烧伤发生率普遍高于女孩。

四、烧伤的分类和临床表现

烧伤可以通过组织的深度和身体烧伤面积的百分比以及烧伤的原因来进行分类。根据分类目的的不同,烧伤也会被分为轻、中、重。

（一）烧伤深度

根据组织损伤的不同深度,烧伤分为三度。

1. Ⅰ度烧伤　皮肤仅出现红斑,表皮间质和颗粒层结构不清,真皮层充血、水肿或有少量白细胞浸润。因基底层存在,坏死脱落的表皮会很快长出新皮,一般 1 周内痊愈,不留瘢痕。

2. Ⅱ度烧伤　分为浅Ⅱ度和深Ⅱ度,深Ⅱ度与Ⅲ度烧伤均称为深度烧伤。

（1）浅Ⅱ度烧伤:皮肤表皮内有大面积的水疱,基底的细胞充血、水肿,但组织坏死仅限于真皮浅层,如不合并感染,一般 2 周后真皮层即可生出新的表皮,使创面愈合,一般愈合不留瘢痕。

（2）深Ⅱ度烧伤:表皮和真皮大部分凝固或坏死,原有组织结构消失。3~4 周后皮肤才能愈合,表面的新生上皮薄而耐磨性差,愈合留有轻度瘢痕。

3. Ⅲ度烧伤　皮肤全层坏死,深达肌层、骨或骨髓。早期皮肤苍白、干燥后呈半透明的褐色焦痂。烧伤后上皮不会再生,只有靠植皮覆盖创面。愈后皮肤、肌肉多发生挛缩,并产生功能障碍。

（二）烧伤面积

有三种方法确定烧伤面积:

1. 手掌法　患儿本人手掌面积占体表面积的 1%。

2. 九分法　①成人头部占体表面积的 9%,一侧上肢占 9%,一侧下肢占 18%,躯干前面占 18%,躯干后面占 18%,会阴占 1%。②一个患儿的头(特别是一个小婴儿)所占的身体面积的比例要高于成人;下肢所占身体面积的比例要低于成人。比如,一个 1 岁内小婴儿的头占体表面积的 18%,下肢占体表面积的 13.5%。由于存在差异,儿童使用"九分法"的修改版本,儿童烧伤面积估计:头面部 =9+(12- 年龄);下肢 =41-(12- 年龄)。

3. Lund-Browder 图表法　由于年龄因素,采用 Lund-Browder 图表法分别适用于儿童与成人,计算较准确,此法亦将儿童生长发育的变化因素考虑在内。

图 25-1、图 25-2 分别显示了 5 岁儿童和婴儿的烧伤面积的百分比。

（三）烧伤原因

根据烧伤的原因可分为:热液烫伤、火焰伤、化学伤、电伤、爆炸伤、接触性灼伤、放射线灼伤等。

（四）轻、中和重度烧伤

1. 轻度烧伤　总面积在 10% 以下的Ⅱ度烧伤。

2. 中度烧伤　总面积在 11%~30% 之间或Ⅲ度烧伤面积在 9% 以下。

3. 重度烧伤　总面积在 31%~50% 之间或Ⅲ度面积在 10%~19% 之间。或烧伤面积不足 31%,但有下列情况者:①全身情况严重或者休克;②复合伤(严重创伤、冲击伤、化学中毒等);③中重度呼吸道烧伤(波及喉以下者)。

4. 特重烧伤　总面积 50% 以上或Ⅲ度烧伤面积达到 20% 以上者。

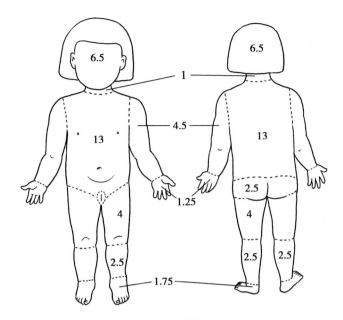

图 25-1　5 岁儿童烧伤面积百分比

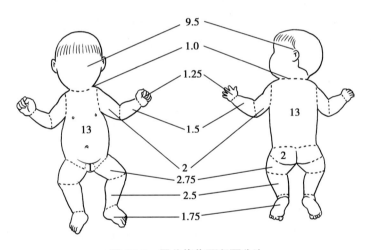

图 25-2　婴儿烧伤面积百分比

五、儿童烧伤和成人烧伤的差异

儿童皮肤较薄,常使烧烫伤的深度误判为较浅;儿童体表面积与体重的比率较大,使基础代谢率相对较高;儿童生理耐受度较差,且多种器官功能尚未成熟,肺水肿及脑水肿的几率较高;同样条件下儿童烧伤时其损伤程度比成人严重。同样面积的烧伤,儿童比成人更易发生脱水、酸中毒及休克。儿童机体抗感染能力较弱,且创面被污染的机会又多,因此发生局部和全身感染的机会也超过成人,易发生败血症。

第二节 康 复 评 定

一、烧伤面积评定

如本章第一节所述,包括:①手掌法;②九分法;③ Lund-Browder 图表法。

二、肥厚性瘢痕评定

(一) 临床评定

肉眼观察和照相比较肥厚性瘢痕的颜色、厚度、弹性质地、面积。颜色分为稍红、粉红、红、紫红、深紫红;弹性可分为很软、软、稍硬、硬、坚硬;厚度分为很薄、薄、稍厚、厚、很厚;是否伴随痒、痛症状的评定分为:无、偶有、需药物控制 3 个等级。弹性可用弹力计测定,并记载受伤的时间。

(二) 仪器评定

1. 超声波测量　高分辨率脉冲超声波的分辨率达 0.05mm,频率在 10~15MHz,根据两个主要峰之间的距离计算出瘢痕的厚度。

2. 经皮氧分压($TCPO_2$)的测定　可反映肥厚性瘢痕的代谢状况。

3. 用血氧测量计测定瘢痕的 $TCPO_2$　肥厚性瘢痕的 $TCPO_2$ 明显高于正常瘢痕和正常皮肤,且与治疗效果成反比。

4. 血或尿羟脯氨酸含量的测定　可反映肥厚性瘢痕的胶原代谢情况。瘢痕面积与血、尿中的羟脯氨酸含量成正比,与病程无明显关系。

5. 瘢痕评分　常用于瘢痕情况的分析,评测中需要仪器测量及精确记录。Baryza 等设计了一种简易的瘢痕评价工具,它是一块塑料透明板,上有瘢痕评分内容,包括色素沉着、高度、柔软度及血管性状四项,该工具可作为瘢痕的评定指标。

三、疼痛评定

患儿的疼痛管理应该被优先考虑,其不仅会在原本的烧伤中受到疼痛,还会从日常的生活中感到疼痛,包括换药和治疗。①7 岁以上会自我表述的儿童可以用数字 0~10 表示疼痛的程度(0 分没有疼痛;10 分最痛),也可以使用 Wong-Baker 面部表情疼痛分级量表。②对于那些没有反应或不能自我表述的儿童使用的是一个行为量表,即 FLACC 量表。FLACC 量表分为五个类别:脸、腿、活动、哭闹和可安慰性。每个类别的得分为 0~2,最高得分为 10。在超过 3 分的情况下,应该考虑用止痛剂,分数超过 7 分使用麻醉药物。治疗师应该每天在治疗前、治疗中和治疗后进行疼痛评分的记录,并定期在急性期的护理环境中进行。

四、肢体运动功能评定

(一) 感觉评估

烧伤的急性期就需要进行感觉评估,患儿感受疼痛和接触的能力提示烧伤的深度。患儿没有感觉或没有疼痛感提示皮肤全厚度的损伤。在烧伤的急性期,会迅速并广泛地形成水肿,这样很容易产生筋膜室综合征。此刻密切观察皮肤的颜色、温度以及麻木 / 刺痛感是否存在很有必要。下肢或腹股沟严重水肿的儿童可能会做出一个下肢外旋的姿势,此姿势会压迫腓总神经,造成麻木、刺痛和足下垂。恢复后期的儿童也就是瘢痕成熟期,感觉评估能帮助制订干预计划。足部烧伤的儿童,由于烧伤的深度和足部表面上的移植物,缺乏正常的感觉,必须让儿童和他们的父母意识到赤足走路的危险性,如果他们不想产生伤口或发生感染就要做仔细的皮肤检查。

（二）关节活动度评估

关节活动度的评估作为烧伤急性期的初步检查,患儿受影响和未受影响的关节都应该被仔细检查。烧伤急性期的被动关节运动一定要特别小心,特别是对没有反应的儿童。特别需要注意的是:肌腱和关节暴露在外的儿童禁止做被动关节运动以防止断裂。

（三）移动/步态评估

下肢烧伤的儿童会表现出减痛步态,评估时就需要一个辅助装备。一般患儿大腿接受移植的部位会有疼痛/障碍,这会影响移动和步态。在瘢痕成熟期,躯干和腿的瘢痕会抑制正常的步行和跑步模式。

五、日常生活活动能力评定

一个整体的评估必须包括根据患儿年龄进行日常生活活动(activity of daily living,ADL)能力评价;患儿年龄不同,ADL的参与程度的基线也会不同。例如:学步期的儿童也许能自己脱掉衣服和鞋子,但是却要在帮助下穿上。青少年则被要求在ADL上完全独立。患儿的ADL的参与能力也应该包括急性期的换药和瘢痕成熟期压力衣的穿脱。

第三节 物 理 治 疗

一、物理治疗的目的

（一）减少烧伤患儿的痛苦

指导家长以达到最小疼痛影响的家庭护理,包括:运动计划的安排;皮肤和瘢痕的管理;夹板和加压绷带的使用和护理等;使患儿在护理中受到痛苦的程度降到最低。使用一些非药物治疗帮助患儿减轻疼痛感,如音乐治疗、注意分散法和放松技巧。

（二）预防挛缩和畸形

1. 制作和使用夹板,使患儿的肢体维持在功能位以防止挛缩畸形。

2. 对烧伤的肢体进行主动或被动的关节活动范围的训练,维持和提高肢体的功能水平。

3. 通过运动和早期进行各种日常生活活动,维持肌力和耐力。

（三）促进伤口愈合

1. 使用夹板防止出现畸形——将肢体固定在对抗畸形的体位。

2. 使肢体置于减少水肿和促进循环的体位上。

3. 使患儿保持最大限度的活动以促进循环和改善健康状况。

（四）促进正常的发育和功能

1. ADL训练。

2. 自助具的设计与使用。

3. 假肢和矫形器的穿脱与应用训练。

（五）提供心理支持

1. 在初期即与患儿建立和谐的关系。

2. 帮助和支持患儿,使其能够承受和适应畸形和功能受限的结果。

二、物理治疗

（一）疼痛处理

根据烧伤治疗的类型和时间以及疼痛评估的结果决定是否需要药物治疗,非药物治疗,或两者结合的方法。非药物的干预包括认知行为疗法;放松训练;催眠和图像引导生物反馈;分散注意力;还有艺术、音乐和游戏疗法。

（二）伤口护理

理想的烧伤敷料有多种功能,它们不会黏附于伤口上,可吸收渗出,为新皮生长提供一个温暖潮湿的环境,保护伤口免受未知的伤害,并且不会影响烧伤区域的功能。烧伤区域的包扎最好由物理治疗师完成。物理治疗师了解关节和肢体的功能摆放,能让绷带包扎达到功能的最大化,比如手指和脚趾的单独包扎,脚踝中立位背屈的摆放预防跖屈挛缩等。

1. 早期创面治疗

（1）目的:预防和控制感染,促进肉芽和上皮生长,加速创面愈合,为早日进行功能训练奠定坚实的基础。

（2）方案

1）水疗:依具体情况,采用盆浴或淋浴,以清除坏死组织和分泌物,保持创面的清洁。电光浴、红外线照射疗法:使创面干燥结痂,预防和控制创面感染。大面积烧伤时采用全身或局部电光浴。小面积烧伤时采用红外线照射。

2）紫外线疗法:创面的坏死组织或脓性分泌物较多,肉芽生长不良,用中或强红斑量照射;当分泌物减少或者脱痂露出新鲜肉芽组织时,应减量到弱红斑量。浅平而新鲜的创面,选择亚红斑量进行照射。

3）毫米波疗法:功率密度 1~10mW,20~30 分钟,1 次 / 日。

2. 后期创面治疗

（1）目的:促进残余创面愈合,促进烧伤区新生皮肤的老化,软化瘢痕,减轻疼痛和瘙痒症状。

（2）方案

1）音频治疗:瘢痕处,每次 20 分钟,1~2 次 / 日。

2）蜡疗:根据不同部位可采用水浴法、刷蜡法或蜡饼法,1~2 次 / 日。此法不适用于肥厚性瘢痕增殖期。应用于创面的石蜡必须严格消毒,不得重复使用。

3）超声波疗法:瘢痕凹凸不平,宜选用水下法或水囊法,采用小剂量或中剂量,每次 5~10 分钟,1 次 / 日。

4）红外线:温热量,1 次 / 日,不适用于肥厚瘢痕增殖期。

5）紫外线:小剂量的紫外线对愈合不良的烧伤新生皮肤,有促进瘢痕老化的作用。

6）直流电碘离子导入:衬垫法或电水浴法,1% 碘化钾,阴极导入,$0.05{\sim}0.1\text{mA/cm}^2$,15~20 分钟,1 次 / 日。注意瘢痕凹凸不平时用电水溶疗法。

（三）摆位

1. 原则

（1）根据深度烧伤愈合后瘢痕挛缩的好发部位，从早期开始使体位保持在功能位和对抗挛缩位，以预防瘢痕挛缩导致的畸形或功能障碍。

（2）伤后48小时之内应平卧。休克期后，若头面部有烧伤，床头抬高30°左右，有利于头面部消肿，1周后恢复平卧。

（3）在医疗状态稳定的情况下，患儿2小时内要变化　次体位。

2. 常见烧伤部位摆放

（1）颈部：颈前烧伤时，去枕，保持头部充分后仰（可在颈肩部放一个小长枕）防止颈前瘢痕挛缩；颈后或两侧烧伤，保持颈部中立位，预防颈部两侧瘢痕挛缩畸形。腋部、胸、背部、侧胸壁、上臂烧伤时，上肢充分外展位（最好呈90°），预防上臂与腋部及侧胸壁创面粘连和瘢痕挛缩。

（2）肘部：如上肢屈侧烧伤或环形烧伤，肘关节应置于伸直位。烧伤以背侧为主，一般保持肘关节屈曲70°~90°，前臂保持中立位。

（3）手部：手的小关节多，活动强度大，患儿伤后因怕痛而造成腕关节屈曲，指间关节屈曲和拇指内收畸形。手背烧伤，宜将腕关节置于掌屈位，手掌或环形烧伤，以背屈为主。全手烧伤，将腕关节微背屈，各指蹼间用无菌纱布隔开，掌指关节自然屈曲40°~50°，指间关节伸直，拇指持外展对掌位，必要时采用塑料夹板作功能位固定（晚间夹板固定，白天取下活动）。

（4）臀部、会阴部烧伤：保持髋伸展位，双下肢充分外展。

（5）大腿：若只有前侧烧伤，膝部微屈10°~20°，也可在膝关节后侧垫高15°~30°，若膝关节后侧烧伤，膝关节保持伸直位，必要时用夹板作伸直位固定。

（6）小腿及踝部：踝关节保持中立位。

（四）关节活动度训练

1. 目的　维持和改善关节活动范围，防止关节挛缩，保持肌肉力量和功能，防止形成体位畸形。急性期的关节活动度训练有利于控制水肿。

2. 注意点

1）手背部烧伤，无论是深Ⅱ度烧伤，还是Ⅲ度烧伤，运动治疗均受到限制，应立即用夹板固定，在治疗师的指导和监督下训练。

2）因患儿穿着弹力衣，治疗师不能直接观察创面张力变化，容易造成创面撕裂。

3）关节或肌腱暴露时，不能进行运动，即使轻柔的关节活动也应避免，否则可能导致肌腱或关节囊的断裂或关节结构移位。

4）关节深部疼痛，提示关节存在病理性变化，查出原因前禁止关节活动。

5）皮肤移植术后5~7天内，禁止被动关节活动。

6）关节活动度训练应用在有趣的活动中，有利于提高儿童的积极性。比如：手足/肩膀烧伤儿童的抛接球；打棒球（躯干旋转）；骑自行车（下肢烧伤）

（五）功能训练

早期坚持不懈地进行全关节活动范围的主动锻炼，包括烧伤区和非烧伤区，是防止挛缩畸形的基本方法。功能训练通常在水疗或换药、换绷带时进行。功能训练应遵循少量多次的原则，每个关节至少重复10遍/次，3~4次/日。功能训练应尽早开始，主动运动和被动运动相结合,以被动运动为主,为改善软组织的延伸性,在运动前进行温热治疗,以改善结缔组织的黏弹性,增加牵伸的效果。

植皮阶段,为了维持植皮部位的肌力,患儿可自行等长收缩练习。植皮术后 5~7 天,患儿可以开始进行缓慢的主动运动;7~10 天以后,可以进行抗阻力运动练习。

Sakurai 等人研究了功能训练对被烧伤的患儿的益处——身体功能、肌肉质量、心肺耐力的提高。重复的肢体运动结合核心体温升高增加了血流量可以改变瘢痕弹性和提高关节活动度。Celis 等人发现,在监督下的功能训练,被烧伤儿童与对照组相比,功能提高并且瘢痕数量的减少。

（六）心肺功能训练

在热损伤后发生的循环变化称为烧伤休克。由于体液流失、血管舒张和循环容量减少,导致心输出量减少。液体复苏是维持心脏正常输出量的关键。儿童面部或发际线头发烧焦、口腔水肿、水疱、粗哑和炭质痰都是吸入性损伤的迹象和症状,需要密切监测他们的呼吸状况。他们需要 100% 的氧气甚至插管来保护他们的呼吸道并提供足够的呼吸支持。急性期护理的治疗师需要注意正常的生命体征、氧饱和度以及干预措施对这些参数的影响。严重的热损伤会导致肺功能下降,而且可能会持续数年。胸壁烧伤和气管切开术也会影响肺功能。持续吸入伤害的儿童由于肺功能的下降,运动耐力也出现下降。Suman 等人让严重烧伤儿童每周进行 3 天的抗阻和有氧训练后,他们发现这项运动训练能改善肺功能和运动耐力,所以建议这项运动成为烧伤儿童门诊综合干预计划的训练项目之一。

（七）夹板的应用

急性期的摆位和夹板的目的是控制水肿,为水肿的肢体提供支持。通常情况下,除了大年龄儿童、青少年以及烧伤范围大的儿童外,没有必要对儿童进行夹板。此外,还必须要注意由于湿润和制动所造成的压疮风险。烧伤人群的压疮往往是由于血容量的减少、缺氧、长时间的卧床,或不合适的夹板引起的。

使用夹板时,治疗师必须考虑皮肤所产生的水肿和夹板的适宜度。由于烧伤区域的循环状态被破坏,所以这个区域对压力的敏感增加。如果把夹板或弹性绷带用得太紧,那么被破坏的区域就会转化为更深的烧伤。非烧伤区域使用夹板或弹性绷带时也要小心,因为它们也会导致皮肤破溃。在伤口愈合的早期阶段,防止挛缩或保护的夹板必须每天监测,以确保佩戴适宜。它们需要每天调整以适应水肿和敷料的变化。随着水肿的严重增加,夹板或弹性绷带的佩戴,会导致压迫增加,从而导致压疮。为了确保佩戴适宜性,水肿和烧伤愈合阶段,换药时必须做细致的皮肤检查。

为了抑制创面的挛缩,正确体位的保持常常需要借助于夹板。例如:预防颈前部皮肤烧伤引起的屈曲挛缩畸形可采用热塑材料制成的颈部成型夹板帮助颈部处于伸展位(图 25-3)。烧伤累及腋窝,上肢应取外展外旋位,可采用"飞机夹板"防止出现肩内收、内旋挛缩畸形(图 25-4)。手背部烧伤需要使用夹板以防止"鹰爪"畸形的出现(图 25-5)。

夹板应在创面清洗和更换绷带以后使用,每天做主动活动时去除夹板。深度烧伤创面愈合后即可应用夹板,一般疗程 3~6 个月。夹板可用肥皂水或酒精进行清洗和消毒以保持清洁和干燥。根据创面的愈合情况,随时调整和修改夹板的外形。

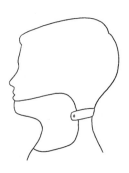

图 25-3　预防颈部屈曲挛缩畸形的夹板

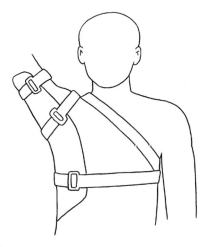

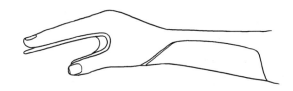

图 25-4　预防肩内收、内旋挛缩畸形的夹板　　　　图 25-5　预防"鹰爪"畸形的夹板

(八) 肥厚性瘢痕的压力治疗

1. 机制　压力治疗是目前公认的预防和治疗增生性瘢痕最有效的方法。一般持续施以毛细血管压力 3.33kPa(25mmHg),可以减少局部的血液供给和组织水分,阻碍胶原纤维的合成、毛细血管的增生和肌成纤维细胞的收缩,并能使胶原纤维重新排列。

2. 适应证　包括:①烧伤后 10 天内愈合的伤口补血药预防性加压;② 11~20 天愈合的伤口需要预防性加压;③ 21 天以上愈合的伤口必须预防性加压治疗。

3. 治疗方法　包括:①弹性包裹;②管形加压绷带;③紧身服(套)。对于高低不平的部位需使用轻薄而可塑的弹性物,塑成体表形态,支具下的缝隙部位可垫以可塑的弹性物,或注入可迅速固化的硅酮凝聚,以保持均匀持久加压。

4. 注意点　①加压时机:创面愈合后越早开始越好,一般在烧伤创面愈合、皮肤水肿消退后或皮肤移植后 2 周使用;②每天必须持续加压包扎 23 小时以上,坚持 12~18 个月,甚至更长时间,直到瘢痕成熟为止,即瘢痕柔软、平滑、呈粉红或白色;③儿童每 3~4 周门诊复查一次,及时了解瘢痕的情况;④压力衣应每天清洗以保持弹性和清洁,通常每 3 个月更新一次压力衣。压力手套每 6~8 周更新一次。

(九) 按摩

瘢痕组织和皮肤移植部位的按摩有助于保持运动功能和提高循环功能,按摩也有助于减少瘙痒。最初,只能采用柔和的按摩,因为新愈合的组织往往过于脆弱无法承受很多摩擦。许多患儿喜欢按摩,因为它能减少瘙痒,但有些患儿觉得按摩很痛,或者不会坐下来接受这样的治疗。按摩最好是每天 2~3 次,治疗师会挑选出特定的按摩区域,也可以指导家长按摩这些区域。在特定的关节活动度练习前可以进行按摩,特别是被动的关节活动度练习前。

(十) 移动

一旦临床医生确认可以移动,移动训练就应该尽快开始。对于那些腿上有被植皮的患儿,前驱给药在移动训练中可以减少疼痛。对于下肢烧伤或移植的患儿,在移动前要用弹性绷带压迫以支撑血管。在下肢植皮前 5~7 天,患儿必须在卧床休息。一旦被确认可以起床(通常在第一次换药后),就可以开始缓慢的移动。开始的时候,患儿在弹性绷带包裹的情况下允许大约 1 分钟的肢体悬吊。患儿的肢体能恢复到较高的位置时,弹性绷带包裹被取下,检查是否有颜色变化、出血或破裂的迹象。患儿步行前,每天在床旁训练 4 次,每次 15 分钟的悬吊训练,这将降低血流受阻的风险,以降低皮肤移植失败的概率。一旦悬吊训练成功,就可以开始移动训练,需要再一次小心地监测颜色、不适、刺痛、水肿、出血或破裂。

（十一）心理支持

烧伤的儿童,尤其是严重烧伤的儿童,有可能有永远无法完全恢复的面容和功能损伤。家庭的接受度、同龄人和同学以及烧伤所导致毁容或残疾的程度都会影响患儿的社会心理程度。Sheridan 等人在 2000 年所做的一项研究表明,严重烧伤的儿童并不一定会受到生活质量低下的影响。对于严重烧伤的患儿,即使他们不能恢复到他们烧伤前的状态(外观、功能),他们护理团队的早期介入、出院后的支持以及家庭的支持会产生令人满意的长期结局。

治疗师应不断通过让患儿参加各种活动,使其适应改变,努力配合治疗,提高自信。

第四节　小　结

物理治疗师在跨学科的烧伤治疗团队中扮演着重要的角色。从急性期的烧伤创伤管理,到摆位、夹板、关节活动度训练和功能性移动,到瘢痕管理,直至患儿回到家和学校,物理治疗师都在许多不同的角色中发挥着作用。儿童物理治疗师在整个持续的护理过程中都需要为这些儿童提供干预,甚至回到社区。不间断的持续的教育以及导师制的方式将提供最好的经验,以便在烧伤儿童的护理领域获得临床能力。

第五节　案　例　解　析

患儿,女,6 岁,在家中发生意外事故后被送往医院。当她在卧室里倚在一根蜡烛上的时候,她的辫子和衬衫开始着火。她妈妈用毯子把火扑灭并立刻脱下了她的衬衫,同时拨打了 120。小玉在几分钟内就得到了急救护理并被送往了医院。她在烧伤后的第一天就接受了物理治疗。

在最初的检查中,发现她的脸部是浅Ⅱ度烧伤,手臂和胸部是深Ⅱ度烧伤,在她右上部的胸部和手臂的深度烧伤中还存在一些有疑问的区域。她接受了伤口护理并且随着身体结构的变化,不间断地进行烧伤深度评估。烧伤的第二天,右上部的胸部和右上部的手臂出现棕色,且相应毛细血管没有得到再度充盈,触诊没有疼痛感。当时这片区域被确定为Ⅲ度烧伤即全层损伤,整形外科医生决定进行皮肤移植。烧伤的第六天,她接受了移植手术,她的右腿作为供瓣区做了分层厚皮移植并切除了伤口的焦痂。她在手术室里使用飞机式夹板固定以保护她的移植区域以及保持术前的 ROM。

术后第五天,敷料取下后移植存活率 100%,她被允许移动,移植供体部位的右下肢由于疼痛限制了 ROM。她被要求在协助下进行短距离的走动。她一直固定在飞机式夹板上直到术后第 7 天,同时她开始进行少量的主动 ROM 练习。术后 8 天她出院回家,并进行了ROM、夹板、ADL 以及压力衣的后续物理治疗。

（朱晓芸）

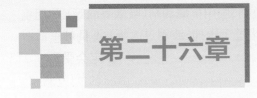

第二十六章

儿童心脏疾病

第一节 概 述

一、定义

儿童心脏疾病，又称先天性心脏病（congenital heart disease，CHD），是指胎儿期心脏及大血管的形成障碍或发育异常而引起的解剖结构异常，或出生后应自动关闭的通道未能闭合（在胎儿属正常）所致的形态、结构和功能异常。CHD 是最常见的出生缺陷，约占各种先天畸形的 28%，是婴儿死亡或残疾的主要原因之一，严重影响人口素质和生存质量，给家庭及社会带来沉重的经济负担和精神压力。

二、流行病学

CHD 发病率不容小视，占出生活婴的 4.05‰ ~12.3‰，这意味着我国每年新增 CHD 患儿 15 万 ~20 万。当前随着社会发展和生活水平的提高，CHD 的流行病学也呈现出新的趋势和特点，促使许多学者开始关注并研究 CHD 当前社会环境的发病水平及分布特征，但尚缺乏系统及大范围的研究资料，而且全国各地 CHD 患病率报道差异较大，表现出 CHD 不同地区发病率不一的特点。

三、病因

CHD 的确切病因目前尚未完全阐明。在胎儿心脏发育关键时期（胎龄 8~10 周），任何因素影响了心脏胚胎发育，使心脏某一部分发育停顿或异常，即可造成先天性心脏畸形。CHD 的发病受多种因素影响，多数研究认为 CHD 是在遗传因素和环境因素共同作用下所形成的，遗传因素造成的仅占 8% 左右，环境因素则占 92%。由染色体异常导致的 CHD 常表现为全身各系统畸形的一部分。常见的伴有心血管系统畸形的染色体异常有：21- 三体综合征、18- 三体综合征、13- 三体综合征、Turner 综合征、5P- 综合征等，可引起心血管畸形的单基因病包括

Noonan 综合征、马方综合征等。妊娠早期是胎儿心脏发育的关键时期,此期若接触环境危险因素则会增加胎儿患 CHD 的风险。目前认为与 CHD 有关的环境危险因素有:孕期宫内感染(如风疹病毒、巨细胞病毒、疱疹病毒、流感病毒、柯萨奇病毒等)、孕期接触有害的物理化学因素(放射线、染料、油漆、除草剂、灭鼠剂、杀虫剂、服用抗癫痫药、吸烟喝酒等)、孕期重大负性生活事件(如孕期工作和生活压力过大、情绪过于压抑、波动过大等)、不良的生活习惯及饮食习惯等。

四、分类与临床表现

CHD 种类很多,根据血流动力学结合病理生理变化,CHD 可分为发绀型或者非发绀型,也可根据有无分流分为三类:无分流类(如肺动脉狭窄、主动脉狭窄、二尖瓣反流)、左至右分流类(如房间隔缺损、室间隔缺损、动脉导管未闭)和右至左分流类(如法洛四联症、大血管错位)。左向右分流类、无分流类临床表现为非发绀型,而右向左分流类属于发绀型。其临床表现主要取决于畸形的大小和复杂程度。一些简单的畸形如室间隔缺损、动脉导管未闭等,早期可以没有明显症状,但疾病仍然会潜在地发展加重,复杂而严重的畸形在出生后不久即可出现严重症状,甚至危及生命。主要症状有:①经常感冒、反复呼吸道感染,易患肺炎;②生长发育差、消瘦、多汗;③吃奶时吸吮无力、喂奶困难,或婴儿拒食、呛咳,平时呼吸急促;④儿童诉说易疲乏、体力差;⑤口唇、指甲青紫或者哭闹、活动后青紫,杵状指(趾);⑥喜蹲坐、易晕厥、咯血;⑦听诊发现心脏杂音。

五、诊断

一般通过症状、体征、心电图、X 线和超声心动图检查即可作出诊断,并能估计其血流动力学改变、病变程度及范围。对合并多种畸形、复杂疑难的 CHD,专科医生会根据情况,有选择地采取三维 CT 检查、心导管检查或心血管造影等检查手段,了解其病变程度、类型及范围,综合分析作出明确的诊断。

六、预后

每一种 CHD 的预期寿命都不一样,同一种 CHD 患儿,因为个体差异,其预后也不完全一样。一些较为简单的 CHD,如房间隔缺损、室间隔缺损、动脉导管未闭,临床有发现活到60 岁以上的。较为复杂的 CHD 如法洛四联症,很多患儿活不到成年。一些非常复杂的CHD,如完全性大动脉转位、完全性心内膜垫缺损,未经治疗的话,患儿可能很难生存到3 岁。

一般来说,如未经治疗,约 1/3 的 CHD 患儿在生后 1 个月内因病情严重和复杂畸形而夭折,而在幼年期进行了正规治疗的患儿,能和正常儿童一样生长发育,对其预期寿命没有太大的影响。出现心脏生理改变以前治疗的 CHD 患儿,寿命和同龄人相似。心脏出现生理改变以后才进行治疗的患儿,寿命明显短于同龄人。

缺损直径 <3mm,多在 3 个月内自然闭合;缺损直径 >8mm,自然闭合率极小。分流量较大者,需要手术治疗(外科手术、介入性心导管术)。

第二节　康复评定

一、心功能分级

美国心脏病学会（AHA）采用并行的两种分级方案，第一种按照活动能力米分级，即四级方案：Ⅰ级：患有心脏病但体力活动不受限制，平时一般活动不引起疲乏、心悸、呼吸困难、心绞痛等症状；Ⅱ级（轻度心力衰竭）：体力活动轻度受限，休息时无自觉症状，一般的活动可出现上述症状，休息后很快缓解；Ⅲ级（中度心力衰竭）：体力活动明显受限，休息时无症状，轻于平时一般的活动即引起上述症状，休息较长时间后方可缓解；Ⅳ级（重度心力衰竭）：不能从事任何体力活动，休息时亦有心力衰竭的症状，体力活动后加重。第二种是客观的评估，即根据客观的检查手段如心电图、负荷试验、X 线、超声心动图等来评估心脏病变的严重程度，分为 A、B、C、D 四级：A 级：无心血管疾病的客观依据；B 级：客观检查示有轻度的心血管疾病；C 级：有中度心血管疾病的客观依据；D 级：有严重心血管疾病的表现。

二、运动耐力评定

耐力是指人体持续进行某一体力活动（运动）的能力。耐力分为肌耐力和全身耐力两种。肌耐力，也称力量耐力或局部耐力，一般是指肌的持续收缩能力。全身耐力，又称有氧耐力或心肺耐力，这就是通常意义上的耐力概念。心肺耐力是身体素质的基础，反映机体有氧代谢能力、心肺功能水平和适应能力，是决定人体持续活动或运动能力最主要的因素。耐力训练是心肺功能训练的最主要方法，其运动训练以运动处方进行指导与实施，也称耐力运动处方。

耐力运动处方由运动方式、运动强度、运动时间、运动频率和运动注意事项 5 部分组成，其中运动强度、运动时间和运动频率是运动处方的三要素。

1. 运动方式　走和慢跑是康复治疗中应用最广的耐力运动方式，故可鼓励患儿适当进行走和慢跑活动，并进行力所能及的日常生活活动，如整理床铺、收拾房间、打扫卫生等。

2. 运动强度　依据患儿的诊断、病情、年龄、心肺功能状况、过去运动习惯及要达到的康复目标，制订适合患儿的个体化运动强度是运动处方的关键要素之一。有氧训练的运动强度应为中小运动强度。

3. 运动持续时间　运动持续时间应结合运动强度、患儿健康状况及体力适应情况而定。运动强度与运动持续时间的乘积为运动量，如果运动强度较高，运动可持续较短时间，反之运动强度低，可进行稍长时间的运动，这样才能产生运动效果。患儿健康状况好，体力适应佳，可采用较长时间的活动；而体力衰弱、年龄稍大的患儿可采用短时间、一日多次、累积运动时间的方式活动。

4. 运动频率　运动频率取决于运动量大小。如运动量大，则每周训练 3 次即可达到理想效果；若运动量小，最好每天活动，才能产生训练效应。一般运动频度为每周 3~7 次。每周少于 2 次的运动训练无治疗作用。训练效果一般在 8 周以后出现，如果中断锻炼，有氧耐力会在 1~2 周内逐渐退化。因此，要保持机体良好的有氧运动能力，需要长期坚持。

5. 运动注意事项　①加强医务监督，牢记安全第一：有氧运动前一定要认真地进行身体检查,特别要注意对患儿的呼吸系统、心血管系统和运动器官检查。要掌握患儿的疾病特点及功能水平,并以此作为制订运动处方的重要依据,以免发生运动损伤或运动意外。②应循序渐进,量力而行:耐力训练,要从小量开始,逐渐适应后再增加运动负荷,或严格遵守由专业人员所制订的运动项目、运动强度、持续运动时间和训练进度,切忌急于求成。③个别对待,持之以恒:应考虑患儿的年龄、疾病特点、运动条件和运动习惯,制订个体化的运动处方,实施不同的运动方案。要持之以恒,养成定时训练、长期坚持的运动习惯。④防止疲劳,注意训练卫生:患儿进行有氧运动训练时,应防止运动过量和过度疲劳,以免发生运动损伤或运动意外。在运动卫生方面,应注意饭后及空腹时不做剧烈运动;耐力训练后出汗较多时要预防感冒,运动后不宜立即洗热水澡;运动时发现不适,应停止运动,及时就医。

耐力运动处方可用于 CHD 患儿的康复指导,提高他们的心肺功能和有氧代谢能力。对长期制动或卧床致全身耐力下降的患儿,耐力运动可促进全身耐力恢复,发挥康复预防和治疗作用。

三、心肺功能评定

(一)心功能评定

心脏主要功能是为血液流动提供动力,以维持组织代谢对氧的需要,保证生命活动。心功能大小取决于心排血量随机体代谢增加而增加的能力,即最大心排血量的大小。心功能评定可分为临床评定和康复评定。两种评定方法相互补充,从不同角度和方面综合测评资料和数据,这有利于对心功能做出客观而全面的判断。

1. 临床评定　①一般评估:主要包括详细询问病史、系统的体格检查和临床医学检查。病史收集应熟悉患儿疾病的病因、发病经过、主要治疗、有无并发症及目前状况等;体格检查的重点是心血管方面的检查,如血压、脉搏,听诊心脏有无杂音、肺底有无湿啰音,下肢有无水肿等;临床检查主要包括心电图、心脏导管术、核素心血管造影检查、心脏磁共振检查等,可利用超声心动图直接观察心脏和大血管的结构,依据心动周期的变化推算心脏泵血功能、收缩和舒张功能。泵血功能指标主要有左室每搏排出量、心排出量、射血分数。射血分数可用于评估心肌的收缩能力。②心功能临床分级:临床上常采用美国心脏病学会(AHA)心功能分级对心脏功能进行初步评定,这种评定方法简便易行,缺点是该方法主要依据患儿自我主观症状,因而评定结果精确度较差,常存在一定差异。

2. 康复评定　主要有心电运动试验、药物应激试验和心理应激试验,其中以心电运动试验最具有代表性,也最为常用。心电运动试验是指通过逐步增加运动负荷,以心电图为主要检测手段,通过运动试验测试前、中、后的心电图、症状和体征的变化,来判断心肺功能水平。常见的心电运动试验有:二阶梯运动试验、踏车运动试验(功率自行车)、活动平板运动试验和反复抬腿运动试验。活动平板(跑台)运动试验安全、可靠,能够较好地反映心脏负荷情况,成为评定心功能的有效评定方法。

(二)肺功能评定

肺功能主要包括通气和换气两个部分,实现内外环境间的气体交换,为组织细胞供应氧气并清除其代谢产生的二氧化碳,完成气体代谢。正常肺功能的保持取决于完整而扩张良好的胸廓、健全的呼吸肌和肺组织以及呼吸中枢。对肺功能可以根据临床表现、肺通气功能、换气功能、呼吸肌力测定、运动负荷试验等方面来进行评定。

1. 肺功能的临床评定 ①一般评估:主要包括详细询问病史、系统的体格检查和临床检查。病史采集应熟悉原发病的病因、发病经过、主要治疗、有无并发症及目前状况等。应以呼吸系统症状与表现,如气短、气急、气喘、发绀等为病史重点,其他应注意观察呼吸的频率、幅度(潮气量)、呼气时间与吸气时间比,是否有辅助呼吸肌群的参与;呼吸体位与姿势,是否有端坐呼吸、点头呼吸等;应对安静和活动状态的呼吸功能进行观察和比较。体格检查的重点是肺功能方面的检查,如肺脏的视、触、叩、听,听诊重点主要是肺底有无湿啰音、哮鸣音等。临床检查主要包括 X 线检查(胸片)等。②简易肺功能评级:临床上,通过对患儿进行的一些简单动作或短距离行走测试,可对肺功能做出初步评定(表 26-1)。

表 26-1　简易肺功能评级表

分级	评定内容
0 级	日常生活活动能力和正常儿童一样
1 级	一般劳动较正常儿童容易出现气短
2 级	登楼、上坡时出现气短
3 级	慢走即感气短
4 级	讲话、穿衣等轻微动作便感到气短
5 级	安静时就有气短、不能平卧

2. 康复评定 ①肺功能测定:主要包括肺容量测定、肺通气功能测定、血气分析、呼吸肌力测定等。肺功能测定通常采取坐位或站立位,在仰卧位时,重力作用引起体位效应。②肺活量测定:是应用于儿童的最有价值和重复性最好的肺功能测试项目,大多数 6 岁儿童能可靠地完成该项测试,有些 5 岁儿童也可以很好地完成。肺活量测定是用力依赖性的,所以仔细观察儿童的方法显得尤为重要。要求儿童最大吸气后,尽最大努力尽可能长时间地呼气。测试结果通常用"% 预计值"来表示,用力肺活量和第一秒用力呼气容积是两个最常用的指标,二者均大于 80% 预计均值时,被认为是正常的。

四、运动功能评定

在对 CHD 患儿进行评估和治疗时,运动功能测试成为一个非常重要的手段。运动可以激活正常生理功能的很多方面,包括通气和气体交换、心血管、神经肌肉和体温调节功能。静息时,心肺受限在临床上可能并不明显,但运动试验可能揭示气体交换功能不全和随之发生的功能障碍。可通过步行试验、阶梯试验、功率自行车和平板运动来进行患儿运动功能测试,并评估其心肺功能。

五、日常生活活动能力评定

日常生活活动能力的丧失将严重影响 CHD 患儿的生活质量,因此,在术后,根据患儿的体力恢复情况,可酌情进行日常生活活动能力评估,了解其缺陷,指导开始进行日常生活活动能力训练以提高其日常生活活动能力,同时还可以改善其焦虑、抑郁等情绪,从而改善生活质量。

第三节　物理治疗

一、治疗前的交流沟通

物理治疗师需要整合所有检查信息以判定患儿的物理治疗及预后,这有助于制订治疗计划和判定预期结果。物理治疗计划的目标直接与患儿的检查信息相关。总目标是改善患儿的耐力、平衡能力、功能性移动、适应性、肌力、瘢痕和胸壁移动度、气道扩展和廓清能力。在发展合适的活动和鼓励长期运动方面,物理治疗师需参与对患儿及其亲属的教导。长期目标旨在预防继发肌肉萎缩、关节挛缩、姿势变化、骨质疏松、呼吸道影响、有氧代谢耐力差、心肌肥大和发育迟缓等。

患儿的康复治疗计划可概括成几个策略。那些功能性移动、肌力和耐力较差的患儿每周需要3次或更多次治疗来获得其在这些受影响方面的改善,而那些因发育迟缓而需要发展运动技能的患儿则需要每周2次物理治疗干预来改善这些技能。

物理治疗师应经常推荐患儿接受这些方面的服务:遗传咨询、神经病学、耳鼻喉科学、矫形外科学、喂养团队、作业治疗或言语治疗。认识自己的职业局限性,并主张患儿获得应有的服务与治疗,可联系患儿的主治医师以获得必要的实验室数据和证实家属所提供的病史。

在考虑患儿的特殊需要时,亲属和监护人的教育旨在将家庭单元作为一个整体。研究表明,在调整患儿适应CHD方面,母亲对患儿病情严重程度的知悉情况是一个比心脏疾病真实严重程度本身更强的预测因子。强调CHD与成人冠状动脉疾病的差异很重要。基于患儿本身的特殊CHD,而不是害怕参与,CHD患儿能在一定范围内探索和玩耍。绝大多数患儿能安全地控制自己的活动,当感觉疲乏时会休息。

启动强化操作的前提是坚持运动是一个终身受益的习惯。教导青少年认识到参加活动是对自己健康负责任的表现。推荐这些需要治疗的患儿进行门诊物理治疗和早期干预项目,而不管他们的CHD是否需要外科治疗与否。患儿开始治疗越早,他在人生旅途中获益越多。

二、物理治疗

(一)体位

体位变换有助于预防骨骼肌肉异常和改善心肺功能。在患儿接受神经肌肉阻滞或镇静治疗的早期阶段,翻身可有助于减少发生皮肤压疮、破溃的风险。体位装置如矫形鞋有助于控制踝跖屈挛缩、处理髋关节旋转、保护足跟。另外,改良的踝足矫形器、毛巾卷、枕头有助于先天性心脏病患儿预防继发性皮肤问题。在患儿能运动前,置患儿于中线位和预防挛缩是物理治疗师的责任。瘢痕皮肤按摩以预防瘢痕粘连挛缩,一旦治疗开始,尽可能加强皮肤运动以预防关节活动度受限和手术瘢痕畸形。

适宜的躯体姿势可加强氧运输能力。婴儿,即使气管内有导管,其俯卧位要比其他体位(尤其是仰卧位)的氧耗增加。小婴儿肺上部通气功能较好,大龄儿童则肺底部通气功能较好。通气与灌注失匹配常常导致动脉低氧血症。特殊体位可使某个特定肺叶通气/灌注更匹配。当显示肺不张时,可把受累的肺尽可能上移以增加该肺部的通气;如果肺部充气过度,尽可能降低该肺部以减少该肺部的通气而更好匹配灌注。大龄儿童肺底部有较好的通气功能,一旦肺不张,需要使受累的肺部位置降低以增加该肺部的通气。如果大龄儿童肺部过于充气,需要把受累肺部置于较高位置以便有较好的通气/灌注匹配,以提升氧饱和度和降低心率、血压及呼吸频率。

（二）伸展性训练

伸展性训练始于姿势了解和姿势训练,这就意味着在直立位姿势要用弹力外套或其他工具来以使胸椎后突和圆肩最小化。伸展性训练尽可能早开始,包括胸肌牵伸、跟腱腘绳肌比目鱼肌牵伸和在毛巾卷上胸廓各活动方向上的牵伸。在静态或动态模式下在长枕头、圆球和毛巾卷上进行胸廓牵伸是很有用的。对持久牵伸来说,这种牵伸需要经常长期进行一段时间的,并成为在看电视或玩纸牌游戏或阅读期间的家庭作业。在术后第一天急性观察期间,开始进行上肢主动关节活动范围活动,即使复杂手术后长期存在适应性差的患儿也可以从这种胸廓牵伸活动中受益。

（三）呼吸训练

呼吸游戏,如吹气泡、空气曲棍球、吹风车、吸贴纸,是改善患儿呼吸状态的一个极好开始。腹式呼吸、吸气肌训练器、诱导性肺活量计使用与深呼吸技术可用于 18 个月龄内患儿。需要寻找一个与患儿发育水平相当的、儿童觉得有趣的训练策略,一些患儿喜欢吹气泡,即使在最差状态下也试图吹起气泡。呼吸训练主要目标是促进深呼吸以有助于维持通气。

（四）有氧和耐力训练

有氧运动是指在运动过程中,以有氧代谢作为机体供能主要方式的机体活动,如慢跑、快走、游泳、踏车等。有氧运动对于 CHD 患儿心肺耐力的提高,改善血液中脂蛋白构成,降低心脏不良事件发生率及改善远期预后、降低死亡率方面,有确切的获益证据。运动处方制订的 FITT 原则中(frequency,F,频率;intensity,I,强度;type,T,方式;time,T,持续时间),运动强度是核心内容,其与 CHD 患儿的获益情况、运动安全性以及运动依从性有密切的关系。方式如骑自行车、跑步机或上肢训练器。频率应该是每周至少 3 次,至多 7 次。我们发现与病情严重患儿活动相匹配的周期是多个短期持续 3~5 分钟、间歇 1~2 分钟的活动,间歇期内进行较低强度活动。低强度也许是牵伸、体力训练或基于运动自觉量(rates of perceived exertion,RPE)和生命体征的静息。强度可从训练前的压力测试表现来判定。一般地,最大做功水平的 60%~65% 是一个较好的开始强度起点。许多能参加活动的患儿不能耐受超过这个强度的活动。他们的 RPE 应该基于 Borg 量表降低至 11 和 14 间,呼吸困难指数(dyspnea index,DI)在 1~2 之间。在活动的时候,应该监测他们的心率、血压、RPE、DI、呼吸频率和血氧饱和度。这也是让患儿亲自记录自己的心率、RPE、DI、呼吸频率的良好开始。这有助于他们获得继续独立活动的必要性,一旦他们离开设备设施,就可出现更多自主活动。

（五）肌力训练

肌力训练是适龄患儿物理治疗中一个重要的组成部分。肌力训练可减少皮质类固醇的许多继发性骨质疏松效应。在术后 6~8 周内,切忌举起患儿。且应教导患儿正确的呼吸技术,在起重位置时尽可能呼气,在抗重力运动状态下尽可能吸气,这种呼吸方式可预防 Valsalva 操作所带来的不必要的血压上升,以维持血压稳定。

（六）气道廓清技术

改变呼吸效率、使通气/灌注比最大化、设定姿势引流最佳效果体位等是另一些很重要的防御措施,且必须在术后立即运用。体位方案可预防任何位置下肺部顺应性差,由此,分泌物被局限或避免,因此可改善通气功能。需要评估在哪一个体位下通气/灌注匹配最优,而且只要该患儿在外科修补术后或移植术后有一套新的心肺系统,这种评估就有必要在术后重复进行。在进行其他康复措施时,治疗师必须调整患儿的体位,以避免不必要的刺激。患儿在 1 岁以前切勿单独置于头朝下体位或姿势,因为增加了胃食管反流的风险。躺着时,为肺部顺应性最佳姿势,肺处于最上端体位以刺激较好的通气 / 灌注匹配。因为胸壁顺应性好,通气可达到肺尖部。机械技术如叩击、振动、摇晃、高频胸壁振荡也会运用到,但需要在术后短暂间歇后才用。

(七) 功能性移动

在物理治疗干预方面,转移训练、步态训练、平衡训练、爬楼训练属于功能性移动。转移训练包括减少不适和改善独立性的各种运动方法,这就意味着教导患儿术后深呼吸下进行滚圆木训练,或者让患儿举起圆枕超过手术位置。对小婴儿来说,这意味着,要教导家属如何抱起孩子,并尽可能把孩子置于几乎没有不适的位置。一旦撤除静脉输液或其他导管,就可以进行规定时间的上下楼梯训练,这种训练提供了有用的测试 - 再测试数据,由此来监测进步,帮助患儿度过枯燥乏味的时间。这种训练应有趣且能安全监测生命体征。

(八) 发育性活动

游戏是儿童探索世界很重要的方式,CHD 患儿在等待手术中、病情严重时和住院期间,很少有机会去探索世界。对于他们而言,与年龄相适应的游戏非常重要。尽管在 ICU 里为了改变体位或者带患儿出去要处理很多导管或导线,但是一个患儿应该尝试各个体位,包括俯卧位。使患儿习惯于俯卧位,或半俯卧于毛巾卷上,或俯卧于监护者肩膀上,都有助于孩子发育。俯卧位是许多早期发育动作如爬行、翻身和上肢承重的基础。这种体位对有喂养差、胃食管反流、呼吸问题的患儿来说很重要。需要鼓励家属在患儿白天清醒安静时置于俯卧位,因为这有助于患儿控制头部并感觉舒适。一般来说,患儿在练习后,很少在俯卧位上感觉不适。对于胸部伤口未闭合患儿来说,俯卧位是一个禁忌体位。鼓励 CHD 患儿爬行,因为它可作用于这些被外科术式用于纠正或减轻先天性心脏病的所有肌群。能行走的患儿只要术后病情稳定,就要鼓励他们行走。接受机械通气的患儿只要能维持通气支持和确保气道安全,就可以行走。这种事情对患儿及其家庭来说经常是最重要的事情,特别是在因为病程妨碍运动达几周或几个月时。带胸部导管的患儿也可走动,只是稍受限,而且走动有助于他们尽早撤管。

三、日常注意事项

CHD 可影响患儿的生长发育,活动或劳累后出现气急、呼吸困难、浑身乏力,严重的可出现青紫。由于患儿的抵抗力低,易患呼吸道感染、肺部感染,反复发作,易导致充血性心力衰竭;法洛四联症患儿在啼哭或活动后,常因缺氧而出现昏厥或抽搐,发作严重者可导致死亡。这需要注意:①应为患儿安排合理的生活制度,既要增强锻炼、提高机体的抵抗力,又要适当休息,避免劳累过度。如果患儿能够胜任,应尽量和正常儿童一起生活和学习,但应防止剧烈活动。同时,应教育儿童对治疗疾病抱有信心,减少悲观恐惧心理。②给予高蛋白、高热量、富含维生素的饮食,以增强体质;避免进食过饱;对青紫型 CHD 患儿须予以足够的饮水量,以免脱水而导致血栓形成。部分 CHD 患儿喂养比较困难,吸奶时往往易气促乏力而停止吸吮,且易呕吐和大量出汗,故喂奶时可用滴管滴入,以减轻患儿体力消耗。喂哺后轻轻放下,侧卧,以防呕吐物吸入而引起窒息。③避免患儿情绪激动,尽量不使患儿哭闹,减少不必要的刺激,以免加重心脏负担。④保持大便通畅。对青紫型患儿注意大便时勿太用力,以免加重心脏负担。如 2 天未排大便,可用开塞露通便。⑤法洛四联症的患儿多取蹲坐位,在行走或玩耍时常会主动蹲下片刻。这是因为蹲坐后可使缺氧症状得到缓解,患儿如有这种现象,家长切不可强行将患儿拉起。⑥对平时心脏功能和活动耐力都较好的患儿,应当按时预防接种,但在接种后,应多观察全身和局部反应,以便及时处理。⑦CHD患儿体质弱,易感染疾病,尤以呼吸道疾病为多见,且易并发心力衰竭,故应仔细护理,随着季节变换,及时增减衣服。如家庭成员中有上呼吸道感染时,应采取隔离措施。平时应尽量少带患儿去公共场所,在传染病好发季节,尤应及早采取预防措施。一旦患儿出现感染时,应积极控制感染。⑧如发现患儿有气急烦躁、心率过快、呼吸困难等症状,可能发生心力衰竭,应及时送医就诊。

第四节　小　　结

　　CHD是最常见的出生缺陷,是婴儿死亡或残疾的主要原因之一,严重影响人口素质和生存质量,给家庭及社会带来了沉重的经济负担和精神压力。CHD的确切病因目前尚未完全清晰,疾病种类很多,其临床表现主要取决于畸形的大小和复杂程度。一般通过症状、体征、心电图、X线和超声心动图检查即可作出诊断,因为个体差异,其预后也不完全一样,绝大部分需要手术治疗。住院手术治疗期间的康复护理很重要,注意呼吸道的通畅、拔管前后的观察护理、体位、排痰、呼吸道的管理及引流管的管理。术后的家庭康复指导主要在卧姿、喂养方面。在CHD患儿物理治疗前,需要评定其心肺功能、运动功能、日常生活活动能力,以科学、合理制订康复计划和评估疗效。物理治疗师在CHD患儿治疗方面扮演着很重要的角色。治疗时注意治疗项目和治疗剂量。

第五节　案　例　解　析

　　患儿,男,2016年8月出生,孕足月,平产,出生体重2900g。出生后,睡眠差,易惊醒,吃奶费力,易吐奶,体重增加不快,7个月时6.6kg,身高64cm。孩子1个月时母乳喂养,后因吸吮费力而改为牛奶喂养,每次奶量30~50ml,易哭闹,哭闹时嘴唇发绀,心脏彩超示先天性心脏病[房间隔缺损、肺动脉高压(42mmHg)(图26-1)]。在中南大学湘雅二医院做发育评估测试,报告为极重度发育迟缓(发育商11分,图26-2)。请小儿心脏外科专家会诊,认为做房间隔缺损手术后会对小孩生长发育有利,遂于孩子8个月时做了房间隔缺损修补术,手术顺利,在小儿监护室4天,生命体征平稳后出监护室进入普通病房,11天后出院,手术后的心脏彩超如图26-3所示。孩子手术后,哭闹时无嘴唇发绀现象,吃奶量增加,并添加辅食如水果、蔬菜、米粉等,每次喝牛奶量120ml,体重也有增加,出院回家后伤口完全结痂愈合,2个月后来康复科门诊行康复训练。

　　康复训练前心肺功能检测无异常,发育评估:运动发育方面,患儿仰卧位不能翻身坐起,俯卧位可手支撑,支点在腹部,不能腹爬,可弓背坐,不能独坐,扶站时双下肢支撑体重差,四肢肌张力可;智力发育方面,认生,依恋母亲,未见无意识发爸爸妈妈音,手打开,可主动抓物,不能交换与对敲。

　　康复目标:促进孩子运动、认知发育及手功能发育。

　　康复训练方法:运动训练上,选择促通方法,进行体轴回旋训练,诱导翻身坐起,俯卧位

彩色多普勒超声心动图报告

湖南省心血管病医院、心研所
中南大学湘雅二医院心脏超声专科

报告日期：　2017-3-21

超声号：
录像号：
病案号：

临床诊断　CHD: ASD

AOmm:	10					MVA	mm2	EDV	12ml	Doppler		SD	DT	PG	
RVOT	11	MV		短环		ESV	4ml	IVS	RV					PHt	
LA	11		EF	mm/s	前后交	EF	72%	IAS	RA					MVA	
LV	20		DE	mm	叶环	FS	39			MV	LV			E峰	
LVOT		AV		开放		SV	9ml			LA				A峰	
PA	27			关闭		CO	1.3L/min			AV	LOVT			E/A	
RV	26	AO	速率	/	短环	SI					AO			PVP	Wu
RVAW			重搏波		幅度	CI				PV	RVOT			AT	76ms
IVS		PV		开放		EDVI	ml/m2				PA V:	3.3m/s	PG	47mmHg	MPAP	42mmHg
LVPW				短环	10	ESVI	ml/m2								
PA	14	TV		开放		P/L		TV	RV						
LPA				返环		EPSS			RA						
RPA			HR	115/min	SVC	Ross vel									
AO/PA	10:11		BSA	m2	IVC										

依据：

B、M：左心不大，右房、右室稍大。室间隔与左室后壁逆向活动，厚度及舒张、收缩运动幅度正常。

左心长切、大动脉短切及四、五腔心切面探查：房间隔中下部14mm±区域呈筛孔样改变，最大两处破口6mm±和5mm±。房间隔总长度21mm±。肺动脉瓣叶回声尚可，开放稍受限。主动脉升弓降连续好。主肺动脉AT：76ms，MPAP：42mmHg。左、右胸腔未见液性暗区，心包腔内未见液性暗区。左、右冠状动脉主干内径分别为1.7mm和1.2mm。

CDFI：　同上切面见房间隔水平左向右分流。肺动脉瓣血流经过加速：V：3.3m/s，PG：43mmHg。三尖瓣细束反流。

FUNC：　EF　72　%，FS　39，CO　1.3　L/min，EDV　12　ml。

提示：
CHD：1、ASD（继发孔，筛孔状）
　　　2、PH（中度）
　　　3、肺动脉瓣血流跨瓣压差47mmHg

医师：
记录者：

图26-1　术前心脏彩超报告单(2017年3月21日)

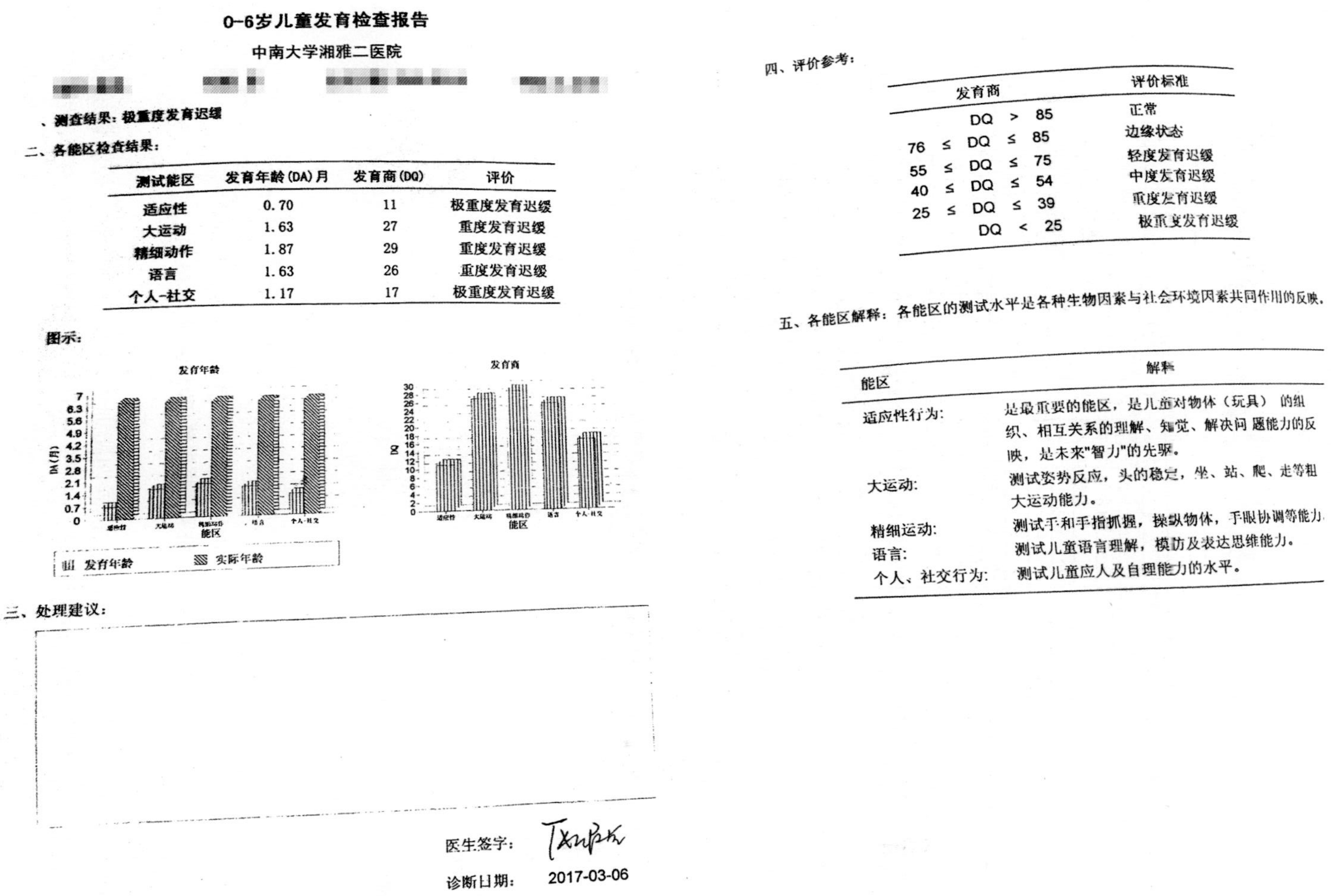

0~6岁儿童发育检查报告

中南大学湘雅二医院

一、测查结果：极重度发育迟缓

二、各能区检查结果：

测试能区	发育年龄(DA)月	发育商(DQ)	评价
适应性	0.70	11	极重度发育迟缓
大运动	1.63	27	重度发育迟缓
精细动作	1.87	29	重度发育迟缓
语言	1.63	26	重度发育迟缓
个人-社交	1.17	17	极重度发育迟缓

图示:

四、评价参考：

发育商	评价标准
DQ > 85	正常
76 ≤ DQ ≤ 85	边缘状态
55 ≤ DQ ≤ 75	轻度发育迟缓
40 ≤ DQ ≤ 54	中度发育迟缓
25 ≤ DQ ≤ 39	重度发育迟缓
DQ < 25	极重度发育迟缓

五、各能区解释：各能区的测试水平是各种生物因素与社会环境因素共同作用的反映。

能区	解释
适应性行为：	是处理问题的能力，是儿童对物体（玩具）的组织、相互关系的理解、知觉、解决问题能力的反映，是未来"智力"的先驱。
大运动：	测试姿势反应、头的稳定、坐、站、爬、走等粗大运动能力。
精细运动：	测试手和手指抓握，模拟物体、手眼协调等能力。
语言：	测试儿童言语理解、模仿及表达思维能力。
个人、社交行为：	测试儿童适应人及自理能力的水平。

三、处理建议：

医生签字：

诊断日期：　2017-03-06

图 26-2　术前 0~6 岁儿童发育量表（2017 年 3 月 6 日）

彩色多普勒超声心动图报告

湖南省心血管病医院、心研所
中南大学湘雅二医院心脏超声专科

编　　号 ....

录像号 ....

病案号 ....

报告日期 20 17 年 4 月 14 日

检查方式 B. M. D. CDFI. CADF. TEE ✓✓✓

临床诊断：A. S. D. 修补术后

							Doppler		ST	DT	PG	
AOmm	10		MV	MVA	mm²	EDV	14 ml	IVS	RV	(一)	(一)	PHT
RVOT	10			瓣环	mm	ESV	4 ml	IAS	RA	(一)	(一)	MVA
LA	12	EF		前后交	mm/s	EF	71 %		LV			E峰
LV	20	DE		垂距	mm	FS	38	MV	LA			A峰
LVOT		AV		开放		SV	10 ml		LVOT			E/A
RA	18			关闭		CO	1.5 L/min		AO			PVR	W"
RV	17	AO	速率 /	瓣环		SI		AV				PVR	
RVAW			重搏波	幅度		CI			RVOT			AT	104 ms
IVS		PV		开放		EDVI	ml/m²	PV	PA	V: 19	m/s	MPAP	28 mmHg
LVPW				提环		ESVI	ml/m²			PG: 14	mmHg		
PA	10	TV		开放		P/L			RV				
LPA				瓣环		EPSS		TV	RA				
RPA		HR	153 /min	SVC		rpep/rvet							
AO/PA	10/10	BSA	m²	IVC								

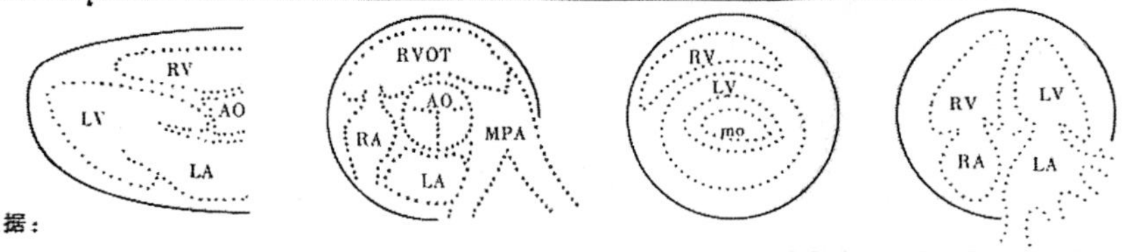

依据：

B.M：　右房、右室较前缩小，左心不大。室间隔与左室后壁大致同向，厚度及舒张、收缩运动幅度正常。

　　　左心长切，大动脉短切，四、五腔心切面见房间隔连续偶性(中部)见回声中断3mm。 AT：104 ms。
　　　MPAP：28 mmHg。左、右胸腔 未 见液性暗区 ，心包腔内 未。
见液性暗区 。

CDFI：　同上切面房间隔水平仍见 左向右分流。

FUNC：　EF 71 %，FS 38 ，CO 1.5 L/min，EDV 14 ml。

提示：

　　符合 A.S.D. 修补术后改变。

医师：

记录者：

《本报告仅作为临床诊断的参考，不作为法律依据》

图 26-3　术后心脏彩超报告单(2017 年 4 月 14 日)

上进行四爬位保持训练、支点下移训练、诱导四爬训练,坐位上进行躯干控制训练、侧方平衡训练,立位上进行双下肢膝踝关节加压起立训练、本体感觉刺激训练;认知上,改善家属带养方式,减少依恋,导入手势等肢体语言,诱导出现模仿欢迎、再见手势,加强手功能训练,诱导双手持物交换及对敲,手精细动作训练。辅助进行感觉统合训练,并指导家属的家庭康复训练及日常喂养、护理技巧,嘱其每 2 个月定期复查,以便调整康复方案。

　　按照以上方法进行训练,每天 1 次,每周训练 5 天。3 个疗程后,孩子 12 个月 20 天,身高 80cm,体重 8.8kg(图 26-4),运动发育方面,患儿仰卧位能翻身坐起,俯卧位可腹爬,可独各能区检查结果：

测试能区	发育年龄(DA)月	发育商(DQ)	评价
适应性	24.27	82	边缘状态
大运动	15.63	53	中度发育迟缓
精细动作	24.73	84	边缘状态
语言	22.40	77	边缘状态
个人-社交	20.30	69	轻度发育迟缓

图示：

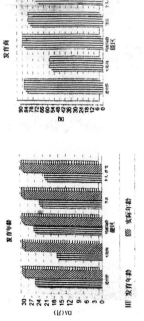

处理建议：

DQ > 85	正常
76 ≤ DQ ≤ 85	边缘状态
55 ≤ DQ ≤ 75	轻度发育迟缓
40 ≤ DQ ≤ 54	中度发育迟缓
25 ≤ DQ ≤ 39	重度发育迟缓
DQ < 25	极重度发育迟缓

五、各能区解释：各能区的测试水平是各种生物因素与社会环境因素共同作用的反映。

能区	解释
适应性行为：	是最重要的能区，是儿童对物体（玩具）的组织、相互关系的理解、知觉、解决问题能力的反映，是未来"智力"的先驱。
大运动：	测试姿势反应、头的稳定、坐、站、爬、走等粗大运动能力。
精细运动：	测试手和手指抓握、操纵物体、手眼协调等能力。
语言：	测试儿童语言理解、模仿及表达思维能力。
个人、社交行为：	测试儿童应人及自理能力的水平。

医生签字：

图 26-4　术后 0~6 岁儿童发育量表（2017 年 8 月 10 日）

坐玩,双下肢支撑体重,可自行扶站扶走,四肢肌张力可;智力发育方面,稍认生,不依恋母亲,可发爸爸妈妈音,手打开,可主动抓物,能交换与对敲,能捏拿细小物件。康复目标是促进孩子运动、认知、语言发育,因孩子家庭经济情况等特殊因素,由医疗机构康复改为家庭康复训练,指导家属进行如下训练:四爬位训练,坐位后方平衡诱发训练,靠墙站,并诱导其向前迈步,扶物行走或牵手走训练;加强爸爸妈妈等称谓语训练,强化简单指令理解和执行训练,继续模仿手势和指认五官、日常生活用品训练,日常亲子游戏简单互动训练,同时给予喂养及护理上的指导,并嘱咐每半年复诊一次。因家庭及交通等因素,孩子直至2岁5个月时才复诊,孩子身高88cm,体重13kg,可说话,三词句为主,吐词清晰,可听懂指令,模仿手势,指认物品,可用语言表达简单日常需求,可与人简单交流,可独走,不能跑,手协调性好,精细操作可。于中南大学湘雅二医院复查发育评估结果如图26-5所示,较前有明显好转,仍需要继续康复训练,动态观测其发育情况。

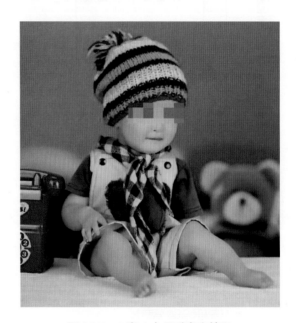

图26-5　1岁1个月时发育情况

(颜　华)

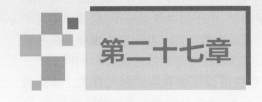

第二十七章

儿童肺部疾病

一、定义

儿童肺部疾病主要包括急性上呼吸道感染、气管炎、支气管炎、肺炎、支气管哮喘等,其中,80%是急性上呼吸道感染。

人体在新陈代谢过程中不断地消耗氧气并产生二氧化碳,吸入氧气和排出二氧化碳的过程,称为呼吸。呼吸系统常以喉部环状软骨下缘为界分为上、下呼吸道。上呼吸道包括鼻、鼻旁窦、咽喉等,下呼吸道包括气管、支气管、毛细支气管以及肺泡等。鼻、咽、喉、气管、支气管是气体出入肺的通道,称为呼吸道,其特征是由骨或软骨为支架围成腔壁或管壁以防止外界压力而塌陷,是确保气体畅通的一种适应性结构。

鼻是呼吸道的起始部分,是保护肺的第一道防线。婴儿鼻腔相对短小狭窄,且缺少鼻毛,鼻黏膜柔嫩、血管丰富,易于感染呼吸系统疾病。感染时鼻黏膜充血肿胀致使鼻腔狭窄甚至闭塞,会导致其烦躁不安、呼吸困难;咽是呼吸和消化系统的共同通道,分别与鼻腔和喉腔相通,是三岔口,会厌软骨在吞咽时盖住气管入口防止食物滑入气管。婴儿鼻泪管短,瓣膜发育不全而鼻咽腔感染后病毒侵入结膜囊引起眼部炎症,咽鼓管短粗且呈水平位易患中耳炎;喉是呼吸道最狭窄的部位,呼出的气流使声带振动发出声音。婴儿喉腔狭窄,声门窄而短,黏膜和声门肌肉娇嫩,发炎时、肿胀时易发生呼吸困难和声音嘶哑;婴儿气管及支气管管腔窄小,管壁柔软,缺乏弹力组织,黏膜柔嫩、血管丰富、黏液分泌少、纤毛运动差,清除吸入的微生物等作用不足,因此,不仅易感染,而且易引起呼吸道狭窄与阻塞。

肺是气体交换的场所,血液里的废气二氧化碳被呼出,吸入的氧气进入肺泡再经血液循环运往全身。婴儿的肺脏富有结缔组织,弹力组织发育较差,肺泡数量少,容量也小,但血管丰富,整个肺脏含气量少而含血多,故易于感染,感染时易被黏液堵塞引起间质炎症,并易发生肺不张、肺气肿及肺后下部坠积性淤血等。

婴儿的胸廓前后径相对较长,呈圆筒状,肋骨呈水平位,胸腔较小,肺脏相对较大,几乎填满整个胸腔,加之呼吸肌发育较差,肌张力差。呼吸时胸廓运动不充分,肺回缩力与胸廓的回缩力比成人小,故肺常处于膨胀状态,若需氧量增加,由于缓冲气量较小,易发生换气不足的症状,且呼吸困难时不能加深呼吸,只能增加呼吸的次数,因此,易出现发绀和点头呼吸等症状,以后随年龄增长,膈肌下降,肋骨逐渐倾斜,胸部形状才逐渐接近成人。

胸腔有节律的扩大与缩小称为呼吸运动。呼吸快慢与年龄和活动强度有关。学龄前儿童年龄越小,呼吸频率越快,并容易出现呼吸节律不齐,往往是深度与表浅的呼吸交替,这与呼吸中枢发育不完善相关。婴幼儿呼吸肌发育不全,呈腹膈式呼吸。随年龄增长,膈肌和腹腔脏器下降,肋骨由水平位变为斜位,逐渐转化为胸腹式呼吸。3 岁以后才逐渐转为胸式呼吸。

二、流行病学

门诊患儿中急性呼吸道感染最为常见,占 60% 以上,住院患儿上、下呼吸道感染占 60% 以上。对于 5 岁以下的儿童,全球每年约 1500 万人死于下呼吸道感染,而我国每年约 30 万儿童死于肺炎,肺炎是儿童疾病死亡的首位原因。

三、病因

婴幼儿时期容易发生肺部疾患是由于呼吸系统生理解剖上的特点,如气管、支气管管腔狭窄,黏液分泌少,纤毛运动差,肺弹力组织发育差,血管丰富易于充血,间质发育旺盛,肺泡数少,肺含气量少,易为黏液所阻塞等。在此年龄阶段免疫学上也有弱点,防御功能尚未充分发展。这些内在因素不但使婴幼儿容易发生肺部疾患,并且比较严重。此外,还有其他方面的因素,如中枢神经系统病变、内在肌肉病变、先天性气道异常等。

四、临床表现

咳嗽,通常为首发症状。其次是呼吸,患儿表现呼吸表浅、急促,每分钟可达 80 次以上,严重时,患儿鼻翼扇动明显,呼吸时胸骨上窝、锁骨上窝、肋间隙及剑突下明显凹陷,这些呼吸困难的症状会因活动而加重。

长期患有肺部疾病的患儿还会出现肩关节、胸廓活动范围的受限和变形,以及呼吸肌肌力的降低。此外,还可能会发生全身性症状,如体重下降、食欲减退、外周肌肉萎缩及功能障碍、精神抑郁和(或)焦虑等,运动甚至日常生活活动受限。

五、诊断

呼吸系统常用的检查方法有胸部透视、胸部摄片、断层摄影及支气管造影等。许多疾病仅作一般透视或摄片即可做出诊断。但对某些病变的诊断和鉴别诊断以及早期病变的发现,要根据病情需要选择其他特殊检查方法,随着 CT 引进和介入性放射学的开展,胸部病变的 CT 检查以及肺内病变透视下穿刺活检,也逐渐应用于胸部病变的检查。对于某些与血管有关的病变可用血管造影。多种检查方法均有其优缺点,在选用检查方法时,应根据需要由简入繁,互相配合,取长补短方能充分发挥特殊检查的作用,以提高诊断效果。

六、预后

对大多数肺部疾病儿童而言,规范化治疗可以有效减少急性发作次数及严重程度,改善肺功能及体能。但是对哮喘患儿,规范化治疗虽然能控制症状,但并不能改变哮喘的自然病程,需要对患儿进行长期监测。患有肺部疾病的儿童所处的环境特别重要,尤其是干净的家庭环境,尽量减少烟雾或其他有害物吸入的危险。

第二节　康复评定

本节按照《国际功能、残疾和健康分类》(ICF),主要讲述了物理治疗师在对患有肺部疾病的儿童进行康复评定时常用的方法。

一、身体结构与功能评定

(一)病史检查

病史检查是儿童物理治疗评估的第一个方面。包括当前疾病的临床病程,如患儿的症状和诱发因素等,之前的治疗方法,以及物理治疗必要性等。胸部 X 线检查可用于确定肺部或胸部的具体病变位置。

(二)观察

应注意观察患儿胸廓先天性或后天性的畸形。先天性畸形:鸡胸,胸骨向前突出,肋骨和肋软骨处于突出位置;漏斗胸,胸骨在其下端凹陷,与翻转的肋软骨形成不同程度的凹陷,患儿呼吸和心脏功能可能受损。后天性畸形:桶状胸,胸廓持续高度吸气,并且前后径增加;脊柱侧凸或驼背,其中任何一种可能是特发性或继发于某种疾病、创伤或手术;胸廓的不对称性,由潜在的胸部疾病引起的运动障碍而导致。物理治疗师还应观察患儿踝部是否有水肿,这是水潴留的迹象,如果患儿卧床时间较长,可能会出现骶部水肿。此外,如果血液中含有大量的还原血红蛋白(即血红蛋白不与氧结合),身体的某些部位会出现蓝紫色,嘴唇和结膜上表现明显。

观察腹部和胸廓的同步运动。在吸气时,应注意胸腹扩张和胸壁回缩。由于婴儿和幼儿胸腔的依从性以及用力呼吸,出现胸廓回缩的现象更加频繁。当回缩严重时,可能会减少有效吸气量。

(三)检查和测试

1. 听诊　用于儿童的听诊器更小,如图 27-1 所示。治疗师在使用之前,先把听诊器加热,并在玩具娃娃上进行模拟检查以减轻患儿的抗拒。由于儿童胸壁较薄,声音容易传播,因而解剖学上的特异性可能会降低。因此,一种特殊的声音,虽然在胸部某一区域听到,但可能不与肺部直接对应,尤其是在新生儿和早产儿中,不像在年长的儿童或成人那样精确。尽管如此,治疗师还是应该

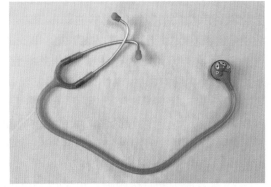

图 27-1　儿童听诊器

学会识别一些呼吸音,比如喘息声、啪啪声、摩擦、嘎吱嘎吱等。

如果在呼吸过程中听到声音,这必须引起重视。喘鸣,在吸气时发出的一种声音,暗示上呼吸道阻塞或可能是喉痉挛。还有一种是当舌头回落到下腭时,产生的类似打鼾的声音。在呼气时,也可能会听到呼噜声,特别是在伴有呼吸困难的患儿中,它可能代表一种生理上的代偿,以防止过早的气道塌陷。在两个通气阶段都能听到"咯咯"的声音通常表明大呼吸道有大量的分泌物。

2. 触诊　对患儿胸部的触诊包括:纵隔膜的位置,能够通过触诊气管的位置确定;大呼吸道分泌物积累的位置,通过震颤触诊可以确定;对局部区域肋骨和胸部扩张运动的触诊;呼吸肌的活动可以通过对它们的直接触诊来确定。此外,触诊还可以确定患儿胸痛的具体位置。

3. 胸部叩诊　胸部叩诊时,先将一个手指固定在肋骨间隙中,用另一只手的手指敲击该手指,如图 27-2 所示。实际的声音或打击声可以表示有空气填充和没有空气填充的肺部组织。中空或共振的声音越多,肺部空气填充的可能性越大。如果声音听起来越沉闷,就越有可能是肺部该区域通气较差。

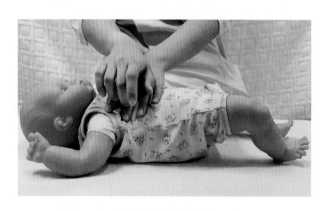

图 27-2　胸部叩诊

此外,叩诊还可以辨别横膈膜的运动。治疗师指示患儿完全呼气,使得横膈膜上升。治疗师通过叩诊,标记出其最高点。接下来,患儿深吸气,治疗师叩诊记录下行的横膈膜的位置,直到确定下降的范围。

4. 肌力　肌肉力量的大小可以通过多种不同的方式来测量,包括徒手肌力测定、使用手持设备或使用更复杂的技术辅助系统。功能肌肉测试经常使用定时测试,即在儿童日常活动中对肌肉活动进行检查,此方法比单一的肌肉测试更有趣,且儿童更易接受。

5. 感觉　患儿是否有疼痛,如果疼痛部位可以确定,可使用一些疼痛量表或疼痛日记来确定患儿疼痛的程度、属性以及对日常活动的影响。

6. 姿势　很多异常姿势都可导致呼吸障碍。脊柱侧凸超过 60°,会导致胸廓受限和肺容积减少。一些慢性肺部疾病,如严重的哮喘和肺囊性纤维化(cystic fibrosis,CF),导致胸廓过度膨胀、桶状胸,肩胛外展和伸展。在对肺部疾病儿童进行评估时,治疗师要考虑到这种可能性。

7. 有氧能力和身体耐力　可采用 6 分钟步行试验(6 minute walking test,6MWT)了解患儿的有氧能力和耐力,且可以对患儿的病情和治疗反应给出准确的评估。

8. 肺功能检查　①肺活量:尽力吸气后缓慢而完全呼出的最大气量,是最常用的参考指标之一。肺活量常随限制性及阻塞性呼吸系统疾病严重性的增加而逐渐下降。②用力肺活量:深吸气后以最大用力、最快速度所能呼出的气量。主要反映气道状态。FEV_1 为用力呼气时第一秒用力呼气量,这是观察早期气道阻塞较敏感的指征。

9. 其他相关检查　身高和体重的测量。体重指数和外周性水肿都是肺部疾病儿童的重要测量指标。

二、活动能力评定

(一) 与年龄相关的日常生活活动能力

治疗师需要判断患儿在日常生活活动中,是否会因体位的改变而导致呼吸困难程度加重,以及是否影响患儿的生活方式。患儿入睡时,是否需要在背后垫几个枕头才能减轻呼吸困难的症状? (这会影响治疗起始位置的选择)。患儿可能会因为从枕头滑下来而造成夜间阵发性呼吸困难,因此物理治疗师可以对靠背的类型提出建议。

此外,患儿的呼吸量测定结果可能会与其运动表现不相符,仅主观询问患儿可完成的步行距离,不能对患儿的步行能力做出准确的预测,因此,可通过进行 6 分钟步行试验,以获得患儿的病情和治疗反应,物理治疗师就能根据患儿的能力制订合适的训练方案,比如上下楼梯或者平地上行走。

(二) 一般灵活性技巧

改良灵活性评定(modified shuttle test, MST),适用于儿童运动灵活性的评定,而且信度、效度高,主要适用于肺囊性纤维化的患儿。

三、参与能力评定

(一) 交流能力

治疗师应注意观察患儿的精神状态以及能否听懂简单指令,因为患儿的交流能力对检查和治疗的顺利进行非常重要。

(二) 家庭和相关环境中患儿的角色评估

对于肺部疾病的儿童来说,需要评估环境是否满足患儿的活动需求,比如上学和参加各种活动。治疗师可以询问家里或学校是否禁烟或者存在其他有害气体的危险,通过对患儿和家长及学校的采访进行评估。

第三节　物理治疗

物理治疗在儿童肺部疾病的康复中具有重要作用,大量的研究和临床病例都已证实其有效性。本章主要从气道廓清、呼吸训练和再训练、体能训练三个方面讲述儿童肺部疾病的物理治疗。

一、气道廓清

(一) 体位排痰伴胸背部叩击和颤动

体位排痰是将患儿摆在特定体位,使肺部分泌物在重力作用下更容易从肺部特定区域排出。如图 27-3 所示。每个体位保持的时间，以及总的治疗时间将取决于每个区域分泌物的数量以及需要引流区域的数量。每个体位平均需要应用 15~20 分钟来进行适当的排痰，这意味着不同的区域需要进行不同时间的治疗。严重的地方应该先进行排痰。在餐前或餐后都不应立即进行体位排痰，因为患儿会因为太累不想进食，或者恶心、呕吐。

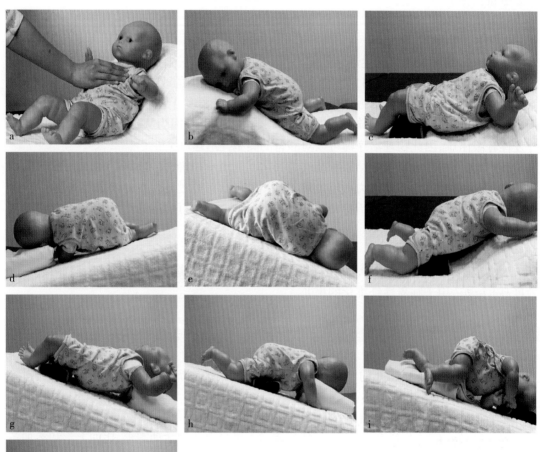

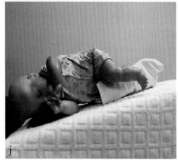

图 27-3　体位排痰

a. 肺上叶肺尖段排痰；b. 左肺上叶后段排痰；c. 肺上叶前段排痰；d. 肺中叶侧面排痰；e. 肺小舌排痰；f. 肺下叶尖段排痰；g. 肺下叶前底端排痰；h. 肺下叶后段排痰；i. 左肺下叶后底段和右肺下叶中底段排痰；j. 右肺下叶后底段排痰

根据病变的位置，患儿的体位需要有轻微的变化，根据需要可以稍微向后、向前或侧身倾斜。对肺上段进行排痰时，通常需要在斜卧位。此外，肺根尖区脓肿或支气管狭窄也需要在此体位。让患儿俯卧在床边进行体位引流时会让患儿感觉不舒服，不能耐受较长时间，而且只能引流肺下叶的后段。可以让婴儿和幼儿在其母亲的膝盖上进行体位排痰。

大多数肺部分泌物可以通过前面提到的技术排出。如果痰液特别黏稠，不容易排出来，通过手掌叩击可能会有所帮助。治疗师用毛巾盖在患儿胸壁的适当区域，接着进行叩击，叩击时手指微微凹陷，手腕迅速弯曲并伸展。如图 27-4 所示。叩击可以通过胸壁发出声波，导致气道内空气产生疏缩，从而引起振动，使分泌物松动。

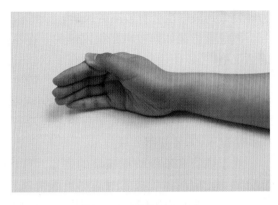

图 27-4　胸廓叩击手法

与颤动一样，在咯血、胸膜疼痛或急性肺结核的患儿中应避免叩击。骨质疏松或肋骨移位的患儿在治疗时也必须小心。

（二）利用振动和颤动手法

只有在呼吸的呼气阶段才进行颤动，这加强了肺部空气的呼气流动。治疗师将手放松地放在胸部合适的位置，当患儿呼气时马上开始，物理治疗师从胸壁向主支气管颤动。这种机械运动将痰液从较小的气道转移到较大的气道。根据患儿的病情，可以对单边或双边进行震动。如果没有切口，患儿在半仰卧位或坐位的情况下，治疗师双手可以放置在胸壁侧面的底部，向主支气管进行一个向内向上的运动。在呼气时，在胸骨上颤动通常会刺激咳嗽，使痰液向上移动到呼吸道。

患儿开胸手术后（半仰卧位或侧卧位），治疗师将手放在患儿切口下方，包括胸廓的前后部。如果患儿咳嗽，物理治疗师可以施加更大的压力来帮助患儿，使咳嗽更易发出而不引起疼痛。胸骨切开术的患儿一定要在胸骨上有一个支撑。治疗师一只手和前臂沿着胸骨放置，单纯地作为支撑。另一只手放在患儿背后，在颤动期间胸骨不能有运动。如果在心脏手术后，患儿出现肺部并发症，则很可能是下肺叶的肺不张，因此物理治疗师在颤动时应尽量使肺完全扩张。

对胸腔施加的压力必须根据患儿的体格和症状进行调整。

有骨质疏松或肋骨移位的患儿必须非常小心。过度激烈的治疗可以导致肋骨骨折。颤动可能会增加患儿的支气管痉挛，因此，如果痰液很黏稠，叩击可能会更有用。在严重咯血、急性胸痛和活动性肺结核的患儿中不应使用颤动。

（三）咳嗽和吸痰

咳嗽是将声门关闭的同时用力呼气使胸内压上升，当声门打开时，造成空气的快速流动。这种快速的流动，再加上气道变窄，增加了空气的力度，使黏液和异物进入咽部。由于胸腔内高压会使血液回流到心脏，长时间的咳嗽会导致心脏输出量下降，患儿可能会出现头晕（咳嗽晕厥）等症状。必须避免患儿出现这种情况。

婴儿和儿童很少会按要求咳嗽，因此可采用富有想象力的方法，如讲故事、填色游戏、押韵等，以诱导患儿进行有成效的咳嗽。对气管的外部进行刺激（气管挠痒，tracheal tickling），即用一个圆形物体或治疗师手指对气管进行振动，这种技术可以用于稀释分泌物。如图 27-5 所示，将手指放于气管处进行震动。然而，由于患儿的气管比较娇小和脆弱，为了避免受伤，必须非常谨慎。对于做过胸外科手术的患儿，咳嗽是很困难的。治疗师可以用玩偶或毛绒玩具夹在切口处，再用手压到胸部，提高咳嗽有效性。

通过呼吸道吸痰去除分泌物是十分必要的，尤其是新生儿中，吸痰必须非常小心，因为即使做到最好也会有较高的风险。

教危重患儿如何咳嗽是很困难的。在不能产生咳嗽的情况下,可以使用气管压迫,即在甲状软骨以下的气管中短暂地应用温和的压力,这种压力会刺激患儿产生咳嗽反射。在应用这项技术时,必须非常小心,因为患儿可能会发生心动过缓。在有大量分泌物且没有有效咳嗽排痰的情况下,需要使用此项技术。

对于插管和不能咳嗽咳痰的患儿,可以通过吸痰清除分泌物。应用这项技术时应尽可能快速、干净、温和。吸痰对脆弱的黏膜组织有很大创伤,容易引起感染,尤其是在插管患儿。吸痰应该只在必要的时候进行,而不是在常规的基础上进行。

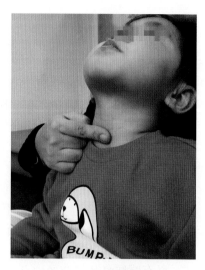

图 27-5　气管挠痒

(四) 现代常用方法

1. 自我引流(autogenic drainage)　患儿坐直,首先进行相对较慢节奏的深呼吸。当呼吸分泌物向上移动到达气管时,患儿轻咳或轻微地用力呼气排痰。

目前使用的自发排痰训练,不推荐使用深呼吸,但可以在不同肺容量的情况下进行潮式呼吸。也就是说,患儿可以在正常肺容量下呼吸,也可以在低肺容量下进行控制呼吸。当患儿在低肺容量下呼吸几次之后,其潮式呼吸可以到中等肺容量,然后,再进行额外呼吸数次,以达到更高的肺容积。这样会将在较小的外围气道内的分泌物稀释,并且就近移走,从较小的气道到较大的气道。应该教导患儿要压抑主动咳嗽,直到呼气(用开放的声门控制咳嗽)可以清除呼吸系统内的分泌物。虽然对控制的研究很少,但至少有两项研究表明,相对其他已被接受的交流技术来说,自动排痰训练是有效的并且也被大家所接受的。该项技术在清除气道方面已取得了成功,特别是在有明显的厚分泌物的情况下。还有一种观点认为,自发排痰是很难教授和学习的,这其实是非常夸张的想法。自发排痰常用于那些有高度自主性并且年纪较大的患儿,它的优势是患儿可以在不需要他人的帮助下完成。

用力呼气技术(forced expiratory technique,FET)由一到两种(用力呼气)组成,从中等肺容量到低等肺容量,然后是一段放松的、有控制的横膈膜呼吸运动。一旦移动到上呼吸道支气管的分泌物被咳出,然后反复进行,直到最小的支气管的分泌物被清除。患儿可以通过快速的上臂内收动作来加强对胸壁的压迫。特别强调使用低肺容量的呼气,以清除大量的分泌物。建议患儿在有重力辅助的姿势下使用 FET。

2. 颤动设备　这是一种小型的手持管状装置,在呼气时产生震动的阻力。振动是由设备内的一个小球体产生的,它在呼气时被移出,但随后迅速通过重力作用回到原来的位置上。然后,通过呼气气流的持续力,球再从原来的位置上出来。这种反复的运动迅速地打开和关闭了设备的出口,从而导致快速的振动传导到气道。这些快速的振动可以去除稀释的分泌物。与呼气正压(positive expiratory pressure breathing,PEP)一样,由仪器所产生的 PEP 使得气道的塌陷减少。接着试图通过主动呼吸循环技术(active cycle of breathing technique,ACBT)或咳嗽来清除分泌物。最近的研究表明,颤动是一种有效的清理气道分泌物的治疗方法。

Acapella 也是一种小型手持设备,可以提供 PEP。不像颤振,Acapella 通过使用特殊的阀门产生振动。Acapella 的优势是其能够在任何位置提供振荡,因此与颤振相比,它的技术依赖程度较低,而且可以拆卸下来进行更彻底的清洗和消毒。

高频胸壁振动是一种较新的方式,它利用空气脉冲发生器和其提供的背心式服装,通过大的、灵活的管道,在压缩机上安装充气式囊袋,空气脉冲发生器提供不同频率的脉冲(5~20Hz),并在不同的压力下进入充气式囊袋。进入囊袋的空气脉冲产生振动,传导到胸壁。

二、呼吸训练和再训练

当患儿 18 个月大时,治疗师可借助气泡、纸风车等教会他们进行深呼吸。年龄大的患儿可以像成人一样学习一些具体的练习方法。对大多数患儿而言,腹式呼吸很简单,即鼓励他们"用空气把肚子填满,就像气球一样",并提醒他们不要使用腹部肌肉。

三、体能训练

患有哮喘和肺囊性纤维化的儿童以及患有呼吸道疾病的儿童,体能训练是很重要的。体能训练通常包括增强肌力训练、改善胸廓活动范围训练、姿势矫正和放松训练、心血管耐力训练。

(一)增强肌力训练

对于患有肌病、脊髓肌肉萎缩和幼年类风湿关节炎的儿童,且不能完全参与正常活动的儿童,应提高其肌肉力量以减少残疾的发生。研究表明,对患有慢性肺部疾病和特定呼吸肌无力的儿童,其呼吸肌功能的显著改善将伴随着呼吸活动的改善,无论是耐力还是力量,或两者兼而有之。呼吸肌强化训练可使许多生理指标得到改善,同时也表现在患儿的功能方面和社会心理方面。另外,相关文献指出增强呼气肌力量可加强身体的运动耐力,尤其是呼气动作的力量可明显改善,如咳嗽。

呼吸肌力量的加强包括腹部吸气肌群和呼气肌群,这对于有效的咳嗽是必须具备的。如图 27-6 所示,在腹部肌群上方放置沙袋等重物,增强腹肌肌力。传统的"加强"横膈膜的方法并没有经受严格的科学评估。很多学者已经提出了更多的方法来改善吸气肌的力量和耐力,而且这些方法更顺应患儿的生理特点,包括通过增加阻力呼吸,吸入式阻力负荷呼吸。呼吸肌训练已经成为一种公认的可以减少杜氏肌病患儿呼吸功能下降方法。研究显示,在患有杜氏肌病的儿童中,一连串的呼吸训练改善了肺活量,增加了呼吸肌的力量和耐力,并在 6 个月的训练中显示出持续的改善。而且在正式运动治疗结束后的 6 个月时间里,大部分的改善均得到维持。尽管辅助肌的使用增加了呼吸的能量消耗,但辅助肌也可增加吸入

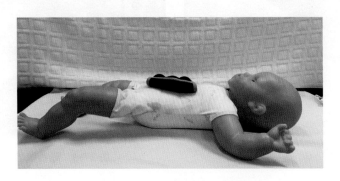

图 27-6 呼吸肌肌力增强训练

量以防止通气不足。物理治疗师应熟知加强腹部主动肌和拮抗肌的练习方法,这将有助于形成一种强有力的、有效的咳嗽。

（二）改善胸廓活动范围训练

患有哮喘和呼吸困难的儿童会出现胸廓运动减少,并且有可能存在肩部和胸廓运动障碍,同时,也会增加脊柱后凸和侧凸的风险。通过对患儿进行深呼吸、胸廓扩张、节段扩张和上肢运动的练习,可避免患儿失去运动的可能性,或重新获得已经失去的运动。如图 27-7 所示,一手向上牵拉上一肋肋间肌,另一手向下牵拉下一肋肋间肌,对肋间肌进行松解,改善胸廓活动范围。在局部或整个胸部,建议进行主动的呼吸练习以改善胸廓灵活性。在瘫痪儿童中改善肩胛带的主动或被动运动也可改善胸廓活动范围。

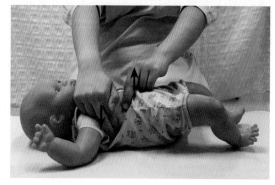

图 27-7　肋间肌松解

（三）姿势矫正和放松训练

"呼吸训练"这个词经常被误解,因为它暗示着患儿正在使用全身力量去呼吸。许多患有呼吸系统疾病的患儿在呼吸上已经花费了太多的精力,需要学会一种更加放松和省力的呼吸模式。即使在今天,仍有某些呼吸肌的确切作用和呼吸机制仍存在争议。

Moxham 等人研究了人体胸锁乳突肌的肌肉功能和疲劳程度,并提出如果肺部疾病患儿出现呼吸辅助肌的疲劳,则可能对呼吸衰竭的发作有重要影响。因此,患儿所采取的休息体位是非常重要的,良好的体位便于放松,利于胸廓和腹部进行自由运动。最常用的体位是向前倾坐位。如图 27-8 所示。

（四）心血管耐力训练

常用的训练方法包括自由跑步、跑步机跑步、骑自行车和游泳等。如图 27-9 所示。经过训练后,在与日常生活活动相关的活动量时,患儿呼吸困难得到明显改善。但是训练过程中患儿良好的依从性是成功的重要因素。

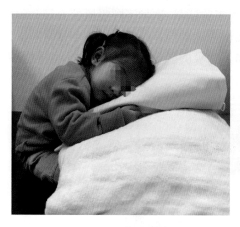

图 27-8　放松训练

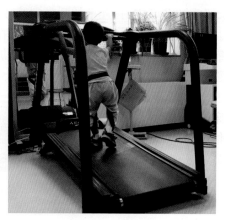

图 27-9　跑台训练

第四节 小 结

儿童肺部疾病会导致患儿产生身体和心理上的严重问题,给家庭和社会带来巨大负担。因此,了解儿童肺部疾病的特点对医务工作者至关重要。本章主要介绍了儿童肺部疾患的定义、肺的发育、儿童易发生肺部疾病的生理特点等,并重点阐述了儿童肺部疾病的康复评定以及物理治疗。医务工作者在面对患有肺部疾病的儿童时,需要考虑到儿童自身的特点以及治疗过程中可能出现的突发情况。

在治疗肺部疾病患儿时,首先,应该考虑到治疗过程中可能出现的问题有低血压、手术性肺气肿、气胸和支气管痉挛等。再者,早产儿、婴儿和幼儿的肺组织都非常脆弱,容易受到高通胀压力导致高膨胀的肺泡破坏、气胸或两者都有,最终会导致永久性的肺损伤。这些患儿可能是通过呼吸机获得最大的吸气压力,因此使用更高吸气压力会导致肺损伤,这些在治疗过程中都需要特别注意。此外,婴儿或幼儿的一般状况会比成年人波动得更快,这意味着看护人员需要极度注意;婴儿和幼儿不能忍受冗长的、剧烈的物理治疗疗程,因此应该给予短的、频繁的治疗;应尽可能少地变换患儿体位,因此,在可能的情况下,应该与翻身和其他护理一样定时治疗。一个有效的治疗要求治疗师进行细致入微的处理,同时给患儿带来最小痛苦。

第五节 案 例 解 析

患儿,女,5 岁 6 个月,咳喘 2 天。

现病史:患儿于 2 天前受凉后出现咳嗽,同时活动后有喘息,表现为呼吸急促,时有发憋,无发热,无流涕,无呕吐,大小便正常。4 小时前患儿喘息加重,表现为呼吸急促,面色发青,发憋不能缓解,精神弱,不想进食,端坐呼吸,不能平卧。

既往史:有多次喘息史,首次喘息发作时 2 岁,多在清晨及夜间出现,有时发热,每次发作均输液治疗,雾化吸入治疗有效。有 2 次肺炎史。否认异物吸入史。

个人史:有婴儿期湿疹史,进食虾后反复出现变应性皮炎。

家族史:母亲有过敏性鼻炎,否认家族结核病史。

实验室检查:肺功能:FEV_1 62% 预计值,雾化吸入沙丁胺醇 15 分钟后测 FEV_1 98% 预计值,SaO_2 91%。

临床诊断:儿童哮喘,漏斗胸。

评估:①身体和功能:a. 心肺方面:静息状态下呼吸频率较高,20 次 /min,心率 120 次 /min,双肺可闻及中量呼气相为主的哮鸣音。气道有炎症,高反应,尤其是在运动和肺功能检查之后,这表明外围气道存在轻度阻力。明显的耐力受限(5~10 分钟的忍耐度),特别是在稍高强度的活动时(比如跑步运动)。偶尔会出现脱水的症状,分泌物不容易松动。b. 肌肉骨骼方面:漏斗胸明显,高架胸骨角。脊柱的中胸段存在功能性侧弯,尤其是漏斗胸水平。躯干侧弯活动减少,显示胸壁及腰方肌受限。肋骨的活动性在中胸部接近漏斗胸部位受限最明显。坐位时,躯干中部会出现"折叠"现象(即肋骨向腹部塌陷)。"懒散"的坐姿和站姿:

肩部后撤、内旋。颈部肌肉存在短缩、肥大。肩关节活动度无受限。c. 神经肌肉方面：躯干两侧肌力不平衡，肋间肌、腹斜肌以及肩胛内收肌存在明显的失用及肌力低下。呼吸及姿势方面，存在低效的神经肌肉募集模式。②功能受限：无效的呼吸模式表明膈肌、腹肌、肋间肌及上部辅助集群间存在肌肉失衡。继发于身体结构障碍、耐力障碍、姿势障碍以及呼吸支持障碍而出现的活动和参与受限，如高水平的活动（跑步等）。在患儿睡眠、进食、咳嗽以及交谈中无功能性呼吸支持障碍。③活动和参与受限：因胸部畸形和害怕哮喘发作，患儿不敢参加体育活动。并且为避免在朋友面前脱掉上衣，已经不再游泳。

预后：较好，参与社会生活不受限。因骨骼肌肉畸形是功能性的，并没有定型，是可逆的。

康复目标：①短期目标：改善关节活动度；增强肌力及肌肉间的平衡性；优化与呼吸及姿势所需的躯干肌的募集相关的活动计划；增强呼吸和运动之间的协调性；加强患儿和家属对如何有效管理哮喘的理解。②长期目标：减少限制患儿活动和参与的继发性障碍。

康复措施：对肋骨进行松动以增强胸廓和胸椎的活动性；松解肋间肌可获得最佳肌肉长度 - 张力关系；对腰方肌进行松解，改善腹斜肌和腹横肌的活动，增强下部躯干的稳定性；增强肋间肌的力量和募集；增强肩胛内收肌、肩关节外旋肌以及脊柱旁肌肉的力量和募集，增加身体后方的稳定性；通过主动活动对颈部辅助肌群进行牵张；躯干稳定性的练习；通过呼吸训练和放松技巧来改善患儿的呼吸模式。如图 27-10 所示，患儿取舒适体位，用鼻自主吸气，口含咬嘴开始呼气。

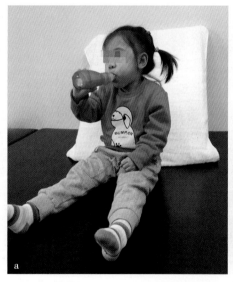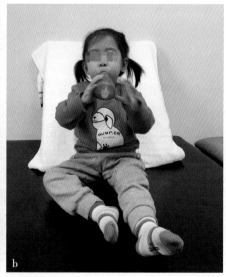

图 27-10　深呼吸训练

3 个月后患儿出院，出院时各个方面得到明显改善。具体如下：①肌肉骨骼方面：患儿躯干活动性明显增加，躯干左侧侧弯活动度由 1° 增加到 3°，右侧由 2° 增加到 4°。肋骨活动度左右各增加了一倍。腰方肌长度得到延长。漏斗胸的盛水量由 34ml 减少到 18ml。坐位和站立位时出现的功能性脊柱侧凸基本消失。坐位时躯干中部不再出现"折叠"现象，家长向我们表明，在家不用再不停地提醒患儿将身体"坐直"。此外，患儿神经肌肉募集模式也得到了改变：能够合适地动用腹肌稳定中部躯干的肋骨，腹肌成为躯干的主要屈曲肌而不是之前的胸锁乳突肌。高架胸骨角虽然没有进行客观的测量,但是胸骨角的上升程度明显得到了改善。②神经肌肉方面:在各种姿势和活动中,呼吸肌能够进行有效的平衡和协调;吸气时膈肌和胸廓能够协调地同时运动;呼吸轻松平顺,不需要额外的努力;呼吸次数由刚开始的 20 次 /min 减少到 11 次 /min。

患儿出院前,应指导患儿进行主动关节松动、呼吸训练,并在家进行蹬车训练,以提高活动耐力等。

随访:3 个月后对患儿进行随访,其间哮喘没有再发作,漏斗胸的盛水量由 18ml 减少到 17ml。并且能够参加一定强度的运动,如跑步等。

经验总结:如果治疗师想要增加哮喘儿童的运动耐力,可以让患儿在运动前适当地口服或者吸入药物。

(张 琦 何 艳)

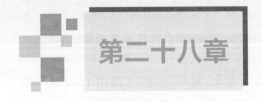

第二十八章

儿童意识障碍

一、定义

意识是一个多层面、模糊不清的概念。目前对意识的定义尚不能涵盖其所有的基本特征,一般认为意识是人对自身和周围环境的感知、理解能力,并通过语言、行为等表达出来,或者是中枢神经系统对内、外环境刺激所做出的应答反应的能力。在临床上,意识分为意识水平和意识内容。意识水平即觉醒状态,与脑干和丘脑相关,有赖于"开关"系统——脑干网状结构上行激活系统的完整。意识内容即记忆、思维、定向、情感、言语、行为反应等,与额 - 顶网络相关,有赖于大脑皮质的高级神经活动的完整。

意识障碍(disorder of consciousness)是指大脑意识控制系统的解剖结构因肿瘤、外伤、全身代谢性疾病或缺氧等诸多原因所破坏,导致高级神经活动觉醒困难。意识障碍程度分类多采用临床分类法,根据意识内容障碍分为意识模糊和谵妄状态;根据觉醒障碍分为嗜睡、昏睡和昏迷。严重意识障碍包括昏迷、植物状态、最小意识状态。具体介绍如下:

1. 昏迷(coma) 意识障碍最严重的一种。患儿不能够被唤醒,对自身和周围环境不能知晓。与植物状态不同,昏迷患儿刺激后不能产生自发的觉醒和睁眼。为了与昏厥、脑震荡及其他一过性意识障碍状态相区别,昏迷的时限定为必须持续至少 1 小时。

2. 植物状态(vegetative state,VS) Jennett 和 Plum 首先于 1972 年提出,是一类特殊的意识障碍。患儿保留了基本的自主神经功能及睡眠 - 觉醒周期,突出了患儿植物样生存。2009 年有学者提出以"无反应觉醒综合征(unresponsive wakefulness syndrome,UWS)"来取代"植物状态"一词。

3. 最小意识状态(minimally conscious state,MCS) Giacino 于 1997 年提出,用来突出意识的存在,并指出其不同于植物状态和昏迷的处理及预后。MCS 近年来被分为"MCS+"和"MCS−"两个层次。"MCS+"指患儿具有较高的行为反应,如可执行指令、表达可理解的语言、用手势或者说"是"或"否"来做出反应,以及非功能性交流;"MCS−"指水平较低的行为反应,存在非反射性运动,如对有害刺激定位、视觉追踪、对刺激做出恰当的行为或情感反应。MCS 及其分类的提出使进一步明确意识障碍的机制及其治疗成为可能,有助于意识障碍患儿的康复。

图 28-1 为患儿从昏迷到 VS/UWS、MCS 到意识模糊的路线图。

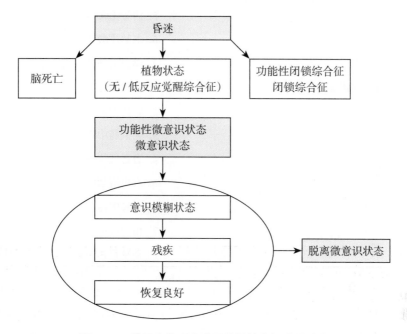

图 28-1　基于当前研究进展的慢性意识障碍分类

二、流行病学

　　昏迷是临床上常见的急症之一,经过救治后约 5%~10% 在 2~4 周后进入慢性意识障碍(chronic disorders of consciousness,DOCs)。我国每年新增 DOCs 患儿超过 10 万例,年累计医疗开支达 300 亿 ~500 亿元。由此带来了一系列诸如社会、经济、伦理、法律等问题。

三、病因

　　意识障碍的病因甚多,主要分类见表 28-1。

表 28-1　意识障碍主要病因

病因	分类
脑结构性疾病	1. 脑血管病
	2. 颅内占位性病变
	3. 颅脑外伤
	4. 脑髓鞘病变
	5. 中枢神经系统感染

续表

病因	分类
代谢障碍性疾病	1. 感染性脑病
	2. 缺氧性脑病
	3. 心源性脑病
	4. 代谢性脑病
	5. 内分泌疾病
	6. 电解质酸碱失衡性脑病
	7. 体温失调性脑病
毒物中毒性脑病	1. 药物中毒
	2. 农药中毒
	3. 灭鼠药中毒
	4. 有害气体中毒
	5. 有机溶剂中毒
	6. 金属中毒
	7. 植物性中毒
	8. 动物毒素中毒

四、临床表现及诊断

(一) 昏迷

意识活动丧失(不能服从指令、无任何言语、无目标指向性的动作等);不能感知外界各种刺激或自身内部需要;任何刺激均不能被唤醒;常闭眼,无睡眠觉醒周期。

(二) 植物状态

诊断标准采用 2011 年中华医学会高压氧医学分会脑复苏学会制定的标准,即:①认知功能丧失,无意识活动,不能执行指令;②保持自主呼吸和血压;③有睡眠 - 觉醒周期;④无语言和理解表达能力;⑤能自动睁眼或在刺激下睁眼;⑥有眼球无目的性的跟踪运动;⑦下丘脑和脑干功能基本保留。持续时间不足 1 个月者为 VS,超过 1 个月者为持续性植物状态(persistent vegetative state,PVS);创伤性损伤后植物状态持续 12 个月,非创伤性损伤后持续 3 个月称为永久性植物状态(permanent vegetative state)。

(三) 最小意识状态

依据 Aspen 神经行为协作组(Aspen Neurobehavioral Conference Workgroup,ANCW)推荐的诊断标准,存在以下 1 种或多种行为,且反复或持续存在,可判定为 MCS。具体如下:①遵从简单的指令;②不管正确性如何,可以用姿势或语言来回答是或否;③可被理解的语言;④有目的性的行为,而非不自主动作。有目的性的行为有:对带有感情的视觉或语言刺激产生适当的哭或笑反应;用姿势或语言直接回答提问;寻取物体时表现出物体位置和路线的明确关系;用一种适合物体大小和形状的方式接触和抓握物体;眼球跟踪或凝视移动或跳跃的物体。

尽管有这些最新的标准,对意识障碍患儿进行精确的诊断仍然很困难,临床误诊率高达 40%。

五、预后

临床医师面对患儿家属时最需要回答的问题是患儿能否醒来。严重意识障碍预后判断可以通过临床行为学、血清学指标、神经电生理、影像学等综合评估。大家熟知的早期预后指标有:年龄、病因、伤后昏迷时间、CRS-R 评分、血清 S100 蛋白、神经元烯醇化酶、神经电生理、头颅影像学等。由于儿童处于特殊发育阶段,其神经系统的可塑性及功能重组可能性大,各种脑损伤所致严重意识障碍患儿的预后普遍好于成人。

神经电生理检查可床旁操作,且可连续动态监测,在预后评估中具有极大优势,已成为预后评估的重要手段。神经电生理主要包括脑电图(electroencephalogram,EEG)和诱发电位(evoked potential,EP)。

EEG 是通过头皮以电波的形式直观反映脑神经细胞的电活动,电活动按照一定的规律以兴奋或者抑制的形式运动。EEG 主要体现大脑皮质及皮质下的生理功能,并且能够反映意识觉醒水平的变化。昏迷患儿常见的 EEG 构型主要包括:α- 昏迷、β- 昏迷、纺锤昏迷、三项波、平坦波、广泛性慢波、广泛性周期性复合慢波及爆发 - 抑制等。对昏迷患儿大脑皮质功能的评价极其敏感,可直接反映脑代谢异常,实时快速评价脑功能;脑活动变慢与脑损伤严重性成正比;可连续床旁监测,有助于发现脑功能变化,对预测预后有很大的价值。脑电图不足之处在于它反映的是大脑皮层神经元活动,但这些活动易受生理性或病理性因素影响。同时,外界电子噪声干扰也会产生异常的 EEG 模式,并不能特异地反映初级皮层功能障碍。

诱发电位主要包括脑干听觉诱发电位(brainstem auditory evoked potential,BAEP)和体感诱发电位(somatosensory evoked potential,SEP)。

1. 脑干听觉诱发电位的标准　异常:Ⅲ、Ⅴ波波形消失或低分化或延迟。正常:Ⅲ、Ⅴ波潜伏期和波幅均正常,分化正常波形。对于听觉无损害患儿,BAEP 波形严重异常或消失是不良预后的稳定预测因子。然而,正常 BAEP 存在并不能预示结局良好,如中毒或代谢性昏迷患儿,因其脑干无明显损伤可表现出正常的 BAEP 结果。BAEP 可用于其预后判断,但鉴别 MCS 还需更深入的临床研究。

2. 体感诱发电位的标准　异常:P15、N20 波波形消失或低分化或延迟;正常:P15、N20波潜伏期和波幅均正常,分化好的波形。体感诱发电位不受中枢神经系统抑制药及患儿意识等因素的影响,可准确、可靠、客观地判断脑损伤昏迷患儿的病情及预后。N20 成分缺失是预后不良的指标。正中神经 SEP 存在和 CRS-R>6 分是反应恢复的有效预测因子。

体感诱发电位优势:①可提供对脑干、皮层的直接评估;②对于脑损伤患儿,SEP 较BEAP 可以发现更多的疾病信息,为严重脑损伤的最佳评价指标;③可通过动态随访帮助预后判断。

体感诱发电位不足:①仅评估感觉通路的功能,无法提供运动通路功能状态;②仅在无主要感觉通路损伤情况下提供中枢神经系统功能稳定评估。

作者对 2013 年 7 月至 2014 年 6 月入康复科的 52 例严重意识障碍患儿进行 BAEP、SEP 动态随访,以探讨其动态变化特点及其对意识恢复的预测价值。分析发现:①恢复期严重意识障碍患儿 SEP 异常程度与意识恢复密切相关,可以作为意识是否恢复的有效预测指标。②首次 SEP 异常的儿童需动态随访其变化，随着 SEP 的好转，意识恢复的几率也会随之增加。③ BAEP 对于恢复期的严重意识障碍患儿的意识是否恢复缺乏预测性。④病程前 3 个月是严重意识障碍患儿促醒等康复治疗黄金时间，但对于抗 N- 甲基 -D- 天冬氨酸受体 (NMDAR) 脑炎、脑外伤所致的可适当延长综合康复治疗时间。⑤儿童严重意识障碍病程 1 年内意识恢复率高于成人，但长期的预后情况还需延长随访时间及增加样本量。

严重意识障碍的预后判断已成为当前的研究热点。近年来新的神经影像学的不断发展，诸如正电子发射断层成像 (PET)、功能性磁共振成像 (fMRI)、脑机交互、EEG-MRI 融合技术等可能会对其预后的预测带来希望。

第二节 康复评定

一、昏迷程度评定

(一) 急性期意识障碍评定

意识程度分类主要是根据 Jennet 及 Teasdate 等提出的格拉斯哥昏迷量表 (Glasgow coma scale, GCS) (表 28-2) 及儿童昏迷量表 (pediatric coma scale) (表 28-3)。按照所得量表分数和昏迷时间的长短分为重度脑损伤、中度脑损伤、轻度脑损伤 3 类，其标准为：轻度：13~14 分，昏迷时间在 30 分钟以内；中度：9~12 分，伤后昏迷在 30 分钟至 6 小时；重度：3~8 分，伤后昏迷在 6 小时以上，或在伤后 24 小时内意识恶化再次昏迷在 6 小时以上。目前临床上仍采用的是 GCS。

表 28-2　格拉斯哥昏迷量表 (GCS)

活动	评分	活动	评分
睁眼		异常反应	3
自发睁眼	4	伸肌反应	2
呼唤睁眼	3	无反应	1
疼痛刺激睁眼	2	言语反应	
不睁眼	1	回答正确	5
运动反应		答语有错误	4
紧跟运动指令	6	语无伦次	3
动作能定位	5	无法理解的声音	2
屈曲反应	4	无反应	1

由于 GCS 缺少患儿生命体征、瞳孔变化及神经系统检查等重要内容，所以 Born 于 1985 年在 GCS 的基础上，增加了脑干反射计分法，称为格拉斯哥 - 莱吉昏迷计分法 (Glasgow-Liege coma scale, GLCS)，包含 5 种脑干反射，共 6 级计分 (0~5 分)，分数越少伤情愈重。而且损伤平面不同，计分也不同，故可根据计分结果来反映脑干损伤平面。其方法如表 28-4 所示。

表 28-3 儿童昏迷量表

活动	评分	活动	评分
睁眼		哭叫	2
自发睁眼	4	无反应	1
呼唤睁眼	3	最佳运动反应	
疼痛刺激睁眼	2	紧跟运动指令	6
不睁眼	1	疼痛刺激能定位	5
最佳言语反应		疼痛刺激后屈曲反应	4
回答正确	5	疼痛刺激后伸展反应	2
单词	4	无反应	1
声音语素	3		

表 28-4 脑干反射计分法

反射类别	评分	描述
额 - 眼轮匝肌闭目反射	5	反映间脑 - 中脑交接处功能,即将患儿眉尖部皮肤,用拇指向外上牵拉,再用叩诊锤叩击其拇指,若引起该侧闭目反射,为脑干上部损伤
垂直性眼前庭反射	4	反映间脑 - 中脑交接处功能,即将患儿头部做屈曲俯仰动作,出现双眼球上下垂直运动者
瞳孔对光反射	3	反映中脑功能,用光照瞳孔可引起缩瞳孔反射者
水平性眼前庭反射	2	反映脑桥功能,即将患儿颈部快速左右转动,出现水平眼球震颤或侧向凝视者
眼心反射或称迷走反射	1	代表延髓功能,即用手压迫患儿眼球时出现心率减慢者
无反射	0	反映脑功能已丧失,提示脑干损伤严重

(二) 恢复期意识障碍的评定

临床上常用的有改进的昏迷恢复量表(the coma recovery scale revised,CRS-R)、感觉模式评估和康复技术量表(senso modality assessment and rehabilitation techniques,SMART)、Wessex 脑损伤量表(Wessex head injury matrix,WHIM)等。2010 年,美国康复医学会的意识障碍工作组完成了对意识障碍患儿行为量表基于循证的回顾,其中 CRS-R 可接受性最高。CRS-R 量表是 1991 年由肯尼迪约翰逊康复协会研究设计的,于 2004 年进行了修订和出版,国内学者结合我国实际将 CRS-R 表译成中文版。该量表涉及意识水平的诊断、鉴别诊断、预后、治疗、护理等,尤其适用于鉴别植物状态和最小意识状态患儿。WHIM 由 Shiel 等设计,共 58 条项目,分别评定患儿觉醒和觉知、视觉、交流、认知(记忆和空间定位)和社会行为,对于患儿脱离植物状态的细微变化及最小意识状态患儿的细微变化较敏感。SMART 由伦敦皇家神经残疾医院设计,是根据五种感觉通道(视觉、听觉、触觉、嗅觉、味觉),运动功能和交流反应水平来评定意识状态和治疗,由 29 条标准化条目组成,分正式和非正式两部分评估内容。正式评估包括检测者对患儿行为观察和感觉的评估。非正式是来自亲属和照顾者所观察到的患儿的行为反应,以及有关患儿发病前的兴趣爱好。该量表适合长时间地追踪并且记录意识康复过程中的细微变化。

CRS-R 由 6 个子量表构成,包括 23 项分层有序的评分标准,涉及听觉、语言、视觉、交流、运动和觉醒水平(表 28-5)。每部分的最低得分代表反射性活动,最高得分则代表认知行为。

表 28-5 改进的昏迷恢复量表(CRS-R)

项目	患儿反应	评分
听觉	对指令有反应	4
	可重复执行指令	3
	声源定位	2
	对声音有眨眼反应	1
	无	0
视觉	识别物体	5
	物体定位(够向物体)	4
	眼球追踪性移动	3
	视觉对象定位(>2s)	2
	对威胁有眨眼反应(惊吓反应)	1
	无	0
运动	会使用对象	6
	自主性运动反应	5
	能摆弄物体	4
	对伤害性刺激定位	3
	回撤屈曲	2
	异常姿势(屈曲 / 伸展)	1
	无	0
言语反应	表达可理解	3
	发声 / 发声动作	2
	反射性发声运动	1
	无	0
交流	功能性(准确的)	2
	非功能性(意向性的)	1
	无	0
唤醒度	能注意	3
	睁眼	2
	刺激下睁眼	1
	无	0

疗效判定:0~23 分。最低意识状态:即脱离植物状态(评分中单项达标)听觉评分达 3 分;视觉达 2 分;运动达 3 分;言语达 3 分;交流达 1 分;唤醒度达 3 分。脱离最低意识状态:(下列两项之一)运动单项评分达 6 分,即会使用物体;交流单项 2 分,即能进行功能性交流

近年来我国许多医院使用我国制定的 PVS 疗效临床评分量表(2011 年修订版),既可用于意识评估,又可用于治疗评估。其由肢体运动、眼球运动、听觉功能、进食和情感构成,每个子量表分为 5 个等级,最高 4 分,总共 5 个子量表(表 28-6)。

表 28-6　临床疗效评分量表

评分	肢体运动	眼球运动	听觉功能	进食	情感	备注
0	无	无	无	无	无	
1	刺激可有屈伸反应	眼前飞物,有警觉	对声音刺激能睁眼	能吞咽	时有兴奋表现(血压、呼吸、心率增快)	
2	刺激可定位躲避	眼球持续跟踪	对声音刺激能定位,偶尔能执行简单指令	能咀嚼,可执行简单命令	对情感语言(亲人)出现流泪、兴奋、痛苦等表情	出现其中 1 项即为微小意识状态(MCS)
3	可简单摆弄物件	固定注视物体或伸手欲拿	可重复执行简单指令	能进普食	对情感语言(亲人)有较复杂的反应	
4	有随意运动,能完成较复杂的自主行动	对列举物件能够辨认	可完成较复杂指令	自主进食	正常情感反应	

①植物状态(0~1 数值行内)疗效:评分提高≤1 分为无效;≥2 分为好转;≥4 分为显效。②初步脱离植物状态(2 分数值行内任何一项):微小意识状态(MCS)。③脱离微小意识状态(3~4 分数值行内)

二、认知功能评定

Rancho Los Amigos 认知功能评定表是描述脑损伤恢复期行为变化常用的量表之一,参见第九章第二节。

第三节　物理治疗

对意识障碍的促醒是一个世界性的难题,目前尚无任何特别有效的方法,所以除了药物治疗外,还需结合各种物理治疗才可能收到满意的疗效。

一、常规基本治疗

(一)良姿位摆放及体位变换

良姿位摆放请参见第九章第二节。

体位的变换是必不可少的康复内容,特别是站立训练。站立训练有利于保持血管调节功能、维持躯干和下肢负重肌群的张力、预防骨质疏松、促进排便。训练应遵循卧位 - 坐位 - 站立循序渐进的原则,防止体位性低血压。1 岁以上的患儿可以在站立床上进行。起立的角度也应逐渐增加,从 30°、40°、50° 逐渐增加至 90°。每个角度的适应性训练一般为 1~2 周,每次 30 分钟,每日 2 次。

（二）呼吸功能管理

1. 排痰引流 体位排痰、振动排痰、被动加强呼吸训练对昏迷或长期卧床患儿极其重要。每次翻身时用空手掌从患儿背部肺底部向上拍至肺尖部,并帮助患儿体位排痰引流。若持续昏迷,咽反射差,呼吸道分泌物多,影响气体交换,应第一时间行气管切开术。

2. 气管切开术后护理应注意 ①保持呼吸道通畅:保持室内温度和湿度适宜,定期进行室内空气消毒;由于患儿行气管切开术,改变了患儿传统的呼吸方式,使得外界空气直接进入患儿体内,丧失了呼吸道对吸入空气的屏障作用,如加温、加湿等,因此,应该进行雾化吸入以湿化气道防治肺部感染等并发症;观察患儿痰液情况,注意随时进行吸痰处理;密切观察患儿创口有无渗血、皮下有无气肿、气管套管是否稳固,防止脱管;防止患儿气管被毛巾或棉被堵住,防止患儿拔除气管导管等人为因素。②堵管、拔管:呼吸困难已解除,痰液明显减少时,试行气管堵管 24~48 小时,观察患儿呼吸是否平稳,痰液是否能自行咳出。如果呼吸平稳,夜间入睡安静,说明呼吸道梗阻已解除,可以拔管;如果出现呼吸急促、烦躁不安、出冷汗,说明仍有呼吸道梗阻,气管导管暂时不能拔除。气管导管拔除后,仍应继续注意呼吸情况。

（三）矫形器

意识障碍患儿往往存在肌张力异常,应使用矫形器以抑制异常肌张力,防止关节变形和肌肉挛缩。根据患儿肌张力异常部位、性质及严重程度不同,可在综合评定的基础上给患儿使用上肢矫形器、分指板、踝足矫形器、膝踝足矫形器和髋膝踝足矫形器。

（四）高压氧治疗

高压氧治疗具有以下优点:①可以通过纠正脑缺氧,维持神经细胞的能量供应;②降低颅内压,减轻脑水肿;③加速神经纤维髓鞘的生成;④改善脑微循环;⑤改善脑干网状激活系统功能等机制发挥促进昏迷觉醒的作用。临床上意识障碍患儿一般均进行高压氧治疗,目前认为高压氧治疗开始越早,疗程越长,疗效越好。多项临床研究表明,高压氧对意识障碍患儿的促醒有显著疗效,但目前尚缺乏高压氧治疗意识障碍患儿有效的I级证据。

二、昏迷刺激技术

昏迷患者的神经刺激疗法包括深部脑刺激(deep brain stimulation,DBS)、脊髓电刺激(如高颈髓后索电刺激)、周围神经刺激法(包括正中神经刺激、迷走神经刺激)和感官环境刺激法。

目前 DBS 是通过立体定向手术将 DBS 电极植入中脑网状结构的楔形核或丘脑的非特异性核团,接收器置于胸壁皮下,按照一定参数进行刺激,可连续刺激 6 个月以上,通常放置时间为 3~24 个月。目前改善意识状态的刺激靶点主要集中在中脑、丘脑及下丘脑。DBS 刺激大脑内相应神经靶点可产生强大的唤醒作用,并在代谢方面表现为局部脑血流(regional cerebral blood flow,rCBF)和局部脑组织氧代谢率(regional cerebral metabolic rate of oxygen,$rCMRO_2$)均增高。高颈髓后索电刺激是在全麻下将电极放在 C_2~C_4 水平硬膜外正中部,然后将电极与植入到前胸壁的发生器相连,按照一定参数进行刺激,目前不同医院采用的参数不同,对于 MCS 推荐参数为频率 5Hz,强度以出现上肢抽动为宜,刺激采用白天每 30 分钟刺激 5 分钟模式,放置时间与 DBS 相同。它的作用机制是:促进脑内 5-羟色胺的代谢,增加局部血流量;乙酰胆碱含量增加,改善脑电活动,刺激后发现 α 波增加,慢波减少。颈部脊髓硬膜外刺激和深部脑刺激为侵入性的刺激,因此限制了其在临床上的广泛应用。临床上常用且值得推广的是周围神经刺激法和感官环境刺激法。

(一) 周围神经刺激法

1. 正中神经电刺激　正中神经电刺激(median nerve electrical stimulation,MNS)用于急性期昏迷及持续植物状态患儿的促醒治疗,明显缩短昏迷时间和减少致残率,提高认知功能。具体方法:电流强度 10~15mA,频率 40Hz,波宽 0.3ms,时间 15 分钟,在内侧正中距腕关节 5mm 和 15mm 处进行电刺激。其优点为无创、无并发症、易操作、费用低廉,所以临床上应大力推广应用。作用机制:①增加双侧脑血液量,改善脑缺血半影区的血液供应,减少坏死神经数目;②外周电刺激的传入使脑干网状系统和大脑皮质保持兴奋状态,从而增强脑电活动;③直接兴奋脑干网状结构和大脑皮质;④影响神经递质分泌。

2. 迷走神经电刺激　迷走神经电刺激(vagus nerve stimulation,VNS)的刺激方式包括植入性刺激、经皮性刺激。

(1) 植入性 VNS:患儿全麻,仰卧位,头右偏,在左锁骨与乳突之间、胸锁乳突肌中部前界做一横行切口,分离颈阔肌至颈动脉鞘并切开,于颈总动脉和颈内静脉的后方分离、暴露迷走神经干。左锁骨下横切口,在胸大肌浅层埋入脉冲发生器。用隧道棒从锁骨下切口连接到颈部切口,将导线从外套内插到颈端。将电极固定于迷走神经,连接电极与脉冲发生器,检查脉冲发生器内的参数和导线状态,一切显示正常即可缝合切口。推荐 VNS 治疗参数:电流强度 0.75~2.75mA,频率 30Hz,刺激时间 30 秒,间歇时间 3 分钟,脉宽 250~500μs。

(2) 经皮性 VNS:将正负电极片置于左外耳道入口耳屏中间内外侧(迷走神经传入纤维分支),刺激器挂于颈脖通过导线与电极相连。推荐 VNS 治疗参数:电流强度 0.5mA,频率 25Hz,刺激时间 30 秒,间歇时间 30 秒,脉宽 200~300μs。作用机制:①脑干核团的纤维投射;②影响脑内相关神经递质的改变;③影响改善脑部血流量;④抗炎效应;⑤增加神经营养因子的表达;⑥增强突触可塑性;⑦影响脑电活动。

(二) 感官及环境刺激法

从听觉、视觉、触觉、嗅觉、味觉、前庭及环境各方面全面刺激,注意有控制的、少量多次的、选择对患儿有意义的刺激项目进行,比较常用的如下:

1. 神经促通技术　应用 Bobath、Vojta、Rood 等运动治疗对意识障碍患儿有调整肌张力、抑制痉挛模式及促进正常运动模式的作用(见第一章第二节)。

2. 针灸　穴位针刺促醒治疗在中医学中由来已久。具体操作如下:采用头穴与体穴相结合,以醒神开窍为法则的针刺治疗。主穴:第一组:神庭、本神、人中、涌泉、百会。第二组:四神聪、印堂、素髎、劳宫。配穴:第一组:内关、神门、膻中、中脘、气海、血海。第二组:天枢、关元、足三里、三阴交、太溪。以上主穴、配穴两组穴位分别交替使用,主穴施以强刺激,气海、血海、三阴交、太溪用补法,余穴平补平泻,留针 30 分钟。尽管长期以来穴位针刺促醒的临床研究疗效肯定,但其机制尚不明确,有待进一步深入研究。

3. 推拿治疗　包括醒脑开窍手法、益气活血手法和舒筋活络手法三部分,以益气活血手法为主。

(1) 醒脑开窍手法:以刺激头面部腧穴和十宣、十二井、合谷、内关等开窍醒神的穴位和督脉为主,手法刺激强度大。具体操作如下:开天门,推坎宫,分推额阴阳,掌根按前额、分推头部五经。点按百会、四神聪、前顶、后顶各 1 分钟至皮肤潮红。按揉翳风、风府、率谷、哑门、太阳各 1 分钟至皮肤潮红。掌合侧指交替叩前额及头部,拿风池结束。每次 10 分钟,每日 1 次,每周治疗 6 次。

（2）益气活血手法：以胸腹部、背俞穴和阳明经循行部位为主，选用背俞穴、华佗夹脊穴和督脉穴及肝肾经穴位，手法宜轻柔缓和。具体操作如下：胸部施用旋转摩法，沿肋间分推，点膻中，掌摩全腹，推腹部三线，点揉中脘、神阙、气海、关元穴各 1 分钟；背腰部施掌根揉法，用一指禅推法推双侧膀胱经第一侧线，点按华佗夹脊穴，并捏脊，直擦督脉及背部两侧膀胱经第一侧线，横擦肾俞、命门，以皮肤发热为度，以拍法结束。每次 20 分钟，每日 1 次，每周治疗 6 次。

（3）舒筋通络手法：用㨰法、揉法等作用于四肢腰背肌肉，再对关节做轻柔缓和的屈伸法、拔伸法、摇法等被动运动，以降低肌张力，防止关节痉挛畸形、肌肉萎缩、血栓形成。具体操作如下：

上肢部：㨰、揉肩关节及上肢内外侧，配合上肢外展和肘关节伸屈的被动活动；点揉肩髎、臂臑、曲池、手三里、内关、外关、合谷、劳宫穴；摇肩、肘、腕关节，搓肩至腕；对手指屈曲挛缩者活动关节，搓手指，用捻法，拔伸手指；搓抖上肢结束。

下肢部：㨰、揉臀部及下肢后侧，配合下肢后伸的被动活动；㨰、揉腹股沟处及下肢前侧，配合髋关节前屈的被动活动；㨰臀及下肢外侧部，点揉环跳、巨髎、髀关、承扶、殷门、迈步、委中、承山、阳陵泉、解溪、昆仑穴；拿下肢，摇髋、膝、踝关节，屈伸踝关节，点按涌泉；对跟腱挛缩者，施予弹拨法；对足内外翻，足下垂等，采用相应的拔伸按压等法。每次 10 分钟，每日 1 次，每周治疗 6 次。

4. 一般的感觉刺激　见表 28-7。要指导、鼓励家庭实施刺激，每次刺激时间不宜过长，保证患儿充足的睡眠。

表 28-7　一般的感觉刺激

感觉刺激 （刺激网状结构活动系统，促进觉醒，诱发运动每次 15~30min，采用 1~2 种形式）	听刺激：呼唤，交谈，读书，收音机、电视机收听，体感音乐
	视刺激：色彩明艳的彩色图片、张贴画和熟悉的照片，全部视野范围系统刺激。自然光线照射及手电光加强照射
	嗅刺激：患儿喜欢的香水或气味随呼吸吸入，每次 10~15s
	味觉刺激：调味汁、冰块蘸其唇舌
	触觉刺激：翻身、洗头、洗澡、穿衣、按摩、中药药浴、中药熏蒸、体感音乐、蜡疗、水疗
	前庭刺激：颈部运动，轮椅上摇摆式运动

第四节　小　结

目前仍有许多患儿处于慢性意识障碍状态，除了持之以恒的康复治疗，充足的营养和精心的家庭护理是维持患儿生命的关键和进行康复的基础。

营养支持包括静脉营养支持、鼻饲、经皮胃镜下胃造瘘术、主动进食。昏迷 3 天以上者，无呕吐，无脑脊液鼻漏且听诊肠鸣音正常的患儿应鼻饲。鼻饲的护理如下：鼻饲的营养选择以高热量、高蛋白、低脂肪、低钠的全流食为主，可以选择商业型和自制型；采用循序渐进的方法进行鼻饲，并根据不同年龄段及体重计算需要摄入的能量，进食量逐渐增多，能量不足部分以静脉营养补充,逐渐过渡到全胃肠内营养;每次鼻饲前注意液体的温度、确保胃管没有脱出或误入气管内,必要时吸痰;鼻饲中,应减少或避免空气注入;鼻饲后,应向胃内注入少量温开水,防上胃管被食物堵塞,并彻底清洗和消毒用具,注意患儿的口腔护理。因为鼻胃管因管腔内径小,只能鼻饲全流质饮食,因此容易引起反流、误吸或消化道出血,同时还造成提供营养成分单调,难以满足患儿对各种营养物质的长期需要,所以切记简单的永久性鼻饲进食,应尽早加强口腔功能训练,采取吞咽进食。如果吞咽进食不能完成,可以选择一种新的肠内营养方法——经皮胃镜下胃造瘘术。现美国胃肠协会将其作为有吞咽困难但需长期肠内营养的最佳选择,值得临床推广。严重意识障碍患儿需要家庭在情感和经济上投入很大,家庭精心的护理对意识障碍患儿生存状态的改善具有不可替代的作用。良好的家庭护理包括注重营养支持,保护角膜,保持肠道、膀胱功能,保持口腔清洁和呼吸道通畅,处理气切,严格执行良姿位摆放,注意变换体位,以及适当的感官环境刺激。

临床工作中我们还要预防、处理并发症,如感染、癫痫、便秘、深静脉血栓、骨量降低、应激性溃疡、压疮、营养不良、中枢性发热等。儿童大脑处于发育进程中,可塑性大,运动恢复几率大,但认知发展受长远影响,所以认知和社会生活能力还需要长期干预和随访。

第五节　案　例　解　析

患儿,女,8岁。主因"发热5天,意识障碍1天,惊厥1次"入住神经内科,经治疗1个月后病情稳定转入康复科。

临床表现:①感染中毒症状起病,表现为反复中高热,无明显寒战、畏寒,精神食欲差;②病程第4天出现脑功能障碍,表现为意识障碍重,进展快(迅速昏迷);病程第5天惊厥1次,强直阵挛发作,持续1分钟后缓解;③有呕吐,胃内容物,呈非喷射状,无咖啡样物质,无胆汁,诉头昏,不剧,能忍受,无肢体活动障碍及精神行为异常;④先后于当地医院及重庆医科大学附属儿童医院神经内科住院予降颅压等对症支持治疗,无惊厥发作,体温稳定,但意识障碍仍明显,为进一步康复入我科;⑤家住农村,有养猪,蚊虫多。

个人史、既往史、家族史:是否接种乙脑疫苗不详。否认阳性病史及家族史,病前生长发育正常。

查体:体温37.2℃,呼吸28次/min,心率108次/min。营养良好,睁眼昏迷,面色可,无脱水貌。双肺呼吸音粗,闻及少许痰鸣音。心腹查体无异常。专科查体:意识水平清楚,意识内容障碍,无追光追声,无眼神及情感交流,压眶患儿有低吟,声音低微,未见面瘫,双侧瞳孔等大等圆,直径3mm,LR灵敏,球结膜无水肿。刺激后四肢可抬离床面,四肢肌张力明显升高,MAS 1$^+$级,双侧跟腱紧张,膝反射(+++),踝阵挛(−),巴宾斯基征(+)。

辅助检查:CSF生化:微量蛋白0.56g/L(参考值≤0.45g/L);CSF常规:潘氏试验(+),细胞总数80×10^6/L,有核细胞0。颅脑MRI平扫:脑部中线区多发信号异常,考虑感染性病变,以流行性乙型脑炎可能,随访。脑电图:异常,意识障碍下全脑弥漫性1.5~3Hzδ活动。SEP:双上肢N20及双下肢P40未引出。BAEP:双侧Ⅰ/Ⅲ/Ⅴ波正常。

康复治疗:通过对患儿意识程度、肌力、肌张力的评定,了解患儿现在的功能障碍,确定康复治疗目标并制订综合康复治疗方案。3个月后患儿意识改善,部分意识内容恢复,四肢肌张力下降。

康复评定：①意识水平：植物状态，GCS 评分 E2V2M2 总分 6 分(重度昏迷)。②徒手肌力测定：四肢肌力 3 级。③肌张力：MAS 1⁺ 级。

康复目标：①近期目标：生命体征平稳，改善意识状态，降低肌张力，避免关节挛缩，避免压疮、坠积性肺炎等并发症；②远期目标：意识恢复，最大程度改善功能，尽可能少遗留后遗功能障碍，提高患儿日常生活活动能力。

康复治疗方法：包括多感觉刺激、运动治疗、物理因子治疗、传统中医治疗。①多感觉刺激：体感音乐治疗(每次 1 小时，每天 1 次)。②物理因子治疗：高压氧治疗(每天 1 次，每次 60 分钟)。③运动治疗：控制肌痉挛及异常的运动模式(每天 2 次，每次 40 分钟)；站立床下辅助站立训练(每天 1~2 次，每次 40 分钟)。④传统中医治疗：头部针灸治疗(每天 1 次，每次 1 小时)。

注意事项：①站立训练中，逐渐增加站立床倾斜角度。②运动治疗过程中，治疗强度循序渐进，注意安全，避免意外。③多次观察患儿意识内容变化情况，及时完善 GCS 复评，定期监测 SEP 及 BAEP。④昏迷期加强营养，关注骨营养，避免骨质疏松、病理性骨折。

(肖　农　唐　香)

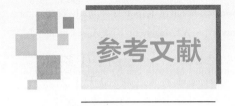

[1] Abdi S,Zhou Y. Management of pain after burn injury[J]. Curr Opin Anaesthesiol,2002,15(5):563-567.

[2] Acsadi G,Li X,Murphy KJ,et al. Alpha-synuclein loss in spinal muscular atrophy[J]. J Mol Neurosci,2011, 43(3):275-283.

[3] Aihara Y,Komatsu K,Dairoku H,et al. Cranial molding helmet therapy and establishment of practical criteria for management in Asian infant positional head deformity[J]. Childs Nerv Syst,2014,30(9):1499-1509.

[4] Alias L,Bernal S,Fuentes-Prior P,et al. Mutation update of spinal muscular atrophy in Spain:molecular characterization of unrelated patients and identification of four novel mutations in the SMNI gene[J]. Hum Genet,2009,125(1):29-39.

[5] Baber S,Michalitsis J,Fahey M,et al. A Comparison of the birth characteristics of idiopathic toe walking and toe walking gait due to medical reasons[J]. J Pediatr,2016,171:290-293.

[6] Balkefors V. Living with osteogenesis imperfecta[D]. Stockholm:Karolinska Institutet,2015.

[7] Ballard C,Mobley W,Hardy J,et al. Dementia in Down's syndrome[J]. Lancet Neurol,2016,15(6):622-636.

[8] Baydogan SN,Tarakci E,Kasapcopur O. Effect of strengthening versus balance-proprioceptive exercises on lower extremity function in patients with juvenile idiopathic arthritis:a randomized,single-blind clinical trial [J]. Am J Phys Med Rehabil,2015,94(6):417-424.

[9] Bell MJ. Severe traumatic brain injury in children:a vision for the future[J]. Intensive Care Med,2016,42: 1618-1620.

[10] Bender A,Jox RJ,Grill E,et al. Persistent vegetative state and minimally conscious state:a systematic review and meta-analysis of diagnostic procedures[J]. Dtsch Arztebl Int,2015,112(14):235-242.

[11] Berkun Y,Padeh S. Environmental factors and the geoepidemiology of juvenile idiopathic arthritis [J]. Autoimmunity Rev,2010,9(5):A319-A324.

[12] Bracken J,Ditchfield M. Ultrasonography in developmental dysplasia of the hip:what have we learned[J]. Pediatr Radiol,2012,42:1418-1431.

[13] Branch LG,Kesty K,Krebs E,et al. Argenta clinical classification of deformational plagiocephaly [J]. J Craniofac Surg,2015,26(3):606-610.

[14] Brizola E,Staub AL,Félix TM. Muscle strength,joint range of motion,and gait in children and adolescents with osteogenesis imperfecta[J]. Pediatr Phys Ther,2014,26(2):245-252.

[15] Bushby K,Finkel R,Birnkrant DJ,et al. Diagnosis and management of Duchenne muscular dystrophy,part 1:

diagnosis, and pharmacological and psychosocial management [J]. Lancet Neurol, 2010, 9(1): 77-93.

[16] Bushby K, Finkel R, Birnkrant DJ, et al. Diagnosis and management of Duchenne muscular dystrophy, part 2: implementation of multidisciplinary care [J]. Lancet Neurol, 2010, 9(2): 177-189.

[17] Caine A, Maltby AE, Parkin CA, et al. Prenatal Detection of Down Syndrome by Rapid Aneuploidy Testing for Chromosomes 13, 18, and 21 By Fish or PCR Without a Full Karyotype: A Cytogenetic Risk Assessment [J]. Lancet, 2005, 366(9480): 123-128.

[18] Campbell SK, Palisano RJ, Orlin MN. Physical therapy for children [M]. 4th ed. Netherlands: Elsevier Saunders, 2012.

[19] Carenzio G, Carlisi E, Morani I, et al. Early rehabilitation treatment in newborns with congenital muscular torticollis [J]. Eur J Phys Rehabil Med, 2015, 51(5): 539-545.

[20] Carmick J. Comments on a recent study of therapeutic electrical stimulation in cerebral palsy [J]. Dev Med Child Neurol, 2001, 44(3): 212.

[21] Castillo H, Samsonfang L. Effects of bisphosphonates in children with osteogenesis imperfecta: an AACPDM systematic review [J]. Dev Med Child Neurol, 2009, 51(1): 17-29.

[22] Cebula KR, Moore DG, Wishart JG. Social cognition in children with Down's syndrome: challenges to research and theory building [J]. J Intellect Disabil Res, 2010, 54(2): 113-134.

[23] Celis MM, Suman OE, Huang TT, et al. Effect of a supervised exercise and physiotherapy program on surgical interventions in children with thermal injury [J]. J Burn Care Rehabil, 2003, 24(1): 57-61.

[24] Cheng P, Yin P, Ning P, et al. Trends in traumatic brain injury mortality in China, 2006-2013: A population-based longitudinal study [J]. PLoS Med, 2017, 14(7): e1002332.

[25] Chen Y, He L, Xu K, et al. Comparison of calf muscle architecture between children with spastic cerebral palsy and typically developing children [J]. PLoS ONE, 2018, 13(1): e0190642.

[26] Chon SC, Yoon SI, You JH. Use of the novel myokinetic stretching technique to ameliorate fibrotic mass in congenital muscular torticollis: an experimenter-blinded study with 1-year follow-up [J]. J Back Musculoskelet Rehabil, 2010, 23(2): 63-68.

[27] Christensen C, Landsettle A, Antoszewski S, et al. Conservative management of congenital muscular torticollis: an evidence-based algorithm and preliminary treatment parameter recommendations [J]. Phys Occup Ther Pediatr, 2013, 33: 453-466.

[28] Christensen E, Castle KB, Hussey E. Clinical feasibility of 2-dimensional video analysis of active cervical motion in congenital muscular torticollis [J]. Pediatr Phys Ther, 2015, 27(3): 276-283.

[29] Clark E, Sweeney JK, Yocum A, et al. Effects of motor control intervention for children with idiopathic toe walking: a 5-case series [J]. Pediatr Phys Ther, 2010, 22(4): 417-426.

[30] Coda A, Fowlie WP, Davidson EJ, et al. Foot orthoses in children with juvenile idiopathic arthritis: a randomised controlled trial [J]. Arch Dis Child, 2014, 99(7): 649-651.

[31] Collett BR, Gray KE, Starr JR, et al. Development at age 36 months in children with deformational plagiocephaly [J]. Pediatrics, 2013, 131(1): e109-115.

[32] Collett BR. Helmet therapy for positional plagiocephaly and Brachycephaly, Negligible treatment effects in the first randomized evaluation [J]. BMJ, 2014, 348: g2906.

[33] Colver A, Fairhurst C, Pharoah PO. Cerebral palsy [J]. Lancet, 2014, 383(9924): 1240-1249.

[34] Cooper TM, Hasle H, Smith FO. Acute myelogenous leukemia, myeloproliferative and myelodysplastic disorders//Pizzo PA, Poplack DG. Principles and Practices of Pediatric Oncology [M]. 6th ed. Philadelphia, PA: Lippincott Williams & Wilkins, 2011.

[35] Coronado VG, Mcguire LC, Sarmiento K, et al. Trends in traumatic brain injury in the U.S. and the public

health response：1995-2009［J］. J Safety Res，2012，43（4）：299-307.

［36］Cossu G. Therapeutic options to enhance coma arousal after traumatic brain injury：State of the art of current treatments to improve coma recovery［J］. British Journal of Neurosurgery，2014，28（2）：187-198.

［37］Couture DE，Crantford JC，Somasundaram A，et al. Efficacy of passive helmet therapy for deformational plagiocephaly：report of 1050 cases［J］. Neurosurg Focus，2013，35：E4.

［38］Cox NS，Follett J，McKay KO. Modified shuttle test performance in hospitalized children and adolescents with cystic fibrosis［J］. J Cyst Fibros，2006，5（3）：165-170.

［39］Dahan-Oliel N，Oliel S，Tsimicalis A，et al. Quality of life in osteogenesis imperfecta：A mixed-methods systematic review［J］. American Journal of Medical Genetics Part A，2016，170（1）：62-76.

［40］Darbar IA，Plaggert PG，Resende MB，et al. Evaluation of muscle strength and motor abilities in children，with type Ⅱ and Ⅲ spinal muscle atrophy treated with valproic acid［J］. BMC Neurol，2011，11：36.

［41］De'sarnaud F，Do Thi AN，Brown AM，et al. Progesterone stimulates the activity of the promoters of peripheral myelin protein-22 and protein zero genes in Schwann cells ［J］. J Neurochem，1998，71：1765-1768.

［42］Degotardi P. Pediatric measures of quality of life：The Juvenile Arthritis Quality of Life Questionnaire（JAQQ）and the Pediatric Quality of Life（PedsQL）［J］. Arthritis Care Res，2003，49（S5）：S105-S112.

［43］Deslandre C. Juvenile idiopathic arthritis：Definition and classification ［J］. Arch Pediatr，2016，23（4）：437-441.

［44］The WHO QOL Group.Development of the World Health Organization WHO-QOL-BREF quality of life assessment［J］. Psychol Med，1998，28（3）：551-558.

［45］Dewan MC，Mummareddy N，Wellons JC，et al. Epidemiology of Global Pediatric Traumatic Brain Injury：Qualitative Review ［J］. World Neurosurg，2016，91：497-509.

［46］Dhanya R，Mulle JG，Locke AE. Contribution of copy number variation to Down syndrome-associated Atrioventricular Septal Defects［J］. Geneti Med，2015，17（7）：554-560.

［47］Don R，Serrao M，Vinci P，et al. Foot drop and plantar flexion failure determine different gait strategies in Charcot-Marie-Tooth patients ［J］. Clin Biomech（Bristol Avon），2007，22（8）：905-916.

［48］Donoso E，Vera C. Rising infant mortality in Down syndrome in Chile from 1997 to 2013［J］. Rev Med Chil，2016，144（11）：1432-1439.

［49］Du Q，Zhou X，Negrini S，et al. Scoliosis epidemiology is not similar all over the i. world：a study from a scoliosis school screening on Chongming Island（China）［J］. BMC Musuloskel Dis，2016，17（1）：1-8.

［50］Dubowitz L，Dubowitz V，Mercuri E. The neurological assessment of the preterm and full-term infant ［M］. 2nd ed. London：Mac Keith Press，1999.

［51］Einspieler C，Peharz R，Marschik PB. Fridgety movements-tiny in appearance，but huge in impact［J］. J Pediatr（Rio J），2016，92（3 Suppl 1）：S64-70.

［52］Eisenstein EM，Berkun Y. Diagnosis and classification of juvenile idiopathic arthritis［J］. J Autoimmun，2014，s48-49（2）：31-33.

［53］Eliasson AC，Krumlinde-Sundholm L，Gordon AM，et al. Guidelines for future research in constraint-induced movement therapy for children with unilateral cerebral palsy：an expert consensus ［J］. Dev Med Child Neurol，2014，56（2）：125-137.

［54］Eliasson AC，Ullenhag A，Wahlström U，et al. Mini-MACS：development of the Manual Ability Classification System for children younger than 4 years of age with signs of cerebral palsy［J］. Dev Med Child Neurol，2017，59（1）：72-78.

［55］Engelbert R，Gorter JW，Uiterwaal C，et al. Idiopathic toe-walking in children，adolescents and young adults：a matter of local or generalised stiffness ［J］? BMC Musculoskelet Disord，2011，12：61.

［56］ Engstrom P,Bartonek A,Tedroff K,et al. Botulinum toxin A does not improve the results of cast treatment for idiopathic toe-walking:a randomized controlled trial［J］. J Bone Joint Surg Am,2013,95:400-407.

［57］ Engstrom P,Gutierrez-Farewik EM,Bartonek A,et al. Does botulinum toxin A improve the walking pattern in children with idiopathic toe-walking［J］? J Child Orthop,2010,4:301-308.

［58］ Engstrom P,Tedroff K. The prevalence and course of idiopathic toe walking in 5-year-old children［J］. Pediatrics,2012,130(2):279-284.

［59］ Engstrom P,Van't Hooft I,Tedroff K. Neuropsychiatric symptoms and problems among children with idiopathic toe-walking［J］. J Pediatr Orthop,2012,32:848-852.

［60］ Etus V. Torticollis in children:an alert symptom not to be turned away［J］. Childs Nerv Syst,2016,32(2):231-232.

［61］ Fanchiang HD,Geil MD,Wu J,et al. The effects of walking surface on the gait pattern of children with idiopathic toe walking［J］. J Child Neurol,2016,31(7):858-863.

［62］ Fontana SC,Daniels D,Greaves T,et al. Assessment of deformational plagiocephaly severity and neonatal developmental delay［J］. J Craniofac Surg,2016,27(8):1934-1936.

［63］ Fornai F,Longone P,Cafaro L,et al. Lithium delays,progression of amyotrophic lateral sclerosis［J］. Proc,Natl Acad Sci U S A,2008,105(6):2053-2056.

［64］ Franjoine MR,Gunther JS,Taylor MJ. Pediatric balance scale:a modified version of the berg balance scale for the school-age child with mild to moderate motor impairment［J］. Pediatr Phys Ther,2003,15(2):114-128.

［65］ Freudlsperger C,Steinmacher S,Saure D,et al. Impact of severity and therapy onset on helmet therapy in positional plagiocephaly［J］. J Craniomaxillofac Surg,2016,44(2):110-115.

［66］ Galgano M,Toshkezi G,Qiu X,et al. Traumatic Brain Injury:Current Treatment Strategies and Future Endeavors［J］. Cell Transplant,2017,26(7):1118-1130.

［67］ Geiger R,Strasak A,Treml B,et al. Six-Minute Walk Test in children and adolescents［J］. J Pediatr,2007,150(4):395-399.

［68］ Giray E,Karadag-Saygi E,Mansiz-Kaplan B,et al. A randomized,single-blinded pilot study evaluating the effects of kinesiology taping and the tape application techniques in addition to therapeutic exercises in the treatment of congenital muscular torticollis［J］. Clin Rehabil,2017,31(8):1098-1106.

［69］ Goreth MB. Pediatric Mild Traumatic Brain Injury and Population Health:An Introduction for Nursing Care Providers［J］. Crit Care Nurs Clin North Am,2017,29(2):157-165.

［70］ Graff K,Syczewska M. Developmental charts for children with osteogenesis imperfecta,type I(body height,body weight and BMI)［J］. Eur J Pediatr,2017,176(3):311-316.

［71］ Gupta S,Rao BK,S D K. Effect of strength and balance training in children with Down's syndrome:a randomized controlled trial［J］. Clin Rehabil,2011,25(5):425-432.

［72］ Guzian MC,Bensonssan L,Viton JM,et al. Orthopaedic shoes improve oit in a Charcot-Marie-Tooth patient:a combined clinical and quantified case study［J］. Prosthet Orthot Int,2006,1:87-96.

［73］ Metivier H,Hasson SM. Use of the faces pain scale to evaluate pain of a pediatric patient with pauciarticular juvenile rheumatoid arthritis［J］. Physiother Theory Pract,2006,22(2):91-96.

［74］ Monbaliu E,Himmelmann K,Lin JP,et al. Clinical presentation and management of dyskinetic cerebral palsy［J］. Lancet Neurol,2017,16(9):741-749.

［75］ Dziedzic K,Hammond A. Rheumatology:Evidence-Based Practice for Physiotherapists and Occupational Therapists［M］. New York:Churchill Livingstone,2010:323-335.

［76］ Haddad FS,Garbuz DS,Duncan CP,et al. CT evaluation of periacetabular osteotomies［J］. J Bone Joint Surg Br,2000,82:526-531.

［77］Hanley J, Mckernan A, Creagh MD, et al. Guidelines for the management of acute joint bleeds and chronic synovitis in haemophilia: A United Kingdom Haemophilia Centre Doctors' Organisation (UKHCDO) guideline ［J］. Haemophilia, 2017, 23 (4): 511-520.

［78］Haque S, Bila, Shafi BB, et al. Imaging of torticollis in children［J］. Radiographics, 2012, 32 (2): 557-571.

［79］Harrington J, Sochett E, Howard A. Update on the evaluation and treatment of osteogenesis imperfecta［J］. Pediatr Clin North Am, 2014, 61 (6): 1243-1257.

［80］Hartwig M, Gelbrich G, Griewing B. Functional orthosis in shoulder joint subluxation after ischaemic brain stroke to avoid post-hemiplegic shoulder-hand syndrome: a randomized clinical trial［J］. Clin Rehabil, 2012, 26 (9): 807-816.

［81］He L, Yan X, Li J, et al. Comparison of 2 dosages of stretching treatment in infants with congenital muscular torticollis: a randomized trial［J］. Am J Phys Med Rehabil, 2017, 96 (5): 333-340.

［82］Hernandez-Reif M, Field T, Largie S. Children with Down syndrome improved in motor functioning and muscle tone following massage therapy［J］. Early Child Dev Care, 2006, 176 (3-4): 395-410.

［83］Herrin K, Geil M. A comparison of orthoses in the treatment of idiopathic toe walking: a randomized controlled trial［J］. Prosthet Orthot Int, 2016, 40 (2): 262-269.

［84］Holmefur M, Aarts P, Hoare B, et al. Test-retest and alternate forms reliability of the assisting hand assessment ［J］. J Rehabil Med, 2009, 41 (11): 886-891.

［85］Holmefur M, Krumlinde-Sundholm L, Bergström J, et al. Longitudinal development of hand function in children with unilateral cerebral palsy［J］. Dev Med Child Neurol, 2010, 52 (4): 352-357.

［86］Holowka MA, Reisner A, Giavedoni B, et al. Plagiocephaly severity scale to aid in clinical treatment recommendations［J］. J Craniofac Surg, 2017, 28 (3): 717-722.

［87］Hong BY, Ko YJ, Kim JS, et al. Sternocleidomastoid ultrasonography data for muscular torticollis in infants［J］. Muscle Nerve, 2013, 48: 100-104.

［88］Hong SK, Song JW, Woo SB, et al. Clinical usefulness of sonoelastography in infants with congenital muscular torticollis［J］. Ann Rehabil Med, 2016, 40 (1): 28-33.

［89］Hu CF, Fu TC, Chen CY, et al. Longitudinal follow-up of muscle echotexture in infants with congenital muscular torticollis［J］. Medicine (Baltimore), 2017, 96 (6): e6068.

［90］Hussein ZA. Strength training versus chest physical therapy on pulmonary functions in children with Down syndrome［J］. Egyp J Med Hum Genet, 2016, 18 (1): 35-39.

［91］Iida J, Hirata M, Hasegawa D, et al. Nursing care for children with Down Syndrome (DS) and leukemia ［J］. Eur J Oncol Nurs, 2013, 17 (6): 894-895.

［92］Bouaddi I, Rostom S, El Badri D, et al. Impact of juvenile idiopathic arthritis on schooling［J］. BMC Pediatr, 2013, 13: 2.

［93］Dahan-Oliel N, Oliel S, Tsimicalis A, et al. Quality of life in osteogenesis imperfecta: A mixed-methods systematic review［J］. Am J Med Genet A, 2016, 170A (1): 62-76.

［94］Ito K, Imagama S, Ito Z, et al. Screw fixation for atlantoaxial dislocation related to Down syndrome in children younger than 5 years［J］. J Pediatr Orthop B, 2017, 26 (1): 86-90.

［95］Jan S. Tecklin JS. Pediatric Physical Therapy［M］. 5th ed. New York: Wolters Kluwer Health, 2017.

［96］Jeong DC. Assessment of disease activity in juvenile idiopathic arthritis［J］. J Rheumat Dis, 2011, 21 (6): 289-296.

［97］Jerath NU, Shy ME. Hereditary motor and sensory neuropathies: Understanding molecular pathogenesis could lead to future treatment strategies［J］. Biochim Biophys Acta, 2015, 1852: 667-668.

［98］Jia J, Li L, Zhang L, et al. Three dimensional-CT evaluation of femoral neck anteversion, acetabular anteversion and combined anteversion in unilateral DDH in an early walking age group[J]. Int Orthop,2012, 36(1):119-124.

[99] Joshua B,Monique MR,Robert AO. Evolution of foot manifestations in children with Charcot-Marie-Tooth disease[J]. J Foot Ankle Res,2008,1:5.

[100] Kaplan SL,Coulter C,Fetters L. Physical therapy management of congenital muscular torticollis:an evidence-based clinical practice guideline:from the Section on Pediatrics of the American Physical Therapy Association[J]. Pediatr Phys Ther,2013,25(4):348-394.

[101] Kaya A,Kamanli A,Ardicoglu O,et al. Direct current therapy with/without lidocaine iontophoresis in myofascial pain syndrome[J]. Bratisl Lek Listy,2009,110(3):185-191.

[102] Keshava SN,Gibikote SV,Mohanta A,et al. Ultrasound and magnetic resonance imaging of healthy paediatric ankles and knees:a baseline for comparison with haemophilia joints[J]. Haemophilia,2015,21 (3):e210-222.

[103] Kiasatdolatabadi A,Lotfibakhshaiesh N,Yazdankhah M,et al. The role of stem cells in the treatment of cerebral palsy:a review[J]. Mol Neurobiol,2017,54(7):4963-4972.

[104] Kim KH,Kim DS. Juvenile idiopathic arthritis:Diagnosis and differential diagnosis[J]. Korean J Pediatr, 2010,53(11):931-935.

[105] Kibar S,Yavuz F,Balaban B. An accelerated multi-modality rehabilitation protocol combined with botulinum toxin-A injection in adult idiopathic toe walking:case report[J]. J Clin Diagn Res,2016,10(6):YD01-03.

[106] Kilcoyne RF,Nuss R. Radiologic assessment of haemophilia arthropathy with emphasis on MRI findings[J]. Haemophilia,2003,9 Suppl 1:57-63.

[107] Kim JK,Kwon DR,Park GY. A new ultrasound method for assessment of head shape change in infants with plagiocephaly[J]. Ann Rehabil Med,2014,38(4):541-547.

[108] Kingsnorth S,Orava T,Provvidenza C,et al. Chronic pain assessment tools for cerebral palsy:a systematic review[J]. Pediatrics,2015,136(4):e947-e960.

[109] Kluba S,Kraut W,Calgeer B,et al. Treatment of positional plagiocephaly—helmet or no helmet[J]? J Craniomaxillofac Surg,2014,42(5):683-688.

[110] Kochanek PM,Carney N,Adelson PD,et al. Guidelines for the acute medical management of severe traumatic brain injury in infants,children and adolescents—second edition[J]. Pediatr Crit Care Med, 2012,13 Suppl 1:S1-82.

[111] Koga H,Omori G,Koga Y,et al. Increasing incidence of fracture and its sex difference in school children:20 year longitudinal study based on school health statistic in Japan[J]. J Orthop Sci,2018,23(1):151-155.

[112] Kouvel K,Prosser L. Commentary on "clinical feasibility of 2-dimensional video analysis of active cervical motion in congenital muscular torticollis"[J]. Pediatr Phys Ther,2015,27(3):284.

[113] Kumin L. Speech and language skills in children with Down syndrome[J]. Dev Disabil Res Rev,2015,2(2): 109-115.

[114] Kwon DR,Park GY. Efficacy of microcurrent therapy in infants with congenital muscular torticollis involving the entire sternocleidomastoid muscle:a randomized placebo-controlled trial[J]. Clin Rehabil,2014,28(10): 983-991.

[115] Nam KY,Kim HJ,Kwon BS,et al. Robot-assisted gait training(Lokomat) improves walking function and activity in people with spinal cord injury:a systematic review[J]. J Neuroeng Rehabil,2017,14(1):24.

[116] Lal SD,Mcdonagh J,Baildam E,et al. Agreement between proxy and adolescent assessment of disability, pain,and well-being in juvenile idiopathic arthritis[J]. J Pediatr,2011,158(2):307-312.

[117] Lam S,Pan IW,Strickland BA,et al. Factors influencing outcomes of the treatment of positional

plagiocephaly in infants: a 7-year experience[J]. J Neurosurg Pediatr, 2017, 19(3): 273-281.

[118] Lampasi M, Antonioli D, Donzelli O. Management of knee deformities in children with arthrogryposis[J]. Musculoskelet Surg, 2012, 96(3): 161-169.

[119] Landier W, Ahern J, Barakat LP, et.al. Patient/family education for newly diagnosed pediatric oncology patients: consensus recommendations from a Children's Oncology Group Expert Panel[J]. J Pediatr Oncol Nurs, 2016, 33(6): 422-431.

[120] Lee D, Westney OL, Wang R. Has prenatal screening influenced the prevalence of comorbidities associated with Down syndrome and subsequent survival rates[J]? Pediatrics, 2009, 123(1): 256-261.

[121] Lee I. The effect of postural control intervention for congenital muscular torticollis: a randomized controlled trial[J]. Clin Rehabil, 2015, 29(8): 795-802.

[122] Lee K, Chung E, Koh S, et al. Outcomes of asymmetry in infants with congenital muscular torticollis[J]. J Phys Ther Sci, 2015, 27(2): 461-464.

[123] Lee SJ, Han JD, Lee HB, et al. Comparison of clinical severity of congenital muscular torticollis based on the method of child birth[J]. Ann Rehabil Med, 2011, 35(5): 641-647.

[124] Lee YT, Park JW, Lim M, et al. A Clinical comparative study of ultrasound-normal versus ultrasound-abnormal congenital muscular torticollis[J]. PM R. 2016, 8(3): 214-220.

[125] Lee YT, Yoon K, Kim YB, et al. Clinical features and outcome of physiotherapy in early presenting congenital muscular torticollis with severe fibrosis on ultrasonography: a prospective study[J]. J Pediatr Surg, 2011, 46(8): 1526-1531.

[126] Lerner ZF, Damiano DL, Bulea TC. A lower-extremity exoskeleton improves knee extension in children with crouch gait from cerebral palsy[J]. Sci Transl Med, 2017, 9(404): pii: eaam9145.

[127] Liew WK, Kang PB. Recent developments in the treatment of Duchenne muscular dystrophy and spinal muscular atrophy[J]. Ther Adv Neurol Disord, 2013, 6(3): 147-160.

[128] Lin HY, Chuang CK, Chen CY, et al. Functional independence of Taiwanese children with Down syndrome[J]. Dev Med Child Neurol, 2016, 58(5): 502-507.

[129] Lorin C, Vogeli I, Niggli E. Dystrophic cardiomyopathy role of TRPV2 channels in stretch-induced cell damage[J]. Cardiovasc Res, 2015, 106(1): 153-162.

[130] Maenner MJ, Smith LE, Hong J, et al. Evaluation of an activities of daily living scale for adolescents and adults with developmental disabilities[J]. Disabil Health, 2013, 6(1): 8-17.

[131] Mahy J, Shields N, Taylor NF, et al. Identifying facilitators and barriers to physical activity for adults with Down syndrome[J]. J Intellect Disabil Res, 2010, 54(9): 795-805.

[132] Mandell DM, Loder RT, Hensinger RN. The predictive value of computed tomography in the treatment of developmental dysplasia of the hip[J]. J Pediatr Orthop, 1998, 18(6): 794-798.

[133] Manikam L, Reed K, Venekamp RP, et al. Limited evidence on the management of respiratory tract infections in Down's syndrome: a systematic review[J]. Pediatric Infect Dis J, 2016, 35(10): 1075-1079.

[134] Martini A. It is time to rethink juvenile idiopathic arthritis classification and nomenclature[J]. Ann Rheum Dis, 2012, 71(9): 1437-1439.

[135] Mawji A, Vollmann AR, Hatfield J, et al. The incidence of positional plagiocephaly: a cohort study[J]. Pediatrics, 2013, 132(2): 298-304.

[136] McIntyre S, Morgan C, Walker K, et al. Cerebral palsy—don't delay[J]. Dev Disabil Res Rev, 2011, 17(2): 114-129.

[137] Mdch ES, Dickson J, David Kindley A. Surveillance of vision and ocular disorders in children with Down syndrome[J]. Dev Med Child Neurol, 2007, 49(7): 513-515.

［138］Mendonca GV, Pereira FD, Fernhall B. Reduced exercise capacity in persons with Down syndrome: cause, effect, and management［J］. Ther Clin Risk Manag, 2010, 6(1): 601-610.

［139］Merino R, De IJ, García-Consuegra J. Evaluation of revised International League of Associations for Rheumatology classification criteria for juvenile idiopathic arthritis in Spanish children(Edmonton 2001)［J］. J Rheumatol, 2005, 32(3): 559-561.

［140］Merkel S, Voepel-Lewis T, Malviya S. Pain assessment in infants and young children: the FLACC scale: a behavioral tool to measure pain in young children［J］. Am J Nurs, 2002, 102(10): 55-58.

［141］Merz J, Schrand C, Mertens D, et al. Wound care of the pediatric burn patient［J］. AACN Clin Issues Adv Pract Acute Crit Care, 2003, 14(4): 429-441.

［142］Alexander MA, Matthews DJ. Pediatric Rehabilitation Principles and Practice［M］.4th ed. New York: Demos Medical, 2010.

［143］Hadders-Algra M. Early diagnosis and early intervention in cerebral palsy［J］. Front Neurol, 2014, 5: 185.

［144］Milne N, Simmonds MJ, Hing W. Modified-Shuttle-Test-Paeds: a valid cardiorespiratory fitness measure for children［J］. Physiotherapy, 2015, 101: 1009-1010.

［145］Mobley W. Exploring the pathogenesis of cognitive impairment in Down syndrome: genes, mechanisms and treatment targets［J］. Alzheimers Demen, 2013, 9(4): 513-513.

［146］Montpetit K, Palomo T, Glorieux FH, et al. Multidisciplinary treatment of severe osteogenesis imperfecta - functional outcomes at skeletal maturity［J］. Arch Phys Med Rehab, 2015, 96(10): 1834-1839.

［147］Morcuende JA, Dobbs MB, Frick SL. Results of the Ponseti method in patients with clubfoot associated with arthrogryposis［J］. Iowa Orthop J, 2008, 28: 22-26.

［148］Morris JK, Mutton DE, Alberman E. Revised estimates of the maternal age specific live birth prevalence of Down's syndrome［J］. J Med Screen, 2002, 9(1): 2-6.

［149］Murphy SM, Herrmann DN, McDermott MP, et al. Reliability of the CMT neuropathy score(second version) in Charcot-Marie-Tooth disease［J］. J Peripher Nerv Syst, 2011, 16(3): 191-198.

［150］Carlos C, Luis MC, Antonia A, et al. Charcot-Marie-Tooth disease［J］. Foot Ankle Spect, 2008, 1(6): 350-354.

［151］Mutani R, Lopiano L, Durelli L, et al. Bergamini's neurology［M］. Torino, Italy: Cortina Library Editions, 2012.

［152］Myers KA, Ramage B, Khan A, et al. Vibration therapy tolerated in children with Duchenne muscular dystrophy: a pilot study［J］. Pediatr Neurol, 2014, 51(1): 126-129.

［153］Naidoo SD, Skolnick GB, Patel KB, et al. Long-term outcomes in treatment of deformational plagiocephaly and brachycephaly using helmet therapy and repositioning: a longitudinal cohort study［J］. Childs Nerv Syst, 2015, 31(9): 1547-1552.

［154］Natoli JL, Ackerman DL, Mcdermott S, et al. Prenatal diagnosis of Down syndrome: a systematic review of termination rates(1995-2011)［J］. Prenat Diagn, 2012, 32(2): 141-152.

［155］Negrini S, Aulisa AG, Aulisa L, et al. 2011 SOSORT guidelines: orthopaedic and rehabilitation treatment of idiopathic scoliosis during growth［J］. Scoliosis, 2012, 7(1): 3-4.

［156］Nichter S. A clinical algorithm for early identification and intervention of cervical muscular torticollis［J］. Clin Pediatr(Phila), 2015, 24: 1-5.

［157］Novak I. Evidence-based diagnosis, health care, and rehabilitation for children with cerebral palsy［J］. J Child Neurol, 2014, 29(8): 1141-1156.

［158］Novak I, McIntyre S, Morgan C, et al. A systematic review of interventions for children with cerebral palsy: state of the evidence［J］. Dev Med Child Neurol, 2013, 55(10): 885-910.

［159］Novak I, Morgan C, Adde L, et al. Early accurate diagnosis and early intervention in cerebral palsy: advances in diagnosis and treatment［J］. JAMA Pediatr, 171 (9): 897-907.

［160］Obata Y. Scoliosis and assistive devices for sitting posture［J］. Bulletin Japan Society Prosthe Ortho Edu, Res Dev, 2009, 25: 207-210.

［161］Oberg GK, Jacobsen BK, Jorgensen L. Predictive value of general movement assessment for cerebral palsy in routine clinical practice［J］. Phys Ther, 2015, 95 (11): 1489-1495.

［162］Oetgen ME, Peden S. Idiopathic toe walking［J］. J Am Acad Orthop Surg, 2012, 20 (5): 292-300.

［163］Oftedal S, Davies PS, Boyd RN, et al. Body composition, diet, and physical activity: a longitudinal cohort study in preschoolers with cerebral palsy［J］. Am J Clin Nutr, 2017, 105 (2): 369-378.

［164］Ohman A, Mardbrink EL, Stensby J, et al. Evaluation of treatments strategies for muscle function in infants with congenital muscular torticollis［J］. Physiother Theory Pract, 2011, 27 (7): 463-470.

［165］Ohman A, Nilsson S, Beckung E. Stretching treatment for infants with congenital muscular torticollis: physiotherapist or parents? A randomized pilot study［J］. PM R, 2010, 2: 1073-1079.

［166］Ohman AM. The immediate effect of kinesiology taping on muscular imbalance for infants with congenital muscular torticollis［J］. PM R, 2012, 4 (7): 504-508.

［167］Ohman AM. The immediate effect of kinesiology taping on muscular imbalance in the lateral flexors of the neck in infants: a randomized masked study［J］. PM R, 2015, 7 (5): 494-498.

［168］Ohman AM. The inter-rater and intra-rater reliability of a modified "severity scale for assessment of plagiocephaly" among physical therapists［J］. Physiother Theory Pract, 2011, Early Online, 1-5.

［169］Omeroglu H. Use of ultrasonography in developmental dysplasia of the hip［J］. J Child Orthop, 2014 (2): 105-113.

［170］Orra S, Tadisina KK, Gharb BB, et al. The danger of Posterior plagiocephaly［J］. Eplasty, 2015, 15: ic26.

［171］Ostile IL, Johansson I, Aasland A. Self-rated physical and psychosocial health in a cohort of young adults with juvenile idiopathic arthritis［J］. Scandi J Rheumatol, 2010, 39 (4): 318-325.

［172］Palisano RJ, Lydic JS. Peabody Developmental Motor Scales［J］. Physic Occupat Ther Pediatr, 2009, 4 (1): 69-75.

［173］Pareyson D, Scaioli V, Laura M. Clinical and electrophysiological aspects of Charcot-Marie-Tooth disease［J］. Neuromolecular Med, 2006, 8 (1-2): 3-22.

［174］Park HJ, Kim SS, Lee SY, et al. Assessment of follow-up sonography and clinical improvement among infants with congenital muscular torticollis［J］. Am J Neuroradiol, 2013, 34 (4): 890-894.

［175］Patterson D. Molecular genetic analysis of Down syndrome［J］. Hum Genet, 2009, 126 (1): 195-214.

［176］Paul DMA, Bravo VA, Beltrán MC, et al. Ear, nose and throat disease profile in children with Down syndrome［J］. Rev Chil Pediatr, 2015, 86 (5): 318-324.

［177］Peeters W, van den Brande R, Polinder S, et al. Epidemiology of traumatic brain injury in Europe［J］. Acta Neurochir (Wien), 2015, 157 (10): 1683-1696.

［178］Petronic I, Brdar R, Cirovic D, et al. Congenital muscular torticollis in children: distribution, treatment duration and outcome［J］. Eur J Phys Rehabil Med, 2010, 46 (2): 153-157.

［179］Pistilli EE, Rice T, Pergami P. Non-invasive serial casting to treat idiopathic toe walking in an 18-month old child［J］. Neuro Rehabilitation, 2014, (34): 215-220.

［180］Pitetti, Tracy, Baynard, et al. Children and adolescents with Down syndrome, physical fitness and physical activity［J］. J Sport Health, 2013, 2 (1): 47-57.

［181］Plante L, Veilleux LN, Glorieux FH, et al. Effect of high-dose vitamin D supplementation on bone density in youth with osteogenesis imperfecta: A randomized controlled trial［J］. Bone, 2016, 86: 36-42.

［182］ Pomarino D,Ramirez LJ,Pomarino A. Idiopathic toe walking tests and family predisposition［J］. Foot Ankle Spec,2016,9(4):301-306.

［183］ Pomarino D,Ramirez Llamas J,Martin S,at al. Literature review of idiopathic toe walking:etiology, prevalence,classification,and treatment［J］. Foot Ankle Spec,2017,10(4):337-342.

［184］ Poonnoose PM,Manigandan C,Thomas R,et al. Functional independence score in haemophilia:a new performance-based instrument to measure disability［J］. Haemophilia,2005,11:598-602.

［185］ Prahalad S,Glass DN. A comprehensive review of the genetics of juvenile idiopathic arthritis［J］. Pediatr Rheumatol Online J,2008,6(1):11.

［186］ Prakken B,Albani S,Martini A. Juvenile idiopathic arthritis［J］. Lancet,2011,377(9783):2138-2149.

［187］ Prince FH,Otten MH,van Suijlekom-Smit LW. Diagnosis and management of juvenile idiopathic arthritis［J］. BMJ,2011,342(7788):95-102.

［188］ Rauch F,Neu C M,Wassmer G,et al. Muscle analysis by measurement of maximal isometric grip force:new reference data and clinical applications in pediatrics［J］. Pediatr Res,2002,51(4):505-510.

［189］ Rauch F,Plotkin H,Zeitlin L,et al. Bone mass,size,and density in children and adolescents with osteogenesis imperfecta:effect of intravenous pamidronate therapy［J］. J Bone Miner Res,2003,18(4):610-614.

［190］ Weinstein SL,Dolan LA,Wright JG,et al. Effects of bracing in adolescents with idiopathic scoliosis［J］. N Engl J Med,2013,369(16):1512-1521.

［191］ Redmond AC,Crosbie J,Ouvrier RA. Development and validation of a novel rating system for scoring standing foot posture:the Foot Posture Index［J］. Clin Biomech(Bristol,Avon),2006,21(1):89-98.

［192］ Richards CL,Malouin F. Cerebral palsy:definition,assessment and rehabilitation［J］. Handb Clin Neurol, 2013,111:183-195.

［193］ Rigante D,Bosco A,Esposito S. The Etiology of Juvenile Idiopathic Arthritis［J］. Clinl Rev Allergy Immunol,2015,49(2):253-261.

［194］ Romano M. Exercises for adolescent idiopathic scoliosis［J］. Cochrane Database Syst Rev,2013,38(14): 883-893.

［195］ Romeo DM,Guzzetta A,Scoto M,et al. Early Neurologic assessment in preterm-infants:integration of traditional neurologic examination and observation of general movements［J］. Eur J Paediatr Neurol,2008, 12(3):183-189.

［196］ Romeo DM,Ricci D,Brogna C,et al. Use of the Hammersmith infant neurological examination in infants with cerebral palsy:a critical review of the literature［J］. Dev Med Child Neurol,2016,58(3):240-245.

［197］ Ruck-Gibis J,Plotkin H,Hanley J,et al. Reliability of the gross motor function measure for children with osteogenesis imperfecta［J］. Pediatr Phys Ther,2001,13(1):10-17.

［198］ Russell D,Rosenbaum PL,Avery LM. Gross motor function measure(GMFM-66 & GMFM-88)user's manual ［M］. London:Mac Keith,2002:30-123.

［199］ Ruzbarsky JJ,Scher D,Dodwell E. Toe walking:causes,epidemiology,assessment,and treatment［J］. Curr Opin Pediatr,2016,28:40-46.

［200］ Ryan DD. Differentiating transient synovitis of the hip from more urgent conditions［J］. Pediatric Annals, 2016,45(6):e209-e213.

［201］ Østensjø S . Assistive devices for children with disabilities［M］. New York:Springer,2009:141-146.

［202］ Sakurai Y,Aarsland A,Herndon DN,et al. Stimulation of muscle protein synthesis by long-term insulin infusion in severely burned patients［J］. Ann Surg,1995,222:283-297.

［203］ Santoni FC,Freitas SCP,Oliveira J,et al. Hydrotherapy and health survey in a child with juvenile idiopathic arthritis[J]. Fisioterapia Movimento,2007,20(1):107-108.

[204] Satila H,Beilmann A,Olsen P,et al. Does botulinum toxin A treatment enhance the walking pattern in idiopathic toe-walking[J]? Neuropediatrics,2016,47:162-168.

[205] Schertz M,Zuk L,Green D. Long-term neurodevelopmental follow-up of children with congenital muscular torticollis[J]. J Child Neurol,2013,28(10):1215-1221.

[206] Schiariti V,Selb M,Cieza A,et al. International Classification of Functioning,Disability and Health Core Sets for children and youth with cerebral palsy:a consensus meeting[J]. Dev Med Child Neurol,2015,57(2): 149-158.

[207] Schneider JW,Brannen EA. A comparison of two developmental evaluation tools used to assess children with Down's syndrome[J]. Physic Occup Ther Pediatr,2009,4(4):19-29.

[208] Schrieff-Elson LE,Steenkamp N,Hendricks MI,et al. Local and global challenges in pediatric traumatic brain injury outcome and rehabilitation assessment[J]. Childs Nerv Syst,2017,33(10):1775-1784.

[209] Schuh D,Hippler K,Schubert MT. Sense of coherence and stress in parents of children with chronic disease and mental health disorders[J]. Psychother Psychosom Med Psychol,2011,61(9-10):398-404.

[210] Seo SJ,Yim SY,Lee IJ,et al. Is craniofacial asymmetry progressive in untreated congenital muscular torticollis[J]? Plast Reconstr Surg,2013,132:407-413.

[211] Sevilla T,Jaijo T,Nauffal D,et al. Vocal cord paresis and diaphragmatic dysfunction are severe and frequent symptoms of GDAP1-associated neuropathy[J]. Brain,2008,131:3051-3061.

[212] Sheridan RL,Hinson MI,Liang MH,et al. Long-term outcome of children surviving massive burns[J]. JAMA,2000,283(1):69-73.

[213] Shields N,Taylor NF. A student-led progressive resistance training program increases lower limb muscle strength in adolescents with Down syndrome:a randomised controlled trial[J]. J Physiother,2010,56(3): 187-193.

[214] Siegenthaler MH. Methods to diagnose,classify,and monitor infantile deformational plagiocephaly and brachycephaly:a narrative review[J]. J Chiropr Med,2015,14(3):191-204.

[215] Sinclair MR,Lind AA,Knowlton JQ. The effect of persistent toe walking on the skeletal development of the pediatric foot and ankle[J]. J Pediatr Orthop B,2018,27(1):77-81.

[216] Laureys S,Celesia GG,Cohadon F,et al. Unresponsive wakefulness syndrome:a new name for the vegetative state or apallic syndrome[J]. BMC Med,2010,8:68.

[217] Smania N,Picell IA,Munar D,et al. Rehabilitation procedures in the management of spasticity[J]. Eur J Physi Rehabil Med,2010,46(3):423-438.

[218] Soares TR,Barbosa AC,Oliveira SN,et al. Prevalence of soft tissue injuries in pediatric patients and its relationship with the quest for treatment[J]. Dental Traumatology,2016,32(1):48-51.

[219] Soran N,Altindag O,Aksoy N,et al. The association of serum prolidase activity with developmental dysplasia of the hip[J]. Rheumatol Int,2013(8):1939-1942.

[220] Spamer M,Georgi M,Häfner R,et al. Physiotherapy for juvenile idiopathic arthritis[J]. Z Rheumatol, 2012,71(5):387-395.

[221] Spiegel L,Kristensen KD,Herlin T. Juvenile idiopathic arthritis characteristics:etiology and pathophysiology [J]. Semin Orthod,2015,21(2):77-83.

[222] Deckers SRJM,Van Zaalen Y,Stoep J,et al. Communication performance of children with Down syndrome: an ICF-CY based multiple case study[J]. Chi Langu Teac Thera,2016,32(3):293-311.

[223] Staff PO. Correction:Mental health and adjustment to juvenile idiopathic arthritis:Level of agreement between parent and adolescent reports according to strengths and difficulties questionnaire and adolescent

outcomes questionnaire [J]. PLoS ONE,2017,12 (4):e0176794.

[224] Stinson JN,Feldman BM,Duffy CM,et al. Jointly managing arthritis:information needs of children with juvenile idiopathic arthritis (JIA) and their parents [J]. J Child Health Care,2012,16 (2):124-140.

[225] Stoddard FJ,Sheridan RL,Saxe GN,et al. Treatment of pain in acutely burned children [J]. J Burn Care, 2002,23 (2):135-156.

[226] Subramanian V,Mannath J,Ragunath K,et al. Juvenile idiopathic arthritis and pain—more than simple nociception [J]. J Rheumatol,2013,40 (7):1037-1039.

[227] Suhr MC,Oledzka M. Considerations and intervention in congenital muscular torticollis [J]. Curr Opin Pediatr,2015,27 (1):75-81.

[228] Sun J,Hilard P,Felaman BM,et al. Chinese hemophilia joint health score version 2.1 reliability study [J]. Hemophilia,2014,20 (3):435-440.

[229] Suprenant D,Milne S,Moreau K,et al. Adapting to higher demands:using innovative methods to treat infants presenting with torticollis and plagiocephaly [J]. Pediatr Phys Ther,2014,26:339-345.

[230] Suzann KC,Darl WVL,Robert JP. Physical therapy for children [M]. 3rd ed. New York:Elsevier's Heath Science Rights Department,2006.

[231] Szopa A,Domagalska-Szopa M,Gallert-Kopyto W,et al. Effect of a nonsurgical treatment program on the gait pattern of idiopathic toe walking:a case report [J]. Ther Clin Risk Manag,2016,12:139-146.

[232] Takken T,Brussel MV,Engelbert RHH,et al. Exercise therapy in juvenile idiopathic arthritis [J]. John Wiley & Sons,Ltd,2008,44 (2):287-297.

[233] Takken T,Van BM,Engelbert RH,et al. Exercise therapy in juvenile idiopathic arthritis:a Cochrane Review [J]. Eur J Phys Rehabil Med,2008,44 (3):287-297.

[234] Tecklin JS. Pediatric physical therapy [M]. 5th ed.New York:Lippincott Williams & Wilkins,2015.

[235] Tessmer A,Mooney P,Pelland L. A developmental perspective on congenital muscular torticollis:a critical appraisal of the evidence [J]. Pediatr Phys Ther,2010,22 (4):378-383.

[236] Thillet-Bice F,Fetters L. Commentary on "Factors affecting parental adherence to an intervention program for congenital torticollis" [J]. Pediatr Phys Ther,2013,25 (3):304.

[237] Torjesen I. NICE publishes guideline on diagnosing and managing cerebral palsy in young people [J]. BMJ, 2017,356:j462.

[238] Tsang KK,Whitfield PC. Traumatic brain injury:review of current management Strategies [J]. Br J Oral Maxillofac Surg,2012,50 (4):298-308.

[239] Tudella E,Pereira K,Basso RP,et al. Description of the motor development of 3-12 month old infants with Down syndrome:the influence of the postural body position [J]. Res Dev Disabil,2011,32 (5):1514-1520.

[240] Tyler TF,Fukunaga T,Gellert J. Rehabilitation of soft tissue injuries of the hip and pelvis [J]. Int J Sports Phys Ther,2014,9 (6):785-797.

[241] van Bemmel AF,van de Graaf VA,Van den Bekerom MP,et al. Outcome after conservative and operative treatment of children with idiopathic toe walking:a systematic review of literature [J]. Musculoskelet Surg, 2014,98 (2):87-93.

[242] van der Linden MH,van der Linden SC,Hendricks HT,et al. Postural instability in Charcot-Marie-Tooth type 1A patients is strongly associated with reduced somatosensation [J]. Gait Posture,2010,31 (4):483-488.

[243] van KAA,Kosters R,Vugts M,et al. Treatment for idiopathic toe walking:a systematic review of the literature [J]. J Rehabil Med,2014,46 (10):945-957.

[244] van Ruiten HJ,Straub V,Bushby K,et al. Improving recognition of Duchenne muscular dystrophy:a

retrospective case note review[J]. Arch Dis Child,2014,99(12):1074-1077.

[245] Vanderstichele H,Bibl M,Engelborghs S,et al. Standardization of preanalytical aspects of cerebrospinal fluid biomarker testing for Alzheimer's disease diagnosis:a consensus paper from the Alzheimer's Biomarkers Standardization Initiative[J]. Alzheimers Dement,2012,8(1):65-73.

[246] Vincer MJ,Allen AC,Allen VM,et al. Trends in the prevalence of cerebral palsy among very preterm infants (<31 weeks gestational age)[J]. Paediatr Child Health,2014,19(4):185-189.

[247] Vry J,Schubert IJ,Semler O,et al. Whole body vibration training in children with Duchenne muscular dystrophy and spinal muscular atrophy[J]. Eur J Paediatr Neurol,2014,18(2):140-149.

[248] Vyas P,Crispino JD. Molecular insights into Down syndrome-associated leukemia[J]. Curr Opin Pediatr, 2007,19(1):9-14.

[249] Wilbrand JF,Schmidtberg K,Bierther U,et al. Clinical classification of infant nosynostotic cranial deformity [J]. J Pediatr,2012,161(6):1120-1125.

[250] Williams CM,Michalitsis J,Murphy AT,et al. Whole-body vibration results in short-term improvement in the gait of children with idiopathic toe walking [J]. J Child Neurol,2016,31(9):1143-1149.

[251] Williams CM,Tinley P,Curtin M,et al. Is idiopathic toe walking really idiopathic? The motor skills and sensory processing abilities associated with idiopathic toe walking gait[J]. J Child Neurol,2014,29(1):71-78.

[252] Williams CM,Tinley P,Curtin M. Idiopathic toe walking and sensory processing dysfunction[J]. J Foot Ankle Res,2010,3:16.

[253] Williams CM,Tinley P,Curtin M. The toe walking tool:a novel method for assessing idiopathic toe walking children[J]. Gait Posture,2010,32(4):508-511.

[254] Williams CM,Tinley P,Rawicki B. Idiopathic toe-walking:have we progressed in our knowledge of the causality and treatment of this gait type[J]? J Am Podiatr Med Assoc,2014,104(3):253-262.

[255] Wong D,Baker C. Pain in children:comparison of assessment scales[J]. Pediatr Nurs,1988,14(1):9-17.

[256] Wu R,Zhang J,Sun J,et al. Validation of the Chinese version of the Canadian Hemophilia Outcomes-Kids' Life Assessment Tool (the CHO-KLAT)[J]. Haemophilia,2014,20:794-799.

[257] Xu K,He L,Mai J,et al. Muscle recruitment and coordination following constraint-induced movement therapy with electrical stimulation on children with hemiplegic cerebral palsy:a randomized controlled trial [J]. PLoS ONE,2015,10(10):e0138608.

[258] Xu K,Mai J,He L,et al. Surface electromyography of wrist flexors and extensors in children with hemiplegic cerebral palsy[J]. PM R,2015,7(3):270-275.

[259] Xu K,Wang L,Mai J,et al. Efficacy of constraint-induced movement therapy and electrical stimulation on hand function of children with hemiplegic cerebral palsy:a controlled clinical trial[J]. Disabil Rehabil, 2012,34(4):337-346.

[260] Xu K,Yan T,Mai J. A randomized controlled trial to compare two botulinum toxin injection techniques on the functional improvement of the leg of children with cerebral palsy[J]. Clin Rehabil,2009,23(9):800-811.

[261] Yamamoto T,Katayama Y,Obuchi T,et al. Deep brain stimulation and spinal cord stimulation for vegetative state and minimally conscious state[J]. World Neurosurg,2013,80(3/4):S30.

[262] Yıldırım A,Nas K. Rehabilitation of neglected Monteggia fracture:dislocations in children[J]. J Back Musculoskelet Rehabil,2017,30(6):1251-1257.

[263] Yim SY,Yoon D,Park MC,et al. Integrative analysis of congenital muscular torticollis:from gene expression to clinical significance[J]. BMC Med Genomics,2013,6(Suppl 2):S10.

［264］Yoo HS, Rah DK, Kim YO. Outcome analysis of cranial molding therapy in nonsynostotic plagiocephaly［J］. Arch Plast Surg, 2012, 39 (4): 338-344.

［265］YS Hahn, JG Kim. Pathogenesis and clinical manifestations of juvenile rheumatoid arthritis［J］. Korean J Pediatr, 2010, 53 (11): 921-930.

［266］Zack P, Franck L, Devile C, et al. Fracture and non-fracture pain in children with osteogenesis imperfecta［J］. Acta Paediatrica, 2005, 94 (9): 1238-1242.

［267］Zhan H, Wu X, Hu J, et al. Analysis of epidemiological investigation on the brain injury of elderly inpatients and strategy of medical care to deal with from 2005 to 2015［J］. Chin J Emerg Med, 2016, 25: 779-783.

［268］Zhang J, Wang L, Mao Y, et al. The use of combined anteversion intotal hip arthroplasty for patients with developmental dysplasia of the hip［J］. J Arthroplasty, 2014 (3): 621-625.

［269］Zhang Y, Qiu J, Wang H, et al. Analysis of epidemiological characteristics of cases of traumatic brain injury ［J］. J Trauma Surg, 2016, 18: 328-330.

［270］Zkan K, Bahtiyar D, Mahmut K. Bilateral radial neck fractures in a child［J］. Ped Emerg Care, 2008, 24 (7): 464-465.

［271］谢泼德. 婴幼儿期脑性瘫痪:目标性活动优化早期生长和发育［M］. 黄真, 主译. 北京:北京大学医学出版社, 2016.

［272］米勒. 脑瘫物理治疗［M］. 毕胜, 主译. 北京:人民卫生出版社, 2011.

［273］扎斯勒, 卡茨, 扎方特. 脑外伤医学——原理与实践［M］. 励建安, 主译. 北京:人民军医出版社, 2013.

［274］钟, 杨, 麦克吉利库迪. 臂丛神经损伤临床诊疗与康复［M］. 赵睿, 丛锐, 主译. 北京:人民军医出版社, 2015.

［275］北京协和医院. 北京协和医院医疗诊疗常规——骨科诊疗常规［M］. 2版. 北京:人民卫生出版社, 2014.

［276］蔡飒, 陈应城, 岑国欣. 诱导性多能干细胞与神经系统疾病模型的构建［J］. 生理学报, 2014, 66 (1): 55-66.

［277］蔡红玮, 何璐, 徐开寿. 手法牵伸联合低频脉冲电刺激治疗先天性肌性斜颈的疗效观察［J］. 中华物理医学与康复杂志, 2017, 39 (10): 780-783.

［278］陈博昌. 发育性髋关节异常的早期诊断和早期治疗［J］. 中华小儿外科杂志, 2005, 26 (11): 603-605.

［279］陈礼刚, 江涌. 儿童重型创伤性脑损伤救治中应注意的问题［J］. 中华神经外科疾病研究杂志, 2010, 9 (6): 567-569.

［280］陈孝平, 汪建平. 外科学［M］. 8版. 北京:人民卫生出版社, 2013.

［281］陈艳芳, 董秀丽. 先天性多发性关节挛缩患儿的护理［J］. 中华护理杂志, 2002, 37 (5): 350-352.

［282］陈莹, 徐开寿. 肉毒毒素治疗对脑性瘫痪患儿肌肉形态改变的研究进展［J］. 中国康复医学杂志, 2016, 31 (1): 98-102.

［283］丁洁. 体外冲击波康复治疗研究进展［D］. 上海:复旦大学, 2014.

［284］杜明华, 胡森, 许瑞江. 发育性髋关节发育不良的诊疗研究进展［J］. 感染、康复、修复, 2016, 17 (2): 122-125.

［285］付安辉, 李映良. 格拉斯哥昏迷评分、儿童昏迷评分和婴幼儿神经创伤评分在儿童颅脑创伤中的应用进展［J］. 中华实用儿科临床杂志, 2014, 29 (11): 871-873.

［286］高许斌, 周建生. 髋关节发育不良诊断和治疗进展［J］. 中国矫形外科杂志, 2010, 18 (5): 401-404.

［287］桂永浩. 小儿内科学高级教程［M］. 北京:中华医学电子音像出版社, 2016: 319-322.

［288］何成奇. 内外科疾病康复学［M］. 北京:人民卫生出版社, 2013.

［289］何方君, 谭朝峰. 臂丛神经损伤后影响上肢功能恢复的相关因素分析［J］. 中国实用神经疾病杂志,

2015,18(11):82-83.

[290] 何璐,徐开寿,邱晒红,等.Berg平衡量表对痉挛型脑瘫儿童平衡功能评定的信度研究[J].中国康复,2010,25(1):21-23.

[291] 贺莉,陈艳妮.婴儿运动能力测试对早产儿纠正胎龄8-9周及12-13周运动能力的评估意义[J].中国儿童保健杂志,2014,22(3):252-254.

[292] 黄晓琳,燕铁斌.康复医学[M].北京:人民卫生出版社,2013.

[293] 黄欣,高子芬.儿童霍奇金淋巴瘤流行病学及病理学特点[J].中国小儿血液与肿瘤杂志,2014,9(3):117-119.

[294] 派珀,达拉.发育中婴儿的运动评估——Alberta婴儿运动量表[M].黄真,李明,译.北京:北京大学医学出版社,2009.

[295] 黄真,杨红,陈翔,等.中国脑性瘫痪康复指南(2015):第二部分[J].中国康复医学杂志,2015,30(8):858-866.

[296] 江载芳,申昆玲,沈颖.诸福棠实用儿科学[M].8版.北京:人民卫生出版社,2014.

[297] 金伟,童笑梅.发育性髋关节异常及其干预模式的研究进展[J].中国儿童保健杂志,2012,20(5):435-437.

[298] 李洪秋,阿良,王恩波,等.偏光显微镜观察发育性髋关节脱位圆韧带组织的病理变化[J].中国组织工程研究与临床康复,2009,13(41):8057-8060.

[299] 李建军,王永芳.脊髓损伤神经学分类国际标准(2011年修订)[J].中国康复理论与实践,2011,17(10):963-972.

[300] 李建民,李树峰.脑外伤新概念[M].北京:人民卫生出版社,2013.

[301] 李健,吴添龙.发育性髋关节发育不良的影像学研究进展[J].中国矫形外科杂志,2015,23(13):1202-1205.

[302] 李金玲,徐开寿,严晓华,等.A型肉毒毒素治疗对痉挛型脑瘫患儿足底压力改变的影响[J].中国康复,2015,30(3):195-197.

[303] 福利奥,菲威尔.Peabody运动发育量表[M].2版.李明,黄真,译.北京:北京大学医学出版社,2006.

[304] 李茜.创伤性脑损伤的康复目标、时限与管理[J].中国临床康复,2004,8(34):7882-7884.

[305] 李卫平,王华明.发育性髋关节发育不良[J].中国组织工程研究与临床康复,2011,15(52):9851-9854.

[306] 李晓捷.实用儿童康复医学[M].北京:人民卫生出版社,2016.

[307] 李永柏.幼年特发性关节炎(多/少关节型)诊疗建议解读[J].中华儿科杂志,2012,50(1):27-29.

[308] 励建安,许光旭.实用脊髓损伤康复学[M].北京:人民军医出版社,2015.

[309] 廖华芳,王丽颖,刘文瑜,等.小儿物理治疗学[M].3版.台北:禾枫书局有限公司,2017.

[310] 刘璐,李庆雯,黄力平.强制性诱导运动训练在脑瘫患儿上肢康复中的研究进展[J].中国康复医学杂志,2014,29(2):184-188.

[311] 陆志方,丁银霞,夏春林,等.新生儿窒息对新生儿臂丛损伤发生影响的初步研究[J].南通大学学报(医学版),2011,31(2):115-118.

[312] 吕传真,周良辅.实用神经病学[M].4版.上海:上海科学技术出版社,2014.

[313] 马丽英,何璐,李金玲,等.肌肉牵伸结合音频电疗矫正先天性肌性斜颈患儿颈部姿势的疗效分析[J].中国康复医学杂志,2017,32(12):1415-1417.

[314] 麦坚凝,徐开寿.脑性瘫痪的康复[J].国际儿科学杂志,2007,34(6):467-468.

[315] 潘少川.实用小儿骨科学[M].3版.北京:人民卫生出版社,2016.

[316] 潘维伟,童笑梅.婴儿颅形异常的诊断与干预进展[J].中国儿童保健杂志,2016,24(10):1059-1061.

[317] 朴丰源.孕期环境致癌因素暴露与儿童肿瘤诱发的相关性研究及预防策略[J].大连医科大学学报,2013,35(3):205-213.

[318] 秦泗河,陈建文,郑学建,等.膝关节牵伸技术治疗先天性多发性关节挛缩症屈膝畸形[J].中华外科杂志,2004,42(16):993-996.

[319] 邱霞,姜志梅,张霞,等.脑性瘫痪《国际功能、残疾和健康分类(儿童与青少年版)》核心分类组合介绍[J].中国康复医学杂志,2016,31(2):222-227.

[320] 史惟.Duchenne型肌营养不良症运动功能评价及其临床应用研究进展[J].中国现代神经疾病杂志,2015,15(6):426-431.

[321] 史惟,王素娟,杨红,等.中文版脑瘫患儿粗大运动功能分组系统的信度和效度研究[J].中国循证儿科杂志,2006,1(2):122-129.

[322] 宋一同.实用软组织损伤学[M].北京:海洋出版社,2012.

[323] 田伟.积水潭骨科教程[M].北京:北京大学医学出版社,2006.

[324] 王翠,席宇诚,李卓,等.Alberta婴儿运动量表在正常婴儿中的信度研究[J].中国康复医学杂志,2009,24(10):896-899.

[325] 王维治.神经病学[M].2版.北京:人民卫生出版社,2013.

[326] 王玮,王翠,席宇诚,等.Alberta婴儿运动量表在高危儿中的信度研究[J].中国康复医学杂志,2012,27(10):913-916.

[327] 王卫平.儿科学[M].8版.北京:人民卫生出版社,2015.

[328] 王艳,唐强,陈国平.神经松动术结合头穴丛刺与康复训练对臂丛神经损伤后上肢功能的影响[J].中国康复医学杂志,2011,26(6):575-576.

[329] 王玉龙.康复功能评定学[M].2版.北京:人民卫生出版社,2014.

[330] 吴孟超,吴在德.黄家驷外科学[M].北京:人民卫生出版社,2008.

[331] 吴润晖,张纪水,吴心怡.儿童血友病的疼痛与控制[J].血栓与止血学,2009,15(5):236-240.

[332] 徐开寿,何璐,李金玲,等.经皮电神经刺激对痉挛型脑性瘫痪患儿运动功能影响的对照研究[J].中华儿科杂志,2007,45(8):564-567.

[333] 徐开寿,何璐,麦坚凝.偏瘫型脑瘫患儿腕屈伸肌群最大等长收缩时的表面肌电特征研究[J].中华物理医学与康复杂志,2014,36(8):617-620.

[334] 徐开寿,李金玲,何璐,等.A型肉毒毒素注射下肢痉挛肌群联合运动疗法对痉挛型脑性瘫痪患儿站立平衡功能的影响[J].中华物理医学与康复杂志,2008,30(9):608-611.

[335] 徐开寿,麦坚凝,何璐,等.坐姿矫正系统对脑性瘫痪患儿卧与坐位功能的影响[J].中国康复,2005,20(4):222-223.

[336] 徐开寿,王丽娟,麦坚凝.偏瘫型脑性瘫痪患儿上肢功能障碍康复的临床经验和新进展[J].中华物理医学与康复杂志,2011,33(7):549-552.

[337] 徐开寿,燕铁斌.A型肉毒毒素在痉挛型脑性瘫痪患儿治疗中的应用进展[J].中国康复医学杂志,2005,20(11):860-862.

[338] 徐开寿.儿科物理治疗学[M].广州:中山大学出版社,2016.

[339] 燕铁斌,梁维松,冉春风.现代康复治疗学[M].2版.广州:广东科技出版社,2012.

[340] 燕铁斌.骨科康复评定与治疗技术[M].4版.北京:人民军医出版社,2015.

[341] 燕铁斌.物理治疗学[M].2版.北京:人民卫生出版社,2014.

[342] 严晓华,何璐,郑韵,等.改良Ashworth量表与改良Tardieu量表在痉挛型脑瘫患儿评定中信度研究[J].中国康复医学杂志,2015,30(1):18-21.

[343] 严晓华,徐开寿.经颅磁刺激在儿童神经康复中的应用进展[J].中国康复医学杂志,2014,29(10):995-998.

[344] 杨华,高勇,周定富,等.儿童创伤性颅脑损伤康复治疗相关因素及预后分析[J].中华物理医学与康复杂志,2012,34(7):511-515.

[345] 于长隆.骨科康复学[M].北京:人民卫生出版社,2010.

[346] 普赖尔,普拉萨德.成人和儿童呼吸与心脏问题的物理治疗[M].4版.喻鹏铭,车国卫,译.北京:北京大学医学出版社,2011.

[347] 张宁宁,彭芸,吴润晖.高频超声评估儿童血友病性骨关节病的初步研究[J].中华超声影像学杂志,2014,23(8):59-61.

[348] 张通.脑损伤后肢体痉挛的治疗与康复[M].北京:人民卫生出版社,2016.

[349] 赵宏谋,俞光荣.腓骨肌萎缩症并发高弓内翻足的评估与治疗进展[J].中国矫形外科杂志,2010,18(7):557-560.

[350] 赵辉三.假肢与矫形器学[M].2版.北京:华夏出版社,2013.

[351] 郑玉蔼,何璐,贺娟,等.新生儿重症监护室环境下行个体化吞咽治疗对早产儿喂养障碍的影响[J].中华物理医学与康复杂志,2017,39(7):513-517.

[352] 郑韵,徐开寿,何璐,等.儿童特发性尖足步态的康复评定与治疗[J].中华物理康复与医学杂志,2017,39(10):793-796.

[353] 郑韵,徐开寿,何璐,等.斜头畸形婴儿的头型特征及其相关性研究[J].中华实用儿科临床杂志,2017,32(21):75-79.

[354] 中国康复医学会儿童康复专业委员会,中国残疾人康复协会小儿脑性瘫痪康复专业委员会,《中国脑性瘫痪康复指南》编委会.中国脑性瘫痪康复指南(2015):第一部分[J].中国康复医学杂志,2015,30(7):747-754.

[355] 中华医学会骨科学分会.发育性髋关节发育不良诊疗指南(2009版)[J].中国矫形外科杂志,2013,21(9):953-954.

[356] 钟秋云,徐开寿,何璐.综合康复治疗对2例先天性多发性关节挛缩的疗效观察[G].第三届全国儿童康复学术会第十届全国小儿脑瘫学术研讨会论文汇编,2008.

[357] 周俊明,徐晓君,张沈煜,等.臂丛神经损伤规范化康复治疗的临床研究[J].中国康复医学杂志,2011,26(2):124-127.

[358] 周良辅,赵继宗.颅脑创伤[M].武汉:湖北科学技术出版社,2016.

[359] 周天建,李建军.脊柱脊髓损伤现代康复与治疗[M].北京:人民卫生出版社,2006.

[360] 朱海燕,胡娅莉,李洁,等.应用多重连接依赖性探针扩增技术进行脊髓性肌萎缩症的基因诊断及产前[J].中华医学遗传学杂志,2010,27(1):38-41.

[361] 朱先庆,施诚仁.儿童实体肿瘤诊疗指南[M].北京:人民卫生出版社,2011.

[362] 朱振华,王玉琨,阎桂森,等.先天性多发性关节挛缩症膝和足部畸形的治疗[J].中华小儿外科杂志,2002,32(2):141-143.

[363] 卓大宏.中国康复医学[M].2版.北京:华夏出版社,2003.